全国高职高专医药院校护理专业
"十三五"规划教材（临床案例版）

供护理、助产等专业使用

丛书顾问　文历阳　沈彬

正常人体功能
（临床案例版）

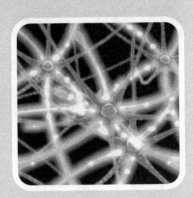

主　编　刘义成　王　娟

副主编　聂　萍　卢　杰　马慧玲

编　者　（以姓氏笔画为序）

马慧玲　汉中职业技术学院

王　娟　重庆城市管理职业学院

王　颖　上海东海职业技术学院

卢　杰　大庆医学高等专科学校

刘义成　汉中职业技术学院

刘少华　汉中职业技术学院

李敏艳　汉中职业技术学院

宋云梅　南阳医学高等专科学校

杨艳梅　沧州医学高等专科学校

张晓宇　上海东海职业技术学院

袁　力　汉中职业技术学院

聂　萍　随州职业技术学院

黄　茜　重庆城市管理职业学院

U0345154

华中科技大学出版社
http://www.hustp.com
中国·武汉

内 容 简 介

本书为全国高职高专医药院校护理专业"十三五"规划教材（临床案例版）。

本书主要内容包括生物大分子的结构与功能和细胞的基本功能、生物分子的合成与分解代谢、遗传信息的传递与表达等。每章提出学习目标，每节附有教学重点及难点，同时编入临床案例和知识链接，章后还附有习题，以便学生自测练习。本书图文并茂，具有新颖性、趣味性和实用性。

本书主要供高职高专护理、助产等专业学生使用，也可供其他专业及在职卫生技术人员和相关人员学习参考。

图书在版编目（CIP）数据

正常人体功能：临床案例版/刘义成，王娟主编.—武汉：华中科技大学出版社，2016.3（2022.9重印）
全国高职高专医药院校护理专业"十三五"规划教材
ISBN 978-7-5680-1308-6

Ⅰ.①正… Ⅱ.①刘… ②王… Ⅲ.①人体生理学-高等职业教育-教材 Ⅳ.①R33

中国版本图书馆 CIP 数据核字（2015）第 248910 号

正常人体功能（临床案例版）
Zhengchang Renti Gongneng（Linchuang Anli Ban）

刘义成 王 娟 主编

策划编辑：周 琳
责任编辑：孙基寿
封面设计：原色设计
责任校对：曾 婷
责任监印：周治超
出版发行：华中科技大学出版社（中国·武汉）　　电话：（027）81321913
　　　　　武汉市东湖新技术开发区华工科技园　　邮编：430223
录　　排：华中科技大学惠友文印中心
印　　刷：广东虎彩云印刷有限公司
开　　本：880mm×1230mm　1/16
印　　张：23
字　　数：793千字
版　　次：2022年9月第1版第7次印刷
定　　价：59.00元

全国高职高专医药院校护理专业"十三五"规划教材
（临床案例版）教材编委会

前言

Qianyan

　　本书为全国高职高专医药院校护理专业"十三五"规划教材(临床案例版),是为了更好地满足我国高等卫生职业教育教学与医疗卫生事业的需要,根据《国家中长期教育改革和发展规划纲要(2010—2020年)》中"以服务为宗旨,以就业为导向"的精神组织编写的。本书主要供高职高专护理、助产等专业学生使用,也可供其他专业及在职卫生技术人员和相关人员学习参考。

　　正常人体功能是研究正常人体的物质组成与代谢及生命活动规律的一门医学基础学科,主要内容是在介绍生物体的分子结构与功能、物质代谢及其在生命活动过程中的作用的基础上,重点阐述各组织器官的功能活动,包括生命活动现象、过程、规律及影响因素等,是高等护理、助产专业的主干课程和核心课程。本课程由人体生理学和生物化学两门学科整合而成,其创新之处在于:课程的整合,弱化了学科与学科之间的界限,优势互补,减少了知识的交叉与重复,并且提倡人体整体化,以便更好地适应整体护理的理念。

　　本书的编写根据高职高专学生特点,内容以"必需、够用"为度,融入"工学结合"的理念,强调教学和技能并重。每章提出学习目标,分掌握、熟悉、了解三个层次,使学生学习目的明确;每小节均附有教学重点及难点,主要是和以后临床工作联系紧密以及各类考试所涉及的内容,使学生在学习过程中能够做到有的放矢;编入临床案例内容,通过章前的案例引起学生的学习兴趣,并根据具体内容插入知识链接,开拓学生视野;每章后附习题,采取与国家护士执业资格考试相同题型,使学生通过自我测试巩固课堂知识,提高学习效率,并提高应试能力。本书图文并茂,具有新颖性、趣味性和实用性。

　　本书共十六章,第一章至第三章主要介绍生物大分子的结构与功能和细胞的基本功能;第四、五、六、七、十、十二、十三、十四、十五章主要介绍正常人体生理功能;第八、九、十一章主要介绍生物分子的合成与分解代谢;第十六章主要介绍遗传信息的传递与表达。

　　本书由汉中职业技术学院、重庆城市管理职业学院、随州职业技术学院、大庆医学高等专科学校、沧州医学高等专科学校、上海东海职业技术学院、南阳医学高等专科学校等院校的专任教师共同编写完成。全书经全体编者审稿,最后由主编统稿完成。

　　本书在编写过程中参考、借鉴了许多同行的研究成果及文献资料,同时得到了许多同行、专家的大力支持,谨此一并致谢!

　　限于我们的水平和认识上的差距,书中难免有错漏和不妥之处,恳请读者及各位同行专家批评指正,以便于今后修订。

刘义成　王　娟

目录
Mulu

第一章 绪 论

 学习目标

> 掌握：生命的基本特征；人体内环境和稳态的概念；神经调节、体液调节的概念及特点。
>
> 熟悉：正常人体功能的概念、研究内容；负反馈和正反馈的概念及意义；人体功能自动控制的机制及生理意义。
>
> 了解：认识正常人体功能在护理学专业中的重要性。

 案例引导

患儿，男性，1岁，发热、呕吐、腹泻3天。患儿3天前开始发热，体温39℃，起病半天即开始吐泻，每日呕吐3～5次，呕吐物为胃内容物，呈非喷射性，大便每日10余次，为黄色稀水便，呈蛋花汤样，无黏液及脓血，无特殊臭味，偶有轻咳。发病后食欲差，两天来尿少，约10 h无尿，曾用新霉素治疗后病情好转。查体：T 38.3 ℃，P 138次/分，R 40次/分，BP 80/50 mmHg，体重9 kg，身长75 cm。急症病容，面色发灰，精神萎靡，烦躁，全身皮肤无黄染，未见皮疹，皮肤弹性差，右颈部可触及黄豆大小淋巴结1个，心率138次/分，律齐，心音低钝，肺（一），腹稍胀，肝肋下1 cm，肠鸣音存在。眼窝明显凹陷，哭无泪。肢端凉，皮肤略发花，呼吸深、急促，口唇呈樱桃红色，神经系统检查无异常。化验：血 Hb 110 g/L，WBC $8.6×10^9$/L，plt $250×10^9$/L，大便常规偶见 WBC。

临床诊断：①婴儿腹泻：小儿肠炎，轮状病毒感染；②重度等张性脱水；③代谢性酸中毒中至重度。

思考问题

1.患儿身体发生了哪些非生理改变？

2.以脱水这一诊断为例，根据所掌握知识，说说发生的原因及诊断的依据。

3.根据经验及所学知识，对本病案提出一些可行的治疗及护理措施，并说明理由。

4.通过对本病案的讨论，谈谈学习正常人体功能与医学及护理学的关系。

第一节 概 述

一、正常人体功能的概念及其研究内容

正常人体功能是研究正常状态下人体生命活动本质和规律的一门学科，是现代护理学教育中一门重要的医学基础课程。它融合了传统的"生理学"和"生物化学"的基本知识，将宏观的整体功能与微观的代谢机制有机结合起来，以人体及组成人体的各系统、器官、组织细胞及生物大分子为研究对象，研究人体的物质组成、物质代谢原理及各种生命活动的规律等，以此来阐明人体正常生命活动的现象、过程、发生机制及影响因素等，从而掌握各种生命活动的发展及变化规律，揭示各种功能活动对维持人体健康的意义。

重点和难点：

正常人体功能研究的三个层次之间的联系。

NOTE

由多种生物大分子构成的细胞是组成人体最基本的结构和功能单位，不同的细胞构成不同的组织和器官，行使某一生理功能的不同器官互相联系，构成一个功能系统，各功能系统之间相互协调共同构成一个统一的整体。因此，正常人体功能的研究是在细胞和分子、器官和系统以及整体三个水平上进行的。细胞和分子水平的研究，可以分析构成细胞的分子或基因的特性、功能及其调节机制；器官和系统水平的研究，可以了解一个器官或一个功能系统的活动规律、调节机制及其影响因素，以及它们在整体活动中的地位和作用；而整体水平的研究是以完整的机体为研究对象，观察和分析在环境因素改变和不同生理条件下各器官系统之间互相联系、互相协调，以及完整机体所作出各种反应的规律。这三个水平的研究之间不是孤立的，而是互相联系、互相补充的。要阐明某一生理功能的机制，一般需要对细胞和分子、器官和系统以及整体三个水平的研究结果进行分析和综合，才能得出比较全面的结论。学习正常人体功能就要把这三个水平有机结合起来，才能全面地掌握正常人体功能的基本知识和基本技能，为更好地学习和理解护理学的专业知识和专业技能奠定坚实的基础。

二、正常人体功能与护理学的关系

随着人们生活方式和医学模式的转变，护理人员将成为初级卫生保健和大众保健教育的重要力量，是医生和其他保健人员平等、重要的合作者。护理模式也将由疾病护理转变为整体护理、程序护理、健康护理。护理工作将从单纯被动执行医嘱的治疗型护理延伸为治疗、护理、教育和咨询复合型护理服务方式。

在护理学专业领域中，要求护理人员能够依据护理对象的生理、心理、行为等各种因素采取积极的措施，维护或促进健康，评述护理品质与效果，独立地对护理对象提供照顾或与医师合作共同处理护理对象的健康问题等。这些都要求专业护理人员必须有坚实的正常人体功能领域的知识和技能。一方面，正常人体功能学为认识、维护和促进健康提供基础知识，为了解疾病、有效地预防和治疗疾病提供理论基础；另一方面，正常人体功能科学的迅猛发展，新知识、新理论、新技能的不断涌现，又迅速应用到临床和护理实践中，促进了医学和护理学的不断发展和进步。

第二节　生命活动的基本特征

重点和难点：
　　刺激与兴奋性的关系。

生命与非生命的本质区别是生命科学最基本的问题。从生物的化学基本构成角度观察，不同生物之间有很大的同一性；无论从生物的基本结构还是生命的基本活动来看，生命都表现出严密的组织性和高度的秩序性；从进化论的观点出发，生物又表现出明确的不断演变和进化的趋势。我们从正常人体功能学的角度，分析和研究人类生命活动的基本特征，主要包括新陈代谢、兴奋性、生殖和适应性等，其中以新陈代谢为最基本的特征。

一、新陈代谢

新陈代谢是指机体不断地与环境之间进行物质和能量交换、实现自我更新的过程，它包括合成代谢和分解代谢两个相辅相成的过程。

合成代谢是指机体不断地从外界环境中摄取各种营养物质，将其转化、合成为自身所需要的新物质，摄取并储存能量的过程，又称同化作用；分解代谢是指机体不断地分解自身物质并把代谢终产物排出体外，同时释放能量以供机体各项生理功能需要的过程，又称异化作用。因此，新陈代谢过程中，既有物质代谢又有能量代谢，两者相互联系，同时进行。机体的一切生命活动都是建立在新陈代谢基础上的，新陈代谢一旦停止，生命活动也随即终止。所以新陈代谢是生命活动的最基本特征。

人体内各种物质的合成、分解、转化和利用，都是各种生物分子在体液中进行的一系列生物化学反应。这些反应都是由生物催化剂——酶所催化的。目前认为，体内绝大多数的酶是蛋白质,酶促反应既服从于无机物化学反应的一般规律,又具有复杂的特殊表现形式。例如,1 g糖类在体内氧化和在体外燃烧所消耗的氧、产生的二氧化碳及释放的能量相同,但是,体内的氧化过程是在生理体温条件下,通过一系列复杂的酶促反应完成的。由于酶的催化作用对于底物具有高度的特异性,因而,细胞同一部分内可以同时进行多种不同的、互不干扰的反应。从机体内所进行的反应看,生物体内的新陈代谢实际上是一种高级的、复杂的物质运动形式,生命活动就是这种高级运动形式的具体表现。

二、兴奋性

兴奋性是指机体的组织或细胞接受刺激后发生反应的能力或特性。兴奋性是一切生物体所具有的基本特征之一,能使生物体对环境的变化作出应变,因此是生物体生存的必要条件。

(一)刺激

刺激是指机体或细胞所处环境的变化。刺激按性质不同可分为如下几种。①物理性刺激:如声、光、电、机械、温度、放射线等。②化学性刺激:如酸、碱、盐、药物等。③生物性刺激:如细菌、病毒、寄生虫等。④社会心理性刺激:如语言、文字、情绪、公共事件等。在所有刺激中,电刺激容易控制,且可重复使用而不易损伤组织,故为正常人体功能课程实验和医疗实践中常用的刺激方法。

刺激作用于机体或细胞后能否使其产生反应,必须具备三个基本条件,即刺激强度、刺激作用的时间和刺激强度-时间变化率。刺激必须达到一定的强度才能引起组织或细胞产生反应。但是如果刺激作用的时间太短,即使刺激强度再大也不能引起组织产生反应。因此,刺激作用于可兴奋组织的时间也是引起反应的必要条件。除了刺激强度和刺激时间以外,刺激强度-时间变化率也是引起组织产生反应必不可少的基本条件之一。把刺激的三个要素作不同形式的组合,可以得到各种各样的刺激。

能引起组织发生反应的最小刺激强度称为阈强度,简称阈值(threshold)。强度等于阈值的刺激称为阈刺激,强度高于阈值的刺激称为阈上刺激,强度低于阈值的刺激称为阈下刺激。组织的兴奋性高低可用阈值来衡量,组织的兴奋性与阈值呈反比关系,即兴奋性∝1/阈值。说明阈值越小,组织的兴奋性越高;相反,阈值越大,组织的兴奋性越低。不同组织的兴奋性高低是不同的,阈值可以作为衡量组织兴奋性高低的客观指标。在机体各种组织中,由于神经、肌肉和腺体组织兴奋性较高,对刺激产生的反应迅速而明显,被生理学家习惯上称为可兴奋组织。

(二)反应

反应是指机体或细胞接受刺激后所出现的理化过程和生理功能的变化,是刺激引起的结果。反应有两种表现形式,即兴奋和抑制。

1.兴奋 兴奋是指组织或细胞接受刺激后由相对静止状态转变为活动状态,或活动状态加强的过程。如肌肉受到刺激发生收缩,肾上腺素使心跳加快、心肌收缩力加强、心输出量增多等,都是相应组织兴奋的表现。

2.抑制 抑制是指组织或细胞接受刺激后由活动状态转变为相对静止状态,或活动状态减弱的过程。如乙酰胆碱作用于心脏,引起心跳减慢、心肌收缩力减弱、心输出量减少等,都是组织抑制的表现。

一种刺激究竟引起组织或细胞兴奋还是抑制,取决于刺激的质和量以及组织或细胞当时的功能状态。同样的刺激,由于刺激的强度不同,反应可不同。例如,中等强度的疼痛刺激可以引起兴奋,表现为心跳加快、呼吸加快、血压升高等;但剧烈的疼痛反而引起抑制,表现为心跳减慢、呼吸变慢、血压下降,甚至意识丧失。同样的刺激,由于机体功能状态不同,引起的反应也不一样。例如,饥饿和饱食的人,对食物的反应是不同的。

NOTE

"两慢一快"

刺激三要素是互相影响的,其中一个或两个值发生变化,其余的值也会发生相应的改变。机体或组织对刺激的反应是三个要素综合作用的结果。例如,在临床治疗中,护士给患者进行肌内注射或皮下注射时,常遵循进针快、出针快、推药慢的"两快一慢"原则。进针快、出针快能缩短刺激作用时间,推药慢能降低刺激强度-时间变化率,二者均可减弱刺激作用,从而减轻注射时带来的疼痛。

三、生殖

生物体生长发育到一定阶段后,通过雄性、雌性成熟生殖细胞的结合,能够产生与自己相似的子代个体,这种功能称为生殖。机体的寿命是有限的,只有通过生殖功能才能实现生物体的种族延续,即生命活动的延续。所以,生殖是生命活动的基本特征之一。

四、适应性

适应性是指机体根据内外环境变化不断调整机体各部分的功能活动和相互关系的功能特征。正常生理功能条件下,机体的适应分为行为性适应和生理性适应两种情况。行为性适应是生物界普遍存在的本能。生理性适应是指身体内部的协调性反应,以体内各器官、系统的协调活动和功能变化为主。人类的行为性适应更具有主动性。

第三节 人体与环境

重点和难点:
内环境及稳态的概念。

一、外环境

人体所处的不断变化着的外界环境称为外环境,包括自然环境和社会环境。存在于人们周围的客观物质世界称为自然环境。自然环境中各种条件变化(如温度、气压、光照、湿度等)不断作用于人体,机体能够对这种外环境的变化作出适应性反应以维持正常生理活动。过于剧烈的外环境变化,超过人体适应能力时将会对机体造成不良影响。

社会环境变化也是影响人体生理功能的重要因素之一,如社会制度、居住条件、文化教育、经济状况、生活习惯、人际关系等都可能对人体的身心健康产生影响。优越的社会制度、适宜的居住条件、良好的文化教育、安全的生活氛围、和谐的人际关系等可促进健康。目前,由于社会心理因素而导致的疾病越来越多,如随着工作压力的增大和受不良生活方式的影响,高血压、糖尿病的发病率逐年上升。因此,我们也应注重社会心理因素对人体生命活动的影响。

环境激素的危害

环境激素是指人类在生产和生活活动中释放到环境中的影响人和动物内分泌系统的化学物质,由于它具有"类似雌激素"的作用,学术上称之为"外源性内分泌干扰物"。随着社会工业化进程的发展,大量化学合成物不断向周围环境排放,一方面造成了对周围环境的污染,另一方面,排放物中的一些具有类似人体激素功能的化学物质(环境激素),将导致机体生理功能的紊乱,如各种除草剂、杀虫剂、杀菌剂、防腐剂、塑料增塑剂、洗涤剂、护发素、染发剂、化妆品、食品添加剂、汽车尾气,以及重金属铅、镉、汞等。环境激素对人和动物产生的危害极大,可导致生物体生殖机能下降、性器官变异、内分泌紊乱、神经系统受损、免疫力下降,诱发肿瘤等。

二、内环境

(一)体液及其组成

人体内的液体称为体液。正常成人体液约占体重的60%,其中:存在于细胞内的称为细胞内液,约占2/3(体重的40%);存在于细胞外的称为细胞外液,约占1/3(体重的20%),细胞外液主要包括组织液(体重的15%)和血浆(体重的5%),此外还有少量的淋巴、脑脊液等。

体液的各部分彼此隔开而又互相沟通。细胞膜既是分隔细胞内液与组织液的屏障,又是两者之间相互交换沟通的窗口。同样,毛细血管壁既是分隔血浆与组织液的屏障,又是两者之间相互交换沟通的门户。血浆是沟通各部分体液并与外界环境进行物质交换的重要媒介,是各部分体液中最为活跃的部分,其组成与性质不仅可反映机体与外环境之间的物质交换情况,而且能反映组织代谢与内环境各部分之间的物质交换情况。

(二)内环境及其稳态

人体内绝大多数细胞并不与外环境直接接触,而是生活在细胞外液之中,因此细胞外液是细胞直接接触和赖以生存的环境。我们把体内细胞直接生活的环境即细胞外液,称为机体的内环境,以区别于人体所处的外环境。细胞新陈代谢所需的氧和营养物质如葡萄糖、氨基酸等必须通过细胞外液才能进入细胞,而细胞代谢产生的二氧化碳和终产物也是首先排至细胞外液,然后通过排泄器官排出体外的。

内环境不同于外环境的一个重要特征是细胞外液中的化学成分及其理化特性,如各种离子浓度、温度、酸碱度和渗透压等,经常保持相对的恒定。这种内环境中各种理化因素保持相对恒定的状态称为内环境稳态。稳态的维持是机体自我调节的结果。维持内环境稳态是细胞进行正常功能活动的必要条件。因为细胞代谢的各种酶促反应和细胞的兴奋性等,都必须在内环境相对稳定的条件下才能保持正常。如果内环境稳态遭到破坏,如遇到高热、低氧、水与电解质以及酸碱平衡紊乱等,将导致细胞功能的严重损害,引发疾病,甚至危及生命。所以机体的一切调节活动最终的生物学意义在于维持内环境的稳态。

第四节 人体生理功能的调节

人体由各种器官系统构成,不同器官系统的功能活动各不相同。但人体内任何器官系统的功能活动都是在人体这个整体内进行的,因此,人体内各个器官系统的功能活动必须相互协调、紧密配合,才能使人体的功能活动与内外环境的变化相适应。人体各器官系统功能的这种适应性的变化过程称为人体生理功能的调节。调节使机体内部各器官系统功能协调一致,机体与环境之间保持协调一致。

重点和难点:
神经及体液调节的方式及特点。

一、人体生理功能的调节方式

机体对各种功能活动进行调节的方式主要有三种,即神经调节、体液调节和自身调节。其中以神经调节最为重要。

(一)神经调节

神经调节是指通过神经系统的活动对机体生理功能的调节。神经调节是人体最主要的调节方式。神经调节的基本方式是反射。反射是指机体在中枢神经系统的参与下,对内、外环境刺激所作出的规律性应答。例如,肢体被锐器刺痛时立即回避就是一种反射。反射的结构基础是反射弧,反射弧由感受器、传入神经、神经中枢、传出神经和效应器五个部分组成。感受器是指接受内、外环境变化刺激的特殊装置,能将各种刺激的能量转化为神经冲动,沿传入神经纤维传向神经中枢;效应器是产生效应的器官。神经中枢简称中枢,是指位于脑和脊髓灰质内的调节某一特定功能神经元群,是反射弧的整合部分,对传入神经信息进行分析、整合处理,并发出传出信号,沿传出神经纤维到达效应器,改变效应器的功能状态。传入神经是从感受器到中枢的神经通路;传出神经指从中枢到效应器神经通路。只有保证反射弧各部分结构和功能的完整性,反射活动才能完成。反射弧任何一个部分的结构或功能受到破坏,反射活动都会减弱或消失。

反射分为非条件反射和条件反射两大类。非条件反射是先天的出生后便存在的一系列反射,如瞳孔对光反射、吮吸反射、角膜反射、逃避反射等。其反射弧和反射活动较为固定,数量有限,是一种较低级的神经活动,多与维持生命的本能活动有关,其生理意义是使机体具有基本的适应能力,以维持个体生存和种族延续,是形成条件反射的基础。条件反射是个体在生活过程中后天获得的,是在非条件反射的基础上根据个体生活实践而建立起来的一种高级的神经活动,例如望梅止渴、谈虎色变、画饼充饥等。条件反射具有极大的易变性,反射活动灵活可变,数量无限,并具有预见性,能随环境变化不断建立新的反射,能高度精确地适应内外环境的变化,可以扩大机体适应环境变化的能力。条件反射能控制非条件反射活动。

神经调节的特点是作用迅速而准确、范围局限和短暂。

知识拓展

经典条件反射实验——分泌唾液的狗

俄国生理学家巴甫洛夫在研究胃反射的时候,注意到了一个奇怪的现象:没有喂食的时候,狗也会分泌胃液和唾液。为了解释这一现象,他开始对此进行研究,他设计了这样的实验:在喂食之前先出现中性刺激——铃声,铃声结束以后,过几秒钟再向喂食桶中倒食,观察狗的反应。起初,铃声只会引起一般的反射——狗竖起耳朵来——但不会出现唾液反射。但是,经过几轮实验之后,仅仅出现铃声狗就会分泌唾液。巴甫洛夫把这种反射行为称为"条件反射",把铃声称为分泌唾液这一反射行为的"条件刺激";而把食物一到狗的嘴里,唾液就开始溢出这种简单的不需要任何培训的纯生理反应称为"非条件反射",将引起这种反应的刺激物——食物称为"非条件刺激"。巴甫洛夫和他的助手们通过变换形式最终验证了"条件反射"的确是存在的。

(二)体液调节

体液调节是指体内某些特殊的化学物质通过体液途径对人体生理功能进行的调节。根据参与调节的化学物质不同,体液调节可分为两种。以激素作为调节物通过血液循环运送至组织器官发挥调节作用的方式称为全身性体液调节。例如,甲状腺产生的甲状腺激素,通过血液循环运输到全身各组织细胞,主要促进物质代谢和能量代谢,也促进生长和发育过程。此外,由组织细胞产生的代谢产物(H^+、CO_2、乳酸、腺苷等)和某些细胞分泌的生物活性物质(组胺、激肽等)可在局部组织液中扩散,调节邻近细胞的生理功能,这一调节方式称为局部性体液调节。

体液调节的特点是相对缓慢、作用弥散而持久。

在完整机体内,神经调节和体液调节相辅相成,密切相关。神经调节在多数情况下处于主导地位。参与体液调节的大多数内分泌腺或内分泌细胞直接或间接地接受中枢神经系统的控制,这种情况下体液调节就成为神经调节的一个传出环节,是反射传出途径的延伸,这种调节称为神经-体液调节。如肾上腺髓质受交感神经节前纤维的支配,交感神经兴奋时,可引起肾上腺髓质释放肾上腺素和去甲肾上腺素,从而使神经与体液因素共同参与机体的调节活动。

(三)自身调节

自身调节是指机体的组织细胞不依赖于神经或体液因素,自身对环境刺激发生的一种适应性反应。例如:在一定范围内增加骨骼肌的初长度可增强肌肉的收缩力;肾动脉灌注压在80～180 mmHg(10.6～24.0 kPa)范围内变动时,肾血流量基本保持稳定,从而保证肾泌尿活动在一定范围内不受动脉血压改变的影响,这一现象在去神经支配的肾脏或离体的肾脏灌注实验中仍然存在,表明它是一种自身调节现象。

自身调节的特点是作用准确、稳定,调节幅度小,灵敏度较差,但对维持细胞、组织、器官功能的稳定仍有一定的意义。

二、人体功能调节的自动控制系统

(一)反馈控制系统

机体生理功能的调节系统可以看作是一个自动控制系统,任何控制系统都由控制部分和受控部分组成。每一个控制系统都是一个闭合回路,形成反馈控制系统。在人体,神经中枢和内分泌腺相当于控制部分,效应器和靶器官相当于受控部分,控制部分与受控部分之间存在着双向联系。由受控部分发出的反馈信息反过来影响控制部分活动的调节方式称为反馈调节(图 1-1)。反馈有负反馈和正反馈两种形式。

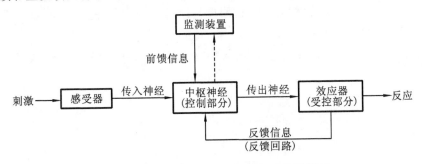

图 1-1　反馈控制系统和前馈控制系统模式图

1.负反馈 　负反馈是指受控部分发出的反馈信息调整控制部分的活动,最终使受控部分的活动朝着与它原先活动相反的方向改变。它是正常生理功能调节中重要而又常见的方式。其意义在于使机体某项生理功能保持相对恒定状态。内环境稳态的维持就是因为有许多负反馈控制系统发挥作用。机体的体温调节是典型的负反馈调节的例子。例如,在正常生理情况下,由于某种原因机体的体温高于正常水平,这时体内的温度感受器就会监测到这种变化,并将信息反馈到体温调节中枢,体温调节中枢发出指令通过不同途径来调节效应器的活动,导致机体的产热减少,散热增加,使升高的体温降至正常水平;反之,如果体温低于正常水平,则可以通过这种负反馈调节机制使体温回到正常范围,从而维持体温的相对稳定。其他如血压、呼吸等功能的相对稳定,也都是通过负反馈调节机制完成的。

2.正反馈 　正反馈是指受控部分发出的反馈信息促进与加强控制部分的活动,最终使受控制部分的活动朝着与它原先活动相同的方向改变。正反馈能使这一过程最后到达极端或结束,是一个不可逆的过程。其意义在于促使某些生理功能一旦发动起来就迅速加强直至完成。例如排尿过程中,尿液通过尿道时,对尿道感受器的刺激信息返回排尿中枢,后者发出信息使膀胱进一步收缩,直到将尿液全部排出体外。人体的正反馈现象很少,主要有排尿、排便、分娩、血液凝固等生理过程。

(二)前馈控制系统

控制部分在反馈信息尚未达前已受到纠正信息(前馈信息)的影响,及时纠正其指令可能出现的偏差,这种自动控制形式称为前馈(图1-1)。例如,大脑通过传出神经向骨骼肌(屈肌)发出收缩信号的同时,又通过前馈控制系统制约(抑制)相关肌肉(伸肌)的收缩,使它们的活动适时、适度,从而使肢体活动更加准确、协调。某些条件反射也是一种人体调节的前馈控制,如:食物的外观、气味等有关信号可在食物进入口腔之前就引起唾液、胃液分泌;运动员在到达运动场地尚未开始比赛之前,呼吸和循环活动就已经发生改变等。由此可见,前馈控制系统可以使机体的反应具有一定的超前性和预见性。一般说来,反馈控制需要的时间要长些,而前馈控制更为迅速。但是前馈控制有时也会出现失误,这成为它的一个缺点,如见到食物后引起唾液和胃液的分泌,却可能因为某种原因,结果没有真正吃到食物,使胃液及唾液的分泌成为一种失误。

综合测试题

A 型选择题

1.人体生命活动最基本的特征是(　　)。

A. 物质代谢　　　B. 新陈代谢　　　C. 适应性　　　D. 应激性　　　E. 自控调节

2.细胞生活的内环境是指(　　)。

A. 体液　　　B. 细胞内液　　　C. 细胞外液　　　D. 组织液　　　E. 血液

3.神经调节的基本方式是(　　)。

A. 反射　　　B. 反应　　　C. 神经冲动　　　D. 正反馈调节　　　E. 负反馈调节

4.下列各项调节中,不属于正反馈调节的是(　　)。

A. 血液凝固　　　B. 降压反射　　　C. 排尿反射　　　D. 分娩过程　　　E. 排便反射

5.神经调节的控制部分是(　　)。

A. 感受器　　　B. 传入神经　　　C. 神经中枢　　　D. 传出神经　　　E. 效应器

(刘义成)

第二章　生物大分子的结构与功能

  学习目标

掌握：蛋白质的基本组成、蛋白质结构与功能的关系、核酸的结构、酶的作用机制。

熟悉：蛋白质的理化性质、核酸的变性与复性、酶的抑制剂。

了解：蛋白质的结构、酶原的激活、酶与维生素。

案例引导

患儿，男，7岁，出现疲劳、低热、皮肤发黄，伴呕吐、茶色尿2天入院。患儿于入院前5天进食蚕豆，入院前3天出现皮肤发黄加重，伴头晕、恶心、呕吐，无头痛、视物模糊、抽搐、咳嗽。入院前两天面色变深，尿呈茶色，无尿频、尿急、尿痛，排暗红色大便，精神差，不能进食。

思考问题

1.与本病相关的生物大分子有哪些？

2.结合与本病相关的正常人体功能知识，解释疾病形成的原因。

3.该患者在饮食上有哪些需要注意的事项？

蛋白质和核酸是生物体内重要的生物大分子，是机体的重要组成成分。生物体内蛋白质含量丰富，所有的器官、组织都含有蛋白质，其总重量约占人体干重的45%，而在细胞中可达细胞干重的70%以上，由此可见蛋白质是生物体的重要组成成分和生命活动的基本物质基础。核酸具有传递遗传信息的功能，是生物遗传的物质基础。酶是生物体内最重要的生物催化剂，体内几乎所有的化学反应都是在特异的生物催化剂的催化下进行的。本章主要介绍蛋白质、核酸及酶的基本结构、理化性质和功能。

第一节　蛋白质的结构与功能

一、蛋白质的化学组成

（一）蛋白质的元素组成

蛋白质的种类繁多，结构各异，但是组成蛋白质的化学元素却极为相似，主要是碳（50%～55%）、氢（6%～7%）、氧（19%～24%）、氮（13%～19%）和硫（0～4%）。有些蛋白质还含有少量的磷、铁、铜、锌、锰等，个别蛋白质还含有碘。各种蛋白质的含氮量比较接近，约为16%，且生物样品中含氮物以蛋白质为主，因此可以通过测定生物样品中的含氮量，推算出样品中的蛋白质含量。

（二）蛋白质的基本组成单位

蛋白质在酸、碱或蛋白酶的作用下，最终水解为游离的氨基酸，因此，氨基酸是蛋白质的基本组成单位。存在于自然界中的氨基酸有300余种，但组成人体蛋白质的氨基酸仅有20种，其中，对成人来说有8种是不能合成的，必须从食物中获得，称为必需氨基酸。它们是蛋氨酸、色氨酸、

重点和难点：

蛋白质的基本组成、结构及其与功能关系和蛋白质的理化性质。

赖氨酸、异亮氨酸、亮氨酸、缬氨酸、苯丙氨酸和苏氨酸;对于婴儿来说,组氨酸也不能合成。

1. 氨基酸的结构特点 除脯氨酸为亚氨基酸外,其余的氨基酸均属于 α-氨基酸,其化学结构式具有共同的特征,在 α-碳原子上连接一个氨基、一个羧基、一个氢原子和一个侧链 R 基团,可用下列结构式表示:

$$
\begin{array}{c}
COOH \\
| \\
H_2N—C_\alpha—R \\
| \\
H
\end{array}
$$

氨基酸的 α-碳原子为不对称碳原子(除甘氨酸外),即与 α-碳原子相连的 4 个原子或基团各不相同,都具有旋光异构性,有 D 型和 L 型两种异构体。天然蛋白质均由 L 型氨基酸组成。

$$
\begin{array}{cc}
\begin{array}{c}
COOH \\
| \\
H_2N—C_\alpha—H \\
| \\
R
\end{array}
&
\begin{array}{c}
COOH \\
| \\
H—C_\alpha—NH_2 \\
| \\
R
\end{array}
\\
L\text{-}\alpha\text{-氨基酸} & D\text{-}\alpha\text{-氨基酸}
\end{array}
$$

2. 氨基酸的分类 根据氨基酸侧链 R 基团的结构和性质不同,可将氨基酸分为非极性疏水性氨基酸、极性中性氨基酸、酸性氨基酸和碱性氨基酸(表 2-1)。

表 2-1 20 种氨基酸的名称及分类

名称及缩写	英文缩写	等电点(pI)
1.非极性疏水性氨基酸		
甘氨酸(甘)	Gly,G	5.97
丙氨酸(丙)	Ala,A	6.00
缬氨酸(缬)	Val,V	5.96
亮氨酸(亮)	Leu,L	5.98
异亮氨酸(异亮)	Ile,I	6.02
苯丙氨酸(苯丙)	Phe,F	5.48
脯氨酸(脯)	Pro,P	6.30
2.极性中性氨基酸		
色氨酸(色)	Trp,W	5.89
丝氨酸(丝)	Ser,S	5.68
酪氨酸(酪)	Tyr,Y	5.66
半胱氨酸(半胱)	Cys,C	5.07
蛋氨酸(甲硫氨酸)(蛋)	Met,M	5.74
天冬酰胺(天胺)	Asn,N	5.41
谷氨酰胺(谷胺)	Gln,Q	5.65
苏氨酸(苏)	Thr,T	5.60
3.酸性氨基酸		
天冬氨酸(天冬)	Asp,D	2.97
谷氨酸(谷)	Glu,E	3.22
4.碱性氨基酸		
赖氨酸(赖)	Lys,K	9.74
精氨酸(精)	Arg,R	10.76
组氨酸(组)	His,H	7.59

3. 蛋白质分子中氨基酸的连接方式 肽键与肽：蛋白质中，氨基酸之间通过肽键相连接。一个 α-氨基酸的羧基与另一个 α-氨基酸的氨基通过脱水缩合所形成的化学键（—CO—NH—），称为肽键或酰胺键。氨基酸通过肽键连接起来所形成的化合物称为肽。两个氨基酸缩合所形成的肽称为二肽，是最简单的肽。三个氨基酸缩合形成的肽称为三肽，以此类推，10 肽以下称为寡肽，10 肽以上称为多肽。多肽分子中氨基酸相互衔接，形成长链，称为多肽链。多肽链中氨基酸分子因脱水缩合而不完整，称为氨基酸残基。所以，蛋白质是由许多氨基酸残基组成的多肽链。多肽链的主链骨架为 C_α—CO—NH—C_α，连接在 C_α 上的各氨基酸 R 基团为多肽链的侧链结构。每条多肽链均有两端，有游离氨基的一端称为氨基末端或 N-末端，写在多肽链的左侧，有游离羧基的一端称为羧基末端或 C-末端，写在多肽链的右侧。每条多肽链中氨基酸残基的顺序编号从 N-末端开始。

肽的命名从 N-末端开始指向 C-末端，如从 N-末端到 C-末端依次由谷氨酸、半胱氨酸及甘氨酸缩合形成的三肽称为谷氨酰半胱氨酰甘氨酸，简称谷胱甘肽（glutathione，GSH，SH 代表分子中的巯基），其结构式如下：

谷氨酸　　　半胱氨酸　　　甘氨酸

生物活性肽：谷胱甘肽广泛存在于细胞中，参与细胞内的氧化还原反应，通过氧化性与还原性的转换，还原细胞内产生的过氧化氢，具有解毒和保护巯基酶的作用。生物中还存在某些寡肽，具有各种重要的生物学活性，如催产素、加压素等多种激素和神经肽。此外，许多小分子肽作为药物，具有重要的应用价值。

二、蛋白质的分子结构与功能

蛋白质是由氨基酸通过肽键连接起来所形成的化合物。在生物体内，蛋白质种类繁多、功能各异，不同的蛋白质具有独特的结构并执行其特殊的生物学功能。蛋白质的分子结构可分为一级结构、二级结构、三级结构和四级结构，其中二、三、四级结构统称为蛋白质的空间构象，也称高级结构。

（一）蛋白质的一级结构

蛋白质多肽链中氨基酸的排列顺序称为蛋白质的一级结构，肽键是其基本结构键，有些还含有二硫键（—S—S—），二硫键是由两个半胱氨酸的巯基（—SH）氧化而成的。

胰岛素的一级结构是由 51 个氨基酸残基组成 A 和 B 两条肽链，A 链有 21 个氨基酸残基，B 链有 30 个氨基酸残基。A 链和 B 链经两个二硫键相连，第三个二硫键在 A 链内形成，使 A 链部分闭合形成环状（图 2-1）。

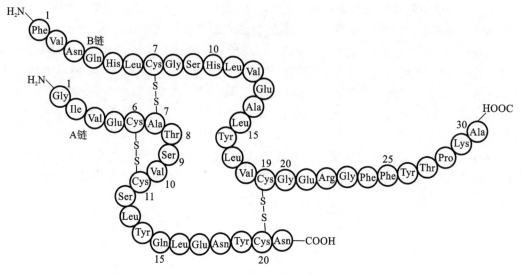

图 2-1 牛胰岛素的一级结构

蛋白质分子的一级结构是其生物学活性及空间结构的基础。蛋白质一级结构的阐明,对揭示某些疾病的发病机制、指导疾病的治疗具有十分重要的意义。氨基酸排列顺序的差别,意味着从多肽链骨架伸出的侧链 R 基团的性质和结构是不同的,因此蛋白质分子中氨基酸的排列顺序决定其空间构象。

(二)蛋白质的空间结构

蛋白质分子的多肽链并不是呈线性伸展的直线,而是在三维空间通过折叠、盘曲构成特有的空间构象。蛋白质的空间构象是其发挥生物学功能的基础。

1.蛋白质的二级结构 蛋白质的二级结构是指蛋白质分子中某一段多肽链的局部空间构象,即这段多肽链的主链骨架原子的相对空间位置,并不涉及氨基酸残基侧链的构象。蛋白质的二级结构形式主要包括 α-螺旋、β-折叠、β-转角和无规卷曲。

20 世纪 30 年代末 Linus Pauling 和 Robert Corey 应用 X 射线衍射法研究发现:①肽键中的四个原子和与之相邻的两个 α-碳原子位于同一刚性平面,构成一个肽单元,称为肽键平面(图 2-2);②肽键上—NH—的 H 和—CO—的 O,方向几乎总是相反;③肽单元中的 C—N 键不能自由旋转,具有部分双键的性质;④α-碳原子与—CO—的 C 原子和—NH—的 N 原子之间的连接均为单键,在刚性肽单元的两边有很大的自由旋转度,其旋转角度决定肽平面之间的相对位置。因此,以肽单位为基本单位,α-碳原子为转折点的旋转是多肽链盘曲折叠的基础。

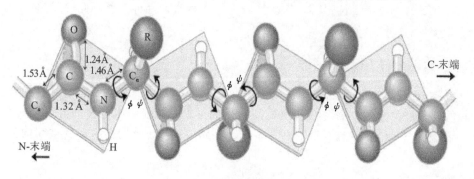

图 2-2 肽键平面

(1)α-螺旋:多肽链构象最简单的排列方式,即多肽链以肽键平面为单位,以 C_a 为转折点,按照一定的规律盘曲折叠形成的稳定螺旋构象(图 2-3)。其结构特点如下:①多肽链的主链围绕中心轴盘曲折叠形成右手螺旋,每 3.5 个氨基酸残基螺旋上升一圈,每个氨基酸残基向上平移 0.15 nm,螺距为 0.54 nm;②相邻螺纹之间通过肽键的 C=O 和 N—H 形成氢键,是维持 α-螺旋结构稳定的主要因素;③氨基酸侧链 R 基团伸向螺旋外侧,其空间形状、大小及所带电荷状态对螺旋的形成和稳定有影响。

(2)β-折叠:多肽链主链的另一种规律性构象(图2-4),是一种比较伸展的结构。其结构特点如下:①多肽链充分伸展,各肽平面之间折叠成锯齿状,两平面间的夹角为110°;②两条以上肽链或一条肽链内的若干肽段平行排列,肽链的走向相同或相反,它们之间靠肽键的 C═O 与N—H 形成氢键维系,使构象稳定;③氨基酸侧链 R 基团交替位于锯齿状结构的上下方。

(3)β-转角:在球状蛋白质分子中,多肽链主链常常会出现180°回折,称为β-转角。通常由 4 个氨基酸残基构成,第一个氨基酸残基的 C═O 和第四个氨基酸残基的N—H 之间形成氢键,维持结构稳定。β-转角结构较为特殊,第二个残基常为脯氨酸,可使多肽链的走向发生变化。

(4)无规卷曲:多肽链中那部分没有规律的肽链构象称为无规卷曲。很多球蛋白中由两个或三个二级结构肽段在空间上彼此靠近,形成一个特殊的空间构象,称为超二级结构,也称为模体。模体含有特征性的氨基酸序列,并发挥其特殊的功能。如锌指结构包含一个 α-螺旋和两个 β-折叠,序列两端有两个 Cys 和 2 个 His 残基与 Zn^{2+} 结合,形状像手指,具有结合 DNA 或 RNA 的功能(图 2-5)。

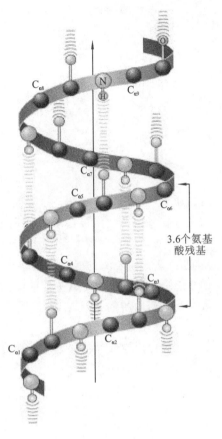

3.6个氨基酸残基

图 2-3 α-螺旋结构示意图

反平行式β-折叠

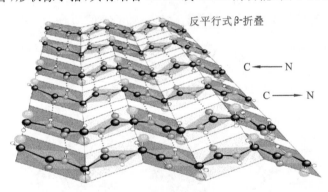

图 2-4 β-折叠结构示意图

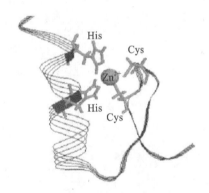

图 2-5 锌指结构

2. 蛋白质的三级结构 多肽链在二级结构的基础上由于氨基酸残基的侧链 R 基团相互作用,形成包括主链、侧链在内的空间排列,这种一条多肽链中所有原子在三维空间的整体排布称为蛋白质分子的三级结构。如果一个蛋白质分子只由一条多肽链组成,三级结构就是其最高级的结构。如肌红蛋白,是由 153 个氨基酸残基组成的单链蛋白,它的多肽链中形成了 8 个 α-螺旋,每段螺旋之间有一段无规卷曲,脯氨酸位于转角处。

三级结构中多肽链的盘曲方式由氨基酸残基的排列顺序决定。在较大的蛋白质分子中,由于多肽链上相邻的二级结构紧密联系,形成两个或两个以上在空间上明显区别、折叠较为紧密的局部区域,并具有相应的功能,这种区域称为结构域。如免疫球蛋白由 12 个结构域组成,其中两条轻链上各有 2 个,两条重链上各有 4 个。

3. 蛋白质的四级结构 许多具有生物活性的蛋白质由两条或两条以上的多肽链构成,每条多肽链均具有独立的三级结构,称为亚基。蛋白质分子中亚基的立体排布、亚基之间的相互关系称为蛋白质的四级结构。如血红蛋白,是由两种不同亚基构成的四聚体($\alpha_2\beta_2$),这些亚基之间通

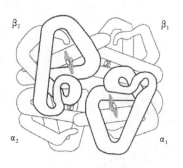

图 2-6　血红蛋白

过离子键相互作用,构成血红蛋白的四级结构(图 2-6),具有运输 O_2 和 CO_2 的功能。具有四级结构的蛋白质,其亚基可以是相同的,也可以是不同的,有些蛋白质含有的亚基较多,称为多聚体。

(三)蛋白质的结构与功能的关系

蛋白质的分子结构及其功能多种多样。各种蛋白质所具有的生物学功能与其一级结构和空间结构密不可分。

1.蛋白质一级结构与功能的关系　蛋白质的一级结构是空间构象的基础,亦是其生物学功能的基础。功能不同的蛋白质其一级结构不同,若一级结构发生变化,蛋白质的功能可能发生很大的改变。一级结构中的某些氨基酸是维持蛋白质功能所必需的,若这些氨基酸发生改变,蛋白质的结构必定发生改变,其生物学功能也随之丧失。如镰状红细胞性贫血的患者,红细胞呈镰刀形,易发生溶血性贫血,血红蛋白结合氧的能力降低。造成这种疾病的原因就是患者的血红蛋白与正常的血红蛋白在 β 链第 6 位上有一个氨基酸的差别,正常的血红蛋白中谷氨酸被缬氨酸所取代。这种遗传突变造成某些蛋白质的一级结构发生变化,从而引起蛋白质的功能改变所导致的疾病,称为"分子病"。

2.蛋白质空间结构与功能的关系　蛋白质的空间结构决定其生物学功能,空间结构的改变必定导致蛋白质的功能变化,甚至蛋白质的生物学活性丧失。

血红蛋白有两种相互转变的天然构象,紧张态(T 态)和松弛态(R 态),T 态与氧亲和力低,不易与氧结合,R 态与氧亲和力高,易与氧结合。在肺部毛细血管,氧分压高,血红蛋白与氧结合后,其空间构象发生变化,由 T 态转变为 R 态,有利于血红蛋白携带氧;在全身毛细血管中,氧分压低,CO_2 分压高,促使血红蛋白由 R 态转变为 T 态,有利于释放氧气。血红蛋白的空间构象在 T 态和 R 态间相互变化(图 2-7),引起结合与释放氧气,完成其运输氧气和 CO_2 的功能。

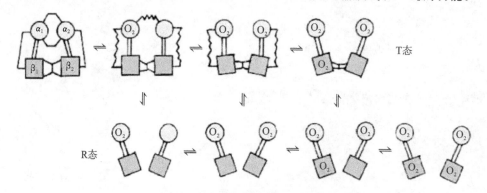

图 2-7　血红蛋白结构变化示意

三、蛋白质的理化性质

蛋白质的基本组成单位是氨基酸,其理化性质有部分与氨基酸相关,如两性解离、等电点、紫外吸收和呈色反应等。而蛋白质又是一种由许多氨基酸组成的高分子化合物,还有一部分单个氨基酸所没有的性质,如胶体性质、沉淀、变性和凝固等。

(一)蛋白质的两性解离

1.蛋白质的两性解离和等电点　蛋白质分子中肽链的两个末端含有游离的 NH_3^+ 和 COO^-,且蛋白质分子中氨基酸残基的侧链也含有可解离的基团,如组氨酸的咪唑基、精氨酸的胍基等,这些基团在一定 pH 值的溶液中可以结合或释放 H^+,称为蛋白质两性解离的基础。蛋白质在酸性溶液中,解离成阳离子,在碱性溶液中解离成阴离子,而在某一 pH 值的溶液中,蛋白质分子上正、负电荷相等,净电荷为零,成为兼性离子,此时溶液的 pH 值称为蛋白质的等电点(pI)。pI 是蛋白质的特征常数,各种蛋白质的 pI 不同,大多数的蛋白质 pI 接近 5.0,在人体体液 pH7.4 的环境下,大多数蛋白质解离为阴离子。

$$
\underset{pH<pI}{\underset{\underset{NH_3^+}{|}}{\overset{\overset{COOH}{|}}{Pr}}} \quad \underset{+H^+}{\overset{+OH^-}{\rightleftharpoons}} \quad \underset{pH=pI}{\underset{\underset{NH_3^+}{|}}{\overset{\overset{COO^-}{|}}{Pr}}} \quad \underset{+H^+}{\overset{+OH^-}{\rightleftharpoons}} \quad \underset{pH>pI}{\underset{\underset{NH_2}{|}}{\overset{\overset{COO^-}{|}}{Pr}}}
$$

在 pH=pI 时,蛋白质为兼性离子,带有相等的正、负电荷,呈中性微粒,此时蛋白质不稳定,容易从溶液中沉淀析出。利用蛋白质的这一特性以及不同蛋白质的等电点差异,通过调节溶液的 pH 值,可将不同的蛋白质从混合溶液中分离出来。

2. 蛋白质的电泳分离 溶液中带电粒子在电场中向电性相反的电极移动的现象称为电泳。因各种蛋白质的等电点不同,在同一 pH 值的缓冲液中所带的电荷性质、数目不同,蛋白质的大小、形状不同,在电场中的移动速度也不同。电泳技术已经成为分离蛋白质及其他带电颗粒的一种重要技术。常用的有醋酸纤维素薄膜电泳、聚丙烯酰胺凝胶电泳和琼脂糖凝胶电泳等。

3. 离子交换层析 离子交换层析是利用蛋白质两性解离和等电点特性的一种分离蛋白质的方法。使用阳离子或阴离子交换树脂,当被分离的蛋白质溶液流经离子交换树脂时,带有相反电荷的蛋白质被吸附在交换柱上,随后又可被带同样性质电荷的离子所置换而洗脱。由于蛋白质的 pI 不同,在同一 pH 值时所带电荷不同,与离子交换剂的结合紧密程度不同,用一系列 pH 值递增或递减的缓冲液洗脱,可将不同的蛋白质逐步从交换柱上洗脱下来。

（二）蛋白质的胶体性质

1. 蛋白质胶体的稳定性 蛋白质的相对分子质量介于一万到百万之间,分子直径大小在 1~100 nm,属于胶体颗粒的范围。因此蛋白质溶液是亲水胶体溶液,其稳定的主要因素是蛋白质分子表面的水化膜和电荷层。在蛋白质分子表面有许多的亲水基团,使蛋白质表面被水分子包裹,称为水化膜,可将蛋白质颗粒隔离而不易沉淀。蛋白质在偏离 pI 的溶液中,可解离而带有同种电荷并相互排斥,从而防止蛋白质相聚而沉淀。若去除这两个因素,蛋白质极易从溶液中沉淀析出。

2. 透析与超滤分离纯化蛋白质 利用蛋白质大分子的特性可将其与小分子物质分离,也可将大小不同的蛋白质分离。半透膜的孔径可以通过小分子,而蛋白质的颗粒很大不能通过,用半透膜做成透析袋,可将含有杂质的蛋白质溶液置于透析袋中,小分子杂质从袋中透出,大分子蛋白质留于袋内,使蛋白质得以纯化,这种方法称为透析。

超滤法是利用超滤膜在一定压力下截留大分子蛋白质,而小分子物质和溶剂可通过,从而使蛋白质得已分离。通过选择不同孔径的超滤膜可截留大小不同的蛋白质。

透析法和超滤法可用于各种高分子溶液的脱盐、浓缩、分离和纯化。

（三）蛋白质的沉淀

蛋白质从溶液中析出的现象,称为蛋白质的沉淀。蛋白质沉淀常用的方法有盐析、等电点沉淀、生物碱试剂与某些酸(如三氯醋酸)沉淀、有机溶剂沉淀等。

1. 盐析法沉淀蛋白质 在蛋白质溶液中加入大量的中性盐,可破坏蛋白质分子表面的水化膜,它所带的电荷也被中和,蛋白质胶体颗粒失去两种稳定因素而沉淀,这一过程称为盐析。由于不同的蛋白质其溶解度与等电点不同,沉淀时所需的 pH 值与离子强度也不相同,改变盐的浓度与溶液的 pH 值,可将混合液中的蛋白质分批盐析分开,这种分离蛋白质的方法称为分段盐析法。如半饱和硫酸铵可沉淀血浆球蛋白,饱和硫酸铵则可沉淀包括血浆清蛋白在内的全部蛋白质。盐析法沉淀蛋白质的优点是蛋白质不发生变性,缺点是大量的中性盐混合在蛋白质中,需要通过透析的方法才能去除。

2. 重金属盐沉淀蛋白质 在 pH>pI 的环境中,蛋白质带负电荷,可与带正电荷的金属离子结合形成不溶性的蛋白盐沉淀。因此临床上可利用这一特性,抢救重金属盐中毒的患者,即给患者口服大量的酪蛋白、清蛋白等,再利用催吐剂将结合的重金属盐呕出以解毒。

3. 生物碱试剂与某些酸沉淀蛋白质 在溶液的 pH<pI 时,蛋白质带正电荷,可与生物碱试剂(苦味酸、鞣酸等)和某些酸(三氯醋酸、水杨酸、硝酸等)结合形成不溶性的盐沉淀。临床检验分析时常用此法去除血液中的蛋白质,制备无蛋白血。

4. 有机溶剂沉淀蛋白质 乙醇、丙酮等有机溶剂可以破坏蛋白质表面的水化膜,使蛋白质沉淀析出。如用乙醇消毒灭菌就是利用有机溶剂沉淀蛋白质引起蛋白质变性从而达到灭菌效果的。

(四)蛋白质的变性和凝固

在某些物理或化学因素的作用下,蛋白质的空间构象被破坏,理化性质及其生物学活性发生改变,这种现象称为蛋白质的变性。蛋白质的变性主要是非共价键和二硫键的破坏,不引起蛋白质一级结构的变化。引起蛋白质变性的因素很多,如高温高压、紫外线、辐射、剧烈振荡或搅拌、强酸强碱、重金属、有机溶剂等均可能引起蛋白质的变性。

蛋白质变性后,分子结构松散,不能形成结晶,易被蛋白酶水解。蛋白质的变性作用主要是指蛋白质分子内部的结构被破坏。天然蛋白质的空间结构是通过氢键等维持的,而变性后蛋白质分子就从原来有序的卷曲的紧密结构变为无序的松散的伸展状结构。所以,原来处于分子内部的疏水基团大量暴露在分子表面,而亲水基团在表面的分布则相对减少,致使蛋白质颗粒不能与水相溶而失去水化膜,很容易引起分子间相互碰撞而聚集沉淀。

有些蛋白质变性时其空间结构破坏严重,不可恢复,称为不可逆变性。但有些蛋白质在变性后若去除变性因素仍可恢复其生物学活性,则为可逆变性。如核糖核酸酶经尿素和 β-巯基乙醇作用后二硫键和氢键解开,发生变性而失去活性。变性后如果经透析方法去除尿素和 β-巯基乙醇,并设法使二硫键重新形成,则又可恢复其活性。

(五)蛋白质的紫外吸收和呈色反应

蛋白质中常含有芳香族氨基酸如酪氨酸、色氨酸等,因此在 280 nm 波长处具有特征性的最大吸收峰,可利用此特性定性、定量检测蛋白质。

蛋白质可以跟许多试剂发生颜色反应。例如在鸡蛋白溶液中滴入浓硝酸,则鸡蛋白溶液呈黄色,这是由于蛋白质(含苯环结构)与浓硝酸发生了颜色反应。还可以用双缩脲试剂对其进行检验,该试剂遇蛋白质生成紫色配合物。

四、蛋白质的分类

蛋白质可根据不同的分类方法,如分子组成、形状、溶解度、空间构象及功能进行分类。

1. 按照蛋白质的分子形状和空间构象进行分类 按照蛋白质的分子形状,可将蛋白质分为纤维状蛋白和球状蛋白两类。蛋白质分子的长轴/短轴>10,则为纤维状蛋白,如结缔组织中的胶原蛋白、毛发中的角蛋白等结构蛋白均属于纤维状蛋白,而球状蛋白的长轴/短轴<10,形状接近球形,结构更复杂,生物功能更多样。

2. 按照蛋白质的分子组成进行分类 根据蛋白质的分子组成可将蛋白质分为单纯蛋白质和结合蛋白质。单纯蛋白质只由氨基酸组成,不含有其他成分。单纯蛋白质按照其溶解性质不同,可分为清蛋白、谷蛋白、精蛋白、组蛋白等。结合蛋白质则是由单纯蛋白质与非蛋白物质结合而成的。此非蛋白物质称为蛋白质的辅基,结合蛋白质按照辅基不同可分为核蛋白、白蛋白、色蛋白、脂蛋白、糖蛋白和金属蛋白等。

3. 按照蛋白质的功能进行分类 蛋白质根据功能不同,可分为结构蛋白、酶蛋白、调节蛋白和运输蛋白等。

知识拓展

SIRT1 蛋白质

美国研究人员发现一种名为 SIRT1 的蛋白质,它不仅可以延长老鼠寿命,还能推迟和健康有关的发病年龄。另外,它还能改善老鼠的总体健康,降低胆固醇水平,甚至预防糖尿病。研究人员表示,虽然这项研究是在老鼠身上进行的,但它有朝一日最终会应用到人类身上。

由美国国家卫生研究院国家衰老研究所的拉斐尔-德卡布博士率领的科研组检测了激活 SIRT1 的小分子 SIRT1720 对老鼠健康和寿命产生的影响。德卡布表示:"我们首次验证了人造 SIRT1 活化剂不仅能延长以标准食物为食的老鼠的寿命,还能改善它们的健康跨度。这说明我们可能研究出减轻和年龄有关的新陈代谢疾病以及慢性疾病负担的分子。"这些研究人员还发现,SRT1720 使老鼠的平均寿命延长 8.8%。

第二节 核酸的结构与功能

核酸是以核苷酸为基本组成单位的生物信息大分子,为生命的基本物质之一。核酸广泛存在于动植物细胞、微生物体内,生物体内的核酸常与蛋白质结合形成核蛋白。不同的核酸,其化学组成、核苷酸排列顺序不同。根据组成核酸的戊糖不同,核酸可分为核糖核酸(ribonucleic acid,RNA)和脱氧核糖核酸(deoxyribonucleic acid,DNA)。DNA 是储存、复制和传递遗传信息的主要物质基础。RNA 在蛋白质合成过程中起重要作用,其中:转运核糖核酸(transfer RNA,tRNA),起着携带和转移活化氨基酸的作用;信使核糖核酸(messenger RNA,mRNA),是合成蛋白质的模板;核糖体核糖核酸(ribosomal RNA,rRNA),是细胞合成蛋白质的主要场所。

重点和难点:

核酸的基本组成、DNA 的二级结构特点及核酸的变性与复性。

一、核酸的化学组成

核酸的基本组成单位是核苷酸,核苷酸可水解产生核苷和磷酸,核苷还可进一步水解生成碱基和戊糖。因此,核苷酸是由碱基、戊糖和磷酸组成的。

$$核酸 \rightarrow 核苷酸 \rightarrow \begin{cases} 磷酸 \\ 核苷 \rightarrow \begin{cases} 戊糖(核糖或脱氧核糖) \\ 碱基(嘌呤和嘧啶) \end{cases} \end{cases}$$

1. 碱基 构成核苷酸中的碱基是含氮杂环化合物,由嘧啶和嘌呤构成。嘌呤碱有腺嘌呤(A)和鸟嘌呤(G);嘧啶碱有胞嘧啶(C)、胸腺嘧啶(T)和尿嘧啶(U)。两类核酸所含的碱基都有四种,其中 DNA 中含有:腺嘌呤、鸟嘌呤、胞嘧啶、胸腺嘧啶;RNA 中含有的碱基:腺嘌呤、鸟嘌呤、胞嘧啶、尿嘧啶。在某些 tRNA 分子中也有胸腺嘧啶,少数几种噬菌体的 DNA 含尿嘧啶而不含胸腺嘧啶。在 DNA 和 RNA 中,尤其是 tRNA 中还有一些含量甚少的碱基,称为稀有碱基(rare base)。稀有碱基种类很多,大多数是修饰过的碱基。tRNA 中含稀有碱基高达 10%。

2. 戊糖 核酸中的戊糖有 β-D-核糖和 β-D-2-脱氧核糖两种,分别存在于 RNA 和 DNA 中。脱氧核糖与核糖两者的差别只在于脱氧核糖中与 C-2′原子连接的不是羟基而是氢,这一差别使 DNA 在化学上比 RNA 稳定得多,从而使 DNA 成了遗传信息的载体。

β-D-核糖　　　β-D-2-脱氧核糖

3.核苷 核苷是戊糖与碱基之间以糖苷键(glycosidic bond)相连接而成的。戊糖的 C-1′原子与嘧啶碱的 N-1 原子或者与嘌呤碱的 N-9 原子通过缩合反应形成 β-N-糖苷键。RNA 中含有稀有碱基,并且还存在异构化的核苷。如在 tRNA 和 rRNA 中含有少量假尿嘧啶核苷(用 ψ 表示),在它的结构中戊糖的 C-1′不是与尿嘧啶的 N-1 相连接,而是与尿嘧啶 C-5′相连接。

4.核苷酸 核苷中的戊糖 C-5′原子上羟基被磷酸酯化形成核苷酸。核苷酸分为核糖核苷酸与脱氧核糖核苷酸两大类。根据磷酸基团的数量不同,核苷酸分为一磷酸核苷、二磷酸核苷、三磷酸核苷。核苷酸在体内除构成核酸外,尚有一些游离核苷酸参与物质代谢、能量代谢与代谢调节,如:三磷酸腺苷(ATP)是体内重要能量载体;三磷酸尿苷参与糖原的合成;三磷酸胞苷参与磷脂的合成;环腺苷酸(cAMP)和环鸟苷酸(cGMP)作为第二信使,在信号传递过程中起重要作用;核苷酸还参与某些生物活性物质的组成,如尼克酰胺腺嘌呤二核苷酸(NAD^+)、尼克酰胺腺嘌呤二核苷酸磷酸($NADP^+$)和黄素腺嘌呤二核苷酸(FAD)。

二、核酸的结构与功能

(一)核酸的一级结构

核酸的一级结构是指核酸分子中核苷酸的排列顺序。

核酸是由核苷酸聚合而成的生物大分子。组成 DNA 的脱氧核糖核苷酸主要是 dAMP、dGMP、dCMP 和 dTMP,组成 RNA 的核糖核苷酸主要是 AMP、GMP、CMP 和 UMP。核酸中的核苷酸以 3′,5′-磷酸二酯键构成无分支结构的线性分子。核酸链具有方向性,有两个末端分别是5′-端与 3′-端。5′-端含磷酸基团,3′-端含羟基。核酸链内的前一个核苷酸的 3′-羟基和下一个核苷酸的 5′-磷酸形成 3′,5′-磷酸二酯键,故核酸中的核苷酸被称为核苷酸残基。通常将小于 50 个核苷酸残基组成的核酸称为寡核苷酸,大于 50 个核苷酸残基的称为多核苷酸。

(二)DNA 的空间结构

1. DNA 的二级结构 DNA 的二级结构即双螺旋结构。20 世纪 50 年代初 Watson 和 Crick 等人分析多种生物 DNA 的碱基组成,提出了 DNA 右手双螺旋结构模型(图 2-8),确定了 DNA的二级结构。DNA 双螺旋模型的提出不仅揭示了遗传信息稳定传递中 DNA 半保留复制的机制,而且是分子生物学发展的里程碑。DNA 的右手双螺旋结构模型特点如下。

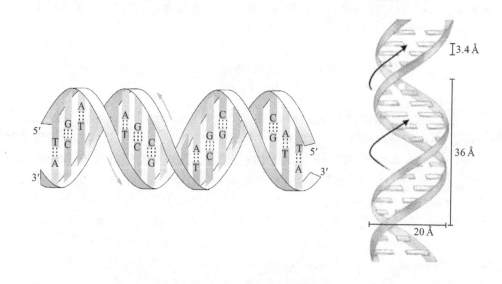

图 2-8 DNA 的双螺旋结构

(1)两条 DNA 互补链反向平行,围绕同一个螺旋轴形成右手螺旋的结构。

(2)由脱氧核糖和磷酸间隔相连而成的亲水骨架在螺旋分子的外侧,而疏水的碱基对则在螺旋分子内部,碱基平面与螺旋轴垂直,螺旋旋转一周正好为 10 个碱基对,螺距为 3.4 nm,这样相邻碱基平面的间隔为 0.34 nm。

（3）DNA 双螺旋的表面存在一个大沟和一个小沟，蛋白质分子通过这两个沟与碱基相识别。

（4）两条 DNA 链依靠彼此碱基之间形成的氢键而结合在一起。根据碱基结构特征，只能嘌呤与嘧啶配对，即 A 与 T 相配对，形成 2 个氢键，G 与 C 相配对，形成 3 个氢键。这种碱基配对关系称为互补碱基对，DNA 的两条链则称为互补链。

（5）DNA 双螺旋结构比较稳定。维持这种稳定性主要靠碱基对之间的氢键以及碱基的堆积力。

生理条件下，DNA 双螺旋大多以 B 型形式存在。右手双螺旋 DNA 除 B 型外还有 A 型、C 型、D 型、E 型。此外还发现左手双螺旋 Z 型 DNA。Z 型 DNA 是 1979 年 Rich 等在研究人工合成的 CGCGCG 的晶体结构时发现的。Z-DNA 的特点是两条反向平行的多核苷酸互补链组成的螺旋呈锯齿形，其表面只有一条深沟，每旋转一周是 12 个碱基对。研究表明在生物体内的 DNA 分子中确实存在 Z-DNA 区域，其功能可能与基因表达的调控有关。

2. DNA 的三级结构　DNA 的双螺旋结构可进一步盘曲成更复杂的空间结构，称为 DNA 的三级结构，以超螺旋结构最为常见。根据 DNA 二级结构的双螺旋方向，超螺旋的旋转方向可分为正超螺旋和负超螺旋两种形式。其中正超螺旋的旋转方向与双螺旋方向相同，使双螺旋结构更紧密，双螺旋圈数增加，较为少见；负超螺旋的旋转方向与双螺旋的方向相反，可以减少双螺旋的圈数，几乎所有天然 DNA 中都存在负超螺旋结构。

在真核生物中，其基因组 DNA 要比原核生物大得多，因此真核生物基因组 DNA 通常与蛋白质结合，经过多层次反复折叠，压缩近 10000 倍后，以染色体形式存在于细胞核中。线性双螺旋 DNA 折叠的第一层次是形成核小体（图 2-9）。犹如一串念珠，核小体由组蛋白核心和盘绕在核心上的 DNA 构成。核心由组蛋白 H2A、H2B、H3 和 H4 各 2 分子组成，为八聚体，DNA 以左手螺旋盘绕在组蛋白的核心 1.75 圈，形成核小体的核心颗粒，各核心颗粒间有一个连接区，约由 60 bp 双螺旋 DNA 和 1 分子组蛋白 H1 构成。DNA 组装成核小体其长度约缩短 6～7 倍。在此基础上核小体又进一步盘绕折叠，最后形成染色体。

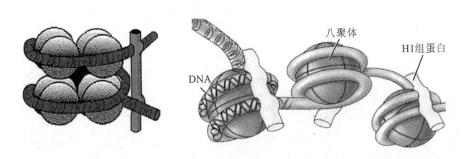

图 2-9　核小体结构

（三）RNA 的结构与功能

绝大部分 RNA 分子都是线状单链，但是 RNA 分子的某些区域可自身回折进行碱基互补配对，形成局部双螺旋。在 RNA 局部双螺旋中 A 与 U 配对、G 与 C 配对，在 RNA 分子中还含有稀有碱基。

1. 信使 RNA（mRNA）　mRNA 在蛋白质的合成过程中起着非常重要的作用，是蛋白质生物合成的模板。原核生物中 mRNA 转录后一般不需加工，直接进行蛋白质翻译。mRNA 转录和翻译不仅发生在同一细胞空间，而且这两个过程几乎是同时进行的。真核细胞成熟 mRNA 由其前体核内不均一 RNA（heterogeneous nuclear RNA，hnRNA）剪接并经修饰后才能进入细胞质中参与蛋白质合成。

真核生物 mRNA 的结构特点表现为：①真核生物 mRNA 本身可折叠，形成局部双螺旋区或发夹结构。②真核生物 mRNA 为单顺反子结构，即一个 mRNA 分子只包含一条多肽链的信息。

③在真核生物成熟的 mRNA 中 5′-端有 m⁷GpppN 的帽子结构,帽子结构可保护 mRNA 不被核酸外切酶水解,并且能与帽结合蛋白结合识别核糖体并与之结合,与翻译起始有关。④3′-端有 polyA 尾巴,其长度为 20～250 个腺苷酸,其功能可能与 mRNA 的稳定性有关。

2. 转运 RNA(tRNA) tRNA 约占总 RNA 的 15%,tRNA 主要的生理功能是在蛋白质生物合成中转运氨基酸并识别密码子。细胞内每种氨基酸都有其相应的一种或几种 tRNA,因此 tRNA 的种类很多。tRNA 是细胞内相对分子质量最小的一类核酸,由 70～90 个核苷酸残基组成,其特点是含有稀有碱基,3′-端均有 CCA—OH 结构,为氨基酸的连接部位。

tRNA 的二级结构为三叶草形(图 2-10)。配对碱基形成局部双螺旋而构成臂,不配对的单链部分则形成环。三叶草形结构由 4 臂 4 环组成,其中 3 个核苷酸组成反密码子,在蛋白质生物合成时,可与 mRNA 上相应的密码子配对。

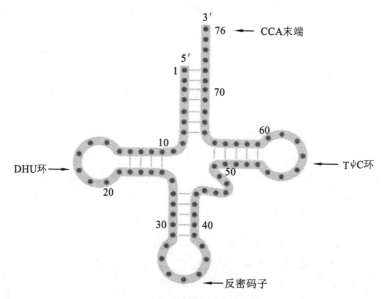

图 2-10 tRNA 的二级结构

20 世纪 70 年代初科学家用 X 射线衍衍技术分析发现 tRNA 的三级结构为倒 L 形。tRNA 三级结构的特点是氨基酸臂与 TψC 臂构成 L 的一横,—CCA—OH3′-端就在这一横的端点上,是结合氨基酸的部位,而二氢尿嘧啶臂与反密码臂及反密码环共同构成 L 的一竖,反密码环在一竖的端点上,能与 mRNA 上对应的密码子识别。形成三级结构的很多氢键与 tRNA 中不变的核苷酸密切有关,这就使得各种 tRNA 的三级结构都呈倒 L 形。

3. 核糖体 RNA(rRNA) rRNA 是细胞中含量最多的一类 RNA,占 RNA 总量的 80% 以上。它与核糖体蛋白结合形成核糖体,作为蛋白质生物合成的场所。

所有生物体的核糖体都由大小不同的两个亚基所组成。原核生物核糖体小亚基含 16S(S 表示超速离心时的沉降系数)的 rRNA 和 21 种蛋白质,大亚基含 23S 和 5S 两种 rRNA 及 34 种蛋白质。真核生物核糖体的小亚基含 18S rRNA 及 33 种蛋白质,60S 大亚基则由 28S、5.8S 和 5S 3 种 rRNA 及 49 种蛋白质组成。

三、核酸的理化性质

(一)核酸的两性解离

核酸是两性电解质,既含有酸性的磷酸基,又含有碱性的碱基,因此可在电场中电泳。一般来说,进化程度越高的生物 DNA 分子应越大,能储存更多遗传信息。常用测定 DNA 分子大小的方法有电泳法、离心法。凝胶电泳是当前研究核酸的最常用方法。通常除了用相对分子质量表示核酸的大小外,还常用碱基数目来表示。

（二）核酸的紫外吸收

核酸分子中含有的嘌呤和嘧啶碱基都具有共轭双键,因此,核酸在 260 nm 波长处有最大吸收峰,可利用这一特性对核酸进行定量分析。

（三）核酸的变性与复性

1. DNA 变性 DNA 变性是指在某些物理或化学因素作用下,DNA 分子互补碱基对之间的氢键断裂,双螺旋被解开,形成单链的过程。引起核酸变性的因素很多,如加热、酸、碱、有机溶剂等。

DNA 热变性是在一个很窄的范围内进行的,这个温度范围的中间点称为 DNA 的解链温度,用 T_m 表示。T_m 是指 DNA 双链解开一半时的环境温度,它与 DNA 的碱基组成、分子长度和溶液离子强度有关。T_m 一般在 $85\sim95$ ℃之间,T_m 与 DNA 分子中 G-C 含量成正比。

2. DNA 复性 DNA 变性是可逆的,当变性后温度缓慢下降,解开的两条单链又可重新聚合恢复成天然的双螺旋结构,这一过程称为 DNA 的复性,又称退火。DNA 复性是非常复杂的过程,影响 DNA 复性速度的因素很多:DNA 浓度高,复性快;DNA 分子大,复性慢。

分子杂交技术是以核酸的变性和复性为基础建立起来的一项技术。只需要满足核酸分子之间可以形成碱基互补配对这一前提,不仅同源的 DNA 单链之间可以进行杂交,不同源的 DNA 与 DNA 之间、DNA 与 RNA 之间、RNA 与 RNA 之间也可以进行杂交,同源性越高,碱基配对的程度越大,杂交的程度也就越大。杂交是分子生物学研究中常用的技术之一,利用它可以分析基因组织的结构、基因定位和基因表达等。

第三节 酶

酶是一种生物催化剂,体内的代谢反应绝大部分是由酶所催化完成的,所以它在物质代谢中发挥着非常重要的作用。因此,在讨论物质代谢之前必须先对其有一个全面的了解。随着具有催化功能的 RNA 和 DNA 的陆续发现,目前认为生物体内除了存在酶这类生物催化剂外,另一类则是核酸催化剂,如其本质为 RNA,则被称为核酶,因此现在科学家认为生物催化分子是由活细胞所产生的,能在体内或体外发挥相同催化作用的一类具有活性中心和特殊结构的生物大分子,包括蛋白质和核酸。由于核酸参与的催化反应有限,而且这些反应均可由相应的酶所催化,酶仍是体内最主要的催化剂。

酶是由活细胞产生的一类具有催化作用的蛋白质,故又有生物催化剂之称。与一般催化剂相比,酶的催化作用具有高度专一性、高度催化效率及其催化活性的可调节性和高度的不稳定性(变性失活)等特点。酶的这些性质使细胞内错综复杂的物质代谢过程能有条不紊地进行,使物质代谢与正常的机理机能能互相适应。若因遗传缺陷造成某个酶缺陷,或其他原因造成酶的活性减弱,均可导致该酶催化反应异常,使体内的物质代谢紊乱,甚至发生疾病。酶与医学的关系十分密切,体外测定血浆及组织样品中的酶活性已成为诊断疾病的重要手段,一些酶制剂亦作为药物用于临床的治疗。

在 1982 年,T. Cech 从四膜虫 rRNA 前体的加工研究中首先观察 rRNA 前体具有自我剪接作用,随后陆续发现有些 RNA 分子也可以催化其自身或其他 RNA 分子进行的生化反应,这一发现打破了酶是蛋白质的传统观念。对于具有催化活性的 RNA 现称为核酶。

至今发现的所有核酶其作用方式比较简单,主要有剪切型、剪接型等几种类型,这些核酶的催化作用都不需要任何酶或其他蛋白质的参与,而需要有特定的二级结构,主要为锤头状与发卡状两种二级结构类型才能表现其催化活性。

如同限制性内切酶一样,核酶可用于 DNA 重组等工作中,通过控制基因表达,定向切割病毒基因、癌基因等的转录产物,从而在基因水平控制与治疗遗传性疾病、肿瘤及病毒感染性疾病,在

重点和难点:
酶作用的特点、原理及影响其作用的因素。

医学发挥重要作用。

一、酶的组成、分类及特点

(一)酶的组成与分类

按照酶的化学组成不同可将酶分为单纯酶和结合酶两大类。单纯酶分子中只有氨基酸残基组成的肽链,结合酶分子中则除了多肽链组成的蛋白质外,还有非蛋白成分,如金属离子、铁卟啉或含B族维生素的小分子有机物。结合酶的蛋白质部分称为酶蛋白,非蛋白质部分统称为辅助因子,两者一起组成全酶。只有全酶才具有催化活性,如果两者分开则酶活性消失,非蛋白质部分,如铁卟啉或含B族维生素的化合物,若与酶蛋白以共价键相连的则称为辅基,用透析或超滤等方法不能使它们与酶蛋白分开,反之,两者以非共价键相连的称为辅酶,可用上述方法把两者分开。决定酶高度专一性的是酶蛋白部分,辅助因子决定反应的种类与性质。

(二)辅酶与维生素

维生素是动物维持正常功能所必需的一组有机物,需要量极小,但动物本身不能合成或合成量不足,必须从食物中获取,是人体所必需的一类微量营养素。目前已知的人体所必需的维生素有13种,根据其溶解度不同,可分为脂溶性和水溶性两类。脂溶性维生素有维生素 A、D、E、K。水溶性维生素有硫胺素(维生素 B_1)、核黄素(维生素 B_2)、烟酸(维生素 B_3)、泛酸(维生素 B_5)、维生素 B_6、生物素、叶酸、钴胺素(维生素 B_{12})和维生素 C。水溶性维生素除了维生素 C 之外,分子中都含有氮原子,这些维生素总称为 B 族维生素,它们的主要生理功能是作为某些酶的辅酶或辅基的组成成分,参与体内的物质代谢。

结合酶中的金属离子有多方面的功能,它们可能是酶活性中心的组成成分,有的可能在稳定酶分子的构象上起作用,有的可能作为桥梁使酶与底物相连接。辅酶或辅基在催化作用中作为氢或某些化学基团的载体,起传递氢或化学基团的作用。体内酶的种类很多,但酶的辅助因子种类并不多,不同的几种酶可用某种相同的金属离子作为辅助因子,同几种酶也可以用相同的辅酶或辅基。

(三)酶促反应的特点

酶是生物催化剂,它和一般的化学催化剂相比,既有共性又有特性。共性:①在化学反应前后都没有质和量的变化;②只能催化热力学允许的化学反应;③只能加速反应的进程,而不能改变反应的平衡点。酶促反应的特点如下。

1.高效的催化活性 酶的催化效率极高,比一般的化学催化剂高 $10^7 \sim 10^{13}$ 倍。如酵母蔗糖酶催化蔗糖水解的速度是 H^+ 催化作用的 2.5×10^{12} 倍,脲酶水解尿素的速度是 H^+ 催化作用的 7×10^{12} 倍。

2.高度的特异性 酶对所催化的底物有严格的选择性,一种酶只能催化一种或一类底物,或一定的化学键,催化一定的化学反应并生成相应的产物,这种现象称为酶的特异性或专一性。根据酶特异性的严格程度不同,可分为三种类型:

(1)相对特异性:有些酶能作用于一类化合物或一种化学键,这种不太严格的选择性称为相对特异性。如:磷酸酶可催化磷酸酯水解,对甘油和一元醇或酚的磷酸酯都有水解作用;蔗糖酶不仅能水解蔗糖,也能水解棉子糖中的同一种糖苷键。

(2)绝对特异性:一种酶只能作用于一种底物,催化一种化学反应,生成特定的产物,这种严格的特异性称为绝对特异性。如脲酶只能催化尿素水解。

(3)立体异构特异性:有些酶对底物的立体构型有要求,称为立体异构特异性。如:乳酸脱氢酶只能催化 L-乳酸脱氢,而不能作用于 D-乳酸;淀粉酶只能水解 α-1,4-糖苷键,而不能作用于 β-1,4-糖苷键。

3.酶活性的可调节性 酶的催化活性受到多种因素的调节,机体通过对各条代谢途径限速酶的活性或含量进行调节,使不同途径的反应速度和方向完全符合机体的生理需要,从而保证生命活动的正常进行。

4.酶活性的不稳定性 酶的本质是蛋白质或核酸,凡是能够引起蛋白质或核酸变性的理化因素均有可能引起酶变性而失活。因此,酶催化的反应一般需要在较温和的条件下进行,如常温、常压和中性的酸碱度等。

二、酶的结构与功能

(一)酶的活性中心

酶是生物大分子,相对分子质量为一万至百万。酶的催化作用有赖于酶分子的一级结构及空间结构的完整,若酶分子结构发生改变,可导致酶活性丧失。酶的底物一般是小分子物质,所以底物分子只能与酶表面的某一个区域结合。酶分子中能与底物特异性结合,并将底物转变为产物的区域,称为酶的活性中心。因此,酶的活性中心只是酶分子中的很小一部分,酶蛋白的大部分氨基酸残基并不与底物接触。

组成酶活性中心的氨基酸残基的侧链存在不同功能基团,如—NH_2、—COOH、—OH 等,它们来自酶分子多肽链的不同部位,有的基团与底物相聚时起到结合底物的作用,有的基团在催化反应中起催化底物生成产物的作用,而有的基团既有结合的作用,又有催化的作用,所以常将活性部位的功能基团统称为必需基团,它们通过多肽链的盘曲折叠,组成一个酶分子表面具有三维空间结构的孔穴或裂隙,以容纳进入的底物与之结合并催化底物转变为产物,这个区域即为酶的活性中心(图 2-11)。

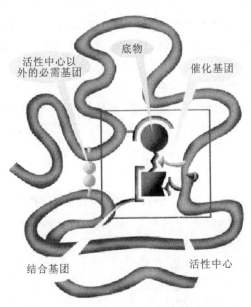

图 2-11 酶的活性中心示意图

酶的活性中心以外的功能基团在形成并维持酶的空间构象上也是必需的,故称为活性中心以外的必需基团。对于含辅助因子的酶来说,辅酶因子也是活性中心的组成部分。酶催化反应的特异性实际上取决于酶活性中心的结合基团、催化基团及其空间结构。

(二)酶原及酶原的激活

有些酶如消化系统中各种蛋白酶以无活性的前体形式合成和分泌,然后被输送到特定的部位,当体内需要时,经特异性蛋白水解酶作用转变为有活性的酶而发挥作用。这些不具催化活性的酶的前体称为酶原,如胃蛋白酶原、胰蛋白酶原和胰凝乳蛋白酶原等。某种物质作用于酶原使之转变为活性的酶的过程称为酶原激活。酶原激活的过程实际就是酶的活性中心形成或暴露的过程。例如,胰蛋白酶原进入小肠后,在钙离子存在下,受到小肠的肠激酶激活,胰蛋白酶原氨基末端4个天冬氨酸残基和赖氨酸与缬氨酸残基被水解,结果水解去掉氨基末端的一段6肽,分子构象发生变化,形成酶的活性中心,成为活性的胰蛋白酶(图 2-12)。

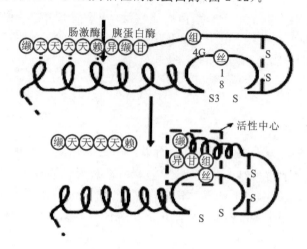

图 2-12　胰蛋白酶原的激活

在正常情况下,血浆中大多数凝血因子基本上是以无活性的酶原形式存在的,只有当组织或血管内膜受损后,无活性的酶原才能转变为有活性的酶,从而触发一系列的级联式酶促反应,最终导致可溶性的纤维蛋白原转变为稳定的纤维蛋白多聚体,网罗血小板等形成血凝块。

酶原激活的本质是切断酶原分子中特异肽键或去除部分肽段,以利于酶活性中心的形成。酶原激活有着重要的生理意义:一方面它保证合成酶的细胞本身不受酶的自身消化破坏,另一方面使酶原在特定的生理条件和规定的部位受到激活并发挥其生理作用。如:组织或血管内膜受损后激活凝血因子;胃主细胞分泌的胃蛋白酶原和胰腺细胞分泌的糜蛋白酶原、胰蛋白酶原、弹性蛋白酶原等分别在胃和小肠激活成相应的活性酶,促使食物蛋白质的消化。这些都是明显的例证。特定肽键的断裂所导致的酶原激活在生物体内广泛存在,是生物体的一种重要的调控酶活性的方式。如果酶原的激活过程中发生异常,将导致一系列疾病的发生。出血性胰腺炎的发生就是由于蛋白酶原在未进小肠时就被激活,激活的蛋白酶水解自身的胰腺细胞,导致胰腺出血、肿胀。

(三)同工酶

不同的生物种类、不同的器官和组织来源的某些酶可作用于同一底物,催化相同的化学反应。20 世纪 50 年代初从心肌中分离了两种乳酸脱氢酶。1964 年确认了同工酶的概念,即同工酶是一类催化相同的化学反应,但酶蛋白的分子结构、理化性质和免疫原性各不相同的一组酶。至今已知的同工酶已经不下几十种,如己糖激酶、乳酸脱氢酶等,其中以乳酸脱氢酶(lactate dehydrogenase,LDH)研究得最为清楚。人和脊柱动物组织中,LDH 有五种分子形式,它们均能催化乳酸与丙酮酸之间的氧化还原反应。

五种同工酶均由四个亚基组成。LDH 的亚基有骨骼肌型(M 型)和心肌型(H 型)两型,这两种亚基的氨基酸组成不同,由两种亚基以不同比例组成四聚体,存在五种 LDH 形式,即 LDH1(H_4)、LDH2(H_3M)、LDH3(H_2M_2)、LDH4(HM_3)和 LDH5(M_4)。

五种 LDH 中的 M、H 亚基比例各异,决定了它们理化性质的差别。通常用电泳法可把五种 LDH 分开,不同组织中各种 LDH 所含的量不同,心肌中以 LDH1 及 LDH2 的量较多,而骨骼肌及肝中以 LDH5 和 LDH4 为主。不同组织中 LDH 同工酶谱的差异与组织利用乳酸的生理过程有关。在组织病变时这些同工酶释放入血,由于同工酶在组织器官中的分布差异,血清同工酶就有了变化。故临床常用血清同工酶谱分析来诊断疾病,例如心肌梗死的患者,血清中 LDH1 含量升高,肝细胞受损的患者血清中 LDH5 含量升高。

(四)酶催化作用的机制

酶与一般的化学催化剂加速化学反应的原理相同,都是降低反应的活化能,但是酶能通过其特有的作用机制比化学催化剂更有效地降低反应的活化能,故表现出高效的催化活性。在催化底物转化为产物前,酶先与底物结合形成酶与底物的复合物(ES),再分解为产物。ES 的形成,使原来能阈较高的一步反应变成能阈较低的两步反应,从而大幅度降低了反应的活化能。反应过程如下:E+S──→ES──→E+P。

酶与底物相互接近时,两者的结构相互诱导、相互改变、相互适应,最终相互结合,这一过程称为诱导契合假说(图 2-13)。酶的构象改变有利于酶与底物的结合,底物的构象改变使其处于不稳定状态,易受酶的催化。酶催化底物转变为产物有以下几种机制。

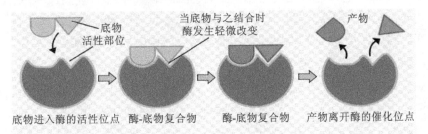

图 2-13 酶与底物结合的诱导契合假说

1. 邻近效应与定向排列 在两个以上底物参加的反应中,底物之间必须以正确的方向互相碰撞,才有可能发生反应,酶在反应中将各底物结合到酶的活性中心,使它们相互接近并形成有利于反应的正确定向关系,从而大大提高反应的速率。

2. 多元催化 一般催化剂通常仅有一种解离状态,只有酸催化,或只有碱催化。酶是两性电解质,所含的多种基团具有不同的解离常数,因此同一种酶常常兼有酸、碱双重催化作用,这种多功能基团(包括辅酶或辅基)的协同作用可极大地提高酶的催化效能。

3. 表面效应 酶分子的内部疏水性氨基酸较丰富,酶的活性中心多为疏水性"口袋"。疏水环境可排除水分子对酶和底物功能基团的干扰(吸引或排斥),防止底物与酶之间形成水化膜,有利于酶与底物的密切接触。

以上多种催化机制的综合作用,使酶具有极高的催化活性。

三、影响酶催化作用的因素

酶催化反应动力学是研究酶催化反应速度和影响酶催化反应速度的各种因素影响机制的科学。许多因素如酶浓度、底物浓度、pH 值、温度、激活剂和抑制剂都能影响酶催化反应的速度。在研究某一因素对酶催化反应速度的影响时,要使酶催化系统的其他因素不变,并保持严格的反应初速度条件。动力学研究可为酶作用机制提供有价值的信息,也有助于确定酶作用的最适条件。

(一)底物浓度对酶催化反应速度的影响

在酶浓度不变的情况下,底物浓度对反应速度的影响呈矩形双曲线。在底物浓度很低时,反应速度随底物浓度的增加成正比地快速增加;进一步增加底物浓度,反应速度增加减慢,两者已不成正比;以后再增加底物浓度反应速度几乎不再增加,而趋近于反应速度的极限值,说明酶已经被底物所饱和。

体内大多数酶均表现出上述底物浓度与反应速度的关系,于是 1913 年 Michaelis 和 Menten 两人在前人工作的基础上提出酶与底物首先形成中间复合物的学说,并由此推导出下列方程式,称之为米-曼氏方程式:

$$v = \frac{v_{max}[S]}{K_m + [S]}$$

式中,K_m 称为米氏常数,[S]表示底物浓度,v 表示反应速度。

米氏常数 K_m 是研究酶学很重要的一个参数,具有以下意义。

（1）K_m 等于酶促反应速度为最大反应速度一半时的底物浓度。

（2）K_m 可以用来表示酶与底物的亲和力。K_m 越小表示酶与底物的亲和力越大,说明不需要很高的底物浓度即可达到最大反应速度。

（3）K_m 是酶的特征常数之一。K_m 只与酶的结构、底物和反应环境(温度、酸碱度等)有关,而与酶的浓度无关。一种酶有几种底物时,其天然底物的 K_m 最小。

（二）酶浓度对酶催化反应速度的影响

在一定温度和 pH 值条件下,当底物浓度远大于酶的浓度时,酶被底物饱和,酶催化反应速度与酶浓度成正比,即 $v=K[E]$。式中,v 为反应速度,K 为反应速度常数,$[E]$ 代表酶浓度。

因此可在底物浓度足够大时,通过测定酶催化反应的速度来计算酶浓度。

（三）温度对酶催化反应速度的影响

温度对酶催化反应速度具有双重影响。化学反应的速度随温度的升高而加快,酶促反应在一定温度范围内也遵循这一规律,但酶是蛋白质,温度升高可使酶变性失活,酶催化反应的速度会因酶失活而降低。故以反应速度 v 对温度作图,可得一条钟罩形曲线。曲线顶部所指的温度称为该酶的最适温度。若酶催化反应持续时间短,则温度促使化学反应加速的影响大于对酶变性的影响,此条件下测得的最适温度往往偏高。反之若反应时间长,温度导致酶失活的影响变为明显,此时间测得的最适温度偏低。

酶的最适温度不是酶的特征性常数,一般植物来源的酶,其最适温度是 45～65 ℃,动物来源的酶,其最适温度在 35～40 ℃。酶在低温环境下活性微弱但不易变性,当温度回升后酶活性又可恢复。临床上护理脑出血的患者,常给其头部戴冰帽、冰袋,以减慢组织细胞的代谢速度,提高脑组织对氧和营养物质缺乏的耐受力。低温保存酶制品、菌种和标本也是根据这一原理。

（四）pH 值对酶催化反应速度的影响

酶与底物分子通常都含有许多活性基团,在不同的 pH 值条件下解离状态不同,所带电荷的种类、数量也各不相同,从而影响酶与底物的结合,所以环境 pH 值的改变可以通过影响其解离状态来影响酶催化反应的速度。酶催化反应速度最大时的环境 pH 值称为酶的最适 pH 值。偏离酶的最适 pH 值越远,酶的催化活性越小,而过酸或过碱的环境都有可能使酶完全失去活性。各种酶的最适 pH 值不同:多数植物和微生物来源的酶,最适 pH 值在 4.5～6.5;动物酶的最适 pH 值在 6.5～8.0;但也有例外,如胃蛋白酶的最适 pH 值约为 1.8,精氨酸酶的最适 pH 值约为 9.8。

（五）激活剂对酶催化反应速度的影响

凡能提高酶活性、加速酶催化反应进行的物质都称为该酶的激活剂。激活剂多数是金属离子,如 Mg^{2+}、K^+、Mn^{2+},少数为阴离子,也有的激活剂是有机化合物。激活剂按其相对分子质量不同可分为以下三种。

1. 无机离子激活剂 一般认为金属离子的激活作用,主要是由于它在酶和底物间起了桥梁的作用,形成酶-金属离子-底物三元复合物,从而更有利于底物和酶的活性中心部位结合。

2. 小分子的有机化合物激活剂 半胱氨酸、谷胱甘肽等对某些酶也有激活作用,还原型谷胱甘肽能保护巯基酶分子中的巯基不被氧化,从而提高酶的活性。牛黄胆酸钠是脂肪酶的激活剂。

3. 生物大分子激活剂 一些蛋白激酶对某些酶的激活,在生物代谢活动中起重要的作用。如磷酸化酶 b 激酶可激活磷酸化酶 b,而磷酸化酶 b 激酶本身又受到 cAMP 依赖性蛋白激酶的激活。

有些酶在没有激活剂存在时,仍有一定的催化活性,但加入激活剂后可使活性增加,这类激活剂称为非必需激活剂。

（六）抑制剂对酶催化反应速度的影响

凡能使酶活性降低而不引起酶蛋白变性的物质统称为酶抑制剂(inhibitor)。酶的抑制作用是指在抑制剂作用下酶活性中心或必需基团发生性质的改变并导致酶活性降低或丧失的过程。

按抑制剂的作用方式不同分为不可逆性抑制和可逆性抑制两类。

1. 不可逆性抑制 不可逆性抑制作用的抑制剂以共价键与酶的必需基团结合,从而使酶活性丧失。因结合牢固,不能用透析法或超滤法使两者分开,故所造成的抑制作用是不可逆的。

(1)巯基酶抑制剂:巯基酶是指以巯基(—SH)为必需基团的一类酶。某些金属离子及 As^{3+} 可与酶分子中的巯基结合,使酶失活。化学毒剂"路易士气"是一种含砷的化合物,它能抑制巯基酶的活性而使人畜中毒。二巯基丙醇或丁二酸钠等含巯基的化合物,可以置换结合于酶分子上的重金属离子而使酶恢复活性,因此,临床上用作抢救重金属中毒的药物。

(2)羟基酶抑制剂:羟基酶是指以羟基(—OH)为必需基团的一类酶。二异丙基氟磷酸(diisopropyl fluorophosphate,DIFP)专一性地共价结合于胆碱酯酶中心的丝氨酸残基的羟基上,造成酶活性的抑制。有机磷农药、敌敌畏等具有与 DIFP 类似的结构,能使昆虫胆碱酯酶磷酰化,而胆碱酯酶与中枢神经系统有关。正常机体在神经兴奋时,神经末梢释放出乙酰胆碱传导刺激。乙酰胆碱发挥作用后,被乙酰胆碱酯酶水解为乙酸和胆碱。若胆碱酯酶被抑制,神经末梢分泌的乙酰胆碱不能及时地分解,造成突触间隙乙酰胆碱的积累,引起一系列胆碱能神经过度兴奋,如抽搐、肌痉挛、呼吸困难、流涎等症状,最后可使人畜受害,因此,这类物质又称神经毒剂。解磷定等药物可以置换结合于胆碱酯酶上的磷酰基而恢复酶活性,故用于抢救农药中毒患者。

(3)氰化物和一氧化氮等物质能与金属离子形成稳定的配合物,而使一些需要金属离子的酶的活性受到抑制,如含铁卟啉辅基的细胞色素氧化酶。

2. 可逆性抑制作用 抑制剂以非共价键与酶结合,使酶活性降低或失活。因结合不牢固,可用透析等物理方法把酶与抑制剂分开,使酶恢复催化活性,故称为酶的可逆性抑制作用。根据抑制剂、底物与酶三者的相互关系,可逆性抑制又可分竞争性抑制、非竞争性抑制和反竞争性抑制三种。

(1)竞争性抑制作用:抑制剂(I)的化学结构与底物(S)的结构十分类似,可与底物竞争结合酶的活性中心,从而阻碍酶与底物形成中间复合物。竞争性抑制的显著特点是:由于底物、抑制剂和酶的结合是可逆的,所以抑制作用强度取决于抑制剂与酶的亲和力,以及抑制剂和底物浓度的相对比例。在抑制剂浓度不变的情况下,其抑制作用可用高浓度的底物来解除。如丙二酸竞争性地抑制琥珀酸脱氢酶催化琥珀酸脱氢生成延胡索酸的反应。丙二酸只比琥珀酸多一个碳原子,故可与琥珀酸竞争而与琥珀酸脱氢酶的活性中心结合,但酶不能催化丙二酸脱氢反应,从而抑制琥珀酸脱氢酶的活性。此时增加反应系统中琥珀酸的浓度,可以解除丙二酸对酶的抑制作用。草酸、乙酸、苹果酸的化学结构亦与琥珀酸相似,它们亦是琥珀酸脱氢酶的竞争性抑制剂。

酶的竞争性抑制有重要的实际应用,很多药物是酶的竞争性抑制剂。如磺胺类药物的抑制作用就是基于这一原理。细菌利用对氨基苯甲酸、二氢蝶呤及谷氨酸做原料,在二氢叶酸合成酶的催化下合成二氢叶酸,后者还可转变为四氢叶酸,是细菌合成核酸所不可缺的辅酶。磺胺类药物的化学结构与对氨基苯甲酸十分相似,故能与对氨基苯甲酸竞争二氢叶酸合成酶的活性中心,造成该酶活性受到抑制,进而减少四氢叶酸和核酸的合成,最终导致细菌繁殖及生长停止。根据竞争性抑制的特点,在使用磺胺类药物时,应使血液中的药物迅速达到有效浓度,才能发挥抑菌作用。

(2)非竞争性抑制作用:非竞争性抑制剂可逆地与酶的非活性中心区结合,故酶与抑制剂形成 EI 后,还可结合底物形成 EIS。由于抑制剂不与底物竞争酶的活性中心,故称为非竞争性抑制作用。因此增加底物浓度也不能解除非竞争性抑制剂的抑制作用。

(3)反竞争性抑制作用:反竞争性抑制剂不直接与酶结合,而是与 ES 复合物结合,生成 ESI 后使 ES 的量减少,这样不仅减少了 ES 转化为产物的量,同时也减少了从 ES 解离出游离酶和底物的量,I 不仅不排斥 E 与 S 的结合,反而增加二者的亲和力,这与竞争性抑制作用相反,故称这种抑制作用为反竞争性抑制作用。氰化物、肼、L-苯丙氨酸对肠碱性磷酸酶的抑制,肼对胃蛋白酶的抑制等均属反竞争性抑制。

四、酶与医学的关系

(一)酶与疾病的关系

酶参与体内多种物质代谢,不论是遗传缺陷还是外界因素造成的对酶活性的抑制或破坏均可引起疾病甚至危及生命。

1. 酶缺陷所致的疾病　酶缺陷引起的疾病多为先天性或遗传性,如遗传性缺乏葡萄糖-6-磷酸脱氢酶引起的蚕豆病,因葡萄糖-6-磷酸脱氢酶缺乏导致无法产生足够的还原型辅酶Ⅱ(NADPH)维持谷胱甘肽还原型。还原型谷胱甘肽是体内重要的抗氧化剂,是维持红细胞正常结构功能所必需的。当患者进食蚕豆等高氧化性食物后,会导致红细胞破裂,发生溶血性黄疸。

酪氨酸酶遗传性缺乏,导致黑色素不能正常生成,引起白化症。

苯丙酮尿症(PKU)是一种常见的氨基酸代谢病,是由于苯丙氨酸(PA)代谢途径中的酶——苯丙氨酸羟化酶缺陷,使得苯丙氨酸不能转变为酪氨酸,导致苯丙氨酸及其酮酸蓄积,并从尿中大量排出引起的。主要临床特征为智力低下、神经精神症状、湿疹、皮肤抓痕征及色素脱失和鼠气味、脑电图异常等。如果能得到早期诊断和早期治疗,则前述临床表现可不发生,智力维持正常,脑电图异常也可得到恢复。

2. 重金属与有机磷农药中毒与酶活性的抑制　很多中毒现象都与酶有关,如常用的有机磷农药能与胆碱酯酶活性中心的丝氨酸羟基结合而使酶失活,重金属可与某些酶的巯基结合而使酶活性丧失,此外氰化物能与细胞色素氧化酶结合,使生物氧化终止,严重威胁生命。

(二)酶与疾病的诊断

许多遗传性疾病是由于先天性缺乏某种有活性的酶所致,故在出生前,若从羊水或绒毛中检出该酶的缺陷或其基因表达的缺陷,可采取早期流产,以防患于未然。当某些组织器官发生病变,由于细胞坏死或破坏,或细胞通透性增加,使原来在细胞内的某些酶进入体液中,从而使体液中该酶的含量升高,通过对血、尿等体液和分泌液中某些酶活性的测定,可以反映出某些组织器官中的病变情况,而有助于疾病的诊断。如急性肝炎时,血清中谷丙转氨酶的活性显著升高。

(三)酶与疾病的治疗

1. 替代治疗　因消化腺分泌不足所致的消化不良可补充胃蛋白酶、胰蛋白酶等以帮助消化。

2. 抗菌治疗　凡能抑制细菌重要代谢途径中的酶的活性,即可达到杀菌或抑菌的目的。如磺胺类药物即是通过竞争性抑制细菌中的二氢叶酸合成酶活性而使细菌的核酸代谢障碍而阻遏其生长繁殖的。

3. 抗癌治疗　肿瘤细胞有其独特的代谢方式,若能阻断相应酶的活性,就能达到遏制肿瘤生长的目的。L-天冬酰胺是某些肿瘤细胞的必需氨基酸,如给予能水解L-天冬酰胺的L-天冬酰胺酶,肿瘤细胞就会因其必需的营养素缺乏而死亡。

4. 对症治疗　如链激酶、尿激酶可用于溶解血栓,多用于心、脑血管的栓塞。

5. 调整代谢　如精神抑郁症是由于脑中兴奋性神经介质(如儿茶酚胺)与抑制性神经介质不平衡所致,给予单胺氧化酶抑制剂,可减少儿茶酚胺类的代谢灭活,提高突触中的儿茶酚胺含量而抗抑郁。

由于酶是蛋白质,具有很强的抗原性,故体内用酶治疗疾病还受到一定的限制。

综合测试题

A 型选择题

1. 蛋白质的一级结构和高级结构取决于(　　)。

A. 分子中氢键　　　　　　　　B. 分子中疏水键　　　　　　　　C. 氨基酸的序列

D. 分子中盐键　　　　　　　　E. 亚基

2. 蛋白质的变性是由于（　　）。

A. 氨基酸排列顺序的改变　　　　　B. 氨基酸组成的改变　　　　　C. 肽键的断裂

D. 蛋白质空间构象的破坏　　　　　E. 蛋白质的水解

3. T_m 表示 DNA 的（　　）。

A. 解链温度　　　　　　　　　　　B. 水解温度　　　　　　　　　　C. 最适温度

D. 相对分子质量　　　　　　　　　E. 溶解度

4. pI 为 4.6 的蛋白质在哪种 pH 值溶液中带正电荷？（　　）

A. pH5.0　　　　B. pH6.0　　　　C. pH7.0　　　　D. pH8.0　　　　E. pH4.0

5. 蛋白质溶液的稳定因素是（　　）。

A. 蛋白质表面电荷和水化膜　　　　B. 蛋白质相对分子质量大　　　　C. 蛋白质溶液黏度大

D. 蛋白质溶液有分子扩散现象　　　E. 蛋白质在溶液中有"布朗运动"

6. 下列不属于结合蛋白质的是（　　）。

A. 核蛋白　　　　B. 色蛋白　　　　C. 脂蛋白　　　　D. 糖蛋白　　　　E. 白蛋白

7. 核酸的基本组成单位是（　　）。

A. 单核苷酸　　　　B. 核酸　　　　C. 碱基　　　　D. 多核苷酸　　　　E. 磷酸

8. 只存在于 RNA 而不存在与 DNA 的碱基是（　　）。

A. G　　　　B. U　　　　C. A　　　　D. T　　　　E. C

9. 成熟的 mRNA 5′-端具有（　　）。

A. 聚 A 帽子　　　B. GpppmG　　　C. CpppmG　　　D. ApppmG　　　E. UpppmG

10. 在蛋白质生物合成中作为转运氨基酸的是（　　）。

A. mRNA　　　　B. rRNA　　　　C. hnRNA　　　　D. tRNA　　　　E. 转肽酶

11. 核酸分子中储存、传递遗传信息的关键部分是（　　）。

A. 碱基序列　　　B. 糖苷　　　C. 戊糖　　　D. 磷酸戊糖　　　E. 磷酸二酯键

12. 大部分 mRNA 3′-端都具有（　　）。

A. 多聚 A　　　B. 多聚 C　　　C. 多聚 G　　　D. 多聚 T　　　E. 多聚 U

13. 核酸对紫外线的最大吸收峰在（　　）。

A. 340 nm　　　B. 280 nm　　　C. 260 nm　　　D. 220 nm　　　E. 200 nm

14. 含有稀有碱基比例较多的核酸是（　　）。

A. mRNA　　　B. tRNA　　　C. rRNA　　　D. 细胞核 DNA　　　E. 线粒体 DNA

15. 在 DNA 双螺旋结构中,互补碱基配对原则是（　　）。

A. A-T、C-G　　　B. A-T、C-U　　　C. A-U、C-G　　　D. A-G、T-C　　　E. A-C、G-T

16. 组成核小体的是（　　）。

A. RNA 和组蛋白　　　　　　　　B. RNA 和酸性蛋白　　　　　　　C. DNA 和组蛋白

D. DNA 和酸性蛋白　　　　　　　E. rRNA 和组蛋白

17. 酶原之所以没有活性是因为（　　）。

A. 酶蛋白肽链合成不完全　　　　　　　　　B. 缺乏辅酶或辅基

C. 活性中心未形成或未暴露　　　　　　　　D. 酶原是已经变性的蛋白质

E. 以上都不是

18. 酶催化反应中,决定酶的特异性的是（　　）。

A. 酶蛋白　　　B. 辅酶和辅基　　　C. 金属离子　　　D. 底物　　　E. 催化基团

19. 同工酶的特点是（　　）。

A. 分子结构相同　　　　　　　　B. 催化的反应相同　　　　　　　C. K_m 值相同

D. 理化性质相同　　　　　　　　E. 免疫学性质相同

20. 含 LDH1 丰富的组织是（　　）。

A. 肝脏　　　B. 肺　　　C. 心肌　　　D. 脑　　　E. 肾

NOTE

21. 含 LDH5 丰富的组织是( )。

A. 红细胞　　　B. 肝细胞　　　C. 心肌　　　D. 肾组织　　　E. 脑组织

22. 酶作为一种生物催化剂,具有以下哪项能量效应?( )

A. 降低反应活化能　　　　　　　　　　　B. 增加反应活化能

C. 增加产物的能量水平　　　　　　　　　D. 降低反应的能量水平

E. 降低反应的自由能

23. FH_4 是哪一种酶的辅酶?( )

A. 一碳单位转移酶　　　　　B. 酰基转移酶　　　　　C. HMG-CoA 合成酶

D. 转氨酶　　　　　　　　　E. 转酮基酶

（王　颖）

第三章　细胞的基本功能

 　学习目标

　　掌握:细胞膜的物质转运功能;细胞的生物电现象;神经-骨骼肌接头处兴奋传递的过程及特征。

　　熟悉:骨骼肌兴奋-收缩耦联的过程和肌丝滑行理论,骨骼肌收缩的外部表现及影响因素。

　　了解:细胞膜的结构和化学组成;骨骼肌的肌管系统和微细结构;细胞的信号传导功能。

案例引导

　　患者,女性,36岁,因与家人不和,自服农药后出现腹痛、恶心,并伴有呕吐,吐出物有大蒜味,逐渐神志不清,家人急送来诊,患者大小便失禁,神志不清,呼之不应,皮肤湿冷,肌肉颤动,瞳孔呈针尖样,对光反射弱,口腔流涎,肺叩清,听诊两肺有较多哮鸣音和散在湿啰音,余正常。临床诊断:有机磷农药中毒。

　　思考问题

　　1.根据所学知识,并结合与本病相关的正常人体功能知识,解释患者的临床表现。

　　2.根据患者目前的情况,应采取哪些有针对性的急救措施?

　　3.如何对患者及家属进行健康教育?

　　细胞是人体的基本结构和功能单位。体内所有的生理功能和生化反应都是在细胞的基础上进行的。尽管生命现象的表现千差万别,但在细胞分子水平实现的基本生命过程及原理,却具有一致性,因此,只有了解了细胞的基本功能,才能深刻地理解和认识人体各系统、器官的生理功能及规律。本章主要介绍细胞的跨膜物质转运功能、细胞的信号转导功能、细胞的生物电现象及肌细胞的收缩功能。

第一节　细胞膜的基本结构与功能

　　细胞膜又称质膜,主要由脂质、蛋白质和糖类等组成,是细胞内容物与周围环境(主要是细胞外液)之间的屏障,把细胞内容物与细胞周围环境分隔开来,使细胞成为一个相对独立的功能单位。细胞与周围环境之间所进行的物质、能量及信息交换过程,必须通过细胞膜这道屏障进行。

重点和难点:
　　物质的跨膜转运方式及其特点。

一、细胞膜的结构和化学组成

　　细胞膜的基本结构目前公认的是液态镶嵌模型理论,即细胞膜以液态脂质双分子层为基架,其间镶嵌有多种不同结构和功能的蛋白质分子(图3-1)。脂质双分子层中磷脂分子亲水端朝向细胞膜表面,而疏水端朝向细胞膜内部,这种结构使细胞膜具有较好的稳定性,可自然形成和维持,从而在细胞和环境之间形成一道屏障,支持和保护细胞;膜的蛋白质分子,有的嵌入脂质双分子层之间,有的附着在外表面,可以作为载体或充当膜通道、酶、受体等,对细胞内外物质、能量、信息交换起作用;细胞膜所含糖类较少,通过和脂质或蛋白质结合形成糖脂和糖蛋白,作为膜蛋白受体识别部分参与免疫反应。

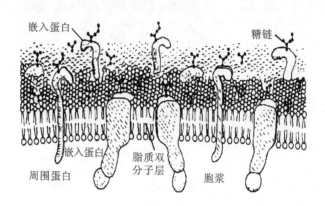

图 3-1　细胞膜的液态镶嵌模型

二、细胞的跨膜物质转运功能

细胞的新陈代谢和它们的许多功能都与细胞膜的物质转运有关。物质经细胞膜进出细胞的过程称为物质的跨膜转运。进出细胞的物质种类很多,细胞膜转运物质的形式也多种多样,现将常见的几种转运形式介绍如下。

(一)单纯扩散

单纯扩散是指脂溶性小分子物质从高浓度一侧向低浓度一侧跨膜转运的过程。这是一种物理现象,溶液中的溶质和溶剂分子都在不断运动,它们总是从高浓度部位向低浓度部位移动,直到两处的浓度达到平衡。细胞膜的基本构架是脂质双分子层,所以只有脂溶性物质才能以单纯扩散的方式通过细胞膜。人体细胞以这种方式转运的物质主要有 O_2、CO_2、乙醇和尿素等;另外水分子虽然与脂质分子不相溶,由于其相对分子质量小,凭借其运动,可直接穿过细胞膜完成跨膜转运,但其扩散速度较慢。单纯扩散的特点是顺浓度差转运,所以不需要细胞代谢提供能量,也没有膜蛋白参与。

影响某种物质扩散量的主要因素如下:①细胞膜两侧的浓度差,它是物质扩散的动力,浓度差越大,单位时间内扩散量也越多;②细胞膜对物质的通透性,通透性是指物质通过细胞膜的难易程度,通透性越大,单位时间内扩散量也越多。

(二)易化扩散

非脂溶性或脂溶性很小的物质在膜蛋白帮助下,由高浓度一侧(或高电位)向低浓度一侧(或低电位)进行的跨膜转运过程称为易化扩散。易化扩散和单纯扩散一样也是从高浓度一侧向低浓度一侧转运,所以也不需要细胞代谢提供能量,但它与单纯扩散不同的是必须有膜蛋白的帮助才能进行。根据参与的膜蛋白不同,将易化扩散分为由载体蛋白介导的易化扩散(简称载体转运)和由通道蛋白介导的易化扩散(简称通道转运)两种。

1.载体转运　细胞膜的载体蛋白在高浓度一侧与被转运物质结合,二者的结合引起载体蛋白构象改变,把物质转运到膜的低浓度一侧,然后与物质分离(图 3-2)。一些小分子亲水性物质,例如葡萄糖和氨基酸等就是通过载体运输进入细胞内的。转运葡萄糖和氨基酸的载体分别称为葡萄糖载体和氨基酸载体。

载体转运具有以下特点。①特异性:一种载体只能选择性地转运某种特定物质。例如,人体内葡萄糖载体只能转运葡萄糖(六碳糖),不能转运木糖(五碳糖)。载体的结合位点与被转运物质之间有严格的化学结构上的适配性。②饱和现象:膜两侧物质的浓度差增加到一定程度时,扩散量就不会再随浓度差的增大而增大。原因在于细胞膜上载体的数量及载体的结合位点均有

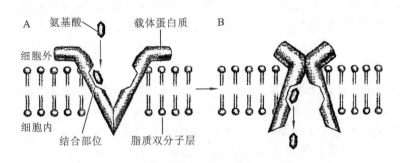

图 3-2 载体转运示意图
A:载体蛋白与被转运物质结合 B:载体蛋白与被转运物质分离

限,所能结合和转运的物质数量也会受到限制。③竞争性抑制:载体对两种结构相似的物质同时转运,当一种物质转运增多时,另一种物质转运量就减少。这是由于载体数量和结合位点固定,一种物质占据了部分载体,用来转运另一种物质的载体数量随之减少。

2. 通道转运 带电离子在镶嵌于膜上的通道蛋白的帮助下,顺浓度梯度或电位梯度的跨膜转运过程称为通道转运。如图 3-3 所示,通道蛋白像贯通细胞膜并带有闸门装置的管道,当通道开放时物质快速转运;当通道关闭时,即使细胞膜两侧存在浓度差或电位差,物质也不能通过。各种离子主要是通过这种方式进出细胞的。

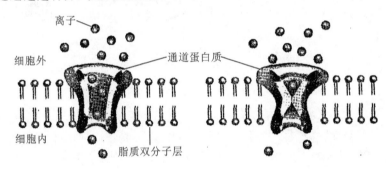

图 3-3 通道转运示意图

通道转运的特点如下。①离子选择性:每种通道只对一种或几种离子有较高的通透性,而对其他离子不易通过或不通过。按照离子的选择性不同将通道分为不同种类,如 Na^+ 通道、K^+ 通道、Ca^{2+} 通道和 Cl^- 通道等。通道对离子的选择性取决于孔道的口径、内壁的化学结构和带电状况等因素。②转运速度快:一般通道的转运速率远大于载体的转运速率。离子转运速率的大小,取决于膜两侧的浓度差和电位差的大小。浓度差和电位差合称为电-化学梯度,电-化学梯度越大转运速度越快。③门控性:人体内大多数通道的开放或关闭由"闸门"来控制。根据引起"闸门"开关的刺激不同,将通道分为以下类型:由化学物质引起"闸门"开关的称为化学门控通道;由膜两侧电位差变化引起"闸门"开关的称为电压门控通道;由机械牵拉引起"闸门"开关的称为机械门控通道。闸门的开关是由通道蛋白构象改变引起的,在通道蛋白构象不同时通道会突然开放或关闭。

以上单纯扩散和易化扩散的动力均来源于细胞膜两侧物质的浓度差或电位差形成的势能,不需要细胞代谢提供能量,故称为被动转运。

(三)主动转运

小分子物质在生物泵的帮助下逆浓度差或电位差的转运方式称为主动转运。根据细胞是否直接消耗能量,将其分为原发性主动转运和继发性主动转运,一般所说的主动转运是指原发性主动转运。

1. 原发性主动转运 原发性主动转运是指细胞在生物泵的帮助下将物质逆浓度差或电位差进行跨膜转运的过程,此过程需要细胞代谢直接供能。生物泵是一种镶嵌在细胞膜上的特殊蛋白质,主要功能是逆浓度差转运物质。因为生物泵活动时消耗的能量直接来源于细胞的代谢过程,如果细胞代谢出现障碍,将影响生物泵的功能。人体内有多种生物泵,如转运 Na^+ 和 K^+ 的钠-钾泵、转运 Ca^{2+} 的钙泵及转运 H^+ 的氢泵等。以下将重点介绍对机体来说最为重要、存在最广泛、研究最充分的钠-钾泵(简称钠泵)。

钠泵普遍存在于人体各种细胞膜上,是对 Na^+ 和 K^+ 进行逆浓度差转运的特殊蛋白质。功能是分解 ATP,释放出能量,利用这一能量,不断地将 Na^+ 从细胞内泵出细胞外,将 K^+ 从细胞外泵入细胞内。当细胞内 Na^+ 浓度升高或细胞外 K^+ 浓度升高时即被激活,钠泵每分解 1 分子 ATP,可将 3 个 Na^+ 移出细胞,同时将 2 个 K^+ 移入细胞(图 3-4),故钠泵也称为 Na^+-K^+ 依赖式 ATP 酶。钠泵活动具有重要的生理意义:①建立一种势能储备,供细胞其他耗能过程利用(Na^+-H^+ 交换、易化扩散、继发性主动转运等);②产生和维持细胞内高 K^+、细胞外高 Na^+ 的状态,是细胞产生生物电的基础。

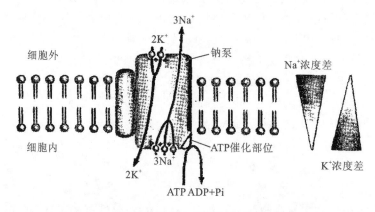

图 3-4　钠泵主动转运示意图

2. 继发性主动转运　某些物质主动转运所需的能量不是直接由 ATP 分解供给,而是利用原发性主动转运建立的势能,并依靠一种称为转运体的膜蛋白将物质逆电-化学梯度进行跨膜转运,这种间接利用 ATP 的主动转运过程称为继发性主动转运,也称联合转运(图 3-5)。

根据被转运物质与 Na^+ 转运方向的异同,将其分为:①同向转运:与 Na^+ 转运方向相同,如小肠上皮细胞吸收葡萄糖和氨基酸就属于同向转运。②逆向转运:与 Na^+ 转运方向相反,如心肌细胞上 Na^+-Ca^{2+} 交换,由于是 Na^+ 入细胞,Ca^{2+} 出细胞,故属于逆向转运。

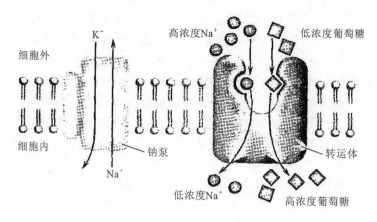

图 3-5　继发性主动转运示意图

（四）入胞和出胞

大分子物质或团块进出细胞的过程是通过细胞膜复杂的活动进行的,这些过程也需要细胞提供能量。

1. 入胞　入胞是指细胞外某些物质或团块(如侵入体内的细菌、病毒、异物或大分子营养物质)进入细胞的过程。物质先被细胞识别并与细胞膜接触,接触部位的细胞膜内陷或伸出伪足将物质包裹,物质及包裹它的细胞膜一起进入细胞,形成吞噬小泡,吞噬小泡很快被蛋白水解酶水解(图3-6A)。固态物质进入细胞称为吞噬;液态物质进入细胞称为吞饮。

2.出胞 大分子物质被排出细胞的过程称为出胞。细胞内大分子物质合成后,通过高尔基复合体加工形成由膜包被的囊泡,囊泡向细胞膜移动并靠近,之后与细胞膜融合并破裂,最后将分泌物排出细胞。如内分泌细胞分泌激素,神经末梢释放神经递质,消化腺分泌消化酶等(图3-6B)。

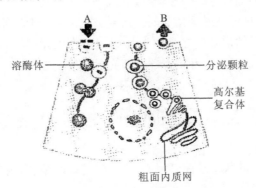

图3-6 入胞和出胞示意图
A:入胞过程 B:出胞过程

三、细胞的跨膜信号转导功能

细胞是人体的基本结构和功能单位,人体要适应内外环境的变化并完成复杂的功能,细胞之间必须有完善的信息联系机制,即细胞的信号转导功能。不同形式的外界信号作用于细胞时,通常并不是进入细胞或直接影响细胞内过程,而大多是作用于细胞膜表面,通过引起膜结构中一种或数种特殊蛋白质分子的变构作用,将外界环境变化的信息以新的信号形式传递到膜内,再引发被作用细胞相应的功能改变。

在细胞间传递信息的物质称为信号分子或配体,如神经递质、激素和细胞因子等。信号分子需要与对应的细胞受体结合才能发挥作用。受体是指能与信号分子特异性结合而发挥信号转导作用的蛋白质。根据存在的部位不同分为膜受体、胞浆受体和核受体。受体与信号分子的结合具有三个特征。①特异性:某种受体只能识别与它对应的物质并与之结合,从而产生特定的生理效应。②饱和性:细胞膜上某种受体的数量和能力是有限的,因此与之结合的化学分子的数量也有一定的限度。③可逆性:化学分子与受体既可结合又能够分离。下面介绍几种经典的细胞信号转导方式。

(一)G蛋白耦联受体介导的信号转导

G蛋白耦联受体是存在于细胞膜上的一种蛋白质。G蛋白即鸟苷酸调节蛋白,它是将细胞膜上的受体和细胞内蛋白效应器耦联起来的中间蛋白质。此类G蛋白耦联受体需要通过G蛋白才能发挥作用,因此称为G蛋白耦联受体。

G蛋白耦联受体介导的信号转导过程较复杂。首先受体与细胞外的信号分子(第一信使)特异性结合,激活细胞膜上的G蛋白,活化的G蛋白进一步激活细胞内G蛋白效应器酶,效应器酶再催化某些物质,产生细胞内的信号分子(第二信使),第二信使在细胞内激活相应的蛋白激酶从而使其底物功能蛋白发生磷酸化,最终实现对细胞内多种功能的调节。这种信号转导有多种G蛋白效应器酶和第二信使,又可分为多种不同的途径。含氮类激素多是通过此种方式来对机体功能活动进行调节的。

(二)离子通道耦联受体介导的信号转导

离子通道受体是一种同时具有受体和离子通道双重功能的蛋白质分子。这种通道蛋白除了有"孔道"允许离子通过外,还具有能与配体特异性结合的位点。当配体与受体特异性结合后,通道蛋白的构象发生改变,引起"孔道"的开放(或关闭),实现对离子移动的调控,完成跨膜信号转导。神经-骨骼肌接头处信息的传递就是离子通道耦联受体介导的信号转导的典型例子。

(三)酶耦联受体介导的信号转导

酶耦联受体是指细胞膜上的一些蛋白质分子,既有受体的作用又有酶的作用。通过双重作用完成信号转导,因此称为酶耦联受体介导的信号转导。体内大部分生长因子和一部分肽类激素(如胰岛素)就是通过这种方式进行信号转导的。

G蛋白耦联受体、离子通道耦联受体和酶耦联受体都是膜受体,因此以上三种信号转导都是通过膜受体介导的。细胞间的信号转导是生理功能进行准确调节的重要机制,它在疾病的发生及治疗方面有着重要的意义,其类型和机制非常复杂,因此是现代医学研究的热点之一。

第二节　细胞的生物电现象

机体活细胞无论处于安静状态还是活动状态都存在有电现象,这种电现象称为生物电。生物电是一种普遍存在又十分重要的生命现象。临床常用的心电图、脑电图、肌电图、视网膜电图等检查,就是利用细胞的生物电现象,将引导电极放置于体表一定部位,所记录到的电变化的波形。细胞的生物电发生在膜的两侧,故称为跨膜电位(简称膜电位)。膜电位主要有两种表现形式,即静息电位和动作电位。

一、静息电位

(一)静息电位的概念

静息电位(resting potential,RP)是指细胞处于静息状态时,存在于细胞膜两侧的电位差。静息电位是可兴奋细胞产生动作电位的基础。

如图3-7所示,用电生理仪测量细胞的带电情况。当测量电极A和B均置于细胞膜外侧时,示波器上不显示电位差(图3-7(a));当测量电极A和B均置于细胞膜内侧时,示波器上仍不显示电位差(图3-7(b));当测量电极B刺入膜内而A仍在膜外时,示波器上显示电位差(图3-7(c))。这一现象说明:①细胞膜两侧存在电位差。②电流是从细胞外A电极流向插入细胞内的B电极的,故细胞外电位高于细胞内,若假设细胞外电位为0,则细胞内电位为负值。③这是一个相对稳定的直流电位。

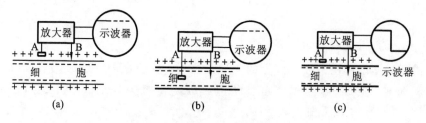

图3-7　静息电位测定示意图

人体大多数细胞的静息电位在$-100 \sim -50$ mV之间,哺乳动物的神经细胞和肌细胞为$-90 \sim -70$ mV。应该注意的是,静息电位为负值仅表示膜内侧电位比膜外侧电位低,即静息电位是膜两侧的电位差。膜外侧的电位高,带正电荷,膜内侧的电位低,带负电荷,即"内负外正"。生理学将细胞静息时所保持的这种"内负外正"的状态称为极化状态。当膜电位值从-70 mV变为-90 mV时,膜电位的绝对值增大,极化状态加强,称为超极化;反之,当膜电位从-70 mV变为-55 mV时,膜电位的绝对值减小,称为除(去)极化;细胞在发生除极化后膜电位再向静息电位方向恢复的过程,称为复极化。膜电位的绝对值仅代表电位差的大小,而不应与数学上的"正""负"数混淆。

静息电位与极化状态的共同点在于两者都表示细胞处于静息状态,而不同点是它们是对同一个现象的两种不同描述,静息电位是从电位变化角度来描述的,而极化状态是从膜两侧的电荷分布状态来描述的。

(二)静息电位产生的机制

细胞处于静息状态时为什么会在膜两侧存在一定的电位差呢?这是由两个因素决定的,即膜两侧离子的不均衡分布状态和膜对离子的通透性差异(表 3-1)。静息时细胞膜两侧存在 K^+ 的浓度差,而且膜对 K^+ 的通透性较大,对其他离子通透性很小,K^+ 顺浓度差外移。K^+ 外移使细胞内正电荷逐渐减少而细胞外正电荷逐渐增多;A^-(代表蛋白质负离子)虽不能外移,但它对外移的 K^+ 有吸引作用,使 K^+ 分布在细胞膜外表面而不能远去,而位居细胞膜内面的 A^- 与膜外表面的 K^+ 相吸引,就形成了细胞膜外带正电荷而细胞膜内带负电荷的状态。但 K^+ 外移不能无限地进行下去,K^+ 外移形成的电场力逐渐增大,阻碍了 K^+ 继续外移。当促使 K^+ 外移的动力与阻碍其外移的电场力达到平衡时,K^+ 外移停止,此时细胞膜两侧形成的相对稳定的电位差就是静息电位。综上所述,静息电位实际上是 K^+ 外移形成的电-化学平衡电位。

表 3-1 静息状态下细胞膜内外主要离子分布及膜对离子的通透性

主要离子	离子浓度/(mmol/L)		膜内与膜外离子的浓度比	膜对离子通透性
	膜内	膜外		
Na^+	14	142	1:10	通透性很小
K^+	155	5	31:1	通透性大
Cl^-	8	110	1:14	通透性次之
A^-	60	15	4:1	无通透性

静息电位的大小主要受细胞内外 K^+ 浓度差和细胞新陈代谢的影响。例如,细胞外液 K^+ 浓度升高时,细胞内外 K^+ 浓度差就减小,K^+ 外移减少,静息电位减小;反之,静息电位增大。当细胞缺血、缺氧时可影响细胞的能量代谢,从而影响钠泵的活动,使细胞内外 K^+ 的浓度差不能正常维持,从而影响静息电位的大小。

二、动作电位

(一)动作电位的概念

动作电位(action potential,AP)是指细胞受到适宜刺激时在静息电位基础上产生的快速、可逆、可扩布性的电位变化过程。可兴奋细胞在兴奋时,其外部表现各不相同,但它们有一个共同的变化是产生动作电位,因此,动作电位是一切可兴奋细胞兴奋的共同标志。

(二)动作电位的演变过程

以神经纤维为例,神经纤维的静息电位为 -70 mV,在此基础上细胞受到一个有效刺激而兴奋时,会爆发一次快速上升又快速下降的电位变化,此电位变化极为迅速,历时不超出 2.0 ms。在示波器上能够观察到此动作电位的波形由锋电位和后电位组成(图 3-8),锋电位又包括上升支(去极化时相)和下降支(复极化时相)。

当细胞受适宜刺激而兴奋时,首先膜内外电位差很快减小到零,进而膜内变为正电位,形成曲线的上升支,此过程中电位差向膜内负值减小的方向变化,称为去极化。动作电位上升支零位线以上的部分,膜内电位高于膜外,这种极化状态的逆转称为反极化,又称超射。膜电位达到顶点后很快下降,逐渐恢复到接近静息电位的水平,此过

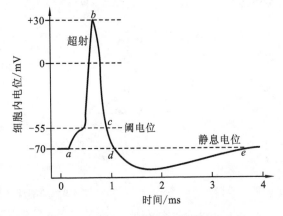

图 3-8 神经纤维动作电位模式图

程称为复极化。动作电位上升支和下降支持续时间短、变化快,形成的尖峰样波形称为锋电位。锋电位是动作电位的标志。继锋电位之后膜电位经历一个缓慢而微小的电位波动过程,称为后电位。

(三)动作电位的特点

1."全或无"现象 刺激一旦引起膜去极化而爆发动作电位,就会达到最大值,其幅度不会因刺激强度的增加而增大,这种特性称为动作电位的"全或无"现象。

2.不衰减性传导 动作电位一旦在细胞膜的某一部位产生,就会迅速向整个细胞传导,而且其幅度和波形不因传导距离的增加而减小。

3.脉冲式传导 由于绝对不应期的存在,动作电位在传导过程中不能发生融合,动作电位之间总有一定的时间间隔,从而形成脉冲式图形。

(四)动作电位的产生机制

动作电位产生的基本条件有两点:一是膜内外存在 Na^+ 浓度差;二是膜在受到刺激而兴奋时,对 Na^+ 的通透性增大。

当细胞受到有效刺激时,受刺激部位钠通道开放,Na^+ 顺浓度差内流,使细胞内正电荷增加,导致受刺激部位膜电位去极化。当去极化到某一临界值时,瞬间引发膜上大量钠通道开放,Na^+ 在浓度差的作用下,大量快速内流,使细胞内正电荷迅速增加,电位急剧上升,并出现反极化现象,形成动作电位的上升支。当膜内正电位增大到足以阻止 Na^+ 内流时,膜电位达到新的平衡点,形成 Na^+ 平衡电位。随后 Na^+ 通道迅速失活而关闭,Na^+ 内流停止;此时 K^+ 通道开放,大量 K^+ 快速由细胞内向细胞外移动,细胞膜内侧电位迅速下降,又恢复到负电位状态,形成动作电位的下降支。

此时细胞的膜电位虽然接近静息电位水平,但离子分布状态尚未恢复,钠泵分别将 Na^+ 泵出细胞、K^+ 泵入细胞,从而恢复至原有状态(膜两侧 Na^+、K^+ 不均衡分布状态),为下一次兴奋做准备。

(五)动作电位的产生条件

1.阈电位 不是任何刺激都能引发动作电位。只有当某些刺激引起膜内正电荷增加,细胞发生去极化至一个临界膜电位值时,使膜上大量 Na^+ 通道开放,大量 Na^+ 快速内流,从而爆发动作电位。能触发动作电位的临界膜电位值称为阈电位(threshold potential,TP)。一般情况下,阈电位比静息电位的绝对值小 10~20 mV。膜电位距离阈电位越近,细胞兴奋性越高;反之,膜电位距离阈电位越远,细胞兴奋性越低。静息电位去极化达到阈电位水平是动作电位产生的必要条件。

2.局部电位 单个阈下刺激虽不能引起动作电位,但它能使受刺激局部细胞膜的 Na^+ 通道少量开放,引起少量 Na^+ 内流,从而使膜发生较小的去极化反应。把这种发生在膜的局部而未达到阈电位水平的去极化反应称为局部反应(或局部兴奋),产生的电位称为局部电位(图 3-9)。

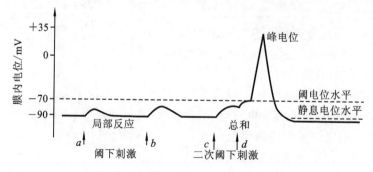

图 3-9 局部反应及其总和效应示意图

局部电位的特点如下。① 幅度大小呈"等级"性:阈下刺激作用时,局部电位的幅度可随刺激强度的增加而增大。②呈电紧张式扩布:局部兴奋随着传播距离的增加而迅速减小,甚至消失,不能在细胞膜上进行远距离传导。③总和效应:一次阈下刺激不能引发动作电位,但多个阈下刺激同时作用于细胞膜的相邻部位,或连续多个阈下刺激持续作用于细胞膜的同一部位时,可引发动作电位,这种现象称为总和效应。体内许多部位的电活动都存在这种特性,如肌细胞的终板电位、神经元突触后电位等。动作电位与局部反应的区别见表 3-2。

表 3-2 动作电位与局部反应的区别

动 作 电 位	局 部 反 应
阈上刺激引起	阈下刺激引起
Na^+ 通道大量开放	Na^+ 通道少量开放
"全或无"	反应等级性
非衰减性传播	衰减性传播
无总和效应	有总和效应

（六）动作电位的传导

可兴奋细胞的特征之一,是它任何一个部位的膜所产生的动作电位,都可沿着细胞膜向周围传播。动作电位在同一个细胞上的传播称为传导,在两个细胞之间进行传播则称为传递。在神经纤维上传导的动作电位称为神经冲动。

动作电位的传导过程可用局部电流学说解释(图 3-10)。以无髓神经纤维为例,在细胞表面任何一点产生兴奋时,跨膜电位表现为膜内变正、膜外变负,而邻近未兴奋部位表现为膜内为负、膜外为正,兴奋部位与未兴奋部位产生电位差。细胞内、外液体都具有导电性,致使兴奋部位与未兴奋部位产生电荷移动,称为局部电流。在细胞膜内,局部电流由兴奋部位流向未兴奋部位;在细胞膜外,局部电流由未兴奋部位流向兴奋部位。局部电流使邻近未兴奋部位膜去极化达到阈电位时,导致 Na^+ 通道大量开放,Na^+ 迅速内流,爆发动作电位。这样,兴奋膜与相邻未兴奋膜之间产生的局部电流不断地向前移动,会使产生在起始点的动作电位迅速向四周传播,直到整个细胞膜都产生动作电位为止。由于局部电流可以同时在神经纤维兴奋部位的两端产生,因此动作电位可以从受刺激的兴奋点向两侧传导,称为双向传导。

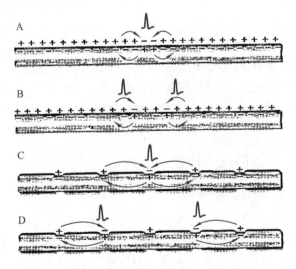

图 3-10 动作电位在神经纤维上的传导

A、B:动作电位在无髓神经纤维上的传导 C、D:动作电位在有髓神经纤维上的传导

上述兴奋的传导机制虽然以无髓神经纤维为例,但兴奋在其他可兴奋细胞的传导,基本上也遵循同样的原理。比较特殊的是兴奋在脊椎动物有髓神经纤维上的传导方式,有髓神经纤维外面包裹的髓鞘有绝缘作用,因此,动作电位的传导只发生在郎飞结处,产生兴奋的郎飞结与相邻的郎飞结之间形成局部电流,故呈跳跃式传导。这种传导方式比无髓神经纤维快得多。

神奇的生物电现象

生理学家研究神经肌肉标本的动作电位已有一百多年的历史，而对生物电的研究还可以追溯到更早的时期。公元前三百多年亚里士多德（Aristotle，公元前384—公元前322）观察到电鳐在捕食时先对水中动物施加震击，使之麻痹。古希腊古罗马人曾用黑电鳐的震击治疗风痛、头痛。但是直到18世纪电学的一些基本规律被发现以后，人们才逐步认识动物放电的性质。最早记录生物电现象的是18世纪末的意大利解剖医学家及物理学家路易·伽伐尼（L. A. Galvani，1737—1798），当他在解剖一只青蛙时，发现当金属刀的刀尖碰到青蛙腿上外露的神经时，蛙腿发生了抽搐现象。于是，伽伐尼创造了术语"动物电"来描述这个现象，并由此认为肌肉活动是由电流或者是神经里的物质引起的。几年后，在伦敦的博物馆，他看到了展示的"电鳗"，当人用两只手同时接触这种鱼的头部和尾部时，会产生一种被电麻的感觉，这说明"电鳗"能放电，于是他立刻想到蛙腿的抽搐，难道青蛙体内也存在着一种生物电吗？经过了一系列研究，他证实了生物电的存在。1792年，他发表了著名论文《论肌肉运动中的电力》，引起世人瞩目。事实证明，不仅动物，所有生物都有生物电活动，生物电现象是自然界普遍存在的一种电现象。

第三节　肌细胞的收缩功能

重点和难点：

神经-肌肉接头的兴奋传递过程，骨骼肌细胞的收缩机制及收缩形式。

人体各种形式的运动，主要是靠肌细胞的收缩活动来完成的。人体肌肉分为骨骼肌、心肌和平滑肌，它们的基本功能都是收缩。例如，通过骨骼肌的收缩躯体能够完成各种运动，通过心肌收缩来完成心脏的射血活动，而通过平滑肌的收缩完成胃肠、膀胱、子宫、血管等内脏器官的运动。不同肌肉组织在功能和结构上各有特点，但从分子水平来看，收缩机制基本相同。目前研究最充分的是骨骼肌，本节主要以骨骼肌细胞为例探讨肌细胞收缩的机制及影响因素，心肌和平滑肌的特点将分别在有关章节中介绍。

骨骼肌是体内最多的组织，约占体重的40%。在骨和关节的配合下，通过骨骼肌的收缩和舒张，完成各种躯体运动。每个骨骼肌纤维都是一个独立的结构和功能单位，它们至少接受一个运动神经末梢的支配，在体骨骼肌纤维只有在支配它们的神经纤维有神经冲动传来时，才能进行收缩。

一、神经-骨骼肌接头处的兴奋传递

（一）神经-骨骼肌接头的微细结构

支配骨骼肌的躯体运动神经在接近骨骼肌细胞膜时，其末梢失去髓鞘，并以裸露膨大的轴突末梢嵌入骨骼肌细胞的凹陷中，形成神经-骨骼肌接头。神经-骨骼肌接头由接头前膜、接头间隙和接头后膜三部分组成（图3-11）。接头前膜即神经元轴突末梢膜，内有丰富的囊泡，每个囊泡约含一万个乙酰胆碱（ACh）分子。与接头前膜对应的骨骼肌细胞膜称为接头后膜，又称终板膜。接头后膜上有与乙酰胆碱特异性结合的 N 型胆碱能受体，这种受体本质上是一种化学门控通道。接头前膜与接头后膜并不直接接触，它们之间被细胞外液隔开，称为接头间隙。

（二）神经-骨骼肌接头处兴奋的传递过程

神经-骨骼肌接头处的兴奋传递是指将运动神经上的动作电位传给骨骼肌细胞，属于化学门

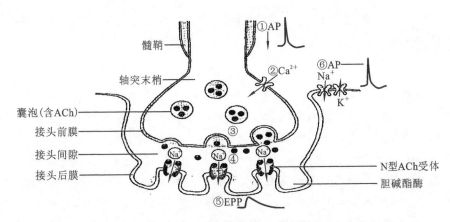

图 3-11 神经-肌肉接头的结构及兴奋传递过程示意图

控通道介导的信号转导。

当神经冲动沿着神经纤维传到轴突末梢时,引起接头前膜上电压门控性 Ca^{2+} 通道开放,Ca^{2+} 顺电-化学梯度进入轴突末梢,使末梢 Ca^{2+} 浓度升高,从而使囊泡向接头前膜移动并与接头前膜融合,然后发生膜的破裂,释放出 ACh。ACh 通过接头间隙扩散到终板膜,与终板膜上的 N 型胆碱能受体结合,使离子通道开放,导致 Na^+ 内流和 K^+ 外流(以 Na^+ 内流为主),引起终板膜发生去极化的电位变化,产生终板电位(end plate potential,EPP)。终板电位属于局部电位,具有总和效应,它的大小与轴突末梢释放 ACh 的量成正变关系。一次终板电位一般都高于相邻肌膜阈电位的 3~4 倍,所以它很容易引起邻近部位肌膜去极化并达到阈电位水平,而爆发动作电位。动作电位通过局部电流刺激传遍整个肌膜,从而引起骨骼肌细胞的兴奋。

运动神经末梢释放的 ACh 并没有进入肌细胞,它只起到传递信息的作用,很快被存在于接头间隙和终板膜上的胆碱酯酶分解而失活,所以神经兴奋一次只引起肌细胞兴奋和收缩一次,表现为一对一的关系。否则,乙酰胆碱在接头间隙积累,将使得骨骼肌细胞持续地兴奋和收缩而发生痉挛。

可见,兴奋在神经-骨骼肌接头处的传递过程中是运动神经的动作电位(电变化),经 ACh 和 N 型 ACh 受体(化学物质)的作用,引起骨骼肌细胞膜产生动作电位(电变化),所以,此过程可概括为电-化学-电的过程。

(三)神经-骨骼肌接头处兴奋传递的特点

神经-骨骼肌接头处的兴奋传递与动作电位在单个神经纤维上的传导不同,它有以下特点。

1. 单向传递 兴奋只能由接头前膜传向接头后膜,不能反向传递。这是由于 ACh 存在于运动神经轴突末梢的囊泡中,从接头前膜释放,与接头后膜的受体结合。

2. 时间延搁 神经-骨骼肌接头处兴奋的传递属于电-化学-电的过程,环节多且历时长,包括 ACh 的释放、扩散以及与后膜上通道蛋白质的结合等,比神经纤维上兴奋的传导速度慢得多。

3. 易受药物及环境因素影响 因为接头间隙与细胞外液直接相通,递质的释放与扩散及与终板膜上受体的结合都是在接头间隙内进行的,所以可以通过调控此过程的任一环节来影响兴奋的传递。例如:影响神经递质的因素肉毒杆菌能阻止神经末梢释放 ACh,使兴奋传递受阻,骨骼肌细胞不能发生兴奋,从而出现肌肉松弛;有机磷农药中毒会导致胆碱酯酶失活,造成 ACh 在接头处和其他部位大量堆积,导致肌细胞持续兴奋和收缩,出现肌肉痉挛等;影响受体的因素如筒箭毒碱能与 ACh 竞争终板膜胆碱能受体,阻断兴奋的传递,出现肌肉松弛;重症肌无力的患者,终板膜上受体数量比正常人少,使肌肉较难兴奋,所以出现肌无力甚至瘫痪的症状等。

知识拓展

急性有机磷中毒

有机磷农药是我国使用广泛、用量最大的杀虫剂,主要包括敌敌畏、对硫磷(1605)、甲拌磷(3911)、内吸磷(1059)、乐果、敌百虫等。有机磷农药短时大量进入人体后造成的以神经系统损害为主的一系列伤害称为急性有机磷农药中毒(AOPP)。每年全世界有数百万人发生 AOPP,其中约有 30 万人口死亡,且大多数发生在发展中国家。有机磷农药中毒的机理是毒物进入体内后迅速与体内的胆碱酯酶结合,生成磷酰化胆碱酯酶,使胆碱酯酶丧失了水解乙酰胆碱的功能,导致胆碱能神经递质大量积聚,作用于胆碱能受体,产生严重的神经功能紊乱,特别是呼吸功能障碍,从而影响生命活动。有机磷农药进入人体的主要途径有三:经口进入——误服或主动口服(见于轻生者);经皮肤及黏膜进入——多见于热天喷洒农药时有机磷落到皮肤上,通过皮肤及黏膜吸收进入体内;经呼吸道进入——空气中的有机磷随呼吸进入体内。口服毒物后多在 10 min 至 2 h 内发病。经皮肤吸收发生的中毒,一般在接触有机磷农药后数小时至 6 天内发病。因此,应该建立健全一系列农药销售、运输及保管制度,同时加强安全宣传教育,让群众保管好有机磷农药,切勿与生活用品混放,以免误服。

二、骨骼肌的收缩原理

(一)骨骼肌的微细结构

骨骼肌细胞在结构上最突出之点,是含有大量的肌原纤维和丰富的肌管系统,且其排列高度规则有序。

1. 肌原纤维和肌小节　每个肌纤维含有大量直径为 $1\sim2\ \mu m$ 的纤维状结构,称为肌原纤维,它们平行排列,纵贯肌纤维全长,在一个细胞中可达上千条之多。每条肌原纤维的全长都呈现规则的明、暗交替,分别称为明带和暗带(图3-12)。暗带的长度比较固定,不论肌肉处于静止、受到被动牵拉或进行收缩,它的长度都保持固定不变;在暗带中央,有一段相对透明的区域,称为 H 带,它的长度随肌肉所处状态的不同而有所变化;在 H 带中央亦即整个暗带的中央,又有一条横向的暗线,称为 M 线。明带的长度是可变的,它在肌肉安静时较长,并且在一定范围内可因肌肉所受的牵拉而变长,在肌肉收缩时可变短。明带中央也有一条横向的暗线,称为 Z 线。目前已经肯定,肌原纤维上每一段位于两条 Z 线之间的区域,称为肌小节,是肌肉收缩和舒张的最基本单位,它包含一个位于中间部分的暗带和两侧各 1/2 的明带。由于明带的长度可变,肌小节的长度在不同情况下可发生变化。

用更精细的方法进一步发现,肌小节的明带和暗带包含有更细的、平行排列的丝状结构,称为肌丝。暗带中含有的肌丝较粗,称为粗肌丝,其长度与暗带相同;实际上暗带的形成就是因为有粗肌丝的存在,M 线则是把成束的粗肌丝固定在一定位置的某种结构。明带中的肌丝较细,称为细肌丝,它们由 Z 线结构向两侧明带伸出,它的游离端必然有一段要伸入暗带,和粗肌丝处于交错和重叠的状态;如果由两侧 Z 线伸入暗带的细肌丝未能相遇而隔有一段距离,这就形成了 H 带。肌肉收缩时,肌小节变短,这时细肌丝和粗肌丝重叠增加,使明带长度缩短,H 带也相应地缩短。一块肌肉所表现的收缩,从微观上看是无数个肌小节变短的结果。

2. 肌管系统　肌管系统是指包绕在每一条肌原纤维周围的膜性囊管状结构。骨骼肌细胞的肌管系统包括横管和纵管(图3-12)。①横管:因一部分肌管的走行方向和肌原纤维相垂直,称为横管系统或 T 管,是由肌细胞的表面膜向内凹入而形成的,与细胞外液相通。当肌细胞膜兴奋时,动作电位沿横管传到肌细胞深部。②纵管:与肌原纤维平行的管道称为纵管系统或 L 管。一般纵管围绕每条肌原纤维形成网状结构,又称为肌浆网。纵管在靠近横管处膨大形成终池,终池内储存大量 Ca^{2+},故又称为钙池。每一横管和来自两侧肌小节的纵管终末池,构成了三联管,肌浆网和终末池的作用是通过对钙离子的储存、释放和再积聚,触发肌小节的收缩和舒张,而三联管结构是把肌细胞膜的电变化和细胞内的收缩过程衔接起来的关键部位。

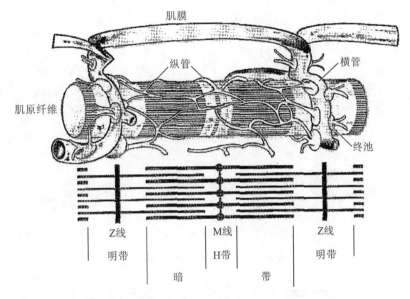

图 3-12　骨骼肌细胞的肌原纤维和肌管系统模式图

(二)骨骼肌的收缩机制

目前,骨骼肌的收缩机制可以用肌丝的滑行学说来解释,其主要内容是:肌肉收缩时肌小节乃至整个肌原纤维、肌细胞或整条肌肉长度的缩短,是细肌丝向粗肌丝滑行的结果,而肌丝分子本身并没有发生缩短或卷曲。那么,为什么在肌肉收缩时细肌丝会向粗肌丝滑行呢? 这需要从组成肌丝的蛋白质分子结构的水平来阐明。

1.肌丝的分子结构　粗肌丝主要由肌凝蛋白构成(图 3-13(a)、(b))。其分子呈长杆状,一端膨大呈球形。在组成粗肌丝时,肌凝蛋白分子的杆状部朝向 M 线聚合成束,组成粗肌丝的主干,球状部则有规律地裸露在粗肌丝主干的表面,形成横桥。横桥有两个特性:一是具有 ATP 酶的活性,可以分解 ATP,释放能量,作为横桥移动做功的能量来源,但只有在与肌纤蛋白结合后才可以激活;二是能够与细肌丝可逆性结合,从而拖动细肌丝向暗带中央滑行。

细肌丝由三种蛋白质组成,分别为肌纤蛋白、原肌凝蛋白和肌钙蛋白(图 3-13(c))。肌纤蛋白分子呈球形,它们在细肌丝中聚合成双螺旋状,构成细肌丝的主干,在肌纤蛋白上有能够和横桥结合的位点。原肌凝蛋白分子也呈双螺旋结构,并和肌纤蛋白的双螺旋并行,在肌肉安静时,原肌凝蛋白的位置正好位于肌纤蛋白和横桥之间,阻碍两者结合。肌钙蛋白以一定间隔出现在原肌凝蛋白的双螺旋结构上,当它和 Ca^{2+} 结合时本身构象发生改变,进而引起原肌凝蛋白构象变化,解除对肌纤蛋白和横桥结合的阻碍作用。肌凝蛋白和肌纤蛋白参与肌肉收缩,属于收缩蛋白;原肌凝蛋白和肌钙蛋白参与肌肉收缩的调节,称为调节蛋白。

2.收缩过程　当神经-肌肉接头处的兴奋传到肌细胞时,引起肌浆中 Ca^{2+} 浓度升高,Ca^{2+} 与细肌丝上的肌钙蛋白结合,引起肌钙蛋白分子构象改变,这种改变使得原肌凝蛋白的构象也发生变化,原肌凝蛋白的双螺旋结构发生扭转,暴露出肌纤蛋白上与横桥结合的位点,横桥与肌纤蛋白结合,此时横桥 ATP 酶被激活,分解 ATP 释放能量。横桥连续做同方向的摆动,拉动细肌丝向粗肌丝滑行,使肌小节缩短,肌细胞收缩(图 3-14)。

释放到肌浆中的 Ca^{2+} 可激活肌质网上的钙泵,Ca^{2+} 被钙泵转运回终池,肌浆中的 Ca^{2+} 浓度降低,肌钙蛋白即与 Ca^{2+} 解离,原肌球蛋白的位阻效应恢复,细肌丝恢复到收缩前的位置,肌小节恢复原有的长度,肌肉舒张。

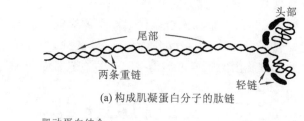

(a) 构成肌凝蛋白分子的肽链

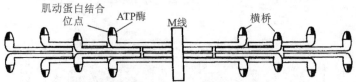

(b) 肌凝蛋白分子在粗肌丝中的排列

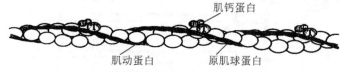

(c) 细肌丝中的蛋白分子组成

图 3-13　肌丝分子结构示意图

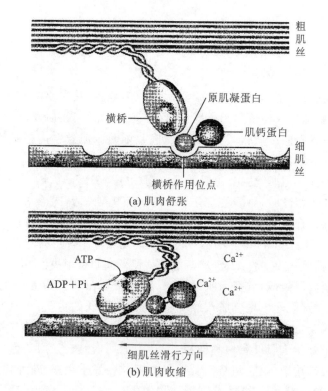

图 3-14　肌丝滑行机制示意图

三、骨骼肌的兴奋-收缩耦联

肌细胞膜的兴奋与机械收缩联系起来的中介过程称为肌细胞的兴奋-收缩耦联。骨骼肌的兴奋-收缩偶联包括以下三个步骤：①电兴奋通过横管系统传向肌细胞深处；②三联管结构处的信息传递；③终池对 Ca^{2+} 的释放和回收。

当肌细胞兴奋时，动作电位沿横管系统传导到三联管结构，使终池膜上 Ca^{2+} 通道开放，Ca^{2+} 顺浓度差由终池向肌浆中扩散，导致肌浆中的 Ca^{2+} 浓度明显升高。进入肌浆的 Ca^{2+} 弥散到肌原纤维周围，与肌钙蛋白结合，引起肌丝滑行、肌小节缩短、肌肉收缩。随后，肌浆网膜上的钙泵将

肌浆中的 Ca^{2+} 逆浓度差转运回终池加以储存,肌浆中 Ca^{2+} 浓度降低, Ca^{2+} 与肌钙蛋白解离,肌肉舒张。

从以上过程中可以看出,实现兴奋-收缩耦联的结构基础是三联体,发挥关键作用的物质是 Ca^{2+}。如果肌浆中 Ca^{2+} 不足,肌细胞虽发生兴奋,但不能引起收缩,这种现象称为"兴奋-收缩脱耦联"。

四、骨骼肌的收缩形式

骨骼肌收缩时产生两种变化:一是长度的缩短,二是张力的增加。在不同情况下,肌肉收缩有不同的表现形式。

(一)等长收缩与等张收缩

1. 等长收缩 肌肉收缩时只有张力的增加而无长度的缩短称为等长收缩。在阻力负荷较大时,肌肉收缩产生的张力不足以克服负荷,骨骼肌产生等长收缩。此时,虽然有粗肌丝产生的力作用于细肌丝,但是没有发生细肌丝的滑行,因此,等长收缩肌肉不会发生位移。等长收缩的作用主要是维持姿势,如人体站立时,下肢和躯干有关肌肉为了对抗重力和维持姿势而发生等长收缩。

2. 等张收缩 肌肉收缩时只有长度的缩短而无肌张力的变化称为等张收缩。此时横桥拉动细肌丝滑行,使肌小节缩短,表现为肌肉缩短,使物体发生位移而做功。

人体骨骼肌的收缩大多数情况下是混合式的,而且总是张力增加在前(等长收缩),长度缩短在后(等张收缩)。

(二)单收缩和强直收缩

1. 单收缩 肌肉受到一次刺激引起一次收缩称为单收缩。单收缩分三个时期(图 3-15)。①潜伏期:从肌肉受到刺激到即将开始收缩的时间。②收缩期:从肌肉开始收缩到肌张力达到最高点的时间。③舒张期:肌肉从肌张力最高点回到收缩基线的时间。不同肌肉单收缩的时程是不相同的。

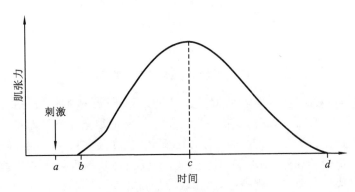

图 3-15 骨骼肌的单收缩曲线
ab:潜伏期 bc:缩短期 cd:舒张期

2. 强直收缩 肌肉在受到连续刺激时,产生单收缩的复合从而处于持续收缩状态,称为强直收缩。需要说明的是,肌肉的收缩可以融合在一起,但动作电位是不能融合的。根据刺激频率的不同,强直收缩可分为以下两种情况。

(1)不完全性强直收缩:刺激频率较低,后一刺激落在前次收缩的舒张期内,即肌肉还未完全舒张即又发生新的收缩。其曲线为锯齿状(图 3-16A、B)。

(2)完全性强直收缩:刺激频率较高,使肌肉在前一收缩的收缩期内即开始新的收缩,出现收缩的叠加。其曲线为平滑状(图 3-16C)。完全强直收缩产生的肌张力比单收缩大 3~4 倍,利于机体做功。正常人体由于骨骼肌受到躯体运动神经传来快速的连续冲动,因此,在人体内骨骼肌的收缩都是完全性强直收缩。

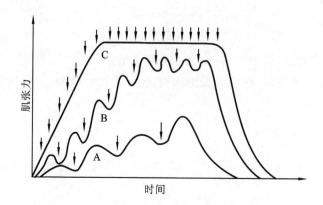

图 3-16　骨骼肌强直收缩曲线

A、B:不完全性强直收缩　C:完全性强直收缩

(曲线上箭头表示给予的刺激)

五、影响骨骼肌收缩的因素

1. 前负荷　前负荷是指肌肉收缩前所承受的负荷。肌肉收缩前在前负荷作用下所处的长度称为初长度。若其他条件不变,逐渐增加前负荷使初长度增加,测得肌张力的变化,得到肌张力-肌肉初长度力曲线(图 3-17)。

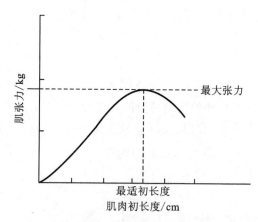

图 3-17　肌肉初长度对肌张力的影响

在前负荷增加的初始阶段,即曲线的上升支,肌肉的初长度和肌张力呈正变关系,即前负荷愈大,初长度愈长,收缩力愈强;此时,横桥与肌纤蛋白结合的数量在逐渐增加。而当前负荷增加到一定程度时,肌肉产生最大张力,此时肌肉的初长度称为最适初长度。在最适初长度时,粗细肌丝重叠最佳,肌肉缩短的速度、幅度和张力最大,所以做功效率也最高。当前负荷和初长度继续增加(曲线的下降段时),肌张力则减小,肌肉收缩能力降低。

2. 后负荷　后负荷是指肌肉收缩过程中遇到的负荷,是肌肉收缩的阻力或做功的对象。后负荷主要影响肌肉收缩的速度。在后负荷存在时,肌肉先发生等长收缩后发生等张收缩,如将同一块肌肉在不同后负荷条件下所产生的张力和缩短时的速度绘成曲线,称为收缩速度-张力曲线(图 3-18)。

从曲线可以看出,在后负荷作用时,先产生张力的变化,后出现长度的缩短,缩短发生后张力不再增加;后负荷愈大,则张力愈大,缩短出现愈迟,缩短的初速度和总长度愈小;最适后负荷,产生最大张力,最适缩短速度,引起最强收缩;后负荷过大或过小均会降低肌肉做功效率。

3. 肌肉收缩能力　肌肉收缩能力是指与前负荷和后负荷均无关系的肌肉本身内在的收缩特性。主要取决于兴奋-收缩耦联时肌浆中的 Ca^{2+} 浓度、横桥的 ATP 酶活性及细胞内各种功能蛋白质的水平和状态。在其他条件不变时,肌肉收缩能力愈强,则肌张力愈大,收缩速度愈快。体内许多神经递质和体液物质都会影响肌肉收缩能力,如 Ca^{2+} 和肾上腺素等可增强肌肉收缩能力,

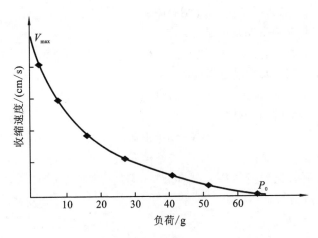

图 3-18 骨骼肌的收缩速度-张力曲线

而酸中毒和缺氧等因素会降低肌肉收缩能力。

综合测试题

一、A 型选择题

1. 绝大多数受体的化学本质是(　　)。

A. 脂质　　　　B. 蛋白质　　　　C. 糖类　　　　D. 核酸　　　　E. 糖蛋白

2. 在静息时,细胞膜外正内负的稳定状态称为(　　)。

A. 极化　　　　B. 超极化　　　　C. 反极化　　　　D. 复极化　　　　E. 去极化

3. 安静时细胞膜内 K^+ 向膜外移动是通过(　　)。

A. 单纯扩散　　B. 载体转运　　C. 主动转运　　D. 出胞作用　　E. 通道转运

4. 阈电位是指(　　)。

A. 造成膜对 K^+ 通透性突然增大的临界膜电位

B. 造成膜对 Na^+ 通透性开始增大的临界膜电位

C. 造成膜对 K^+ 通透性开始增大的临界膜电位

D. 造成膜对 Na^+ 通透性突然增大的临界膜电位

E. 造成膜对 Na^+、K^+ 通透性突然增大的临界膜电位

5. 细胞膜内外正常 Na^+ 和 K^+ 的浓度差的形成和维持是由于(　　)。

A. 膜安静时 K^+ 通透性大　　　　　　　　B. 膜兴奋时对 Na^+ 通透性增加

C. Na^+ 易化扩散的结果　　　　　　　　　D. 膜上 Na^+-K^+ 泵的作用

E. 膜上 Na^+-K^+ 泵和 Ca^{2+} 泵的共同作用

6. 神经细胞动作电位上升支是由于(　　)。

A. K^+ 内流　　B. Cl^- 外流　　C. Na^+ 内流　　D. Na^+ 外流　　E. K^+ 外流

7. 骨骼肌兴奋-收缩耦联中起关键作用的离子是(　　)。

A. Na^+　　　　B. K^+　　　　C. Ca^{2+}　　　　D. Cl^-　　　　E. Mg^{2+}

8. 各种可兴奋组织产生兴奋的共同标志是(　　)。

A. 产生静息电位　　　　　　B. 产生局部电位　　　　　　C. 腺体分泌

D. 产生神经冲动　　　　　　E. 产生动作电位

9. 判断组织兴奋性高低常用的简便指标是(　　)。

A. 刺激的时间　　　　　　　B. 阈强度　　　　　　　　　C. 阈电位

D. 刺激强度对时间的变化率　　E. 刺激的频率

10. 神经-肌肉接头传递中,清除乙酰胆碱的酶是(　　)。

A. 磷酸二酯酶　　　　　　　B. 腺苷酸环化酶　　　　　　C. ATP 酶

D.胆碱酯酶　　　　　　　　　　E.脂肪酶

11.神经细胞动作电位的主要组成是（　　）。

A.阈电位　　　　B.锋电位　　　　C.负后电位　　　　D.正后电位　　　　E.局部电位

12.骨骼肌收缩和舒张的基本功能单位是（　　）。

A.肌原纤维　　　B.细肌丝　　　　C.肌纤维　　　　D.粗肌丝　　　　E.肌小节

13.骨骼肌细胞中横管的功能是（　　）。

A.Ca^{2+}的储存库　　　　　　　　B.Ca^{2+}进出肌纤维的通道　　　　C.使 Ca^{2+} 通道开放

D.使 Ca^{2+} 与肌钙蛋白结合　　　　E.使兴奋传向肌细胞的深部

14.肌细胞中的三联管结构指的是（　　）。

A.每个横管及其两侧的肌小节　　　　　　　　B.每个纵管及其两侧的横管

C.横管、纵管和肌质网　　　　　　　　　　　D.每个横管及其两侧的终末池

E.每个纵管及其两侧的肌小节

15.每分解 1 分子 ATP,钠泵（　　）。

A.排出 3 个 Na^+,移入 2 个 K^+　　　　　　B.排出 2 个 Na^+,移入 3 个 K^+

C.排出 3 个 K^+,移入 2 个 Na^+　　　　　　D.排出 2 个 K^+,移入 3 个 Na^+

E.排出和移入的 Na^+ 和 K^+ 相等

二、B 型选择题

1～4 题共用选项

A.单纯扩散　　　B.载体转运　　　C.通道转运　　　　D.主动转运　　　　E.出胞作用

1.体内 O_2 和 CO_2 进出细胞膜是通过（　　）。

2.小肠黏膜上皮细胞对葡萄糖的重吸收方式是（　　）。

3.神经纤维末梢释放递质的过程属于（　　）。

4.动作电位上升支 Na^+ 内流是通过（　　）。

5～9 题共用选项

A.Na^+-K^+ 依赖式 ATP 酶　　　　　　　　B.葡萄糖进入红细胞

C.内分泌腺细胞分泌激素　　　　　　　　　　D.氨基酸在小肠黏膜的吸收

E.中性粒细胞吞噬细菌

5.属于原发性主动转运的是（　　）。

6.属于继发性主动转运的是（　　）。

7.属于载体易化扩散的是（　　）。

8.属于大分子物质出胞的现象（　　）。

9.属于大分子物质入胞的现象（　　）。

（马慧玲　刘少华）

第四章　血　液

案例引导

患者，女性，25岁。因面色苍白、头晕、乏力1年余，加重伴心慌。给予硫酸亚铁口服，因胃难受仅用过1天，近2年月经量多，半年来更明显。血液化验：血红蛋白明显降低。临床诊断：缺铁性贫血。

思考问题

1.与本病相关的正常人体功能知识有哪些？

2.结合与本病相关的正常人体结构和功能知识，解释患者的临床表现。

3.该患者在饮食上有哪些需要注意的事项？

4.试提出该患者的治疗方案并分析可能出现的精神心理问题并提出护理对策。

第一节　概　述

重点和难点：

血液的组成及理化性质；血浆渗透压形成的因素及作用。

一、血液的组成

血液由血浆和血细胞组成。血细胞可分为红细胞、白细胞、血小板三类。血细胞在全血中所占的容积百分比称为血细胞比容。正常成人血细胞比容为男性40%～50%，女性37%～48%，新生儿55%。血细胞比容反映了血细胞数量的相对值。如某些贫血病患者血细胞比容减少，严重脱水患者血细胞比容升高。把血液放入经过抗凝处理的分血计玻璃管内，经过离心沉淀后，分血计玻璃管内的血液分为两层：上层淡黄色透明液体为血浆，下层暗红色不透明液体为红细胞，两层之间的灰白色薄层为白细胞和血小板(图4-1)。

二、血液的理化特性

(一)血液的颜色

血液有动脉血和静脉血之分。动脉中流动的血液因含有较多的氧合血红蛋白而呈鲜红色，因此在动脉末梢部位如耳垂或指尖部取血或皮肤外伤后流出的血常显红色或鲜红色，此外略有

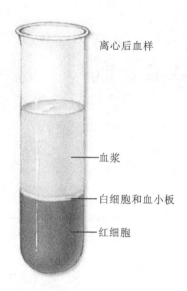

离心后血样

血浆

白细胞和血小板

红细胞

图 4-1　血液成分和血细胞示意图

贫血的患者血液也多显鲜红色。静脉血因含有较多的二氧化碳和其他代谢产物而显得颜色暗淡。空腹血浆清澈透明，一旦进食，血浆可变浑浊，因此，临床上需做血液成分检测时，要求空腹采血。

（二）血液的比重

血液的比重为 1.050～1.060，血浆的比重为 1.025～1.030。血液中红细胞数愈多则血液比重愈大，血浆中蛋白质含量愈多则血浆比重愈大。

（三）血液的黏滞性

通常是在体外测定血液或血浆与水相比的相对黏滞性，这时血液的相对黏滞性为 4～5，血浆的为 1.6～2.4。全血的黏滞性主要取决于所含的红细胞数，血浆的黏滞性主要取决于血浆蛋白质的含量。当血流速度小于一定限度时，则黏滞性与流速成反变关系。这主要是由于血流缓慢时，红细胞可叠连或聚集成团，使血液的黏滞性增大。在人体内因某种疾病使微环境血流速度显著减慢时，红细胞在其中叠连和聚集，对血流造成很大的阻力，影响循环的正常进行，这时可以通过输入血浆白蛋白或低分子右旋糖酐以增加血流冲刷力量，使红细胞分散。

（四）血液的酸碱度

正常人血浆的 pH 值为 7.35～7.45。血浆的 pH 值主要取决于血浆中主要的缓冲对，即 $NaHCO_3/H_2CO_3$ 缓冲对中 $NaHCO_3$ 和 H_2CO_3 浓度的比值。通常 $NaHCO_3$ 和 H_2CO_3 浓度的比值为 20。血浆中除 $NaHCO_3/H_2CO_3$ 外，还有 Na-Pr/H-Pr（Pr 代表蛋白质）、Na_2HPO_4/NaH_2PO_4 缓冲对。此外，在红细胞内还有 K-Hb/H-Hb、$K-HbO_2/H-HbO_2$（Hb 代表血红蛋白；HbO_2 代表氧合血红蛋白）、K_2HPO_4/KH_2PO_4、$KHCO_3/H_2CO_3$ 等缓冲对，它们都是很有效的缓冲对系统。一般酸性或碱性物质进入血液时，由于有这些缓冲系统的作用，对血浆 pH 值的影响已减至很小，特别是在肺和肾不断排出体内过多的酸或碱的情况下，血浆 pH 值的波动范围极小。

三、血浆

（一）血浆的成分和作用

血浆含水 91%～92%，含溶质 8%～9%。溶质中血浆蛋白含量最多，其余为无机盐及蛋白有机物等。血浆中电解质与组织液基本相同。由于这些溶质和水分都很容易透过毛细血管与组织液交流，这一部分液体的理化性质的变化常与组织液平行。在血液不断循环流动的情况下，血浆蛋白的浓度是血浆和组织液的主要区别所在。

（二）血浆蛋白

血浆蛋白是血浆中所有蛋白质的总称。用盐析法可将血浆蛋白分为白蛋白、球蛋白与纤维蛋白原三大类。用电泳法又可将白蛋白区分为白蛋白和前白蛋白，将球蛋白区分为 α_1-、α_2-、α_3-、β-、γ-球蛋白等。血浆蛋白具有不同的生理功能，主要包括以下六个方面：①营养功能；②运输功能；③缓冲功能；④形成胶体渗透压；⑤参与机体的免疫功能；⑥参与凝血和抗凝血功能。

（三）血浆电解质

血浆电解质绝大部分以离子形式存在，约占血浆总量的 0.9%，血浆中的正离子主要为 Na^+，还有 K^+、Ca^{2+}、Mg^{2+}，负离子主要为 Cl^-、HCO_3^-、HPO_4^{2-} 等。这些离子可维持血浆晶体渗透压、酸碱平衡及正常神经和肌肉的兴奋性。

（四）非蛋白含氮化合物

非蛋白含氮化合物主要包括尿素、尿酸、肌酐、肌酸、氨基酸、氨和胆红素等。临床上把这些非蛋白含氮化合物中的氮称为非蛋白氮（non-protein nitrogen，NPN），正常值为 14～25 mmol/L，主要经肾脏排出体外。测定血中 NPN 或尿素的含量，有助于了解体内蛋白质代谢状况和肾功能。

四、血浆渗透压

渗透压是指溶液中溶质分子通过半透膜的吸水能力，其大小与溶液中溶质颗粒数成正比，与溶质颗粒的种类和大小无关。

（一）血浆渗透压的组成及正常值

血浆的渗透压主要来自溶解于其中的晶体物质，特别是电解质，称为晶体渗透压。血浆中虽含有大量蛋白质，但产生的渗透压小，不超过 1.5 mOsm/L（约相当于 3.3 kPa(25 mmHg)），称为胶体渗透压。在血浆蛋白中，白蛋白的相对分子质量远小于球蛋白，但是分子数量远多于它，故血浆胶体渗透压主要来自白蛋白。血浆渗透压约为 300 mOsm/L（770 kPa）。

在临床或生理实验中使用的等渗、高渗或低渗溶液，都是与血浆渗透压相比较而言的。各种溶液中，其渗透压与血浆渗透压相等的称为等渗溶液（如 0.9%NaCl 溶液或 5% 的葡萄糖溶液），高于或低于血浆渗透压的则相应地称为高渗或低渗溶液。

（二）血浆渗透压的作用

晶体渗透压的作用是保持细胞内外的水平衡。由于细胞膜的通透性较小，允许水分子自由通过，对某些无机盐离子等不易通过，对蛋白质则不通过。将正常红细胞悬浮于不同浓度的 NaCl 溶液中即可看到：在等渗溶液中的红细胞保持正常大小和双凹圆碟形；在渗透压递减的一系列溶液中，红细胞逐步胀大并双侧凸起，当体积增加 30% 时成为球形；体积增加 45%～60% 则细胞膜损伤而发生溶血。正常人的红细胞在 0.42%NaCl 溶液中可发生溶血，而在 0.35%NaCl 溶液中完全溶血。

知识拓展

溶 血

红细胞破裂，血红蛋白逸出的过程称为红细胞溶解，简称溶血。溶血可由多种理化因素和毒素引起。在体外，低渗溶液、机械性强力振荡、突然低温冷冻（−25～−20 ℃）或突然化冻、过酸或过碱，以及酒精、乙醚、皂碱、胆碱盐等均可引起溶血。

胶体渗透压的作用是调节血管内外的水平衡。毛细血管壁的通透性较大，水分子和晶体物质可以自由通过，所以毛细血管壁两侧的胶体渗透压基本相等，但毛细血管壁不允许大分子血浆蛋白质通过，因此，毛细血管内外水分的交换取决于血浆胶体渗透压。

第二节 血 细 胞

重点和难点：
血细胞的正常值、生理特性及功能；红细胞的生成及调节。

血细胞包括红细胞、白细胞和血小板三类，它们均起源于造血干细胞。在个体发育过程中，造血器官有一个变迁的程序。胚胎发育的早期，是在卵黄囊造血，从胚胎第 2 个月开始，由肝、脾造血；胚胎发育到第 5 个月以后，肝、脾的造血活动逐渐减少，骨髓开始造血并逐渐增强；到胎儿出生时，几乎完全依靠骨髓造血，但在造血需要增加时，肝、脾可再参与造血以补充骨髓功能的不足。因此，此时的骨髓外造血具有代偿作用。儿童到 4 岁以后，骨髓腔的增长速度已超过了造血组织增长的速度，脂肪细胞逐步填充多余的骨髓腔。到 18 岁左右，只有脊椎骨、肋骨、胸骨、颅骨和长骨近端骨骺处才有造血骨髓，但造血组织的总量已很充裕。成年人如果出现骨髓外造血，已无代偿的意义，而是造血功能紊乱的表现。

造血过程，也就是各类血细胞的发育、成熟的过程，是一个连续而又区分为阶段的过程（图 4-2）。

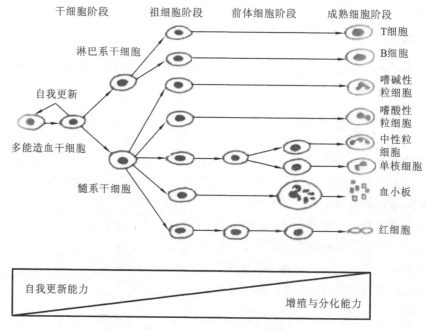

图 4-2 血细胞发育模式图

一、红细胞

（一）红细胞的数量、形态和功能

红细胞是血液中数量最多的一种血细胞，我国正常成人男性为$(4.0\sim5.5)\times10^{12}/L$，女性为$(3.5\sim5.0)\times10^{12}/L$，新生儿可超过 $6.0\times10^{12}/L$，6 月龄降至最低，1 岁又渐高，青春期逐渐接近成人。正常红细胞呈双凹圆碟形，平均直径约 8 μm，周边稍厚。这种形态较球形时为大，不仅使气体可通过的面积较大，有利于气体交换，而且也有利于红细胞的可塑性变形。红细胞的主要功能是运输氧气和二氧化碳，同时还对血液酸碱度起到缓冲作用。这些功能是由红细胞内含有的血红蛋白（hemoglobin，Hb）来完成的。我国正常成人男性 Hb 浓度为 120～160 g/L，女性为 110～150 g/L。

（二）红细胞的生理特性

1. 可塑变形性 红细胞在血管中循环运行，常要挤过口径比它小的毛细血管和血窦间隙，这时红细胞将发生变形，在通过后又恢复原状，这种特性称为可塑变形性。红细胞的表面积与体积的比值愈大,变形能力愈大,故双凹圆碟形红细胞的变形能力远大于异常情况下可能出现的球形红细胞。

2. 悬浮稳定性 将与抗凝剂混匀的血液垂直静置于血沉管中,红细胞由于比重较大,将因重力而下沉,但正常时下沉十分缓慢,说明红细胞能相对稳定地悬浮于血浆中,红细胞的这一特性称为红细胞的悬浮稳定性。通常以红细胞在单位时间内下沉的距离来表示红细胞沉降的速度,称为红细胞沉降率(erythrocyte sedimentation rate,ESR),简称血沉。用魏氏法测定血沉,正常男性为 $0 \sim 15$ mm/h,女性为 $0 \sim 20$ mm/h。红细胞下降缓慢,说明它有一定的悬浮稳定性。血沉愈小,表示悬浮稳定性愈大。血沉的快慢是衡量红细胞悬浮稳定性强弱的指标。血沉在某些疾病时(如活动性肺结核、风湿热等)加快,这主要是由于许多红细胞能较快地互相以凹面相贴,形成一叠红细胞,称为叠连。红细胞叠连起来,其外表面积与容积之比减小,因而摩擦力减小,下沉加快。叠连形成的快慢主要取决于血浆的性质,而不在于红细胞自身。若将血沉快的患者的红细胞置于正常人的血浆中,则形成叠连的程度和红细胞沉降的速度并不加大;反过来,若将正常人的红细胞置于这些患者的血浆中,则红细胞会迅速叠连而沉降。这说明使红细胞发生叠连的因素在于血浆中。一般血浆中白蛋白增多可使红细胞沉降减慢;而球蛋白与纤维蛋白原增多时,红细胞沉降加速。其原因可能就在于白蛋白可使红细胞叠连(或聚集成其他形式的团粒)减少,而球蛋白与纤维蛋白原则可促使叠连(或其他形式的聚集)增多,但其详细作用机制尚不清楚。

3. 红细胞的渗透脆性 红细胞在低渗盐溶液中发生膨胀破裂的特性,称为红细胞的渗透脆性,它实际上反映了红细胞膜抵抗低渗溶液能力的大小。红细胞抗低渗液的能力大,脆性小,不易破;抗低渗液的能力小,脆性大,容易破。实验证明,将红细胞置于 $0.6\% \sim 0.8\%$ 的 NaCl 溶液中,红细胞膨胀,但不破裂;置于 $0.4\% \sim 0.45\%$ 的 NaCl 溶液中,部分红细胞破裂;置于 $0.30\% \sim 0.35\%$ 的 NaCl 溶液中,则全部红细胞破裂,出现溶血。临床上如先天性溶血性黄疸患者其脆性特别大;巨幼红细胞贫血患者其脆性显著减小。

(三)红细胞的生成与破坏

红细胞在血液中能保持一定的数量,是由于它的生成与破坏呈动态平衡。

1. 红细胞的生成 红细胞的生成部位,在胚胎期为肝、脾和骨髓,出生后主要在骨髓。红骨髓的造血功能正常是红细胞生成的前提条件。当机体长期受到放射线的作用或者某些药物的作用,红骨髓的造血功能将受到抑制,这种由于骨髓造血功能受到抑制而引起的贫血称为再生障碍性贫血。

蛋白质和铁是合成血红蛋白的主要原料。每毫升血液中的红细胞生成约需要 1 mg 铁,正常成人每天需要 $20 \sim 25$ mg 铁,但人每天只需从食物中吸收 1 mg(约 5%)以补充排泄的铁,其余 95% 均来自人体铁的再利用。机体储存的铁主要来自于破坏了的红细胞。衰老的红细胞被巨噬细胞吞噬后,血红蛋白被分解而释出血红素中的 Fe^{2+}。如果因为慢性出血等,致体内储存的铁减少,或造血功能增强而供铁不够,则可致血红蛋白合成不足,引起小细胞性贫血,又称为缺铁性贫血。

在幼红细胞的发育成熟过程中,还需要维生素 B_{12} 和叶酸的参与,将它们称为红细胞成熟因子。它们参与合成细胞核的主要构成物质——DNA。维生素 B_{12} 在体内的吸收需要内因子的参与。内因子是由胃腺的壁细胞所分泌的一种糖蛋白,当胃大部分被切除或胃腺细胞受损伤,机体缺乏内因子,或体内产生抗内因子的抗体时,即可发生维生素 B_{12} 吸收障碍,影响幼红细胞的分裂和血红蛋白合成,出现巨幼红细胞性贫血。叶酸吸收之后,在二氢叶酸还原酶的催化下,形成四氢叶酸,才能参与 DNA 的合成。叶酸缺乏时也引起与维生素 B_{12} 缺乏时相似的巨幼红细胞性贫血。只是在维生素 B_{12} 缺乏时,还可伴有神经系统和消化道症状。

2. 红细胞生成的调节 正常血液中红细胞数量的维持,主要受促红细胞生成素和雄激素的调节。

(1)促红细胞生成素(erythropoietin,EPO):一种糖蛋白,主要由肾组织产生,肝脏也有小量生成。当组织中氧分压降低时,血浆中的促红细胞生成素的浓度增加,它促进红系祖细胞向前体细胞分化,又加速这些细胞的增殖,结果使骨髓中能合成血红蛋白的幼红细胞数增加,网织红细胞加速从骨髓释放。等到红细胞数量增加,机体缺氧缓解时,肾脏产生的促红细胞生成素就减少,这种负反馈调节,使红细胞数量维持在正常水平(图4-3)。高原地区居民的红细胞数量高于平原地区居民,就是由于缺氧造成的。慢性肾病患者出现肾性贫血是由于血中促红细胞生成素减少,从而使红细胞生成减少所致。

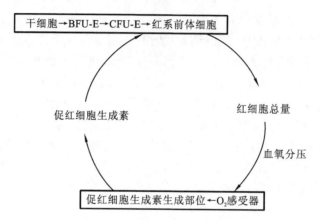

图 4-3　促红细胞生成素调节红细胞生成的反馈调节

(2)性激素:雄激素可提高血浆中促红细胞生成素的浓度,促进红细胞生成;雌激素可降低红系祖细胞对促红细胞生成素的反应,抑制红细胞的生成。雄激素和雌激素对红细胞生成的不同效应,可能是男性的红细胞数和血红蛋白量高于女性的原因。

3.红细胞的破坏　正常人红细胞的平均寿命为120天。每天约有0.8%的衰老红细胞被破坏。90%的衰老红细胞在脾和骨髓中被巨噬细胞所吞噬,血红蛋白被分解为铁、血红素、珠蛋白,铁被再利用于造血,血红素代谢后经排泄器官排到体外,珠蛋白参与体内蛋白质代谢。当脾功能亢进时出现脾性贫血。

知识拓展

缺铁性贫血

当机体对铁的需求与供给失衡,导致体内储存铁耗尽,继之红细胞内铁缺乏时,最终可引起缺铁性贫血(IDA)。IDA是铁缺乏症的最终阶段,表现为缺铁引起的小细胞低色素性贫血及其他异常。IDA是最常见的贫血。其发病率在发展中国家、经济不发达地区,以及婴幼儿、育龄妇女明显增高。上海地区人群调查显示:铁缺乏症的年发病率在6个月~2岁婴幼儿为75.0%~82.5%、妊娠3个月以上妇女为66.7%、育龄妇女为43.3%、10~17岁青少年为13.2%;以上人群IDA患病率分别为33.8%~45.7%、19.3%、11.4%、9.8%。患铁缺乏症主要和下列因素相关:婴幼儿辅食添加不足,青少年偏食,妇女月经量过多、多次妊娠、哺乳,以及某些病理因素,如胃大部切除、慢性失血、慢性腹泻、萎缩性胃炎和钩虫感染等。

二、白细胞

(一)白细胞的形态、数量和分类计数

白细胞(leukocyte)为无色、有核的血细胞,在血液中一般呈球状。正常成年人白细胞总数为$(4.0\sim10.0)\times10^9$/L。根据形态特点可分为粒细胞和无粒细胞。其中粒细胞包括中性粒细胞、

嗜酸性粒细胞、嗜碱性粒细胞;无粒细胞包括单核细胞、淋巴细胞。分别计算每一类白细胞的百分比,称为白细胞的分类计数,其中中性粒细胞占 $50\%\sim70\%$,嗜酸性粒细胞占 $0.5\%\sim5\%$,嗜碱性粒细胞占 $0\sim1\%$,单核细胞占 $3\%\sim8\%$,淋巴细胞占 $20\%\sim40\%$。

正常人血液中的白细胞数量因年龄、机体功能状态等不同而有变化。①一天之内,下午较早晨多。②新生儿最高,出生后 3 天到 3 个月为 $10\times10^9/L$。③进食、疼痛、运动、情绪激动、月经期、妊娠、分娩可使白细胞数显著升高。白细胞增多是指白细胞数量超过 $10\times10^9/L$,白细胞减少是指白细胞数量低于 $4\times10^9/L$。

(二)白细胞的生理功能

1.中性粒细胞 绝大部分的粒细胞属于中性粒细胞。中性粒细胞在血管内停留的时间平均只有 $6\sim8$ h,它们很快穿过血管壁进入组织发挥作用,而且进入组织后不再返回血液中来。在血管中的中性粒细胞,约有一半随血液循环,通常白细胞计数只反映了这部分中性粒细胞的情况;另一半则附着在小血管壁上。同时,在骨髓中尚储备了约 2.5×10^{12} 个成熟中性粒细胞,在机体需要时可立即动员大量这部分粒细胞进入血液循环。

中性粒细胞在血液的非特异性细胞免疫系统中起着十分重要的作用,它处于机体抵御微生物病原体,特别是在化脓性细菌入侵的第一线。当炎症发生时,它们被趋化性物质吸引到炎症部位,故急性感染时,血中中性粒细胞增多明显。由于中性粒细胞内含有大量溶酶体酶,因此能将吞噬入细胞内的细菌和组织碎片分解,这样入侵的细菌被包围在一个局部并被消灭,可防止病原微生物在体内扩散。

2.嗜碱性粒细胞 在白细胞中嗜碱性粒细胞的平均循环时间是 12 h。这类粒细胞的胞质中存在较大和碱性染色很深的颗粒,颗粒内含有肝素和组胺。嗜碱性粒细胞释放出肝素(heparin),肝素有抗凝血作用;嗜碱性粒细胞释放的组胺与过敏性慢反应物质可使毛细血管壁通透性增加、平滑肌收缩、小血管扩张,与某些异物(如花粉)引起哮喘、荨麻疹等过敏反应的症状有关。

此外,嗜碱性粒细胞被激活时还释放一种称为嗜酸性粒细胞趋化因子的物质,这种因子能把嗜酸性粒细胞吸引过来,聚集于局部以限制嗜碱性粒细胞在过敏反应中的作用。

3.嗜酸性粒细胞 血液中嗜酸性粒细胞的胞质内含有较大的、椭圆形的嗜酸性颗粒。嗜酸性粒细胞的主要作用:①限制嗜碱性粒细胞在速发性过敏反应中的作用,破坏嗜碱性粒细胞所释放的组胺等活性物质。②参与对蠕虫的免疫反应。嗜酸性粒细胞黏着于蠕虫上,并且利用细胞溶酶体内所含的过氧化物酶等酶类损伤蠕虫体。在寄生虫感染、过敏反应等情况时,常伴有嗜酸性粒细胞增多。

4.单核细胞 单核细胞胞体较大,胞质内没有颗粒,单核细胞来源于骨髓中的造血干细胞,并在骨髓中发育。与其他血细胞相比,具有更强的吞噬作用。单核细胞在血液中停留 $2\sim3$ 天后迁移到周围组织中,细胞体积继续增大,细胞内所含的溶酶体颗粒和线粒体的数目也增多,成为成熟的细胞。在组织中的单核细胞称为组织巨噬细胞,它们经常大量存在于淋巴结、肺泡壁、骨髓、肝和脾等部位。主要功能如下:①吞噬、杀灭入侵的病原微生物,如病毒、疟原虫等;②识别、杀伤肿瘤细胞;③清除坏死组织和衰老的红细胞、血小板等;④参与免疫反应;⑤产生集落刺激因子,调节粒系造血祖细胞的增殖和分化。

5.淋巴细胞 淋巴细胞是免疫细胞中的一大类,根据细胞成长发育的过程和功能的不同,淋巴细胞分为 T 细胞和 B 细胞两类。在功能上,T 细胞主要与细胞免疫有关,B 细胞则主要与体液免疫有关。

(三)白细胞的生成与破坏

所有白细胞均来自骨髓中的原始细胞,除淋巴细胞外,其他白细胞都在骨髓中发育、成熟。衰老的白细胞大部分由肝脾内的巨噬细胞吞噬,小部分由消化道和呼吸道黏膜排出。

三、血小板

（一）血小板的形态和数量

血小板是从骨髓成熟的巨核细胞胞浆裂解、脱落下来的具有生物活性的小块胞质，无细胞核，形态不规则，直径为 $2\sim4~\mu m$。正常成年人的血小板数量为 $(100\sim300)\times10^9/L$。血小板有维护血管壁完整性的功能。当血小板数减少到 $50\times10^9/L$ 以下时，微小创伤或仅血压增高也可使皮肤和黏膜下出现血淤点，甚至出现大块紫癜。血小板数量超过 $1000\times10^9/L$ 时，易发生血栓。

（二）血小板的生理特性

1. 黏附 血管内皮损伤，暴露出胶原纤维，血小板立即黏着在胶原纤维上称为血小板黏附。

2. 吸附 血小板能将许多凝血因子吸附到它的表面，凝血因子在受损血管局部的浓度随之升高，利于血液凝固和生理性止血。

3. 聚集 血小板与血小板之间的相互黏着称为血小板聚集。ADP 是使血小板聚集最重要的物质，特别是从血小板释放出来的这种内源性 ADP 尤其重要。

4. 释放 血小板受刺激后，将储存在其内的活性物质大量排出的过程称为血小板释放。释放的物质主要有 ADP、ATP、5-羟色氨、Ca^{2+}、血小板因子、纤溶酶原等，这些活性物质决定了血小板具有多样和复杂的生理功能。

5. 收缩 血小板在 Ca^{2+} 作用下内含蛋白质收缩，使血小板收缩，血凝块硬化，形成坚实的止血栓。

（三）血小板的生理功能

1. 参与生理性止血 小血管破损出血，经过一定时间，出血自然停止，称为生理性止血。从小血管破损出血到自然停止出血的时间称出血时间（bleeding time），正常值为 $1\sim3$ min。出血时间的长短可以反映生理止血功能的状态。血小板减少，出血时间即相应延长。血小板在生理性止血过程中的作用：①使受损血管收缩。血管损伤后，内皮下的胶原纤维暴露，血小板立即黏附在露出来的胶原纤维上，接着血小板发生聚集和释放，释放的儿茶酚胺、5-羟色胺、ADP 等可使小血管平滑肌收缩。②血小板形成止血栓，堵塞血管破损的地方。③血小板释放促进血液凝固的物质，如 PF_3 等，促进血液凝固，发挥止血作用。

2. 参与血液凝固 血小板能吸附许多凝血因子，如纤维蛋白原、凝血酶原、PF_3 等，可以促进血液凝固。

3. 维持血管内皮的完整性 正常时，血小板可以与血管内皮细胞融合，修复受损的内皮细胞，以维护血管壁的正常通透性。

（四）血小板的破坏

血小板进入血液后，其平均寿命为 $7\sim14$ 天，但只在开始两天具有生理功能。衰老的血小板在脾、肝和肺组织中被吞噬破坏。

第三节 血液凝固与纤维蛋白的溶解

一、血液凝固

血液由流动的液体状态变为不能流动的凝胶状态的过程称为血液凝固，简称凝血。凝血时间是指血液从血管破损处流出，由流体变成不能流动的凝胶状态的时间，正常为 $2\sim8$ min。血液凝固是有许多酶和凝血因子参与的复杂反应，其实质就是血浆中可溶性的纤维蛋白原转变成不溶性的纤维蛋白的过程。纤维蛋白与血小板构成牢固的止血栓，有效地制止出血。

（一）凝血因子

凝血因子是指血浆与组织中直接参与凝血的物质，统称为凝血因子，其中已按国际命名法用罗马数字编了号的有 12 种（表 4-1）。此外，还有前激肽释放酶、高分子激肽原以及来自血小板的磷脂等直接参与凝血过程。正常时因子Ⅲ只存在于血管外，其余的因子都存在于血浆内。除因子Ⅳ与磷脂外，其余已知的凝血因子都是蛋白质。通常在血液中，因子Ⅱ、Ⅶ、Ⅸ、Ⅹ、Ⅺ、Ⅻ都是无活性的酶原，必须被激活才能发挥作用，习惯上于该因子代号的右侧加一"a"来表示。如凝血酶原被激活为凝血酶，即由因子Ⅱ变成因子Ⅱa。因子Ⅱ、Ⅶ、Ⅸ、Ⅹ的合成均需要维生素 K，属于维生素 K 依赖因子。

表 4-1　国际命名法编号的凝血因子

因子	同　义　名	因子	同　义　名
Ⅰ	纤维蛋白原	Ⅷ	抗血友病因子
Ⅱ	凝血酶原	Ⅸ	血浆凝血激酶
Ⅲ	组织凝血激酶	Ⅹ	Stuart-Prower 因子
Ⅳ	Ca^{2+}	Ⅺ	血浆凝血激酶前质
Ⅴ	前加速素	Ⅻ	接触因子
Ⅶ	前转变素	ⅩⅢ	纤维蛋白稳定因子

（二）血液凝固的过程

血液凝固过程基本上是一系列蛋白质有限水解的过程，凝血过程一旦开始，各个凝血因子便一个激活另一个，形成一个"瀑布"样的反应链直至血液凝固。凝血过程大体分为凝血酶原复合物（也称凝血酶原激活复合物）的形成、凝血酶激活和纤维蛋白的生成三个主要阶段（图 4-4）。

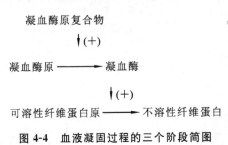

凝血酶原复合物
↓(+)
凝血酶原 ——→ 凝血酶
↓(+)
可溶性纤维蛋白原 ——→ 不溶性纤维蛋白

图 4-4　血液凝固过程的三个阶段简图

1. 凝血酶原复合物的形成　Ⅹa、Ⅴ、PF_3 和 Ca^{2+} 合称凝血酶原复合物，其形成的关键是因子Ⅹ的激活，因子Ⅹ的激活有两种途径。如果只是损伤血管内膜或抽出血液置于玻璃管内，完全依靠血浆内的凝血因子逐步使因子Ⅹ激活从而发生凝血的，称为内源性激活途径；如果是依靠血管外组织释放的因子Ⅲ来参与因子Ⅹ的激活的，称为外源性激活途径。

（1）内源性激活途径：从因子Ⅻ的激活开始。血管内膜下组织，特别是胶原纤维，与因子Ⅻ接触，可使因子Ⅻ被激活成Ⅻa。因子Ⅻa可激活前激肽释放酶使之成为激肽释放酶，后者反过来又能激活因子Ⅻ，这是一种正反馈，可使因子Ⅻa大量生成。因子Ⅻa又激活因子Ⅺ成为Ⅺa。由因子Ⅻ被激活到Ⅺa形成为止的步骤，称为表面激活。表面激活所形成的Ⅺa再激活因子Ⅸ生成Ⅸa，这一步需要有 Ca^{2+}（即因子Ⅳ）存在。Ⅸa再与因子Ⅷ、PF_3 及 Ca^{2+} 组成因子Ⅷ复合物，即可激活因子Ⅹ生成因子Ⅹa。PF_3 可能就是血小板膜上的磷脂，它的作用主要是提供一个磷脂的吸附表面。因子Ⅸa和因子Ⅹ分别通过 Ca^{2+} 而同时连接于这个磷脂表面，因子Ⅸa即可使因子Ⅹ发生有限水解而激活成为Ⅹa。但这一激活过程进行很缓慢，除非是有因子Ⅷ参与。因子Ⅷ本身不是蛋白酶，而是一种辅助因子，不能激活因子Ⅹ，但能使因子Ⅸa激活因子Ⅹ的作用加快几百倍。遗传性缺乏因子Ⅷ将发生甲型血友病（hemophilia A），这时凝血过程非常慢，甚至微小的创伤也出血不止。先天性缺乏因子Ⅸ时，内源性激活途径因子Ⅹ的反应受阻，血液也就不易凝固，这种凝血缺陷称为乙型血友病（hemophilia B）。

(2)外源性激活途径:由因子Ⅶ与因子Ⅲ组成复合物,在有 Ca^{2+} 存在的情况下,激活因子Ⅹ生成因子Ⅹa。因子Ⅲ,原名组织凝血激酶,广泛存在于血管外组织中,但在脑、肺和胎盘组织中特别丰富。因子Ⅲ为磷脂蛋白质。 Ca^{2+} 的作用就是将因子Ⅶ与因子Ⅹ都结合于因子Ⅲ所提供的磷脂上,以便因子Ⅶ催化因子Ⅹ的有限水解,形成因子Ⅹa。一般来说,通过外源性激活途径凝血较快,内源性激活途径较慢,但在实际情况中,单纯由一种途径引起凝血的情况不多。

2.凝血酶的形成 因子Ⅹa又与因子Ⅴ、PF_3 和 Ca^{2+} 形成凝血酶原复合物,激活凝血酶原(因子Ⅱ)生成凝血酶(Ⅱa)。在凝血酶原复合物中的 PF_3 也是提供磷脂表面,因子Ⅹa和凝血酶原(因子Ⅱ)通过 Ca^{2+} 而同时连接于磷脂表面,因子Ⅹa催化凝血酶原进行有限水解,成为凝血酶(Ⅱa)。因子Ⅴ也是辅助因子,它本身不是蛋白酶,不能催化凝血酶原的有限水解,但可使因子Ⅹa的作用增快几十倍。

3.纤维蛋白的形成 凝血酶能催化纤维蛋白原的分解,还可激活因子ⅩⅢ生成因子ⅩⅢa,使每一分子纤维蛋白原转变成为纤维蛋白单体,然后互相连接,特别是在因子ⅩⅢa作用下形成牢固的纤维蛋白多聚体,即不溶于水的血纤维。

上述凝血过程可概括地表达于图4-5中。

血液凝固的过程是一种正反馈。血液凝固后形成的血凝块,析出的淡黄色透明液体称为血清。血清不会凝固,原因是血清中不含纤维蛋白原和某些被消耗的凝血因子。

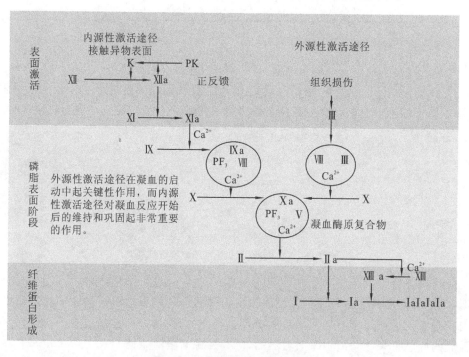

图 4-5 血液凝固全过程示意图

PF_3:血小板因子3 PK:前激肽释放酶 K:激肽释放酶

（三）抗凝系统

血浆中最重要的抗凝物质是抗凝血酶Ⅲ和肝素,它们的作用约占血浆全部抗凝血酶活性的75%。

1.抗凝血酶Ⅲ 抗凝血酶Ⅲ是血浆中的一种丝氨酸蛋白酶抑制物,是最为重要的一种。因子Ⅱa、Ⅶ、Ⅸa、Ⅹa、ⅩⅡa的活性中心均含有丝氨酸残基,都属于丝氨酸蛋白酶。抗凝血酶Ⅲ分子上的精氨酸残基可以与这些酶活性中心的丝氨酸残基结合,这样就"封闭"了这些酶的活性中心而使之失活。在血液中,每一分子抗凝血酶Ⅲ可以与一分子凝血酶结合形成复合物,从而使凝血酶失活。

2.肝素 肝素是一种酸性黏多糖,主要由肥大细胞和嗜碱性粒细胞产生,存在于大多数组织中,在肝、肺、心和肌组织中更为丰富。肝素在体内和体外都具有抗凝作用,肝素抗凝的主要机制在于它能结合血浆中的一些抗凝蛋白,如抗凝血酶Ⅲ,使这些抗凝蛋白的活性大为增强。当肝素与抗凝血酶赖氨酸残基结合,则抗凝血酶Ⅲ与凝血酶的亲和力可增强100倍,使两者结合得更快、更稳定,使凝血酶立即失活。肝素还可以作用于血管内皮细胞,使之释放凝血抑制物和纤溶酶原激活物,从而增强对凝血的抑制和纤维蛋白的溶解。肝素还能与血小板结合,不仅抑制血小板表面凝血酶的形成,而且抑制血小板的聚集与释放。

(四)血液凝固的加速与延缓

1.血液凝固的加速   常见的可以促进血液加速凝固的方法如下。①加钙:因为在血液凝固的过程中,钙离子参与多种反应。②局部适宜加温:可以加速凝血酶促反应。外科手术时常用温热的生理盐水纱布压迫伤口止血就是这个原因,它同时还可增加血液接触粗糙面,促进血小板发挥凝血作用和因子Ⅻ激活。③应用促凝剂:可以使用维生素K、止血芳酸等。维生素K能促使肝脏合成凝血因子Ⅱ、Ⅶ、Ⅸ、Ⅹ,以加速凝血。

2.血液凝固的延缓   常用的可以延缓血液凝固的方法如下。①用除钙剂:钙不仅是凝血因子,而且参与血液凝固的多个环节,降低血浆中的 Ca^{2+},即可延缓血液凝固。常用的除钙剂有柠檬酸钠、草酸铵或草酸钾,这些物质可以与 Ca^{2+} 形成不易电离的可溶性络合物或者合成不易溶解的草酸钙,从而使血钙浓度降低。②降低血液温度:当反应系统的温度降低至10 ℃以下时,很多参与凝血过程的酶的活性下降,因此可延缓血液凝固。③应用抗凝剂:如肝素、抗凝血酶等。④保证血液接触面光滑:可减少血小板的聚集和解体,减弱对凝血过程的触发,因而延缓了凝血酶的形成。例如,将血液盛放在内表面涂有硅胶或石蜡的容器内,即可延缓血凝。

二、纤维蛋白溶解

纤维蛋白被分解液化的过程,称为纤维蛋白溶解(简称纤溶)。纤溶系统包括四种成分,即纤维蛋白溶解酶原(简称纤溶酶原,又称血浆素原)、纤维蛋白溶解酶(简称纤溶酶,又称血浆素)、纤溶酶原激活物与纤溶酶抑制物。

纤溶的基本过程可分两个阶段,即纤溶酶原的激活与纤维蛋白(或纤维蛋白原)的降解(图4-6)。

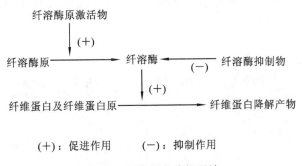

(+):促进作用   (-):抑制作用

图4-6   纤维蛋白溶解系统

1.纤溶酶原激活   纤溶酶原主要在肝合成,骨髓、嗜酸性粒细胞也可合成少量的纤溶酶原。纤溶酶原在激活物的作用下发生有限水解,脱下一段肽链而激活成为纤溶酶。

纤溶酶原激活物分布广而种类多,主要有三类:第一类为血管激活物,在小血管内皮细胞中合成后释放入血中,以维持血浆内激活物浓度于基本水平。血管内出现血纤维凝块时,可使内皮细胞释放大量激活物。所释放的激活物大都吸附于血纤维凝块上,进入血流的很少。肌肉运动、静脉阻断、儿茶酚胺与组胺等也可使血管内皮细胞合成和释放的激活物增多。第二类为组织激活物,存在于很多组织中,其中以子宫、卵巢、肾上腺、前列腺、甲状腺和肺等组织中含量较多,在这些器官手术时不易止血。肾合成与分泌的尿激酶就属于这一类激活物,活性很强,有助于防止肾小管中纤维蛋白沉着。第三类为依赖于因子Ⅻ的激活物,例如前激肽释放酶被Ⅻa激活后所生成的激肽释放酶即可激活纤溶酶原。这一类激活物可能使血凝与纤溶互相配合并保持平衡。

2.纤维蛋白(与纤维蛋白原)的降解   纤溶酶属于丝氨酸蛋白酶,它最敏感的底物是纤维蛋白和纤维蛋白原。在纤溶酶作用下,纤维蛋白或纤维蛋白原被水解成很多可溶的小肽,总称为纤维蛋白降解产物。纤维蛋白降解产物一般不能再出现凝固,而且其中一部分有抗血凝的作用。

纤溶酶是血浆中活性最强的蛋白酶,但特异性较小,可以水解凝血酶、因子Ⅴ、因子Ⅷ,激活因子Ⅻa,促使血小板聚集和释放 5-羟色胺、ADP 等,但它的主要作用是水解纤维蛋白原和纤维蛋白。

3.纤溶酶抑制物及其作用 血液中存在的纤溶酶抑制物主要是抗纤溶酶,但其特异性不大,如 α_2-巨球蛋白能普遍抑制纤溶酶、胰蛋白酶、凝血酶、激肽释放酶等。每一分子 α_2-巨球蛋白可结合一分子纤溶酶,然后迅速被巨噬细胞清除。血浆中 α_1-抗胰蛋白酶也对纤溶酶有抑制作用,但作用较慢,分子小,可渗出血管,控制血管外纤溶活动。这些抑制物的作用是广泛控制在血凝与纤溶两个过程中起作用的一些酶类。这对于将血凝与纤溶局限于创伤部位有重要意义。

4.纤溶的意义 纤溶系统有利于保持血管内血液处于液体状态,保持血流通畅,防止血栓的形成。正常情况下,纤溶系统和血液凝固系统存在动态平衡,二者既对立又统一,共同保持血流通畅。

知识拓展

水蛭素的发现

水蛭素是水蛭及其唾液腺中已提取出的多种活性成分中活性最显著并且研究得最多的一种成分,它是由 65~66 个氨基酸组成的小分子蛋白质(多肽)。水蛭素对凝血酶有极强的抑制作用,是迄今为止所发现最强的凝血酶天然特异抑制剂。动物试验与临床研究表明,水蛭素能高效抗凝血、抗血栓形成,以及阻止凝血酶催化的凝血因子活化和血小板反应等进一步血淤现象。

水蛭素是一类很有前途的抗凝化淤药物,它可用于治疗各种血栓疾病,尤其是静脉血栓和弥散性血管内凝血的治疗;也可用于外科手术后预防动脉血栓的形成,预防溶解血栓后或血管再造后血栓的形成;改善体外血液循环和血液透析过程。

第四节 血量、血型与输血

重点和难点:
ABO 血型系统的分型依据及输血关系。

一、血量

血量即体内血液的总量,包括在心血管系统中迅速流动的循环血量(占绝大部分)以及滞留在肝、肺、腹腔静脉、皮下静脉丛等处的储备血量。剧烈运动、失血或应急情况下,储备血量可补充循环血量。正常成年人的血量相当于体重的 7%～8%或相当于每千克体重 60～80 mL。据此推算,60 kg 体重的人,其血量为 4200～4800 mL。

血量的相对恒定是内环境维持相对稳定的一个重要方面,是神经和体液因素调节的结果,并和体内总的水平衡有密切的联系。机体一次失血不超过总血量的 10%,不致严重影响正常生理功能,可通过代偿反应和心血管系统的调节,使血量很快恢复,水和电解质可在 1～2 h 内补足,血浆蛋白可在 24 h 内补足,故一次献血 200～300 mL,不会影响健康。一次失血超过总血量的 20%,就会引起某些正常生理功能的障碍,出现血压下降、脉搏加快、四肢冰冷、恶心、眩晕、口渴等;失血超过总血量的 30%,如不迅速输血抢救,将会致命。血量过多,将使心血管系统的负担过重;血细胞过多,可导致血液的黏滞性过高,不仅可加大血流的阻力,还不利于血液正常循环。因此,输血量过多、输血速度过快均属有害。

二、血型与输血

血型是指血细胞膜上特异性凝集原的类型,通常所说的血型是指红细胞的血型。1901 年兰德斯坦纳发现了第一个血型系统,即 ABO 血型系统。1921 年,世界卫生组织(WHO)正式向全球推广认同和使用 A、B、O、AB 四种血型,但是随着研究的一步步深入,人们发现自身的血型除了 ABO 血型系统外,还可以有其他的分类。1940 年兰德斯坦纳和韦纳又发现了 Rh 血型系统,到 1995 年,共发现 23 个红细胞血型系统,抗原总数达 193 个。最为重要的血型是 ABO 血型系统和 Rh 血型系统。

知识拓展

ABO 血型的发现

1901 年,奥地利维也纳大学的兰德斯坦纳首先发现了 ABO 血型。血型中有 A 型、B 型、O 型和 AB 型,A 型是人类最常见的,也是最早被发现的。发现 ABO 血型之后,从 1927 年开始,人们又陆续发现了 MN 血型、Q 血型、E 血型、T 血型、Rh 血型等数十种血型系统。不仅如此,人们还发现,除了人类以外,猴子、猩猩、大象、狗等高等动物也存在血型,甚至乌龟、青蛙身上也可以找到血型的痕迹。血型的研究,从某种意义上讲,它不仅与医学、生物化学有关,而且和人们的思维、性格、气质、行为,甚至和人类社会的政治、经济、文化等社会活动都有着密切的联系。因此,对血型的研究已成为社会科学的一个组成部分,对人类文明有着巨大的影响。兰德斯坦纳因此在 1930 年荣获了诺贝尔奖。

(一)ABO 血型系统

1. ABO 血型的分型 ABO 血型是根据红细胞膜上存在的凝集原 A 与凝集原 B 的情况而将血液分为 4 型。凡红细胞膜上只含凝集原 A 的,即称 A 型;存在凝集原 B 的,称为 B 型;若 A 与 B 两种凝集原都有的称为 AB 型;这两种凝集原都没有的,则称为 O 型。不同血型的人的血清中含有不同的凝集素,即不含有对抗其自身红细胞凝集原的凝集素。在 A 型人的血清中,只含有抗 B 凝集素;B 型人的血清中,只含有抗 A 凝集素;AB 型人的血清中没有抗 A 和抗 B 凝集素;而 O 型人的血清中则含有抗 A 和抗 B 凝集素(表 4-2)。血型抗原在人群中的分布,在不同地域不同民族中是有差异的。以研究较多的 ABO 血型系统为例,在中欧地区人群中,40%以上为 A 型,稍低于 40%为 O 型,10%左右为 B 型,6%左右为 AB 型;而在美洲土著民族中则 90%属 O 型。在我国各族人民中 ABO 血型的分布也不尽相同。

表 4-2 ABO 血型系统的凝集原和凝集素

血 型	红细胞上的凝集原	血清中的凝集素
A 型	A	抗 B
B 型	B	抗 A
AB 型	A、B	无
O 型	无 A、无 B	抗 A、抗 B

2. ABO 血型与输血(图 4-7) 若将血型不同的两个人的血滴放在玻片上混合,其中的红细胞即聚集成簇,这种现象称为凝集。造成红细胞凝集的机制是抗原-抗体反应。红细胞的凝集有时还伴有溶血。当血型不相容的血液输入循环血液中时,在血管内可发生同样的情况,此凝集成簇的红细胞可以堵塞毛细血管,溶血将损害肾小管,同时常伴发过敏反应,其结果可危及生命。

3. 交叉配血试验 在准备输血时,首先必须保证供血者与受血者的 ABO 血型相合,因为这一系统的不相容输血常引起严重的反应。即在 ABO 血型相同的人之间进行输血。在输血前必须进行交叉配血试验,把供血者的红细胞与受血者的血清进行血清配合试验(称为试验主侧);把受血者的红细胞与供血者的血清做配合试验(称为试验的次侧)(图4-8)。这样,既可检验血型测定是否有误,又能发现他们的红细胞或血清中是否还存在一些其他的凝集原或凝集素,足以引起红细胞凝集反应。交叉配血试验应在37 ℃下进行,以保证可能有的凝集反应得以充分显示。

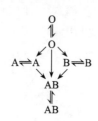

图 4-7　ABO 血型之间的输血关系

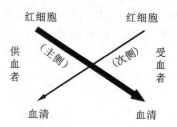

图 4-8　交叉配血试验示意图

如果交叉配血试验的两侧都没有凝集反应,即为配血相合,可以进行输血;如果主侧有凝集反应,则为配血不合,不能输血;如果主侧不起凝集反应,而次侧有凝集反应,只能在应急情况下输血,输血时不宜太快太多,并密切观察,如发生输血反应,应立即停止输注。以往曾经把 O 型血的人称为"万能供血者",认为他们的血液可以输给其他血液的人。但目前认为这种输血是不可取的,因为,虽然 O 型血的红细胞上没有凝集原 A 和 B,不会被受血者的血浆凝集,但 O 型血的人的血浆中的抗 A 和抗 B 凝集素能与其他血型受血者的红细胞发生凝集反应。当输入的血量较大时,供血者血浆中的凝集素未被受血者的血浆足够稀释时,受血者的红细胞会被广泛凝集。

总之,输血是一个多环节的过程,每个环节上的失误都可能造成严重事故。因此,进行输血操作时,必须严格遵守输血原则,密切注意观察,而且只在确实需要时才进行输血,决不可盲目滥用。

4. 血型的遗传　血型是先天遗传的。出现在某一染色体的同一位置上的不同基因,称为等位基因,表4-3 显示了 ABO 血型系统中决定每种血型表型的可能基因型。从表中可以看出,A 基因和 B 基因是显性基因,O 基因则为隐性基因。因此,红细胞上表型 O 只可能来自两个 O 基因,而表型 A 或 B 由于可能分别来自 AO 和 BO 基因型,因而,A 型或 B 型血的父母完全可能生下 O 型血的子女。知道了血型的遗传规律,就可以从子女的血型表型来推断亲子关系。例如,AB 型血的人绝不可能是 O 型血子女的父亲。但必须注意的是,法医学上需要依据血型表型来判断亲子关系时,只能作为否定的参考依据,而不能据此作出肯定的判断。由于血细胞上有许多种血型,测定血型的种类愈多,那么作出否定性判断的可靠性也愈高。

表 4-3　ABO 血型的遗传基因和表现型

基 因 型	表 现 型
OO	O
AA、AO	A
BB、BO	B
AB	AB

(二)Rh 血型系统

当把恒河猴(Rhesus monkey)的红细胞重复注射入家兔体内时,可引起家兔产生免疫反应,此时在家兔血清中产生抗恒河猴红细胞的抗体(凝集素)。再用含这种抗体的血清与人的红细胞混合,发现在白种人中,约有85%的人其红细胞可被这种血清凝集,表明这些人的红细胞上具有与恒河猴同样的抗原,故称为 Rh 阳性血型;另有约 15% 的人的红细胞不被这种血清凝集,称为 Rh 阴性血型,这一血型系统即称为 Rh 血型。在我国各族人中,汉族和其他大部分民族的人,属 Rh 阳性的约占99%,Rh 阴性的人只占1%左右。但是在另一些少数民族中,Rh 阴性的人较多,如苗族为 12.3%,塔塔尔族为 15.8%。

1. Rh 血型系统的抗原　人类红细胞上的 Rh 血型系统有 5 种不同的抗原,分别称为 C、c、D、E、e 抗原。从理论上推断,在这 5 种抗原中,D 抗原的抗原性最强。因此通常将红细胞上含有 D

抗原的称为 Rh 阳性,而红细胞上缺乏 D 抗原的称为 Rh 阴性。

2. Rh 血型的特点及其在医学实践中的意义 ABO 血型的人从出生几个月之后即在血清中一直存在着 ABO 血型的凝集素,即天然抗体。但在人血清中不存在抗 Rh 的天然抗体,只有当 Rh 阴性的人接受 Rh 阳性的血液后,通过体液性免疫才产生出抗 Rh 的抗体来。这样,第一次输血后一般不产生明显的反应,但在第二次或多次再输入 Rh 阳性血液时即可发生抗原-抗体反应,输入的 Rh 阳性红细胞即被凝集。

Rh 血型系统与 ABO 血型系统比较时的另一个不同点是抗体的特征。ABO 血型系统的抗体一般是完全抗体 IgM,而 Rh 血型系统的抗体主要是不完全抗体 IgG,后者分子较小能透过胎盘。因此,当 Rh 阴性的母亲怀有 Rh 阳性的胎儿时,胎儿的少量红细胞或 D 抗原可以进入母体,通过免疫反应在母体的血液中产生免疫抗体,主要是抗 D 抗体。这种抗体可以透过胎盘进入胎儿的血液,可使胎儿的红细胞发生凝集和溶解,造成新生儿溶血性贫血,严重时可致胎儿死亡。但一般只有在分娩时才有较大量的胎儿红细胞进入母体,而母体血液中的抗体浓度是缓慢增加的,一般需要数月的时间,因此,第一次妊娠常不产生严重反应。如果 Rh 阴性母亲再次怀有 Rh 阳性胎儿时,母体血液中高浓度的 Rh 抗体将会透过胎盘,破坏大量胎儿红细胞。

综合测试题

一、A 型选择题

1. 60 kg 体重正常人的体液量与血量分别为(   )。

A. 40 L 与 4 L   B. 20 L 与 2.5 L   C. 36 L 与 4.5 L   D. 20 L 与 4 L

2. 血细胞比容是指血细胞与(   )。

A. 血浆容积之比   B. 血管容积之比   C. 血细胞容积之比   D. 血液的容积百分比

3. 骨髓受到 X 线损伤时将患(   )。

A. 缺铁性贫血   B. 巨幼红细胞性贫血

C. 再生障碍性贫血   D. 溶血性贫血

4. 血浆 pH 值主要取决于哪种缓冲对?(   )

A. $KHCO_3/H_2CO_3$ B. K_2HPO_4/KH_2PO_4

C. $NaHCO_3/H_2CO_3$ D. Na_2HPO_4/NaH_2PO_4

5. 血浆胶体渗透压主要来自(   )。

A. 纤维蛋白原   B. α_1-球蛋白   C. α_2-球蛋白   D. 白蛋白

6. 下列哪项是维持细胞正常形态的因素?(   )

A. 组织液胶体渗透压   B. 血浆胶体渗透压

C. 血浆晶体渗透压   D. 血浆的浓度

7. 正常情况下维持血浆容量的因素主要是(   )。

A. 血浆胶体渗透压   B. 血浆晶体渗透压

C. 组织液晶体渗透压   D. 血浆钠离子浓度

8. 肝肾疾病引起水肿的原因是(   )。

A. 血浆胶体渗透压下降   B. 血浆晶体渗透压下降

C. 毛细血管的通透性增加   D. 淋巴回流量减少

9. 具有很强吞噬功能的是(   )。

A. B 细胞   B. T 细胞   C. 嗜酸性粒细胞   D. 单核-巨噬细胞

10. 不属于红细胞特性的是(   )。

A. 可塑性   B. 渗透脆性   C. 悬浮稳定性   D. 趋化性

11. 红细胞的成熟因子是(   )。

A. 蛋白质和铁   B. 内因子   C. 维生素 B_{12} 和叶酸   D. 促红细胞生成素

12.缺氧引起红细胞数量增加的主要原因是(　　)。
　A.铁吸收增多　　　　　　　　　　B.内因子增多
　C.骨髓造血功能增强　　　　　　　D.促红细胞生成素增多

13.血清与血浆的区别在于前者(　　)。
　A.缺乏纤维蛋白原　　　　　　　　B.缺乏某些凝血因子
　C.增加了血小板释放的物质　　　　D.以上都对

14.内源性凝血和外源性凝血的根本区别是(　　)。
　A.前者发生在体内,后者发生在体外
　B.前者发生在血管内,后者发生在血管外
　C.前者的凝血因子都在体内,后者需加入体外因子
　D.前者由因子Ⅻ启动,后者由因子Ⅲ启动

15.血液凝固的主要步骤是(　　)。
　A.凝血酶原形成—凝血酶形成—纤维蛋白原形成
　B.凝血酶原形成—凝血酶形成—纤维蛋白形成
　C.凝血酶原复合物形成—凝血酶形成—纤维蛋白形成
　D.凝血酶原复合物形成—凝血酶原形成—纤维蛋白形成

16.血液中存在的最重要的抗凝物质为(　　)。
　A.肝素和抗凝血酶Ⅲ　　　　　　　B.柠檬酸钠
　C.前列腺素　　　　　　　　　　　D.纤维蛋白溶解酶

17.血管内皮损伤首先激活的凝血因子是(　　)。
　A.Ⅴ　　　　　B.Ⅵ　　　　　C.Ⅻ　　　　　D.Ⅲ

18.ABO血型的划分依据是(　　)。
　A.红细胞膜上凝集原的有无与类别　B.血清中凝集素的有无与类别
　C.交叉配血情况　　　　　　　　　D.凝集原和凝集素的配合情况

19.血清中只含有抗A凝集素的血型是(　　)。
　A.A型　　　B.B型　　　C.AB型　　　D.O型

20.下列哪种血细胞在急性化脓性炎症时急剧增多?(　　)
　A.嗜中性粒细胞　B.嗜碱性粒细胞　C.嗜酸性粒细胞　D.单核细胞

二、B型选择题
　A.血浆与组织液的晶体渗透压　　　B.血浆的胶体渗透压
　C.二者均有　　　　　　　　　　　D.二者均无
1.对维持血管内外水平衡有重要作用的是(　　)。
2.对维持细胞内外水平衡有重要作用的是(　　)。
　A.T细胞　　　B.B细胞　　　C.巨噬细胞　　　D.单核细胞
3.执行细胞免疫功能的白细胞主要是(　　)。
4.执行体液免疫功能的白细胞主要是(　　)。
　A.有凝集原A　　B.有凝集原B　　C.二者均有　　　D.二者均无
5.O型血人红细胞膜上(　　)。
6.AB型血人红细胞膜上(　　)。
　A.灭活凝血因子　　　　　　　　　B.增强抗凝蛋白与凝血酶亲和力
　C.二者均有　　　　　　　　　　　D.二者均无
7.肝素抗凝的主要作用是(　　)。
8.抗凝血酶Ⅲ的抗凝主要作用是(　　)。

(宋云梅)

第五章　血液循环

学习目标

　　掌握：心动周期、心率、射血分数、心指数、血压、中心静脉压的概念；心脏的泵血过程；心肌的生理特性，心室肌细胞动作电位的特点。

　　熟悉：第一心音、第二心音的产生机制；组织液生成与回流的影响因素；微循环的功能；动脉血压的形成及影响因素；中心静脉压及其临床意义；减压反射的过程及意义；肾上腺素、去甲肾上腺素的生理作用。

　　了解：浦肯野细胞的跨膜电位形成机制；各类血管的功能特点；微循环的调节。

案例引导

　　患者，男性，70 岁。有心脏损害病史，突感严重呼吸困难，端坐呼吸，频繁咳嗽，咯白色或粉色泡沫痰，烦躁不安，面色苍白，口唇青紫，末梢发绀，大汗，心悸乏力。查体：心率 132 次/分，双肺布满湿啰音及哮鸣音，心尖部可闻及奔马律。辅助检查：X 线可见肺门有蝴蝶状阴影并向周围扩大，心尖搏动减弱；心电图显示各种心律失常。临床诊断：急性左心衰竭。

　　思考问题

　　1. 与急性左心衰竭相关的正常人体功能有哪些？

　　2. 结合与急性左心衰竭相关的正常人体结构和功能知识，解释患者的临床表现。

　　3. 该患者在紧急抢救时应该采取哪种体位？

　　4. 试提出该患者的抢救及愈后治疗方案并分析可能出现的精神心理问题及护理对策。

　　循环系统包括心血管系统和淋巴系统，其中心血管系统由心脏、动脉、毛细血管和静脉组成。心脏的主要功能为泵血，推动血液按一定方向流动，周而复始，称为血液循环。心脏是血液循环的动力器官，动脉血管将血液分配到全身组织和器官，毛细血管协助血液和组织细胞之间进行物质交换，淋巴管将淋巴汇入静脉，静脉血管将血液最终再次汇入心脏。

　　血液循环的主要功能是完成体内的物质运输，使机体新陈代谢不断进行。体内各内分泌腺分泌的激素或其他体液因素，通过血液的运输，作用于相应的靶细胞，实现机体的体液调节。血液的不断循环流动，也是维持机体内环境理化特性相对稳定和血液防卫功能的有力保障。此外，循环系统还具有内分泌功能，如心肌细胞可合成和分泌心房钠尿肽等。

第一节　心脏生理

一、心脏的泵血功能

　　心脏是血液循环的动力装置，是由心肌组织构成并具有瓣膜结构的空腔器官。在生命过程中，心脏不断进行着收缩和舒张的交替活动，舒张时吸引压力较低的静脉血回心，收缩时为血液射入压力较高的动脉提供能量。通过心脏的这种节律性活动以及由此而引起瓣膜的规律性开启和关闭，推动血液沿单一方向循环流动。

心脏活动是呈周期性循环进行的，每个周期中心脏表现为：①心电周期，即心脏各部位兴奋的产生以及兴奋向整个心脏扩布的周期性活动。②心动周期，心肌收缩和舒张造成的机械周期，心动周期与瓣膜的启闭相配合，造成心房和心室内的压力及容积的变化，从而推动血液流动。伴随瓣膜的启闭出现心音。正常心脏泵血作用有赖于心肌电活动、机械收缩和瓣膜活动三者相互的联系与配合。明确上述三者在每个心脏泵血周期中的变化和相互关系，对于理解心脏如何实现泵血功能，以及它们如何影响心脏泵血，都是十分必要的。

（一）心动周期与心率

1. 心动周期 心脏每收缩和舒张一次构成一个机械活动周期，称为心动周期。在一个心动周期中，心房和心室的机械活动均可分为收缩期和舒张期。心动周期可以作为分析心脏机械活动的基本单元。

2. 心率 心脏每分钟跳动的次数称为心率。正常成人安静时，心率为60～100次/分，平均为75次/分。超过100次/分称为心动过速，低于60次/分称为心动过缓。心率可因年龄、性别及生理状况而不同。新生儿心率可超过130次/分，老年人心率较慢；成年男性的心率一般比成年女性慢；运动及情绪激动时心率增快。

3. 心动周期与心率的关系 心动周期的持续时间与心率呈反比关系，两者乘积为60 s。正常成年人平均心率75次/分，每个心动周期持续0.8 s（图5-1）。一个心动周期中，首先房缩期持续0.1 s，继而房舒期持续0.7 s。当心房收缩时，心室处于舒张期；心房进入舒张期后不久，心室开始收缩。室缩期持续0.3 s，继而室舒期持续0.5 s。心室舒张的前0.4 s，心房也处于舒张期，这一时期称为全心舒张期，全心舒张期对血液回流充盈心室具有重要意义。可见，在一个心动周期中，心房和心室的舒张与收缩是按一定顺序交替进行的，左右两心房或两心室的活动则几乎是同步的。另一方面，无论心房或心室，收缩期均短于舒张期。

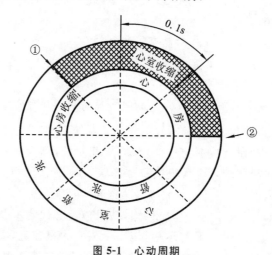

图5-1 心动周期
①心房开始舒张、心室开始收缩 ②心室开始舒张

当心率增快时，心动周期缩短，收缩期和舒张期均相应缩短，但舒张期缩短更明显，心肌工作时间延长，休息时间缩短，这对心脏的持久活动是不利的。在临床上快速型心律失常可导致心力衰竭。

知识拓展

运动员的心率

运动员的心率较低，可低于60次/分，甚至可减少到30～40次/分，这种现象在运动生理学上称窦性心动徐缓。这是由于运动员多年的训练过程中，控制心脏活动的迷走神经紧张性增强、交感神经紧张性减弱造成的,所以窦性心动徐缓同训练程度、运动项目和运动年限有关,耐力训练运动员心率偏低会更明显。

窦性心动徐缓对运动员的运动活动具有重要意义。训练有素的运动员,心脏的舒张期延长,心肌可以得到充分休息,避免过劳,心脏有更多的血液充盈。此外,运动员心肌收缩蛋白和肌红蛋白含量也会增加,心肌中的毛细血管大量新生,供血量增加,结果心肌纤维变粗,心脏收缩力提高。

(二)心脏的泵血过程

左、右心室的泵血过程基本相似,由于心室起主要作用,常以心室的充盈和射血为例来分析心脏的泵血过程和机制(图5-2)。根据瓣膜的启闭及血流方向,心室内压力、容积的变化,一般将心室泵血过程分为心室收缩期及心室舒张期两个时期。

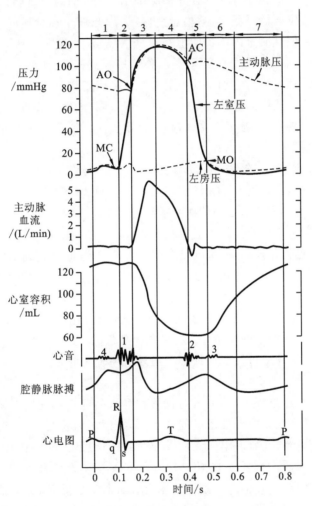

图5-2 心动周期各时相

1.心房收缩期 2.等容收缩期 3.快速射血期 4.减慢射血期 5.等容舒张期 6.快速充盈期 7.减慢充盈期
AO:主动脉瓣开放 AC:主动脉瓣关闭 MO:二尖瓣开放 MC:二尖瓣关闭

1.心室收缩期 心室收缩期分为等容收缩期和射血期两个时期。

(1)等容收缩期:心房进入舒张期后,心室开始收缩时,室内压迅速升高,当室内压超过房内压时迫使房室瓣关闭,从而阻止血液倒流入心房。此时室内压仍低于主动脉压,动脉瓣仍处于关闭状态,心室成为一个密闭的腔。由于心室腔中充满着不可压缩的血液,心室肌收缩表现为等长收缩,使室内压急剧升高,但容积不变,故称为等容收缩期。这一时期从房室瓣关闭到动脉瓣开放为止,持续约0.05 s。心室在密闭状态下收缩,室内压升高,成为心动周期中室内压上升速度和幅度最大的时期。

（2）射血期：心室肌继续收缩使室内压进一步升高而超过动脉压，动脉瓣被冲开，血液由心室射入到动脉内，心室容积缩小。根据射血的速度将射血期又分为快速射血期和减慢射血期。

①快速射血期：此期室内压随着心室肌的强烈收缩而继续升高直到峰值，心室容积随着血液的射出而明显减小，称为快速射血期。此期射入动脉的血量多，射出的血液量占总射血量的2/3左右，而且速度快，历时约0.1 s。此期室内压上升到最高峰，且心室容积下降速度最快。

②减慢射血期：快速射血期后已有大量的血液射入动脉，动脉压相应增高，此时心室容积迅速减小，心肌收缩力逐步减弱，室内压由峰值逐步下降，射血速度逐渐减慢，称为减慢射血期，历时约0.15 s。在此期，虽然室内压已低于动脉压，但心室内的血液因受到心室收缩的挤压具有较大的动能，故可以根据惯性作用逆着压力继续射入动脉。心室容积在减慢射血期末将减小到最小值。

2. 心室舒张期　心室舒张期分为等容舒张期和心室充盈期两个时期。

（1）等容舒张期：心室开始舒张后，室内压急剧下降，当低于动脉压时，动脉内的血液反流冲击主动脉瓣使其关闭。但此时室内压仍明显高于房内压，房室瓣仍关闭，心室又成为密闭的腔。心室肌继续舒张，室内压急剧下降，但容积不变，称为等容舒张期，历时0.06～0.08 s。心室在密闭状态下舒张，室内压下降，成为心动周期中室内压下降速度和幅度最大的时期。

（2）心室充盈期：心室肌继续舒张使室内压进一步下降，当室内压低于房内压时，房室瓣被冲开，血液由心房顺着压力梯度充盈至心室内，心室容积扩大。根据充盈的速度将充盈期又分为快速充盈期和减慢充盈期。

①快速充盈期：心室进一步舒张，由于室内压不仅低于房内压，而且低于大静脉内压，心房和大静脉内的血液顺房室压力梯度被"抽吸"快速流入心室，心室容积随之增大，这一时期称为快速充盈期。历时约0.11 s，其间流入心室的血液量约占总流入量的2/3。此期心室容积增加速度最快、血量最多。

②减慢充盈期：快速充盈期后，心室内已有相当的充盈血量，大静脉、心房与心室间的压力梯度逐渐减小，血流速度减慢，心室容积继续增大，称减慢充盈期，历时约0.22 s。

在心室充盈期末，随着血液不断流入心室，房室间的压力趋于平衡。就在心室舒张的最后0.1 s，心房收缩提高房内压，心房内的血液继续被挤入已有相当充盈但仍处于舒张状态的心室，称为心房收缩期，此期射入心室的血量仅占心室总充盈量的10%～30%。随后心室开始收缩，进入下一个心动周期。在临床上可见心房纤颤者虽然心室充盈量有所减少，但不至于引起心输出量明显减少。

综上所述，在心脏泵血过程中，心室肌的收缩和舒张引起室内压的升降，是导致心房和心室之间以及心室和主动脉之间压力梯度形成的基本原因，而压力梯度又是开闭瓣膜和推动血液流动的直接动力。瓣膜开闭既在血液单向流动方面起关键作用，又对室内压的急剧变化起重要作用。值得提出的是，房室压力梯度是血液由心房充盈入心室的动力，它的形成主要依靠心室的"抽吸"力量，心房的"挤压"为其辅助力量。临床上心房肌发生异常活动，心房不能正常收缩时，心室充盈量虽有所减少，尚不能引起严重后果。但是如果心室肌收缩异常，心室不能正常射血，就会造成心脏的泵血功能立即发生障碍，将会危及患者生命。

（三）心脏泵血功能的评价

心血管疾病是威胁人类健康的主要疾病，用什么样的方法和指标来测量和评定心脏功能，在理论上和实践中都是十分重要的。以下介绍应用较为广泛的几种重要评价指标。

1. 每搏输出量与射血分数　一侧心室一次收缩时射出的血量称为每搏输出量，简称搏出量。左、右心室的每搏输出量基本相等，通常说的每搏输出量是以左心室的每搏输出量为代表的。每搏输出量占心室舒张末期容积量的百分比称为射血分数（ejection fraction，EF）。心室收缩时并没有将全部血液射出，安静状态下，健康成人的射血分数为55%～65%。正常心脏每搏输出量始终与心室舒张末期容积相适应,其射血分数基本不变。在心室功能减退、心室异常扩大的情况下,其每搏输出量可能变化不大,但射血分数却明显下降,此时单纯依据每搏输出量来评定心脏的泵血功能是不全面、不科学的。射血分数是评定心脏泵血功能较客观的指标。

$$射血分数＝搏出量(mL)/心室舒张末期容积(mL)\times100\%$$

2. 每分输出量与心指数 一侧心室每分钟泵出的血量称为每分输出量,或称心输出量,它等于每搏输出量与心率的乘积。

$$心输出量＝每搏输出量\times心率$$

正常成年人安静状态下,每搏输出量为 60～80 mL,心输出量则为 4.5～6.0 L/min。正常人的心输出量与机体的性别、年龄及代谢水平等因素有关。因此,通常情况下女性比同体重男性的心输出量约低 10%;青年人的心输出量高于老年人;情绪激动时心输出量可以增加 50%～100%;在剧烈运动时心输出量可比安静时增加 5～7 倍;麻醉情况下心输出量则可下降 50%。

对不同身材的个体,维持正常新陈代谢所需的心输出量显然不同,所以用心输出量作为指标比较心功能显然不全面。调查资料表明,人体静息时的心输出量并不与体重成正比,而是与体表面积成正比。以单位体表面积(m^2)计算的心输出量称为心指数,可作为比较不同个体心功能的常用指标。

$$心指数＝心输出量/体表面积$$

安静和空腹情况下的心指数称为静息心指数,是评定心脏泵血功能时常用的指标。心指数随不同生理条件而异,进食、运动、情绪紧张及妊娠时,心指数均增高。10 岁左右时,静息心指数最大,可达 4 L/(min·m^2)以上,10 岁以后随年龄增长而逐渐下降,到 80 岁时,静息心指数可接近于 2 L/(min·m^2)。

3. 心脏做功量 心脏向动脉内射血需要克服动脉血压所形成的阻力,血液在心血管内流动过程中所消耗的能量由心脏做功提供。心脏收缩所做的功和释放的能量,一部分用来增加动脉压即增加血液的压强能,另一部分推动血液即增加血液的动能。为了保证心脏的射血和充盈,心脏做功大小随着动脉血压的变化而变化。所以,心脏做功比心室射血量更适合作为评价心功能的指标。

(1)每搏功:心室收缩射血一次所做的功称为每搏功或搏功,包括压力-容积功和动力功两部分。一般情况下,动力功在心脏做功中只占一小部分,约 1%,故可忽略不计。

(2)每分功:表示心脏在 1 min 内所做的压力-容积功,等于每搏功乘以心率。两侧心室的心输出量虽然相等,但肺动脉平均压仅为主动脉平均压的 1/6 左右,故右心室做功量也只有左心室的 1/6。

$$每分功＝每搏功\times心率$$

4. 心力储备 心输出量随机体代谢需要而增加的能力称为泵功能储备或心力储备。健康成年人静息状态下的心输出量约为 5 L/min,而剧烈运动时可达 25～30 L/min,为静息时的 5～6 倍,即达到最大心输出量,表明健康人心脏泵血功能有相当大的储备力量。心力储备可以反映心脏泵血功能的适应能力,以满足机体不同条件下的代谢需要。心脏的储备能力包括心率储备和搏出量储备两个方面。

(1)心率储备:心率的最大变化约为静息时心率的 2 倍多,充分动用心率储备就可以使心输出量增加 2～2.5 倍。但是心率过快(大于 180 次/分)反而会导致搏出量减少、心输出量减少。

(2)搏出量储备:可分为收缩期储备和舒张期储备。

①收缩期储备:安静状态下,心室收缩末期容积通常约为 75 mL,当心肌收缩能力增加时,能射出更多的血,可使心室收缩末期容积降低至约 20 mL。由此可见,通过动用收缩期储备,可使搏出量增加约 55 mL。

②舒张期储备:安静状态下,心室舒张末期容积约为 145 mL,由于心肌的伸展性小,心室不能过分扩大,一般只能达到约 160 mL,即舒张储备只有约 15 mL。可见舒张期储备比收缩期储备要小很多。

坚持体育锻炼可以使其心肌纤维增粗,心肌收缩力增强,因而收缩期储备能力也增加。强烈体力活动可以增加交感-肾上腺系统活性,进而通过动用心力储备使心输出量增加。此外,由于肌泵的作用,使静脉回流血量增加,心舒末期的心室容积有所增大,也动用了舒张期储备,使心输出量增加。因而适当的体育锻炼,可以有效地提高心力储备,增强心脏泵血功能,增进心脏的健康。

　　(四)心脏泵血功能的调节

　　心脏泵血功能具体体现为心输出量,而心输出量等于每搏输出量与心率的乘积,因此,凡影响每搏输出量与心率的因素都能影响心输出量。

　　1. 影响每搏输出量的因素　在心率不变的情况下,每搏输出量的多少取决于心肌收缩强度和速度。和骨骼肌一样,心肌收缩的强度和速度受前负荷、后负荷及心肌收缩能力的影响。

　　(1)前负荷:指心室收缩前所承受的负荷,心室肌的前负荷就是其舒张末期充盈的血量。心室舒张末期充盈血量是静脉回心血量和心射血后存在于心室内的余血量之和,正常情况下射血分数基本不变,因此,心室前负荷主要取决于静脉回心血量。在一定范围内,静脉回心血量越多,心室舒张末期容积越大,心肌初长度越长,则心肌的收缩速度和强度越大,每搏输出量越多;反之静脉回心血量越少,每搏输出量则减少。由于心肌细胞本身初长度的改变而引起心肌收缩强度改变的调节形式称为异长自身调节。

　　以心室舒张末期充盈压为横坐标,左心室搏功为纵坐标绘成的曲线,称为心室功能曲线(图5-3)。心室功能曲线大致可分为三段:①正常成人左心室舒张末期充盈压为 12～15 mmHg,是人体心室最适前负荷,其左侧曲线表明在初长度达到最适前负荷之前,搏功随初长度的增加而增加。通常情况下,左心室舒张末期充盈压为 5～6 mmHg,因此,当静脉回心血量增多即前负荷增大时,心室肌可以通过异长调节而增强其射血能力。②充盈压在 15～20 mmHg 范围内心室功能曲线逐渐平坦,说明前负荷在此范围内变动时,对心脏的搏功及泵血功能影响不大。③充盈压高于 20 mmHg 后,曲线平坦或轻度下倾,并未出现明显的降支。说明正常心室的充盈压即使很高,搏功基本不变或轻度下降。实验表明,心肌具有抗伸展作用,使心脏不至于因前负荷明显增加而减少搏出量和做功能力。但当心力衰竭时,心室肌初长度进一步增加,超过最适初长度,尽管心室舒张末期容积增大,但心肌收缩力减弱,搏出量却明显减少。

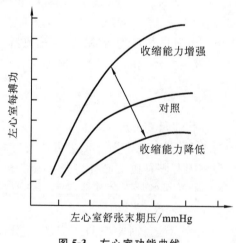

图 5-3　左心室功能曲线

　　(2)后负荷:指肌肉开始收缩时才遇到的负荷,心室肌的后负荷就是动脉血压。在心率、前负荷和收缩能力不变的情况下,心室后负荷与每搏输出量呈反比关系。因为动脉血压作为心室射血的阻力升高时,等容收缩期室内压峰值必须相应增高才能克服阻力保证心室的顺利射血,因而等容收缩期延长而射血期缩短,射血速度减慢,每搏输出量减少。当其他条件不变、动脉血压降低时,则心输出量将增加。所以,临床上用扩血管药物降低后负荷以提高心输出量。高血压患者持续血压增高,其早期每搏输出量并不一定减少,可通过异长调节进行代偿,但后负荷持续增高,心室肌的收缩活动长期加强,将出现心肌肥厚等病理性改变,最终导致心力衰竭。

（3）心肌收缩能力：心肌不依赖于前、后负荷而改变其力学活动的一种内在特性。通过心肌细胞内部功能状态的改变调节心脏泵血功能的机制，称为等长调节。凡能影响兴奋-收缩耦联过程各个环节的因素都能影响收缩能力，其中活化横桥联结数和肌凝蛋白的 ATP 酶活性是调控收缩能力的主要因素。正常情况下，神经、体液、药物及心肌本身功能状态等多种因素均可影响心肌收缩能力。在情绪激动及运动时，交感-肾上腺髓质系统兴奋，肾上腺素和去甲肾上腺素均释放增加，心肌收缩能力增强，每搏输出量增加，此时心率也会加快，心输出量明显增多。安静状态下，迷走神经兴奋，乙酰胆碱释放增加，使得心肌收缩能力减弱，每搏输出量减少。体育锻炼和甲状腺激素可以提高肌凝蛋白的 ATP 酶活性，增强心肌收缩能力。老年人或甲状腺功能低下的患者，因为肌凝蛋白分子结构改变、ATP 酶活性降低，可减弱心肌收缩能力。

2. 心率对心输出量的影响 心率在 40～180 次/分范围内变化时，心输出量与心率成正比，如心率加快，心输出量增多。但是如果心率太快，超过 180 次/分时，由于心动周期缩短，心室充盈时间明显缩短，充盈血量不足，导致每搏输出量减少，心输出量开始减少；另一方面心率过快，心脏过度消耗能量，也使得心肌收缩能力下降。反之，如果心率太慢，低于 40 次/分，虽然心室舒张期延长，但心室肌的伸展性很小，已经达到极限，因此，心室舒张期的充盈量并不能继续随心舒期的延长而增加，结果每搏输出量减少，每分心输出量也会下降。

二、心肌细胞的生物电现象

（一）心肌细胞的分类
心肌细胞依据其生物电特点分为不同的类型。

1. 自律细胞和非自律细胞 心脏主要由心肌细胞组成。根据组织学特点、生理学特性及功能上的区别，心肌细胞可分为两大类型。①非自律细胞，即普通的心肌细胞，包括心房肌和心室肌细胞，富含肌原纤维，具有收缩性、兴奋性和传导性，执行收缩功能。此类细胞不具有自动节律性，又称为工作细胞。②自律细胞，即特殊分化了的心肌细胞，其中主要包括 P 细胞和浦肯野细胞，组成心脏的特殊传导系统。它们除了具有兴奋性和传导性之外，还具有自动节律性，但是由于缺乏肌原纤维，因此基本丧失了收缩功能。它们的主要功能是产生和传播兴奋，控制心脏活动的节律。工作细胞和自律细胞互相配合，共同完成心脏的整体功能。

2. 快反应细胞和慢反应细胞 根据心肌细胞动作电位去极化速率的快慢，又可将心肌细胞分为两类。①快反应细胞：由快 Na^+ 通道激活开放引起快速去极化的心肌细胞称为快反应细胞，如心房肌、心室肌细胞和浦肯野细胞等。②慢反应细胞：由慢 Ca^{2+} 通道激活开放引起缓慢去极化的心肌细胞称为慢反应细胞，如窦房结细胞和房室交界细胞等。

综上所述，依据电生理特性可以将心肌细胞分为四种类型。①快反应自律细胞，例如房室束、浦肯野细胞。②快反应非自律细胞，例如心房肌和心室肌细胞。③慢反应自律细胞，例如窦房结细胞、房结区和结希区细胞。④慢反应非自律细胞，例如结区细胞。

（二）心肌细胞的跨膜电位及形成机制

1. 心室肌细胞的跨膜电位及形成机制

1）静息电位 心肌细胞在静息时，细胞膜处于内负外正的极化状态。正常心室肌细胞的静息电位约为 -90 mV。与骨骼肌和神经细胞静息电位形成的电位机制相似，心室肌细胞的静息电位接近 K^+ 的平衡电位。即在静息状态下，细胞膜对 K^+ 的通透性最强，所以心室肌细胞的静息电位形成机制主要是 K^+ 向细胞外扩散形成的电-化学平衡电位。

2）动作电位 心室肌细胞的动作电位比较复杂，其上升支和下降支不对称。和骨骼肌、神经纤维不同，心室肌细胞动作电位的复极时间长，整个过程分为 0、1、2、3、4 五个期（图 5-4）。

（1）0 期（去极化期）：由去极化和反极化构成。在适宜的外来刺激作用下，心室肌细胞兴奋，膜内电位由静息状态时的 -90 mV 迅速上升到约 $+30$ mV，即膜两侧由原有的极化状态迅速转变为反极化，构成动作电位的上升支。形成 0 期的具体机制：在外来刺激作用的初始，心室肌细

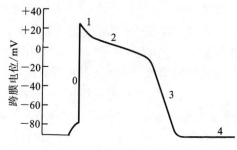

图 5-4 心室肌细胞跨膜电位

胞膜部分 Na^+ 通道开放引起少量 Na^+ 内流,造成膜轻度去极化,使膜内电位升高。当去极化达到阈电位(膜内电位为 -70 mV)时,细胞膜上 Na^+ 通道开放的数量和速率均明显增加,出现再生性 Na^+ 内流,导致细胞进一步去极化,使膜内电位急剧升高。当膜内电位迅速升高到约 0 mV 时,细胞膜上的 Na^+ 通道开始失活,Na^+ 内流速率减缓,在膜内电位达到 $+30$ mV 时,Na^+ 内流停止。此时,膜电位到达动作电位上升支顶点而接近于 Na^+ 的平衡电位,形成动作电位的 0 期。0 期去极化的 Na^+ 通道属于快通道,激活快,失活也快,开放时间很短暂。在心脏电生理学中,通常将心房肌、心室肌及浦肯野细胞等称为快反应细胞。人和哺乳动物心室肌细胞动作电位的 0 期均很短,仅 $1\sim2$ ms,0 期电位变化的最大速率可达 $200\sim400$ V/s,除极幅度最大可达 120 mV。

(2)复极化过程:心室肌细胞的反极化电位到达 $+30$ mV 时,膜内电位开始缓慢地向极化状态恢复,此过程称为复极化。心室肌细胞的复极化过程比较缓慢,历时 $200\sim300$ ms,包括 1 期、2 期和 3 期。

①1 期(快速复极初期):动作电位到达峰值后,出现快速短暂的复极化,膜内电位由 $+30$ mV 迅速下降到 0 mV 左右,历时约 10 ms,又称为快速复极初期。1 期形成机制是由 K^+ 为主要离子成分的一过性外向电流。0 期去极和 1 期复极的电位变化均很快,在动作电位图形上构成尖锋形状,常合称为锋电位。此时快 Na^+ 通道已经失活关闭,K^+ 通道在膜电位除极到 $-40\sim-30$ mV 时激活开放,主要表现为 K^+ 外流,但随即迅速失活关闭,K^+ 通道阻断剂如四乙胺和 4-氨基吡啶(4-AP)等选择性阻断此期。

②2 期(平台期或缓慢复极期):1 期结束后,膜内电位降到 0 mV 左右,复极化开始变得极为缓慢,基本停滞在 0 mV 水平,在下降支上形成坡度很小的平台,持续 $100\sim150$ ms,故又称为平台期或缓慢复极期。平台期是心室肌细胞动作电位持续时间长的主要原因,也是心室肌细胞区别于骨骼肌和神经细胞动作电位的主要特征。平台期的形成主要是由于 Ca^{2+} 缓慢内流和少量 K^+ 外流所致。在 2 期初,内外向电流处于相对平衡状态,使得膜电位相对稳定于 0 mV 水平,在动作电位图上表现为"平台"状。随后在 2 期中 Ca^{2+} 内流逐步减弱,而 K^+ 外流逐步增强,形成一个微弱的净外向电流,导致膜电位的缓慢复极,继而 K^+ 外流显著增加,动作电位由 2 期转入 3 期。心室肌细胞的 Ca^{2+} 通道为电压依赖性慢 Ca^{2+} 通道,其开放过程缓慢,开放持续时间长,可被多种 Ca^{2+} 阻断剂所阻断。

③3 期(快速复极末期):此期心肌细胞复极化速度加快,膜电位由平台期的约 0 mV 水平快速下降到 -90 mV,完成复极化过程,历时 $100\sim150$ ms,称为快速复极末期。3 期主要是由于 Ca^{2+} 内流停止,而 K^+ 外流又进行性增加所致。由于平台期后 Ca^{2+} 通道完全失活,内向离子流停止,另一方面 3 期膜对 K^+ 的通透性增高,造成 K^+ 外流继续并进一步增强。膜电位很快到达原先的静息水平,但是膜内外离子的分布尚未完全恢复到原静息状态。

(3)4 期(静息期或恢复期):复极完毕后,心室肌细胞膜电位基本上已经稳定于静息电位水平(-90 mV),但此时离子的跨膜转运仍在活跃进行。在动作电位期间 Na^+、Ca^{2+} 进入细胞,K^+ 流出细胞,造成细胞内外离子分布的改变。4 期通过 Na^+-K^+ 泵和 Na^+-Ca^{2+} 泵,将 Na^+、Ca^{2+} 泵出细胞和将 K^+ 泵回细胞,使得细胞内外两侧的离子分布恢复到静息状态,保持细胞的兴奋性,故 4 期又称为恢复期或静息期。如果没有外来的刺激,心室肌细胞的 4 期将保持稳定,不会发生动作电位。

3）跨膜电位（图 5-5） 除心室肌细胞外，心房肌细胞也是非自律细胞，其动作电位与心室肌细胞相似，但时程较短，历时 150～200 ms，可能是因为心房肌的细胞膜较心室肌细胞对 K^+ 的通透性大，造成心房肌细胞的复极化时程减短。

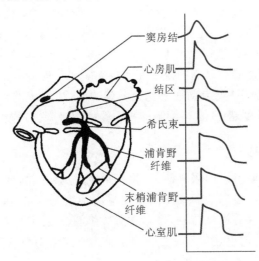

图 5-5 心脏各部分心肌细胞的跨膜电位

2. 自律细胞的动作电位及形成机制 非自律细胞的 4 期膜电位如果不受到外来刺激会保持稳定，而自律细胞动作电位的特点是 4 期能发生自动去极化。自律细胞的 3 期复极末达最大复极电位后，膜电位开始发生自动去极化，当去极化达到阈电位水平时即暴发下一个动作电位。因此，4 期自动去极化是自律细胞产生自动节律性兴奋的基础。不同类型的自律细胞，4 期自动去极化的速度和离子机制不同。

1）窦房结 P 细胞的动作电位及形成机制 窦房结 P 细胞属于慢反应自律细胞，其动作电位仅由 0 期、3 期及 4 期组成。与浦肯野细胞相比，窦房结 P 细胞的动作电位具有以下特点：①最大复极电位小，仅为 -70 mV；②阈电位约为 -40 mV；③ 0 期除极速度慢、幅度小；④没有明显的复极 1 期和 2 期；⑤4 期同样可以产生自动去极化，但是窦房结 P 细胞的 4 期自动去极化速度（约 0.1 V/s）明显快于浦肯野细胞（0.02 V/s）。

（1）0 期（去极化）：当膜电位由最大复极电位（-70 mV）自动去极化达到阈电位水平（约 -40 mV）时，激活膜上的慢 Ca^{2+} 通道，引起 Ca^{2+} 缓慢内流，导致 0 期去极化。由于慢 Ca^{2+} 通道激活和失活缓慢，故窦房结 P 细胞的 0 期去极化缓慢，持续时间较长。慢 Ca^{2+} 通道可被维拉帕米（异搏定）等药物阻断。

（2）3 期（复极化）：0 期去极化达到约 0 mV 时，Ca^{2+} 通道逐渐失活关闭，Ca^{2+} 内流减少。而在复极化的初期，K^+ 通道被激活开放，出现 K^+ 外流。由于逐渐减少的 Ca^{2+} 内流和逐渐增多的 K^+ 外流同时存在，使细胞膜逐渐复极化并达到最大复极电位（-70 mV）。

（3）4 期（自动去极化）：窦房结 P 细胞的自律性最高，是心脏的正常起搏点，其 4 期自动去极化速度最快，其形成的原因如下：①K^+ 通道逐渐失活，造成 K^+ 外流逐渐衰减；②Na^+ 内流逐渐增强；③同时少量 Ca^{2+} 开放，Ca^{2+} 内流（图 5-6）。

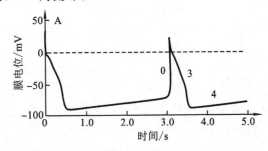

图 5-6 窦房结 P 细胞跨膜电位

2)浦肯野细胞的动作电位及形成机制　浦肯野细胞属于快反应自律细胞,最大复极电位约为-90 mV,其动作电位的形态及离子机制与心室肌细胞基本类似,但是浦肯野细胞的4期不稳定,能够产生自动去极化。浦肯野细胞4期自动去极化的形成机制:外向K^+电流进行性衰减,内向Na^+电流进行性增强,最终造成4期净内向离子电流,导致自动去极化。

浦肯野细胞4期自动去极化的速度较窦房结P细胞慢,其自律性较低,故单位时间内兴奋频率较窦房结P细胞慢。因此,在生理状态下,窦房结发出的冲动可控制浦肯野细胞的活动。

综上所述,自律细胞与非自律细胞的区别在于有无4期自动去极化。4期自动去极化的速度决定自律细胞自律性的高低。4期自动去极化速度越快,自律细胞的兴奋频率越快,其自律性越高;反之,4期自动去极化速度越慢,自律细胞的兴奋频率越慢,其自律性越低。

三、心肌的生理特性

心肌细胞具有四种生理特性,即兴奋性、自动节律性、传导性和收缩性。其中兴奋性、自动节律性及传导性为电生理特性,是以心肌细胞的生物电活动为基础的,反映了心脏的兴奋功能,包括兴奋的产生和传布;收缩性为机械特性,是以心肌收缩蛋白之间的生物反应为基础的,反映了心脏的泵血功能。心肌细胞的上述生理特性决定了整个心脏活动的表现和特点。

（一）自动节律性

心肌细胞在没有外来刺激的情况下,能够自动地发生节律性兴奋的能力或特性,称为自动节律性,简称自律性。具有自动节律性的组织或细胞称为自律组织或自律细胞。自律性的高低通常以自律细胞单位时间内能够自动产生兴奋的次数来表示,即自动兴奋的频率,是衡量自律性高低的指标。在生理情况下,心脏的特殊传导系统具有自律性,包括窦房结、房室交界区、房室束及其分支、浦肯野细胞。不同部位的自律细胞自律性不同,窦房结细胞自律性最高(约100次/分),浦肯野纤维最低(约25次/分),而房室交界区(约50次/分)和房室束分支(约40次/分)的自律性介于两者之间。

1.正常起搏点和潜在起搏点　在正常情况下,由于窦房结细胞的自律性最高,是正常心脏兴奋的发源地,它产生的兴奋向外扩布,依次传给心房肌、房室交界区、房室束、心室内传导组织和心室肌,引起整个心脏兴奋和收缩。可见,窦房结是控制心脏兴奋和搏动的正常部位,故称为心脏的正常起搏点,而以窦房结为起搏点的心搏节律称为窦性心律。一般情况下,窦房结受交感神经和迷走神经的双重支配,迷走神经紧张性大于交感神经,所以正常成人安静时的心率平均约为75次/分。

窦房结以外的心脏自律组织由于自律性低,虽有起搏能力,但通常受控于窦房结,只起传导兴奋作用而不表现出其本身的自律性,故称为心脏的潜在起搏点。在某些病理情况下,如窦房结的自律性低,兴奋因传导阻滞而不能下传,或潜在起搏点的自律性异常升高时,潜在起搏点发生的兴奋可以控制整个心脏的活动,取代窦房结成为异位起搏点。由窦房结以外的异位起搏点控制的心搏节律,称为异位心律。

知识拓展

人工心脏起搏器

当心脏的正常起搏点功能失常或心脏的传导系统具有严重病变时,心脏的泵血功能将受到影响。这时候,应用人工心脏起搏器可以达到人为地控制心率、维持正常泵血功能的作用,以保障机体的正常生命活动。人工心脏起搏器是将电子脉冲发生器通过电极和心内膜相连,脉冲发生器发出一定频率、振幅的电子脉冲,通过电极刺激心脏,从而代替心脏起搏点发出电子脉冲,使心脏继续得以有规律地收缩、舒张,保证了心脏的正常泵血。

2.窦房结控制潜在起搏点的机制 窦房结通过抢先占领和超速抑制两个方面实现控制整个心脏的节律。

(1)抢先占领:窦房结的自律性兴奋频率高于潜在起搏点。潜在起搏点细胞的4期自动去极化速度慢,当其去极化尚未到达阈电位水平以前,已经被从窦房结发出并传布过来的兴奋冲动所激动,并产生动作电位。由于窦房结具有抢先占领的优势,在正常情况下潜在起搏点自身的自律性不能表现出来。

(2)超速抑制:如果自律细胞受到外来的高于其自身固有频率的刺激时,就会按外来的刺激频率发起兴奋,称为超速驱动。潜在起搏点就是在自律性很高的窦房结刺激下,被长时间地超速兴奋而产生抑制,致使整个心脏均按照窦房结的兴奋频率跳动的。如果外来的超速驱动突然停止刺激,自律细胞不能立刻呈现自身固有的自律性,则需要一定时间静止期后才会逐渐恢复,从被压抑状态恢复过来,称为超速抑制或超速驱动抑制。超速抑制的程度依赖于兴奋性频率,即超速抑制的程度与两个起搏点自动兴奋频率的差距呈平行关系,频率差距越大,抑制效应越明显,当窦房结兴奋停止或传导受阻时,心脏停搏时间会更长。临床上需要暂时停止人工心脏起搏器工作前,需要降低起搏频率,从而减少超速抑制,以避免发生心脏停搏。

(3)影响心肌细胞自律性的因素:自律细胞自律性的形成是由于4期自动去极化使膜电位从最大复极电位达到阈电位水平而引起的。因此,自律细胞自律性的高低取决于4期膜自动去极化的速度以及最大复极电位与阈电位的差距两方面的影响(图5-7)。

①4期自动去极化速度:4期自动去极化是形成自律性的基础。一般情况下,4期自动去极化速度越快,膜电位从最大复极电位水平达到阈电位水平所需时间越短,自律性越高,心率加快;4期自动去极化速度越慢,膜电位从最大复极电位水平达到阈电位水平所需时间越长,自律性越低,心率减慢。儿茶酚胺可以加速窦房结的4期除极速度,提高其自律性,心率加快。

②最大复极电位与阈电位之间的差距:最大复极电位绝对值减小,和(或)阈电位下移,均使两者之间的差距减小,使得自动去极化达到阈电位水平所需的时间缩短,自律性增高;反之,最大复极电位绝对值增大,和(或)阈电位上升,均使两者之间的差距增大,使得自动去极化达到阈电位水平所需的时间延长,自律性减小。迷走神经兴奋时释放的乙酰胆碱可增加窦房结自律细胞膜上 K^+ 通道开放频率,使其复极3期 K^+ 外流增加,最大复极电位绝对值增大,降低其自律性,使心率减慢。

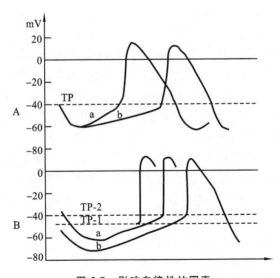

图 5-7 影响自律性的因素

A:起搏电位斜率由 a 减小到 b 时,自律性降低

B:最大复极电位水平由 a 达到 b,或由 TP-1 下降到 TP-2 时,自律性均下降 TP:阈电位

(二)兴奋性

心肌细胞同其他可兴奋细胞一样,在受到外来的足够刺激作用下,同样可产生兴奋,此时表

现出的能力或特性也叫兴奋性。阈值可作为衡量心肌细胞兴奋性的指标,二者呈反比关系。表现为阈值高则兴奋性低,阈值低则兴奋性高。

1. 心肌细胞兴奋性的周期性变化 心肌细胞与其他可兴奋细胞一样,每发生一次兴奋,其兴奋性会发生相应的周期性改变。细胞膜上的快慢通道经历了激活开放、失活关闭和备用的三种变化过程。下面以心室肌为例,说明心肌细胞兴奋性的周期性变化,一般可分为以下几个时期。

(1)有效不应期:从 0 期去极化开始到 3 期复极化膜电位到达约 -60 mV 的这段时间内,任何强大的刺激都不能使心肌细胞再兴奋,此期心肌细胞兴奋性为 0,这段时间称为有效不应期(effective refractory period,ERP),历时 $200 \sim 300$ ms。有效不应期又分为绝对不应期和局部反应期两个子时期。从 0 期去极化开始到 3 期复极化膜电位到达约 -55 mV 时,由于膜上 Na^+ 通道完全失活,膜的兴奋性完全消失,对任何刺激均不能产生任何除极反应,成为绝对不应期。当复极化膜电位从 -55 mV 到 -60 mV 这段时间,少量 Na^+ 通道开始复活,一旦给予足够强度的刺激就可以引起细胞膜出现局部兴奋,但不能引起可传布的动作电位,也不能引起心脏的兴奋和收缩。在有效不应期末,虽然有少量钠通道复活,但还远没有恢复到再被激活的备用状态。

(2)相对不应期:有效不应期完毕后,膜电位从复极 -60 mV 到 -80 mV 这段时间内,心肌给予阈刺激仍不能产生兴奋,但给予阈上刺激时,则可产生可传布的动作电位,这段时间称为相对不应期(relative refractory period,RRP)。在相对不应期内,只有少部分 Na^+ 通道已逐渐复活到备用状态,受到刺激后 Na^+ 通道开放数量少,故 Na^+ 内流所引起的去极化较正常时速度慢、幅度小,兴奋性较低,兴奋的传导能力弱、速度慢,容易发生传导阻滞。

(3)超常期:膜电位从复极化 -80 mV 到 -90 mV 这段时间,心肌细胞给予阈下刺激,就可以产生可传布的动作电位,称为超常期(supranormal period,SNP)。在超常期内,几乎全部 Na^+ 通道基本完全恢复至备用状态,再加上膜电位在恢复到静息电位的过程中,距阈电位的差距较小,造成兴奋性高于正常,有利于心肌细胞产生兴奋。但是,由于膜电位的绝对值较正常静息电位小,使超常期产生的动作电位 0 期去极化的速度和幅度小,其传导速度也低于正常。经历了超常期后,膜电位完全恢复到静息电位水平,兴奋性也恢复至正常。

2. 决定和影响兴奋性的因素 心肌细胞兴奋的产生,经历了静息电位的基础上产生去极化到达阈电位,到达阈电位后 Na^+ 通道被激活并开放两个主要过程。任何影响这两个过程的因素均能够影响心肌细胞的兴奋性。

(1)静息电位和阈电位之间的差距:一定范围内,静息电位绝对值增大或阈电位水平上移,均能使两者之间的差距加大,引起兴奋所需的阈值也增大,兴奋性降低;反之,静息电位绝对值减小或阈电位水平下降,均能使两者之间的差距减小,引起兴奋所需的阈值也减小,兴奋性增高。

(2)Na^+ 通道的性状:Na^+ 通道具有激活、失活和备用三种状态,在一次跨膜电位过程中 Na^+ 通道状态会发生规律性变化。Na^+ 通道所处的状态直接取决于当时的膜电位和有关的时间进程,可以直接影响细胞兴奋性的产生。正常情况下,当膜电位处于静息电位水平(-90 mV)时,Na^+ 通道处于备用状态,此时通道虽然关闭,但可以激活。当膜电位从静息电位水平去极化到阈电位水平(-70 mV)时,Na^+ 通道被激活、开放,处于激活状态,导致大量 Na^+ 快速跨膜内流,历时约 1 ms。Na^+ 通道激活后便迅速失活(失活状态),Na^+ 通道关闭,使 Na^+ 通道内流终止,兴奋性最低。处于失活状态的 Na^+ 通道不能被再次激活,只有等当膜电位恢复到静息电位水平时,Na^+ 通道才重新恢复到备用状态,细胞兴奋性也恢复到正常,此过程称为复活。心肌能否接受刺激产生动作电位的先决条件就是 Na^+ 通道是否处于备用状态。Na^+ 通道在不同状态下对刺激的反应会有所不同,即膜的兴奋性不同。

3. 兴奋性周期性变化的意义 与骨骼肌和神经细胞相比,心肌细胞的有效不应期特别长,一直持续到机械反应的舒张期早期(图 5-8)。因此,心肌在整个收缩期和舒张期早期以前不可能再接受刺激产生新的兴奋收缩,故心肌不会像骨骼肌那样产生完全强直收缩,而始终做收缩和舒张相交替的活动,从而保证了泵血功能的完成。

正常情况下,心房和心室的活动受控于窦房结发出的兴奋节律。但异常情况下,如心房或心

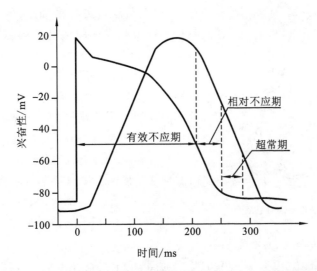

图 5-8 心室肌动作电位期间兴奋性的变化及其与机械收缩的关系

室有效不应期后,在下次窦房结产生的兴奋到达前,受到人工的或窦房结以外的潜在起搏点发出异常兴奋刺激,则可发生一次提前出现的兴奋和收缩,分别叫做期前兴奋或期前收缩,也称早搏,常分为房性期前收缩和室性期前收缩。正常人过度的疲劳或过量咖啡、浓茶的刺激均可引起偶发的期前收缩。临床上,心肌炎及心肌缺血均可导致频繁或多发的期前收缩。期前收缩也有其有效不应期,如果紧接在期前收缩之后的一次窦房结兴奋传到心房肌或心室肌时,恰恰会落在期前收缩的有效不应期内,因而不能引起心房肌或心室肌的兴奋和收缩,形成一次窦房结发出兴奋的"脱失",必须等到下一次窦房结的兴奋传来才能再次引起心房肌或心室肌收缩。这样,在一次期前收缩之后往往出现一段较长时间的心房或心室舒张期,称为代偿间歇(图 5-9)。然后才可以恢复到窦性心律。

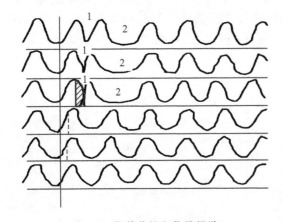

图 5-9 期前收缩和代偿间歇
1.期前收缩 2.代偿间歇

（三）传导性

心肌细胞具有传导兴奋的能力,称为传导性。兴奋在同一心肌细胞上的传导,也是以局部电流的方式实现的。由于心肌细胞之间存在由闰盘构成的低电阻区,使兴奋也可以局部电流的形式在细胞间传导。正是由于兴奋能够在细胞间迅速传播,使得左、右心房和左、右心室分别构成一个功能性合胞体,实现两心房的同步收缩、舒张和两心室的同步收缩、舒张。心室和心室间的兴奋传导则是通过特殊传导进行有序的扩布来实现。

1.心脏内兴奋传导的途径和意义

（1）心脏内兴奋传导的途径:正常情况下,窦房结发出的兴奋通过心房肌迅速传播到整个右心房和左心房,同时兴奋沿着心房肌组成的"优势传导通路"迅速传到房室交界区,再经房室束和

·正常人体功能(临床案例版)·

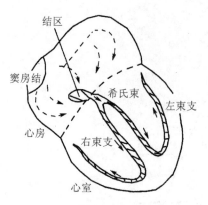

图 5-10 兴奋在心内的传导途径

左、右束支及浦肯野纤维细胞,传至心室肌,通过心室肌将兴奋由心室内膜侧向外膜侧扩布,最终使得整个心室兴奋(图 5-10)。

(2)心脏内兴奋传导的意义:不同心肌细胞的传导性高低不等,所以兴奋在心脏各个部分传播的速度也会不同。浦肯野纤维网的传导速度最快,约为 4 m/s,房室交界区的传导速度最慢,其中结区的传导速度仅为 0.02 m/s。在心脏兴奋传导途径中,兴奋在窦房结内的传导速度约为 0.05 m/s;心房肌的传导速度约为 0.4 m/s;窦房结的兴奋通过心房内"优势传导通路"的传导速度为 1.0~1.2 m/s;心室肌传导速度约为 1 m/s,兴奋从房室束传遍左、右心室约需 0.06 s。

房室交界区是兴奋由心房传入心室的唯一通路,由于兴奋在房室交界区的传导速度最慢,耗时大约 0.1 s,造成兴奋在房室交界区延搁一段时间的现象,称为房室延搁。其意义是心房和心室不能同步收缩,保证了心室的充盈和射血。此外,在心率增快时,房室交界区的有效不应期缩短并不明显,因此对高频率的兴奋具有过滤作用。结果在心房纤颤时,兴奋在心房的频率可达350 次/分,但是心室兴奋频率却保持在 100~160 次/分。房室交界区的这种过滤作用,保证了心室较低频率的兴奋,有利于其充盈和射血,从而在较大程度上保证了心脏正常的泵血。

2.决定和影响传导性的因素

(1)结构因素:心肌细胞的直径与其传导速度呈正相关。细胞直径大,内阻小,形成的局部电流大,传导速度较快;反之,细胞直径小,内阻大,形成的局部电流小,传导速度较慢。末梢浦肯野细胞与结区细胞的直径分别为 70 μm 和 3 μm,故浦肯野细胞传导速度远大于结区细胞。

(2)电生理因素:一般情况下,心肌细胞的电生理特性是影响其传导性的主要因素。

①0 期除极的速度和幅度:心肌细胞兴奋部位的工作电位 0 期去极化的速度越快,局部电流形成越快,兴奋传导速度也越快;另一方面,0 期去极化幅度大,使得已兴奋部位和未兴奋部位之间的电位差越大,形成的局部电流越强,兴奋传导速度也越快。反之,传导速度减慢。

②邻近未兴奋细胞膜的兴奋性:兴奋的传导是细胞膜依次产生兴奋的过程,因此,邻近部位细胞膜的兴奋性势必会影响兴奋的传导。如果邻近细胞膜静息电位与阈电位之间的差距加大,膜的兴奋性降低,除极达阈电位水平所需的时间延长,传导速度减慢;如果邻近细胞膜的兴奋性为 0,则会导致传导阻滞。

(四)收缩性

与骨骼肌细胞的收缩性比较,由于心肌细胞的结构和电生理特性不尽相同,所以心肌细胞的收缩具有其自身的特点。

1.心肌收缩的特点

(1)不发生强直收缩:心肌细胞的兴奋周期中有效不应期特别长,从收缩期一直持续到舒张早期。所以在有效不应期内,任何强度的刺激均不能引起心肌细胞的收缩,故心脏不会像骨骼肌那样产生强制性收缩。保证了心脏有规律的收缩、舒张,有利于心脏的泵血。

(2)同步收缩:心肌细胞间存在由闰盘构成的低电阻区,兴奋在心肌细胞间传播速度快,使得左、右心房及左、右心室分别成为一个功能性合胞体。在正常反应期内,只要刺激强度达到阈值,就可以引起左、右心房及左、右心室的同步兴奋及收缩。

(3)对细胞外液 Ca^{2+} 的依赖性:与骨骼肌细胞相比,心肌细胞的肌浆网并不发达,储存的 Ca^{2+} 少。在心肌收缩时,除了需要从终池释放 Ca^{2+} 外,还需要细胞外液 Ca^{2+} 内流。当细胞外液 Ca^{2+} 浓度增加时,心肌细胞动作电位平台期 Ca^{2+} 内流增多,心肌收缩力增强;当细胞外液 Ca^{2+} 浓度减少时,心肌细胞动作电位平台期 Ca^{2+} 内流减少,心肌收缩力减弱。

(4)"绞拧"作用:心室肌较厚,分为浅、中、深三层,其中部分心肌纤维呈螺旋状走行,所以当心肌收缩时产生"绞拧"效益,收缩的合力使得心尖部位呈顺时针方向旋转,可以最大限度地减小心室容积,将更多的血液射入动脉。

2.影响心肌收缩的因素 在生理及病理情况下,许多因素均能够影响心肌的收缩。运动状态下,兴奋交感-肾上腺髓质系统,心肌收缩力增强,以满足机体的代谢需要;心肌缺血、代谢紊乱及酸性物质产生增多等异常情况,均可导致心肌收缩力减弱。

四、心音与心电图

(一)心音

在一个心动周期中,心肌收缩、瓣膜开闭、血液对心血管壁的冲击等因素引起的机械振动而产生的声音,可通过周围组织传递到胸壁,用听诊器放在胸壁某些部位就可听到此声音,称为心音。若将这些机械振动转用换能器换成电信号记录下来,输入心音图仪就可将此电信号放大成为曲线,得到心音图。正常心脏有 4 个心音,即第一、第二、第三和第四心音。多数情况下,用听诊器只能听到第一和第二心音,某些健康儿童和青年人有时也可听到第三心音,40 岁以上的健康人还可能出现第四心音。心脏功能改变及瓣膜病变均可产生杂音或异常心音。如心肌炎患者,听诊可听到心尖区第一心音低钝;而高血压患者,听诊可听到主动脉瓣区第二心音亢进。因此,听取心脏杂音对于心脏疾病的诊断有重要价值。

1.第一心音 第一心音发生在心室收缩期,音调较低,持续时间较长,在心尖搏动处(左第5肋间隙锁骨中线)听得最清楚。第一心音是由于心室肌收缩、房室瓣关闭以及心室射血引起大血管扩张及产生的涡流发出的振动所致。因此,通常可将第一心音作为心室收缩期开始的标志。第一心音高低反映心肌收缩力的强弱及房室瓣的功能(表 5-1)。

2.第二心音 第二心音发生在心室舒张期,音调较高,持续时间较短,在胸骨左缘或右缘第2肋间听得最清楚。第二心音是由于主动脉瓣和肺动脉瓣的关闭、血液冲击大动脉根部引起的振动所致。因此,通常可将第二心音作为心室舒张期开始的标志。第二心音高低反映动脉血压的高低及动脉瓣的功能(表 5-1)。

3.第三心音 第三心音发生在快速充盈期末,可能是由于心室快速充盈时,血液冲击心室壁和瓣膜发生的振动所致。

4.第四心音 第四心音又称心房音,是由于心房收缩使血液进入心室引起心室壁振动及瓣膜振动所致。正常心房收缩,听不到声音。但心房收缩力量过强或左心室壁变硬时,心房收缩使心室充盈的血量增加,致使心室进一步扩张,引起左心室肌、二尖瓣及血液的振动,可产生第四心音。

表 5-1 第一心音和第二心音的区别

	第 一 心 音	第 二 心 音
产生原因	房室瓣关闭	动脉瓣关闭
听诊特点	音调低,持续时间长	音调高,持续时间短
生理意义	心室收缩期开始的标志	心室舒张期开始的标志
听诊部位	心尖搏动处(左第5肋间隙锁骨中线)	胸骨左缘或右缘第2肋间

(二)体表心电图

每一个心动周期中,由窦房结发出的兴奋,按一定的途径依次传向心房肌、房室结、希氏束、浦肯野纤维、心室肌等部位,发生、引起整个心脏兴奋。心脏各部分的这种生物电变化可以通过心脏周围的导电组织和体液传导到身体表面。如果用测量电极置于体表的一定部位就可以记录出来心脏兴奋过程中发生的生物电活动变化,记录出来的曲线称为心电图(electrocardiogram,

ECG),包括常规体表心电图、食管心电图、心腔内心电图等。临床上,心电图技术已广泛应用,可作为诊断心脏疾病的重要辅助手段。

心电图可以很客观地反映心脏兴奋的产生、传导和恢复过程中的生物电变化,但与心脏的机械收缩无直接关联。心电图的主要来源是心肌细胞的生物电变化,但是心电图曲线和单个心肌细胞的动作电位波形却存在明显区别。其主要原因包括:①心电图的记录方法属细胞外记录法,即用两个均置于体表的记录电极,测得心脏兴奋部位与未兴奋部位膜外两点之间的电位差。心电图仪的记录电极放置的位置不同,记录到的心电图曲线也会不相同。单个心肌细胞电变化是用细胞内电极记录法测得的,记录得到的是同一细胞膜内外的电位差。②心电图反映的是整个心脏在一个心动周期中每一瞬间的综合电位变化。心肌细胞生物电变化曲线是单个心肌细胞电活动的膜电位变化。

不同的常规的体表心电图导联可记录不同的心电图波形,但基本包括 P 波、QRS 波群和 T 波。这里介绍正常心电图波形及其生理意义(图 5-11)。

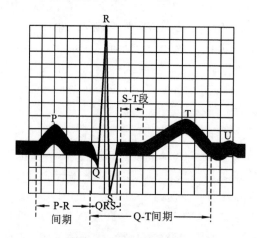

图 5-11　正常心电模式图

1. P 波　心电图中的 P 波代表左、右心房去极化过程。P 波波形小而圆钝,历时 0.08～0.11 s,波幅一般不超过 0.25 mV。P 波波形的改变,常提示心房去极化过程有变化。

2. QRS 波群(简称 QRS 波)　QRS 波群代表左、右两心室去极化过程。QRS 波群是一典型的复合波,包括三个紧密相连的电位波动。第一个向下的为 Q 波,其后是高而尖峭向上的 R 波,最后又是一个向下的 S 波。QRS 波群历时 0.06～0.10 s,代表兴奋在心室肌扩布所需的时间。在心电图不同导联中,QRS 波群变化较大。

3. T 波　T 波反映左、右心室复极过程,波幅为 0.1～0.8 mV,历时 0.05～0.25 s。T 波的方向与 QRS 波群的主波方向应保持一致。

4. U 波　在 T 波之后的 0.02～0.04 s 有时候可出现一个小的电位波动,称为 U 波。其方向与 T 波一致,波幅常在 0.05 mV 以下。U 波的成因及意义尚不十分清楚,一般推测可能与浦肯野细胞复极化有关。

5. P-R 间期(或 P-Q 间期)　P-R 间期是指从 P 波起点到 QRS 波群起点之间的时程,为 0.12～0.20 s。P-R 间期代表由心房开始兴奋到心室开始兴奋所需要的时间,又称为房室传导时间。P-R 间期延长常提示房室传导阻滞。

6. Q-T 间期　Q-T 间期是从 QRS 波群起点到 T 波终点之间的时程,为 0.12～0.20 s。Q-T 间期代表心室开始兴奋去极化到完全复极化到静息状态所需的时间。

7. S-T 段　S-T 段是从 QRS 波群终点到 T 波起点之间的线段。它代表心室已全部处于动作电位的平台期,心室肌细胞之间基本无电位差,曲线回到基线水平。S-T 段异常对诊断心肌缺血具有重要的提示作用。

第二节 血管生理

血管的主要功能为参与形成和维持动脉血压、运输血液和分配器官血流量以及实现血液与组织细胞之间的物质交换功能。血液循环系统中,血管系统与心脏共同构成一套基本密闭的循环管道,由心室射出的血液依次经动脉、毛细血管和静脉,再返回心房。各类血管的结构大体相同,但构成管壁的内皮、弹性纤维、平滑肌、胶原纤维等成分的比例却不尽相同,使得血液流经各血管时表现出不同的血流特点。

一、各类血管的功能特点

(一)血管的分类及特点

1. 弹性储器血管 大动脉称为弹性储器血管。主动脉和肺动脉等大动脉血管的管壁坚厚,含有丰富的弹性纤维,有明显的弹性和可扩张性。当左心室射血时,主动脉扩张,容积增大的同时,还可以推动动脉内的血液向前流动;在心室舒张期,被扩大的大动脉发生弹性回缩,将储存在大动脉的血液继续向外周方向推进。大动脉的这种特性不仅可以缓冲心动周期中动脉血压的大范围波动,还可以保证血流的连续性。大动脉的这种功能称为弹性储器作用。

2. 分配血管 中动脉称为分配血管,从弹性储器血管的分支到小动脉前的动脉管道,其功能是将血液分配至各器官、组织,例如肝动脉、肾动脉等。

3. 毛细血管前阻力血管 小动脉和微动脉称为毛细血管前阻力血管。它们的管径小,对血流的阻力大,是血管中阻力的主要来源,又称为阻力血管,是血压降低幅度最大的部分。这类血管的管壁富含平滑肌,其舒缩活动可使血管口径发生明显变化,从而极大地改变相应组织、器官的血流量。

4. 交换血管 真毛细血管称为交换血管。其管壁仅由单层内皮细胞构成,外面有也只有一薄层基膜,故通透性很高。此外,真毛细血管数量众多且血流速度缓慢,成为血管内血液和血管外组织液物质交换的主要场所。

5. 毛细血管后阻力血管 微静脉称为毛细血管后阻力血管。微静脉管径小,对血流也会产生一定的阻力。微静脉的舒缩可影响毛细血管前阻力和后阻力的比值,从而改变毛细血管压和组织液的生成量。

6. 容量血管 静脉称为容量血管。静脉口径较粗,数量较多,管壁较薄,故其容量较大。在安静状态下,循环血量的 60%～70% 容纳在静脉中,静脉是血管系统的血液储存库,其储存血量取决于组织对血液的需求量。静脉可扩张性较大,口径发生较小变化就可使其容积发生较大的变化,静脉将血液从微静脉返回心脏。

7. 短路血管 短路血管指一些小动脉不经过毛细血管而和小静脉之间直接联系。在四肢末梢(如手指、足趾)和耳廓等处的皮肤中有许多短路血管存在,其功能与体温调节有关。

(二)血流量、血流阻力及血压

血液在心血管系统中流动的力学称为血流动力学。血流动力学的研究对象是血流量、血流阻力和血压,以及三者之间的关系。由于血管与血液的自身特性,血流动力学除具有一般流体力学的共同点之外,还有其自身的特点。

1. 血流量 血流量是指单位时间内流过血管某一截面的血量,又称容积速度,其单位通常为 mL/min 或 L/min。根据流体力学,血流量(Q)与血管两端的压力差(ΔP)成正比,与血流阻力(R)成反比。

$$Q = \Delta P / R$$

可见,血流量主要取决于推动血流的压力和阻碍血流的阻力两个因素。血流速度是指血液中的一个质点在血管内移动的线速度。血液在血管内流动时,其血流速度(V)与血流量(Q)成正比,与血管的横截面积(S)成反比。

循环系统是一个封闭的系统,所以各个截面的血流量都应该等于心输出量。对于体循环,Q为心输出量,R则为血流阻力(也称为外周阻力),ΔP则为主动脉压与右心房的压力差,由于右心房血压接近于0,所以ΔP基本接近于主动脉压(P),那么上式可写为$Q = P/R$。实际上,灌注各个器官的动脉血压基本相同,因此器官内的血流阻力是决定器官流量的主要因素。

血流量(Q)相同的前提下,血流速度(V)与血管的横截面积(S)成反比。血管系统中,主动脉的总横截面积最小,而毛细血管数量多,总的横截面积最大,所以主动脉的血流速度为180～220 mm/s,毛细血管的血流速度却为0.3～0.7 mm/s。

2. 血流阻力　血流阻力是指血液在血管内流动时所遇到的阻力。血流阻力主要来源于血液内部各成分之间的摩擦以及血液与血管壁间的摩擦。血液流动时不断消耗能量,故在血管内流动时血液压力逐渐降低。根据流体力学,血流阻力可以用下式计算:

$$R = 8\eta L/(\pi r^4)$$

该式表明,血流阻力(R)与血管的长度(L)及血液的黏滞度(η)成正比,与血管半径(r)的4次方成反比。血管的长度和血液黏滞度变化很小,因此血流阻力主要由血管口径决定。血管口径增大时,血流阻力降低,血流量增多;反之,当血管口径缩小时,血流阻力增大,血流量就减少。机体就是通过控制各器官阻力血管的口径大小来调节各器官之间的血流分配,实现对循环功能调节的。此外,血液黏滞度是决定血流阻力的另一因素。血液黏滞度的高低主要受红细胞比容、血管口径和温度等几个因素的影响,其中决定血液黏滞度的最重要因素是红细胞比容。红细胞比容愈大,血液黏滞度就愈高,外周阻力增加,血流量减少;反之亦然。

在体循环的血流阻力中,小动脉和微动脉最大,约占47%,其余部分大动脉约占19%,毛细血管约占27%,静脉约占7%。可见,小动脉和微动脉是形成血流阻力的主要部分,故被称为阻力血管,其管径的变化对血流阻力的影响最大。

3. 血压　血压(blood pressure)是指血管内流动的血液对单位面积血管壁的侧压力,即压强。血压的法定计量单位是千帕(kPa),但临床上习惯采用毫米汞柱(mmHg)来表示血压数值(1 mmHg＝0.133 kPa)。存在于动脉、毛细血管和静脉的血压,分别称为动脉血压、毛细血管血压和静脉血压。在整个血管系统中,随着血液流动过程,不断克服阻力消耗能量,血压逐渐降低。动脉血压最高,小动脉和微静脉的血流阻力最大,血压降低幅度最大,毛细血管血压已经降到很低,静脉压更低,血流至右心房时压力已接近于0(图5-12)。临床上所说的血压通常指的是动脉血压。

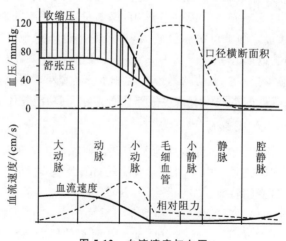

图 5-12　血流速度与血压

二、动脉血压和动脉脉搏

（一）动脉血压

1.动脉血压的概念　动脉血压是指动脉血管内的血液对单位面积血管壁的侧压力,一般是指主动脉血压。在一个心动周期中,心室收缩时,主动脉压急剧升高,在收缩期中期达到的最高值,称为收缩压;心室舒张时,主动脉压下降,在心室舒张末期动脉血压达最低值,称为舒张压。收缩压和舒张压的差值称为脉搏压,简称脉压。一个心动周期中,每一个瞬间的动脉血压平均值称为平均动脉压。简略计算,平均动脉压大约等于舒张压加 1/3 脉压,即 1/3 收缩压加 2/3 舒张压。

2.动脉血压的正常值及其变异　因为在大动脉与中动脉内测得的血压降落很小,临床实践中,通常用在上臂测得的肱动脉压来代表主动脉压,即通常所说的血压。血压的测量结果习惯上书写为"收缩压/舒张压",读取数据时也是遵循先收缩压后舒张压的原则。

我国健康成年人在安静状态时的收缩压为 100～120 mmHg(13.3～16.0 kPa),舒张压为 60～80 mmHg(8.0～10.6 kPa),脉压为 30～40 mmHg(4.0～5.3 kPa),平均动脉压在 100 mmHg 左右。正常人每天的血压呈波浪式变化,在清晨 6 时及下午 6 时血压较高,中午较低,凌晨 2 时最低;运动、精神紧张及情绪激动时均能够升高血压;体位也会影响血压。

动脉血压除存在个体差异外,还有性别、年龄和健康状况等因素影响。一般来说,青春期以后,动脉血压随年龄的增加而逐渐升高,收缩压升高得更明显。至 60 岁时,收缩压约 140 mmHg。目前我国采用国际上统一标准,收缩压≥140 mmHg(18.6 kPa)和(或)舒张压≥90 mmHg(12.0 kPa)称为高血压;收缩压<90 mmHg(12.0 kPa),舒张压<60 mmHg(8.0 kPa)称为低血压。遗传因素、生活节奏加快、不良生活习惯等均可导致高血压。临床上,低血压常见于心脏病变及失血性休克。

3.动脉血压的形成　心血管系统内有足够的血液充盈是血压形成的前提。一般用循环系统平均充盈压来表示循环系统中血液充盈的程度。当心脏突然停止跳动时,血流暂停,血液会均匀地分布在循环系统中,此时测得循环系统中各处的压力相等,此压力值即为循环系统平均充盈压。它的高低取决于血量和循环系统容量之间的关系。如果血量增多或血管容量缩小,循环系统平均充盈压增高;反之,如果血量减少或血管容量增大,循环系统平均充盈压就降低。动物实验结果显示,狗的循环系统平均充盈压约为 7 mmHg。这说明血管内充盈的血量稍大于血管容量,满足了血管内有足够的血液充盈。

心室收缩射血和外周阻力是形成动脉血压的两个基本因素。心室收缩射血是形成血压的能量来源,使循环系统内的压力发生周期性变化。心室收缩时所释放的能量消耗在两部分:少部分变为推动血液流动的动能;大部分转化为势能(即压强能),对血管壁的侧压使血管扩张,形成动脉血压。另一个影响动脉血压形成的基本因素是外周阻力,主要是来自小动脉和微动脉,外周阻力的大小取决于小动脉和微动脉的口径。

由于有外周阻力的存在,左心室收缩射血不能立即全部流向外周。一般情况下,左心室收缩每次向主动脉射出 60～80 mL 血液,在心室收缩期内大约只有 1/3 流至外周,其余约 2/3 被暂时储存在主动脉和大动脉内,主动脉压也就随之升高,即心室射血释放的能量大部分转换为势能。心室舒张期,动脉中储存的势能在心室停止射血期间继续推动剩余的 2/3 血液进入外周,保证动脉血压的持续存在。

大动脉管壁的弹性缓冲作用是动脉血压形成的另一个因素。心室收缩期,由于大动脉的弹性,心脏射出的 2/3 血液暂时储存在大动脉血管内,使血管扩张,可缓冲血压升高;在心室舒张期,心室停止射血,大动脉弹性回缩,将储存的势能回放,推动血液向外周流动,并使大动脉血管容积逐步减小,使得舒张压不至于过低。总之,大动脉管壁的弹性作用使心室的间断射血转化为动脉内的连续血流,还可使动脉血压的变动幅度减小(图 5-13)。

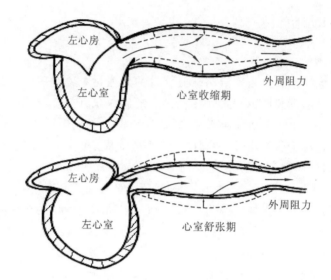

图 5-13 主动脉弹性作用示意图

4.影响动脉血压的因素 凡是能影响动脉血压形成的因素都能影响动脉血压。循环系统内血液充盈的程度,即循环血量和血管系统容量之间的相互关系,也能影响动脉血压。

(1)每搏输出量:其他条件不变的情况下,如果每搏输出量增大,心室收缩期射入主动脉的血量增多,主动脉和大动脉管壁所受的张力也更大,收缩压升高明显。由于收缩压升高,加速血液在心室收缩期向外周流动,待到舒张期末,大动脉内存留的血量相比每搏输出量增加之前,增加并不多,舒张压升高不明显。因此,当外周阻力和心率变化不大时,每搏输出量增加,动脉血压的升高主要表现为收缩压升高,舒张压升高不明显,故脉压增大;反之,当每搏输出量减少时,则主要表现为收缩压降低,脉压减小。在一般情况下,收缩压的高低主要反映心脏每搏输出量的多少。

(2)心率:如果每搏输出量和外周阻力均不变,心率加快,心动周期缩短,其中心室舒张期缩短更明显,该期内流至外周的血液就减少,心室舒张末期主动脉内存留的血量增多,舒张压升高。由于动脉血压升高加快血流速度,因此在心室收缩期内可有较多的血液流至外周,收缩压不如舒张压升高显著,脉压减小。相反,心率减慢时,舒张压降低比收缩压降低的幅度大,脉压增大。

(3)外周阻力:其他因素不变而外周阻力增大时,则心室舒张期血液向外周流动的速度减慢,心室舒张期末存留在主动脉中的血量增多,故舒张压升高。在心室收缩期,动脉血压升高使血流速度加快,因此收缩压升高不如舒张压升高明显,故脉压缩小。如果外周阻力减小,表现为舒张压明显降低,脉压增大。在一般情况下,舒张压的高低主要反映外周阻力的大小。

(4)主动脉和大动脉管壁的弹性:主动脉和大动脉的弹性强,具有弹性储器作用,可以缓冲收缩压,维持舒张压,动脉血压的波动幅度较小,使得收缩压不会太高,舒张压不会太低。随着年龄增长,大动脉管壁弹性下降。老年人的动脉管壁硬化,大动脉的弹性储器作用减弱,理论上表现为收缩压增大,舒张压降低,脉压增大。但现实生活中老年人往往伴有不同程度的中小动脉硬化,外周阻力增大,舒张压也会升高。所以老年人血压呈现为收缩压升高,舒张压变化不明显,脉压增大。

(5)循环血量和血管容量的比例:循环血量和血管容量相适应才能使血管保持一定的血液充盈量,维持正常血压。当血管容量不变而循环血量减少时,可出现失血性休克,表现为动脉血压降低;当血管容量不变而循环血量增加时,可表现为动脉血压升高。当循环血量不变而血管容量增大时,可出现过敏性休克或中毒性休克,表现为动脉血压降低;当循环血量不变而血管容量减少时,可表现为动脉血压升高。临床上根据不同情况采取补液、输血或使用缩血管药物来升高血压。

上述对于影响动脉血压的各种因素的分析,都是在假定其他因素不变的情况下,来分析某一因素对动脉血压的影响。实际上,在不同的生理及病理情况下,单一因素改变而其他因素不变的情况几乎不存在,上述各种影响动脉血压的因素会发生不同程度的改变。因此,当动脉血压变化时,要综合分析多因素的原因。

知识拓展

老年人的血压变化及危害

老年人主动脉及大动脉血管壁胶原纤维含量多而弹力纤维减少,其中层和内膜变厚。胶原纤维、脂质及钙等成分的增多,导致主动脉及大动脉弹性降低,缓冲血压能力下降,再加上老年人往往伴有小动脉硬化,收缩压升高而舒张压升高不明显,脉压增大。

以往把收缩压升高看做是人类自然衰老的良性过程,认为舒张压升高比收缩压升高更危险。但近年大量流行病学研究显示,老年人收缩压升高会并发多种心脑血管疾病,死亡率升高,尤其脑卒中最为多见。因此,对老年人收缩压的升高也不可大意,应及时给予有效治疗。

5. 动脉血压相对稳定的生理意义 动脉血压是保证各个器官和组织有足够血液供应的驱动力,是血液克服外周阻力的主要力量源泉。一定高水平的动脉血压是维持各器官,尤其是心脏、肾、脑等重要脏器血流量的主要因素。动脉血压是反映人体循环功能的重要指标。

动脉血压过高或过低都会影响心血管系统及各脏器的血液供应,造成严重后果。动脉血压过高,加重心脏和血管的负担,心脏后负荷加大,造成心室代偿性肥大,发生高血压性心脏病、心功能不全,甚至心力衰竭。长期高压导致血管壁硬化,容易发生血管破裂,造成脑出血等严重后果。相反,动脉血压过低,引起多器官及组织供血不足,尤其是肾、脑等重要脏器,造成多器官功能障碍或衰竭。可见,保持动脉血压的相对稳定具有十分重要的生理意义。

(二)动脉脉搏

心动周期中,伴随心脏发生收缩、舒张,动脉内的压力和容积也会发生周期性变化,这种变化引起管壁的搏动称为动脉脉搏,简称脉搏。用手指即可摸到身体浅表动脉处的脉搏,临床上将桡动脉作为常用检测脉搏的部位。

脉搏是以波浪式沿动脉管壁向末梢血管传播的。在心脏泵血过程中,左心室收缩射血,将血液快速射入到主动脉,主动脉根部内的压力急剧上升,使得主动脉根部血管管壁向外扩张,血管回缩时将能量传给下一段血管,以此类推,形成脉搏波沿血管壁向外周血管传递。脉搏波并非血液在血管内流动所致,而是沿血管管壁传播的一种行波,所以脉搏波的传导速度比血流速度要快很多。脉搏波的传导速度与血管弹性成反比,血管弹性越大,其传导速度慢,反之亦然。主动脉血管弹性较大,脉搏波速度慢;小动脉血管弹性较小,脉搏波速度快。此外,由于小动脉及微动脉中血流阻力较大,所以在微动脉之后的脉搏波将明显减弱,到达毛细血管时,脉搏波已经基本消失。临床上可用脉搏仪来记录动脉脉搏的波形,称为脉搏图,分析脉搏图可以更好地了解心血管系统的功能。

三、静脉血压与静脉血流

静脉的主要作用是汇集血液回流入心,但是由于整个静脉系统的容量很大,静脉管壁易于扩张,所以静脉又起着血液储存库的作用,在生理学中将静脉称为容量血管。安静状态下,静脉容纳60%~70%的循环血量。所以,静脉的口径发生较小变化时,静脉内容纳的血量就可发生很大的变化,可有效地调节回心血量和心输出量,使循环系统能够适应机体不同的生理状态。

(一)静脉血压

当体循环血液经过动脉、毛细血管到达微静脉时,由于不断克服阻力,血压由 30 mmHg 逐渐下降至约 15 mmHg,静脉血压已经无收缩压和舒张压的波动。右心房作为体循环的终点,血压最低,接近于0。根据测量部位不同,将静脉血压分为中心静脉压和外周静脉压。

1. 中心静脉压 通常将右心房和胸腔内大静脉的血压称为中心静脉压。正常成人,中心静脉压的变动范围为 $4 \sim 12 \ cmH_2O(0.39 \sim 1.18 \ kPa)$。中心静脉压是判断心血管功能的一个指标,中心静脉压的高低取决于心脏射血能力和静脉回心血量之间的相互关系。①心脏射血能力:如果心脏射血能力较强,提供足够的动力,能及时地将回心血量射入动脉,中心静脉压就降低了。反之,心脏射血能力减弱(心力衰竭)时,中心静脉压则升高。②静脉回流速度:如果静脉回流速度加快,中心静脉压就会升高;反之,如果静脉回流速度减慢,中心静脉压就会降低。

右心衰竭、循环血量增加及全身静脉收缩等情况下,中心静脉压均可升高;反之,失血、脱水引起的循环血量不足,或全身血管扩张等情况下,中心静脉压均可降低。临床上在用输液治疗休克时,须同时观察动脉血压及中心静脉压的变化。如果中心静脉压偏低或有下降趋势,常提示输液量不足;如果中心静脉压偏高并有升高的趋势,则提示输液量过多、速度过快或心功能不全。测定中心静脉压的高低可作为观察心血管功能和控制补液量与速度的重要指标。

2. 外周静脉压 各器官静脉的血压称为外周静脉压。通常以人体平卧时的肘中静脉压为代表,正常值为 $5 \sim 14 \ cmH_2O(0.5 \sim 1.4 \ kPa)$。当中心静脉压升高时,静脉回流减慢,较多的血液滞留在外周静脉内,就会使外周静脉压升高。测定外周静脉压对判断心功能具有一定的参考价值。

(二)影响静脉回流的因素

静脉血回流心脏的过程称为静脉回流。在静脉系统中,血液由微静脉至右心房,静脉血压由 15 mmHg 降至 0,压力落差较小。单位时间内的静脉回心血量取决于外周静脉压和中心静脉压之间的压力差,以及静脉对血流的阻力。凡能影响外周静脉压、中心静脉压以及静脉阻力的因素,均能影响静脉回心血量。

1. 心脏收缩力 心室收缩时将血液由心脏射入动脉,心室舒张时则可以从静脉及心房中"抽吸"血液。如果心脏收缩力强,每搏输出量较多,在心室舒张期心室内压就较低,对心房和大静脉内血液的抽吸力量较大,静脉回流速度较快,回心血量增多。反之,如果心脏收缩力弱,每搏输出量较少,在心舒期心室内压就较高,对心房和大静脉内血液的抽吸力量较小,静脉回流速度较慢,回心血量减少。

右心衰竭时,右心室射血力显著减弱,每搏输出量减少,心室舒张期右心室内压较高,血液淤积在右心房和大静脉内,中心静脉压升高,回心血量大大减少。患者可出现颈外静脉怒张、肝充血肿大、下肢水肿等症状。同理,左心衰竭时,左心房压和肺静脉压升高,造成肺淤血和肺水肿等。

2. 体循环平均充盈压 体循环平均充盈压是反映血管系统充盈程度的重要指标,它反映循环血量和血管容量之间的相对关系。研究表明,血管内血液充盈程度愈高,静脉回心血量也就愈多。当循环血量增多或容量血管收缩而造成血管容量减少时,体循环平均充盈压升高,静脉回心血量增多。反之,循环血量减少或容量血管舒张而造成血管容量增多时,体循环平均充盈压降低,静脉回心血量减少。

3. 骨骼肌的挤压作用 静脉内有瓣膜存在,静脉瓣的开口方向指向心脏,使静脉血只能向心脏方向流动而不能倒流。骨骼肌收缩时,可挤压肌肉内和肌肉间的静脉,外周静脉压升高,静脉血流加速;骨骼肌舒张时,由于血液收到静脉瓣的阻挡而不能回流,外周静脉压降低,有利于毛细血管的血液流入静脉。可见,骨骼肌和静脉瓣一起,对静脉回流起着"泵"的作用,称为肌肉泵。在立位情况下,肌肉泵对降低下肢静脉压和减少血液在下肢静脉内的潴留有十分重要的生理意义。所以,下肢肌肉进行节律性舒缩活动时,例如步行,肌肉泵的作用利于血液的有序循环。但是,如果肌肉长期维持在紧张性收缩状态,则静脉持续受压,静脉回流减少,引起下肢静脉的淤积,这就是长期静止站立的人易于造成静脉曲张的原理。

4. 重力和体位 静脉管壁中弹性纤维和平滑肌都较少,易于扩张,静脉管壁较薄及静脉压降低,因此,静脉血液与静脉血流易于受重力和体位的影响。当人体卧位时,全身静脉几乎与心脏处于同一水平面,重力对静脉血液与静脉血流影响较小。当人体为立位时,心脏以下静脉血管充盈扩张,可比卧位时多容纳 400～600 mL,使回心血量减少。当机体由持久的下蹲位突然转为直立时,因为重力的原因,心脏以下静脉血管充盈扩张,回心血量瞬间减少,心输出量减少,血压下降,出现暂时的头晕眼花,这种变化称为直立性低血压。长期卧床或体弱的患者,神经系统调节能力、压力感受器功能及血管肌肉生理功能均减弱,由平卧位突然站起来时,可因大量血液积滞在下肢,回心血量过小而发生血压明显下降,视网膜和脑供血不足,而出现眼花和昏厥等症状。此外,在高温环境中,皮肤血管舒张,皮肤血管中容纳血量增多,因此,如果人在高温环境中长久站立不动,回心血量也会明显减少,导致心输出量减少和脑供血不足,也会引起头晕甚至昏厥。

5. 呼吸运动 呼吸运动对静脉回流起着"呼吸泵"的作用。通常情况下胸膜腔内压是低于大气压的,称为胸膜腔负压,因此右心房和大静脉处于被牵引而扩张的状态。在吸气时胸廓扩大,胸腔容积加大,胸膜腔负压值增大,使胸腔内大静脉和右心房被吸引而扩张,中心静脉压降低,有利于血液回心。在呼气时胸廓扩大,胸腔容积减小,胸膜腔负压值减少,使胸腔内大静脉和右心房被吸引而缩小,中心静脉压增高,导致回心血量减少。

四、微循环

微动脉和微静脉之间的血液循环称为微循环。微循环最根本的功能是实现血液和组织之间的物质交换,使得内环境稳态得以保持,保证组织细胞正常的新陈代谢。此外,微循环还可以调节器官血流量。

(一)微循环的组成

典型的微循环由微动脉、后微动脉、毛细血管前括约肌、真毛细血管、通血毛细血管、动静脉吻合支和微静脉几部分组成(图 5-14)。

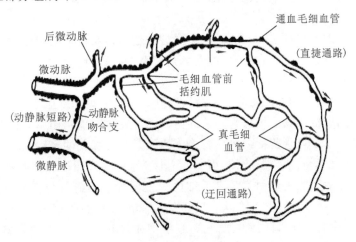

图 5-14 微循环模式图

微动脉是小动脉经过多次分支后形成的,其管壁富含平滑肌,血管内径可发生很大幅度的变化。后微动脉管径更细小,呈现不连续的平滑肌层,平滑肌纤维间断包裹血管。毛细血管前括约肌位于真毛细血管起始部。后微动脉向真毛细血管供血时,在真毛细血管起始部通常存在的1～2个平滑肌细胞,构成一个环,叫做毛细血管前括约肌。真毛细血管管壁很薄,仅由单层内皮细胞构成,外面被基膜包围。微静脉内径较大,含平滑肌纤维较少。动静脉吻合支在体温调节中起重要作用,主要分布在皮肤及皮下组织,特别是手指、手掌、足趾及耳廓等处。在神经和体液调节下,微动脉、后微动脉及毛细血管前括约肌可以通过舒缩平滑肌而改变其口径大小,调控微循环的血流量,调控进入真毛细血管真正进行物质交换的血流量。毛细血管因不含平滑肌且无神经支配,不具备收缩功能。

(二)微循环的血流通路

1. 迂回通路 血液经微动脉、后微动脉、毛细血管前括约肌、真毛细血管网到微静脉的通路，称为迂回通路。真毛细血管管壁薄、通透性好；加之真毛细血管穿插于细胞间隙中，迂回曲折、血流缓慢、数量多、相互交错成网，具有巨大的表面积，是血液与组织细胞进行物质交换的主要场所，故又称为"营养通路"。真毛细血管网开放数量与器官、组织的代谢活动有关，是轮流交替开放的。在安静时，骨骼肌中大约只有 20% 的真毛细血管网开放。

2. 直捷通路 血液从微动脉、后微动脉和通血毛细血管进入微静脉的通路，称为直捷通路。该通路经常处于开放状态。通血毛细血管是后微动脉的后续延伸，其管壁平滑肌逐渐稀疏变小直至消失。通血毛细血管中承受压力大，管壁较厚，管径粗大，阻力较小，血流速度较快，只能进行少量的物质交换，其主要功能是使部分血液能迅速通过微循环而进入静脉，最终及时回心，即保证回心血量。直捷通路在骨骼肌组织的微循环中较为多见。

3. 动静脉短路 血液从微动脉经动静脉吻合支直接进入微静脉的通路，称为动静脉短路。该通路在皮肤及皮下组织内多见，通常处于关闭状态。微动脉与微静脉之间压力差较大，动静脉短路一旦开放，血流速度较快，加之动静脉吻合支管壁较厚，所以该通路不能进行物质交换，而是在体温调节中发挥作用的。当环境温度升高时，机体需要散热，动静脉吻合支开放增多，皮肤血流量增加，皮肤温度升高，有利于散发体热。环境温度低时，则动静脉短路关闭，皮肤血流量减少，有利于保存体热。在某些病理状态下，例如感染性或中毒性休克时，动静脉短路大量开放，则可加重组织的缺氧状况。

(三)微循环的调节与功能

1. 微循环的调节 根据微循环的结构，微动脉、后微动脉和毛细血管前括约肌是毛细血管的前阻力血管；微静脉是毛细血管的后阻力血管。微循环的血流量受毛细血管的前、后阻力血管共同影响，前后阻力比值约为 5：1。如果前阻力增加，将引起毛细血管灌注不足而缺血；如果后阻力增加，则会引起毛细血管淤血。

微动脉是微循环的起始部位，受交感神经支配，也受体内某些体液因素(如肾上腺素、去甲肾上腺素、血管紧张素等)影响。正常情况，微动脉管壁平滑肌保持一定紧张性，维持微循环有一定血流量。微动脉舒张，毛细血管的前阻力减小，进入微循环的血流量增多；微动脉收缩，毛细血管的前阻力增大，进入微循环的血流量减少。故微动脉具有控制微循环血流量的"总闸门"作用。

毛细血管前括约肌位于真毛细血管起始部位，是微循环的"前闸门"，它控制从微动脉进入真毛细血管的血流量。毛细血管前括约肌主要受体液因素及局部代谢产物的调节，如肾上腺素、去甲肾上腺素等使毛细血管前括约肌收缩，而 CO_2、乳酸等局部代谢产物使其舒张，后者是调节毛细血管前括约肌舒缩活动的主要因素。真毛细血管主要受毛细血管前括约肌控制，其开闭是轮流交替的，通常每分钟交替开闭 5~10 次。若毛细血管前括约肌收缩，真毛细血管关闭，局部代谢产物会不断堆积，使毛细血管前括约肌舒张，真毛细血管开放，流入的血量增多，代谢产物被清除后，毛细血管前括约肌在缩血管物质作用下又收缩，真毛细血管又关闭，流入血量减少。如此反复进行。当机体活动或组织代谢活动加强时，微动脉和毛细血管前括约肌发生舒张增多，使越多的毛细血管处于开放状态，使交换的面积增大，交换的距离缩短，有利于充分交换。因此，微循环的血流量可以适应组织的代谢活动水平。

微静脉是毛细血管的后阻力血管，是微循环的"后闸门"，它的舒缩决定毛细血管后阻力的大小，决定着微循环的血液流出量。微静脉受交感神经支配，也受体液因素的调节。在生理情况下，微静脉的舒缩活动变化不大，但在病理状态下，如休克时，微静脉收缩使后阻力增大，血液大量停滞在真毛细血管内不易流出，造成回心血量减少，心输出量减少，血压进一步下降而加重病情。

知识拓展

休克与微循环

休克的共同规律:微循环障碍引起微循环灌注不足,导致重要生命器官因缺氧发生功能和代谢障碍。休克时微循环的变化大致分为三个阶段,即微循环缺血期、微循环淤血期及微循环凝血期。

①微循环缺血期:毛细血管前阻力血管(小动脉、微动脉及毛细血管前括约肌)收缩,动静脉吻合支大量开放,导致血液由微动脉直接流入微静脉,毛细血管内血液减少,组织缺血缺氧。②微循环淤血期:毛细血管前阻力血管(小动脉、微动脉及毛细血管前括约肌)舒张,毛细血管开放,毛细血管后阻力血管(微静脉和小静脉)收缩,导致毛细血管内血液淤积。③微循环凝血期:毛细血管内血液淤积浓缩,易于血液凝固,在微循环内产生播散性血管内凝血,导致组织细胞缺血坏死,引起各器官功能障碍。随后由于凝血因子和血小板被消耗,发生广泛性出血。

2. 微循环的功能　微循环可以实现血液与组织细胞间的物质交换,保证了机体正常的新陈代谢,此外,微循环还可以调节器官血流量,维持循环血量和稳定动脉血压。

(四)血液和组织液之间的物质交换

血液与组织液之间是通过毛细血管壁进行物质交换的,组织、细胞则通过细胞膜和组织液发生物质交换。血液和组织液之间的物质交换主要是通过扩散、滤过与重吸收、入胞和出胞等方式进行的。

1. 扩散　扩散是血液和组织液之间进行物质交换的最主要方式。毛细血管内皮细胞之间的连接处有细微的孔隙(图 5-15)。直径小于孔隙的水和小分子物质,就能通过管壁进行扩散运动;脂溶性物质(如 O_2、CO_2 等)还可直接通过内皮细胞进行扩散。扩散量的大小取决于浓度差、通透性及扩散距离和面积等多种因素。

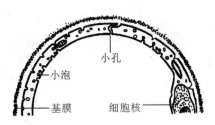

图 5-15　毛细血管壁

2. 滤过和重吸收　引起液体由毛细血管内向毛细血管外的移动,称为滤过;而将液体向相反方向的移动称为重吸收。滤过与重吸收的主要原因是由于管壁两侧静水压和胶体渗透压的差异。和通过扩散方式发生的物质交换相比,通过滤过和重吸收的方式发生的物质交换仅占很小的一部分,但在组织液的生成与回流中起重要的作用。

3. 入胞和出胞　直径大于毛细血管孔隙的大分子物质(如蛋白质等)通过毛细血管时,可被内皮细胞膜包围并吞饮入细胞内,形成吞饮囊泡,囊泡随即被运送至细胞的另一侧,并以出胞的方式排到细胞外。

五、组织液的生成

存在于组织、细胞的间隙内的液体称为组织液,是血液和组织细胞之间进行物质交换的媒介。为了保证内环境稳态及机体正常的新陈代谢,组织液需要不断地更新。绝大部分组织液呈胶冻状,不能自由流动,因此不会因重力而流至身体的低垂部位,也不能被抽出。组织液凝胶的基质是胶原纤维和透明质酸细丝。组织液中有极小一部分呈液态,可自由流动,多位于细胞表面。能自由流动与不能自由流动的组织液之间保持动态平衡。组织液中绝大多数离子成分与血浆基本相同,其蛋白质浓度明显低于血浆。

在有效滤过压的驱动下,血浆中的某些成分通过毛细血管壁进入组织细胞间隙的过程,称为组织液的生成;组织液经毛细血管壁进入毛细血管内的过程,称为组织液的回流。淋巴来自组织,经淋巴系统最终回流入静脉。

（一）组织液的生成与回流

组织液是血浆滤过毛细血管壁而形成的,又不断被重吸收入血。组织液生成的基础是毛细血管壁的通透性。组织液的生成和回流取决于四个因素,即毛细血管血压、组织液静水压、血浆胶体渗透压和组织液胶体渗透压(图5-16)。其中,毛细血管血压和组织液胶体渗透压是促使液体由毛细血管内向血管外滤过的力量,即组织液生成的动力;而血浆胶体渗透压和组织液静水压是将液体从血管外重吸收入毛细血管内的力量,即组织液回流的动力。滤过的力量和重吸收的力量之差,称为有效滤过压。有效滤过压是组织液生成的动力,可以用下式表示。

有效滤过压＝(毛细血管血压＋组织液胶体渗透压)－(血浆胶体渗透压＋组织液静水压)

正常机体内,肾小球毛细血管动脉端和静脉端的血压几乎一致,其余部位的毛细血管动脉端的有效滤过压为10 mmHg,液体滤出毛细血管,成为组织液;而在毛细血管静脉端的有效滤过压力为－8 mmHg,故液体被重吸收回血管,即组织液回流。组织液中约90％在静脉端被重吸收回血液,其余约10％进入毛细淋巴管,成为淋巴,再由淋巴系统回收入血液,使得组织液的生成与回流保持动态平衡。

一般来说,毛细血管血压由动脉端到静脉端是逐步降低的,所以,有效滤过压是一个动态的变化过程。提示,在毛细血管全长每一点都存在滤过和重吸收同步进行,只是在动脉端以滤过为主,在静脉端以重吸收为主。

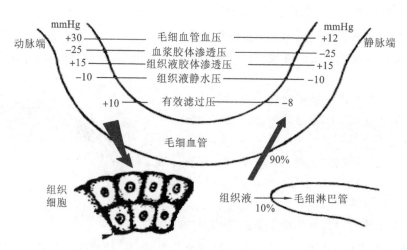

图 5-16　组织液生成与回流示意图
＋:代表使液体滤出毛细血管的力量　－:代表使液体吸收回毛细血管的力量

（二）影响组织液生成与回流的因素

在正常情况下,组织液的生成与回流保持动态平衡,维持血量和组织液量之间的相对稳定,使体液分布保持正常。如果打破这种动态平衡,组织液生成过多或重吸收减少,组织间隙中就有过多的潴留,形成组织水肿。决定有效滤过压的各种因素,如毛细血管血压升高、血浆胶体渗透压降低,以及毛细血管通透性升高、淋巴回流受阻都会使组织液生成增多,生成水肿。所以影响组织液生成与回流的因素也就是形成水肿的原因,主要有以下几方面。

1.毛细血管血压　毛细血管血压是促进组织液生成的主要因素。如果其他因素不变,毛细血管血压增多,有效滤过压增大,使组织液生成多而造成水肿。毛细血管血压的高低取决于毛细血管前、后阻力的比值。当微动脉舒张(如运动、炎症)时,毛细血管前阻力下降,或者微静脉回流受阻(如右心衰竭)时,毛细血管后阻力升高,都可使毛细血管血压升高,有效滤过压升高,组织液生成增多,形成水肿。

2.血浆胶体渗透压　血浆胶体渗透压主要由血浆中的蛋白质组成。任何原因造成血浆内蛋白质减少,都可使血浆胶体渗透压降低,有效滤过压升高,组织液生成增多,形成水肿。导致血浆蛋白质减少的原因如下:营养不良,机体摄入蛋白质不足;某些疾病如肝硬化时白蛋白合成减少;肾炎时机体丢失蛋白质过多。

3.淋巴回流 组织液中的10%是经过淋巴管回流入血的。淋巴回流有利于调节体液动态平衡和防止水肿的发生。当淋巴回流受阻(如局部慢性淋巴管炎、丝虫病等)时,其远端的组织间隙内组织液积聚,导致水肿。乳腺癌患者在乳腺癌根治术后,由于淋巴结的清扫摘除,淋巴回流不畅,发生上肢水肿。

4.毛细血管通透性 在正常情况下,蛋白质几乎不能通过毛细血管。在某些病理情况下(如过敏反应、烧伤等),局部释放大量组胺,升高毛细血管壁的通透性,血浆中的蛋白质大量漏入组织液,导致局部组织液胶体渗透压升高,血浆胶体渗透压降低,有效滤过压升高,组织液生成增多,产生局部水肿。

知识拓展

丝 虫 病

发生丝虫病时,淋巴系统回流受阻,在成虫刺激作用下,淋巴管扩张,瓣膜关闭不全,淋巴淤积,出现凹陷性淋巴肿。此后,淋巴管壁出现炎症细胞浸润、内皮细胞增生、管腔狭窄等病变而导致淋巴管闭塞。以微丝蚴和死亡的成虫为中心,形成丝虫性肉芽肿,最终导致淋巴管栓塞。淋巴管远端阻塞部位管内压力大,易产生淋巴管曲张甚至破裂。患者由于阻塞部位不同表现出不同的临床症状,如象皮肿、乳糜尿及睾丸鞘膜积液等。

六、淋巴循环

组织液进入淋巴管,便成为淋巴。淋巴在淋巴系统中流动成为淋巴循环。淋巴循环是组织液回流入血液的一个重要的辅助系统。

(一)淋巴的生成

毛细淋巴管起始端稍膨大,管壁由单层内皮细胞组成,相邻的内皮细胞边缘像瓦片般互相覆盖,可向管腔内飘动,形成了向管腔内开启的单向活瓣,管壁无基膜,故毛细淋巴管的通透性远大于毛细血管。另外,组织液积聚时,组织中的胶原纤维和毛细淋巴管之间的胶原细丝可以拉开互相重叠的内皮细胞边缘,暴露出内皮细胞之间较大的缝隙。因此,组织液和其中的蛋白质、脂肪滴等均可以自由地进入毛细淋巴管。淋巴主要来源于肠道和肝脏,成分与组织液大体一致。在安静状态下,正常成人大约每小时生成120 mL淋巴,其中约100 mL流经胸导管,20 mL流经右淋巴导管进入血液循环。每天生成2～3 L淋巴,大致相当于全身血浆的总量。

组织液和毛细淋巴管内淋巴之间的压力差是促使淋巴生成的动力。组织液压力升高时,可加速淋巴的生成。

(二)淋巴的回流及影响因素

类似于静脉系统,毛细淋巴管汇合形成集合淋巴管。较大的淋巴管壁中有少量的平滑肌及弹性纤维,可以收缩,促进淋巴回流。另外,淋巴管腔内中有单向瓣膜,使淋巴不能倒流。故淋巴管壁平滑肌的收缩活动和瓣膜就共同构成了"淋巴管泵",能推动淋巴流动。此外,淋巴管周围组织的压迫也能推动淋巴流动,如肌肉收缩、按摩、相邻动脉收缩及增加淋巴生成的因素均可使淋巴回流增多,而长期静止站立及肿瘤压迫均可使淋巴减少。

(三)淋巴循环的生理作用

淋巴循环的生理功能如下。①回收蛋白:淋巴循环的主要作用。将组织液中的蛋白质分子带回至血液中。②防御障碍作用:淋巴结内巨噬细胞可以清除淋巴中的红细胞和细菌等异物。

淋巴循环还可以清除组织液中不能被毛细血管重吸收的较大的分子等。此外,淋巴结产生的淋巴细胞和浆细胞,均参与免疫反应。淋巴循环对机体有防御障碍作用。③运输脂肪及其他营养物质:小肠绒毛的毛细淋巴管对营养物质(特别是脂肪)的吸收起重要的作用。由小肠吸收的80%~90%脂肪是经过淋巴循环被输送入血液的。因此小肠的淋巴呈乳糜状。④调节血浆与组织液之间的液体平衡:虽然淋巴回流的速度较缓慢,但每天回流的淋巴相当于全身血浆总量,故淋巴在调节血浆与组织液之间的液体平衡中发挥重要作用。

第三节　心血管活动的调节

重点和难点:
心血管中枢位置;减压反射;肾上腺素及去甲肾上腺素对心血管的作用。

人体在不同的生理状况下,各细胞、组织及器官的代谢水平不同,对血流量的需求也不尽相同。循环系统的功能就是为全身各组织、器官提供充足血液,以保证其新陈代谢的正常进行。当机体内、外环境变化时,通过神经和体液等调节机制可对心脏和各部分血管的活动进行调节,从而满足各组织、器官在不同情况下对血流量的需要,全面协调地分配各器官的血流。调节具体表现为:通过改变心肌收缩力和心率来调节心输出量;通过改变阻力血管口径来调节外周阻力;通过改变容量血管口径来调节循环血量。

一、神经调节

心肌和血管平滑肌接受交感神经和副交感神经的双重支配。神经系统对机体心血管活动的调节是通过各种心血管反射来实现的。

(一)心脏和血管的神经支配

1.心脏的神经支配　支配心脏的传出神经为心交感神经和心迷走神经,前者增强心脏活动,后者抑制心脏活动(图5-17)。

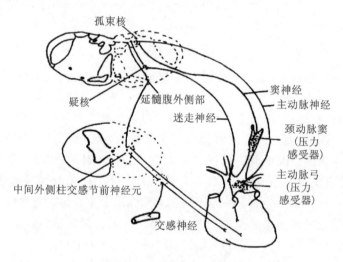

图 5-17　心脏的神经支配

(1)心交感神经及其作用:心交感神经的节前神经元起源于脊髓胸段($T_1 \sim T_5$)的中间外侧柱,在星状神经节或颈交感神经节换元,节后神经元组成心脏神经丛,分为心上、心中及心下神经,支配心脏各个部分,包括窦房结、心房肌、房室交界区、房室束及分支和心室肌。左右两侧心交感神经对心脏的支配不对称而有差别,右侧心交感神经主要支配窦房结,其兴奋以引起心率加快的效应为主;左侧心交感神经主要支配房室交界区,其兴奋以引起加强心肌收缩能力的效应为主。

心交感神经节后纤维末梢释放的递质为去甲肾上腺素,主要与心肌细胞膜上的 β 型肾上腺素能受体结合,可导致心率加快,房室交界区的传导加快及心肌收缩能力加强。这些效应分别称为正性变时作用、正性变传导作用和正性变力作用。去甲肾上腺素可增大 4 期的内向电流,加快 4 期自动去极化速率,从而产生正性变时作用。慢反应细胞中,去甲肾上腺素使得 0 期 Ca^{2+} 内流增强并加速,动作电位上升速度与幅度加大,使得房室交界区兴奋传导速度加快,产生正性变传导作用。去甲肾上腺素作用于心肌细胞膜的肾上腺素能受体 β_1,激活腺苷酸环化酶,升高细胞内环磷腺苷浓度,激活蛋白激酶和细胞内蛋白质的磷酸化过程,激活心肌膜上的 Ca^{2+} 通道,增加 Ca^{2+} 的内流,也增加细胞内肌浆网释放的 Ca^{2+},使心肌收缩能力增强。此外,去甲肾上腺素还可以促进糖原分解,提供心肌活动所需能量,加强心肌收缩力,产生正性变力作用。β 受体阻断剂(如盐酸普萘洛尔等)可阻断心交感神经对心脏的兴奋作用。

(2)心迷走神经及其作用:副交感神经节前纤维起源于延髓的迷走神经背核和疑核,行走于迷走神经干中,在心壁神经节换元。节后神经纤维支配心脏的窦房结、心房肌、房室交界区、房室束及其分支,心室肌也有少量的迷走神经支配。左、右两侧心迷走神经对心脏的支配也有差别,但不如心交感神经差别显著。右侧迷走神经主要影响窦房结,左侧迷走神经主要影响房室交界区。

心迷走神经节后纤维末梢释放的递质是乙酰胆碱,主要与心肌细胞膜上的 M 型胆碱能受体结合,可导致心率减慢,心房肌不应期缩短,房室传导速度减慢,心房肌收缩能力减弱,这些效应分别称为负性变时作用、负性变传导作用和负性变力作用。刺激迷走神经时,使心房肌收缩减弱效应远远超过心室肌。迷走神经纤维末梢释放的乙酰胆碱作用于 M 胆碱能受体后,使得心肌细胞膜上 K^+ 通道的开放概率增高,增加 K^+ 的外流。同时,还可减少膜上的 Ca^{2+} 通道的开放,减少 Ca^{2+} 的内流,最终导致心肌的自律性、收缩性、传导性都降低。M 型胆碱能受体阻断剂(如阿托品等)可阻断心迷走神经对心的抑制作用。

心交感神经和心迷走神经对心脏的作用是相互拮抗的。通常情况下,心迷走神经的作用比心交感神经的作用强。除了上述两种神经,心脏还存在几种肽类神经纤维的支配,如神经肽 Y、阿片肽、降钙素及血管活性肠肽等,它们与其他递质(如单胺、乙酰胆碱)共同存在于同一神经元内,兴奋时一同释放。降钙素基因相关肽可使心率加快;血管活性肠肽能舒张冠状血管,增加心肌收缩力。总之,心肌和冠状血管的活动是由多种神经因素共同参与调节的。

2. 血管的神经支配 人体的血管中,除真毛细血管外,其余血管壁均有平滑肌分布。不同的血管平滑肌的生理特性也不同,自主神经支配绝大多数的血管平滑肌。支配血管平滑肌的神经纤维从功能上可分为缩血管神经纤维和舒血管神经纤维两大类。与心脏的双重神经支配不同的是,体内绝大多数的血管只接受缩血管神经纤维的单一支配,只有极少数的血管可接受舒血管神经纤维支配。

(1)缩血管神经纤维:缩血管神经纤维都属于交感神经,故又称为交感缩血管纤维。其节前神经元起源于脊髓胸、腰段($T_1 \sim L_3$)的中间外侧柱内,在椎旁或椎前神经节换元,节后神经纤维末梢释放的递质为去甲肾上腺素。血管平滑肌上有 α 和 β 两类肾上腺素能受体。去甲肾上腺素与肾上腺素能受体 α 结合,可收缩血管平滑肌;与肾上腺素能受体 β 结合,则舒张血管平滑肌。相比肾上腺素能受体 β,去甲肾上腺素与肾上腺素能受体 α 结合的能力更强,故交感缩血管纤维兴奋时引起缩血管效应。安静时,交感缩血管神经纤维常发放低频冲动,维持多数血管的紧张性,一旦其发出冲动频率继续降低就会导致血管舒张。

体内绝大多数的血管均主要受交感缩血管纤维支配,但不同类型及不同部位的血管中交感缩血管纤维分布的密度也不同。交感缩血管纤维在皮肤血管中分布最密,骨骼肌和内脏的血管次之,冠状血管和脑血管中分布密度最小。在同一器官中,微动脉中交感缩血管纤维密度最高,动脉中交感缩血管纤维的密度高于静脉,静脉较少,但毛细血管前括约肌中的交感缩血管纤维分布很少。交感缩血管纤维的这种分布特点具有重要的生理意义:当急性失血时,交感缩血管纤维兴奋,收缩皮肤及内脏血管,动脉血压升高,而脑血管和冠状动脉基本不发生收缩,保证了重要器官的血液供应。

在安静状态下,交感缩血管纤维持续发放 1～3 次/秒的低频冲动,称为交感缩血管紧张。交感缩血管紧张性活动使血管平滑肌保持一定程度的收缩。当交感缩血管紧张增强时,血管进一步收缩,外周阻力增大,血压升高;交感缩血管紧张减弱时,血管舒张,外周阻力减小,血压下降。在不同的生理状况下,交感缩血管纤维的放电频率波动于 8～10 次/秒的范围,这一变动范围足以使血管口径发生较大变化,从而调节不同器官的血流量和血流阻力。

(2)舒血管神经纤维:体内有极少部分血管在接受缩血管神经纤维支配的同时,还接受舒血管神经纤维支配。舒血管神经纤维主要分为以下两种。

①交感舒血管神经纤维:此类神经纤维主要分布于骨骼肌血管中,末梢释放的递质为乙酰胆碱,与血管平滑肌的 M 型胆碱能受体结合,舒张血管,增加血流量。M 型胆碱能受体阻断剂(阿托品)可阻断其效应。安静状态下,交感舒血管神经纤维基本没有紧张性活动,只有在处于情绪激动、肌肉运动状态或发生防御反应时才发放冲动。

②副交感舒血管神经纤维:此类神经纤维主要分布于少数器官的血管中,如脑膜、唾液腺、胃肠外分泌腺和外生殖器等。副交感舒血管神经纤维末梢释放的递质也为乙酰胆碱,乙酰胆碱与血管平滑肌的 M 型胆碱能受体结合,同样舒张血管,增加血流量。副交感舒血管神经纤维只对器官、组织局部血流起调节作用,对全身血压无明显影响。

(二)心血管中枢

在中枢神经系统中,将与控制心血管反射活动有关的神经元集中的部位,称为心血管中枢(图 5-18)。神经系统是通过各种神经反射来实现对心血管活动的调节。目前认为,心血管中枢广泛分布在中枢神经系统从脊髓到大脑皮层的各级水平上,它们各自具有不同的功能,又互相密切联系,配合密切,使整个心血管系统的活动保持协调一致,以达到与整个机体的活动相适应的目的。

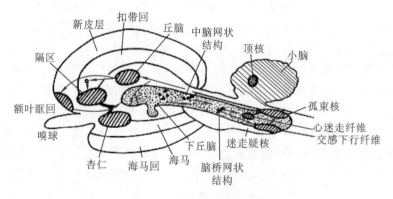

图 5-18 心血管中枢示意图

1.延髓心血管中枢 动物实验结果显示,在延髓上缘横断脑干后,动物的血压并未发生明显变化,刺激坐骨神经而引起的升血压反射也仍存在,但如果逐步将横断水平移向脑干尾端,动脉血压就会逐渐降低,刺激坐骨神经而引起的升血压反射效应也逐渐减弱。当下移横断水平至延髓闩部时,血压降低至大约 40 mmHg。实验证明,只要保留延髓及其以下中枢部分的完整,就可以维持心血管的正常紧张性活动,并完成一定的心血管反射活动。这说明,心血管的基本中枢位于延髓。

一般认为,延髓心血管中枢大体可包括以下四个部位的神经元,即舒血管区、缩血管区、传入神经接替站和心抑制区。延髓腹外侧部存在心交感中枢和缩血管中枢,两中枢主要控制心交感神经和交感缩血管神经的紧张性活动;延髓迷走神经背核和疑核存在心迷走中枢,主要控制心迷走神经的紧张性活动。

位于延髓的心交感中枢、缩血管中枢及心迷走中枢的神经元平时都有紧张性活动,分别称为心交感紧张、交感缩血管紧张和心迷走紧张。心迷走中枢和心交感中枢的紧张性活动对心脏的作用是相互拮抗的。安静状态下,正常人的心迷走中枢紧张性活动大于心交感神经中枢,所以心率较慢,约为 75 次/分;运动或情绪激动等情况下,心交感神经中枢紧张性活动大于心迷走中枢,所以心率较快,约为100次/分。

2.延髓以上的心血管中枢 在延髓以上的脑干部分、大脑、小脑及下丘脑中都存在与心血管活动有关的神经元。这些神经元除了具有反射中枢的功能外,更重要的是具有将心血管活动和机体其他功能之间复杂整合的作用,也就是把来自不同方面的刺激与发生的生理反应统一起来,整合形成一个完整而协调的生理过程。虽然各级中枢功能不同,但它们相互联系构成了心血管活动的完整调节体系,来实现对心血管活动的调节和整合功能。一般说来,中枢神经元越处于高位,对机体功能的整合调节就越重要、越复杂。例如,下丘脑作为一个非常重要的整合部位,在体温调节、摄食、水平衡以及恐惧等情绪反应中都起着重要的整合作用。这些整合作用几乎都包含有相应的心血管活动的变化。例如,电刺激下丘脑的"防御反应区",可立刻引起动物的高度警觉状态,表现为骨骼肌肌紧张加强,而出现准备防御的姿势等行为反应,与此同时也会出现一系列心血管活动的改变,主要是心率加快、心搏加强、心输出量增加,皮肤和内脏血管收缩、骨骼肌血管舒张,血压稍升高。显然,这些心血管反应是与当时机体所处的状态相协调的,主要是提供充足的血液给予骨骼肌,以适应防御、搏斗或逃跑等高强度行动的需要。

此外,大脑的某些部位,特别是边缘系统的结构,如颞极、额叶的眶面及海马等,能影响下丘脑和脑干等其他中枢部位的心血管神经元的活动,并与机体各种行为的改变相协调。大脑新皮层的运动区兴奋时,可同时引起相应的骨骼肌收缩和该骨骼肌的血管舒张。刺激小脑的某部位也可引起心血管活动的反应,例如,刺激小脑顶核就可引起心率加快、血压升高。

(三)心血管反射

神经系统对心血管活动调节的基本方式是反射。当机体处于不同的机能状态、代谢水平和内、外环境发生变化时,均可引起各种心血管反射,使心输出量、各器官的血管收缩状况及动脉血压发生变动。其生理意义在于使循环系统的功能适应当时机体所处的状态或环境的变化。最重要的心血管反射主要有颈动脉窦和主动脉弓压力感受性反射及颈动脉体和主动脉体化学感受性反射两种。

1.颈动脉窦和主动脉弓压力感受性反射 当动脉血压升高时,兴奋压力感受器引起压力感受性反射。该反射的结果就是减慢心率,降低外周血管阻力,最终导致血压回降,故又被称为降压反射或减压反射(图5-19)。

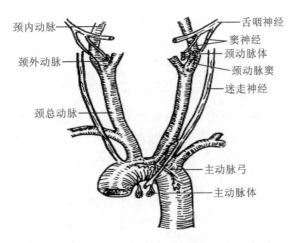

图5-19 颈动脉窦区与主动脉弓区的压力感受器与化学感受器

(1)动脉压力感受器:在颈动脉窦和主动脉弓血管壁的外膜下,存在丰富的感觉神经末梢,对机械牵张较敏感,称为动脉压力感受器。动脉压力感受器并不是直接感觉动脉血压的变化,而是感觉血液对动脉管壁的机械牵张程度。因此,这种压力感受器实际上可以说是机械感受器或血管壁牵张感受器。当动脉血压升高时,动脉管壁被牵张的程度就会升高,使压力感受器发放的神经冲动也就增多。当动脉血压在60~180 mmHg范围内时,压力感受器的传入冲动频率与动脉管壁扩张程度成正比。研究显示,搏动性与非搏动性的压力变化中,压力感受器对搏动性的压力变化敏感度大于非搏动性的压力变化;颈动脉窦压力感受器比主动脉弓压力感受器更敏感。

(2)传入神经和中枢联系:颈动脉窦压力感受器的传入神经纤维组成颈动脉窦神经,然后窦神经加入舌咽神经进入延髓,和孤束核的神经元发生突触联系;主动脉弓压力感受器的传入神经纤维加入迷走神经,然后进入延髓,到达孤束核。实验证明,家兔的主动脉弓压力感受器传入纤维自成一束,伴行于迷走神经,称为主动脉神经。

(3)反射效应:动脉血压突然升高时,颈动脉窦和主动脉弓压力感受器兴奋,传入冲动增多,分别经舌咽神经和迷走神经,将冲动传到位于延髓的心血管中枢。通过延髓及以上中枢的复杂联系和整合,使得心迷走中枢兴奋,心交感中枢和交感缩血管中枢抑制,表现为心迷走紧张加强、心交感紧张和交感缩血管紧张减弱。这种反应通过心迷走神经、心交感神经和交感缩血管神经传递到心脏和血管,产生的效应为心率减慢、心肌收缩力减弱、心输出量减少、外周血管阻力降低,故动脉血压下降。相反,当动脉血压降低时,压力感受器传入冲动减少,减弱迷走紧张,加强交感紧张,最终导致心率加快、心肌收缩力加强、心输出量增加、外周血管阻力增高、血压回升。可见降压反射对血压是进行双向调节的。

在动物实验中,将颈动脉窦区和循环系统其余部分隔离开,但保留动脉窦区通过窦神经与中枢的联系。这样一来,根据改变颈动脉窦区的灌注压,就可以观察体循环动脉压的变化,并画出压力感受性反射功能曲线(图 5-20)。实验证明,当灌注压在 80~160 mmHg 范围内波动时,动脉血压随灌注压升高而降低;当灌注压超过 180 mmHg 时,动脉血压不再下降;当灌注压接近 60 mmHg 时,动脉血压不再升高。因此,压力感受性反射功能曲线的中间部分较陡,向两端逐渐平坦,这说明压力感受性反射最敏感出现在窦内压约 100 mmHg 的正常平均动脉压水平时(约 100 mmHg),此时纠正偏离正常水平血压的能力最强;相反,动脉血压相差正常水平愈远,压力感受性反射纠正异常血压的能力就会愈低。

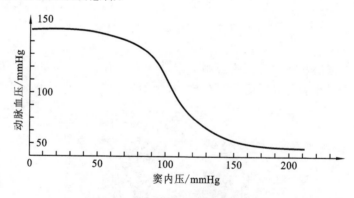

图 5-20　压力感受性反射功能曲线

(4)颈动脉窦和主动脉弓压力感受性反射的生理意义:减压反射是一种负反馈调节,对动脉血压具有双向的调控能力,其生理意义是维持动脉血压的相对稳定。当心输出量、外周血管阻力及血量等发生变化时,减压反射可快速调节动脉血压,使动脉血压不至发生过大的波动。因此,在生理学中将动脉压力感受器的传入神经称为缓冲神经。

动物实验显示,狗 24 h 内的动脉血压的变化范围一般在约 100 mmHg 的平均动脉压±(10~15) mmHg 以内。在切除两侧缓冲神经后,狗的血压常出现很大的波动,其变动范围可超过平均动脉压±50 mmHg。在实验性高血压动物或慢性高血压患者中,压力感受性反射功能曲线会向右移位,在较高的血压水平上工作,并不能降到正常血压水平。这说明,压力感受性反射在长期的动脉血压调节中并不起重要作用。

2. 颈动脉体和主动脉体化学感受性反射　颈动脉体和主动脉体化学感受器分别存在于颈总动脉分叉处和主动脉弓区域。能够感受血液中某些化学成分的变化,如 O_2、CO_2 及 H^+ 浓度的变化,故又叫做化学感受器。当缺氧、CO_2 分压过高及 H^+ 浓度过高等时,可以刺激这些感受装置,其感觉信号分别经颈动脉窦神经和迷走神经传入至延髓孤束核,最终改变延髓内呼吸神经元和心血管活动神经元的活动。化学感受性反射的效应主要是兴奋呼吸,使呼吸加深、加快(详见第六章)。对心血管活动的效应则是兴奋缩血管中枢,导致舒张冠状动脉,收缩骨骼肌、内脏和皮肤血管,增大外周血管阻力,血压升高;呼吸的加深、加快,反射性引起心率加快、心输出量增加。

正常情况下,化学感受性反射的主要作用是调节呼吸,对心血管活动的调节作用并不明显,只有在低氧、窒息、动脉血压过低、失血和酸中毒情况下才发生作用。化学感受性反射的生理意义主要是参与调节机体应急状态下的血液循环,维持血压,实现血流的再分配,保证脑、心脏等重要脏器的血液供应。

3. 心肺感受器引起的心血管反射 在心房、心室及肺循环大血管壁存在许多感受器,总称为心肺感受器,其传入神经纤维在迷走神经内走行。可引起心肺感受器兴奋的适宜刺激有两大类:①血管壁的机械牵张:当上述部位(心房、心室或肺循环大血管)压力升高或血容量增多时,心脏或血管壁受到牵张,就会兴奋这些压力感受器。生理情况下,心房壁的牵张主要由血容量增多引起,所以又将心房壁的牵张感受器称为容量感受器。②化学物质:前列腺素、缓激肽等化学物质。此外,有些药物(如藜芦碱等)也能刺激心肺感受器。大多数心肺感受器受刺激时引起的反射效应是心迷走紧张加强、心交感紧张降低,导致心率减慢、外周血管阻力降低、心输出量减少、血压下降。此外,心肺感受器的传入冲动可抑制释放血管升压素,影响肾脏对水的重吸收。这表明心肺感受器引起的反射在调节血量、体液的量和成分方面有重要的生理意义。

4. 其他感受器对心血管的影响 扩张肺、胃、肠、膀胱等空腔器官,挤压睾丸等,常可达到减慢心率和舒张外周血管等效应。这些内脏感受器的传入纤维行走于迷走神经或交感神经。在平时,皮肤的冷热刺激、肌肉活动以及各种伤害性刺激都能引起心血管反射活动。中医用针刺疗法治疗某些心血管疾病,究其原理就在于通过物理的方法激活肌肉或皮肤的一些感受器,增加其传入冲动,再通过中枢神经系统的复杂机制,达到调整异常的心血管活动的目的。

二、体液调节

心血管活动的体液调节是指体液因素(血液和组织液中的一些化学物质)对心肌和血管平滑肌的活动发生影响,从而引起的调节作用。这些体液因素中,有些可通过血液循环运输到全身,广泛作用于心血管系统;有些则在组织中形成,主要作用于局部的血管,调节局部组织的血流量。

(一)肾素-血管紧张素系统

肾素是肾近球细胞合成和分泌的一种酸性蛋白酶,经肾静脉进入血液循环。血管紧张素原主要来源于肝脏。正常情况下,循环系统中血管紧张素Ⅱ浓度较低,对血压的调节作用并不大。但当血 Na^+ 浓度降低或机体肾血流量不足时,可刺激肾素的合成与释放。血管紧张素原在肾素等一系列酶的作用下逐步水解,先后产生血管紧张素Ⅰ、Ⅱ、Ⅲ(图 5-21)。在血液里肾素将血浆中的血管紧张素原(A,14 肽)水解为血管紧张素Ⅰ(AⅠ,10 肽)。经过肺循环时,血管紧张素Ⅰ受到肺血管的血管紧张素Ⅰ转换酶作用,脱去两个氨基酸而被水解为血管紧张素Ⅱ(AⅡ,8 肽)。血管紧张素Ⅱ在血浆和组织中血管紧张素转换酶的作用下,转换为血管紧张素Ⅲ(AⅢ,7 肽)。

血管紧张素Ⅱ是具有强烈收缩血管作用的一种肽类物质,是血管紧张素中最重要的成分。

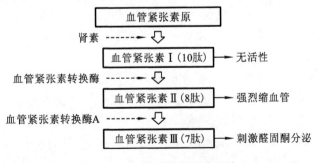

图 5-21 肾素-血管紧张素系统

血中的血管紧张素Ⅱ对心血管的调节作用:①收缩全身小动脉、微动脉及微静脉,加大外周阻力,使动脉血压升高;收缩静脉,增大回心血量。②作用于交感缩血管纤维末梢上的血管紧张素受体,促使交感神经末梢释放递质去甲肾上腺素增多。③作用于中枢神经系统内位于第四脑室后缘区的血管紧张素受体,加强缩血管中枢的紧张性,使交感缩血管紧张性加强。④可强烈刺激肾上腺皮质球状带细胞合成和释放醛固酮,醛固酮可促进肾小管对 Na^+ 和水的重吸收,使循环血量增加,升高血压。⑤刺激血管升压素的释放。此外,血管紧张素Ⅱ还可引起或增强渴觉,导致饮水行为。一般情况下,血管紧张素Ⅰ不具有活性。血管紧张素Ⅲ的缩血管效应远远低于血管紧张素Ⅱ,仅为血管紧张素Ⅱ的 10%~20%,但刺激醛固酮合成和释放的作用较强。

由于肾素、血管紧张素和醛固酮三者关系密切,所以经常将三者联系起来合称为肾素-血管紧张素-醛固酮系统(renin-angiotensin-aldosterone system,RAAS),这一系统参与动脉血压的长期调节。尤其在某些病理情况下,如失血、血 Na^+ 浓度降低时,肾素-血管紧张素-醛固酮系统的活动加强,对循环功能的调节起着重要作用。

(二)肾上腺素和去甲肾上腺素

在化学结构上,肾上腺素和去甲肾上腺素都属于儿茶酚胺类激素。循环血液中的肾上腺素和去甲肾上腺素主要来自肾上腺髓质,其中肾上腺素约占 80%,去甲肾上腺素约占 20%。

肾上腺素能神经末梢释放的去甲肾上腺素也有一小部分进入血液循环。血液中的肾上腺素和去甲肾上腺素对心血管系统的作用基本与交感神经的作用相同,但两激素的作用又各有特点和优势。这是因为心血管中存在不同的肾上腺素能受体,肾上腺素和去甲肾上腺素两种激素与受体的结合能力也不同。肾上腺素与α和β两类肾上腺素能受体结合的能力均较强;去甲肾上腺素与α肾上腺素能受体结合的能力最强,与β肾上腺素能受体,尤其是 β_2 肾上腺素能受体结合的能力较弱。

1.肾上腺素 肾上腺素与两类肾上腺素能受体α和β结合的能力均较强。在心脏,肾上腺素与 β_1 肾上腺素能受体结合,产生正性变时、正性变传导和正性变力作用,使心率加快、心肌收缩力加强、心输出量增加、收缩压明显升高。在血管上,肾上腺素的作用取决于血管平滑肌上α和β肾上腺素能受体的分布情况。在α肾上腺素能受体占数量优势的皮肤、内脏血管上,肾上腺素的作用是收缩血管。在 β_2 肾上腺素能受体占数量优势的骨骼肌、肝血管及冠状动脉上,小剂量的肾上腺素以兴奋β肾上腺素能受体的效应为主,表现为血管舒张;大剂量的肾上腺素则兴奋α肾上腺素能受体引起血管收缩。因此,临床上常将肾上腺素作为强心药。

2.去甲肾上腺素 去甲肾上腺素与α肾上腺素能受体结合的能力最强,与β肾上腺素能受体,尤其是 β_2 肾上腺素能受体结合的能力较弱。去甲肾上腺素主要激活α和 β_1 受体,对血管的作用与肾上腺素不同。去甲肾上腺素可使全身血管广泛收缩,外周阻力加大,动脉血压升高,血压升高又使减压反射活动加强,减压反射对心脏的效应超过去甲肾上腺素对心脏的直接效应,故心率减慢。因此,临床上常将去甲肾上腺素作为缩血管的升压药。

(三)血管升压素

血管升压素(VP)又称抗利尿剂素(ADH),是下丘脑视上核和室旁核神经元内合成的一种肽类激素,这些神经元的轴突行走在下丘脑-垂体束中并最终进入垂体后叶,其末梢释放的血管升压素可作为垂体后叶激素进入血液循环。血管升压素经下丘脑-垂体束运输到神经垂体储存,当渗透压感受器或容量感受器受到刺激时可释放入血。

血管升压素的作用:①升高血压:血管升压素可作用于血管平滑肌的相应受体,引起全身血管平滑肌收缩,升高血压,是已知的最强的缩血管物质之一。②抗利尿:血管升压素可促进肾远曲小管和集合管对水的重吸收,尿量减少,故又称为抗利尿激素(见第十章)。因为血管升压素能提高减压反射的敏感性,能缓冲升血压效应,故在正常情况下,升高血浆中血管升压素浓度时首先出现出抗利尿效应,只有当其血浆浓度明显升高时,才可引起血压升高。血管升压素对体液量,尤其是细胞外液的调节起重要作用。在人体大量失水、失血等情况下,血管升压素释放增加,发挥稳定循环血量和维持动脉血压的作用。

（四）血管内皮细胞生成的血管活性物质

近年已证实，内皮细胞可以生成并释放多种血管活性物质，引起血管平滑肌舒张或收缩。

1.血管内皮生成的舒血管物质 目前认为，在众多的血管内皮生成和释放的舒血管物质中，最重要的是内皮舒张因子（endotheliium-derived relaxing factor，EDRF），其化学结构可能是一氧化氮（NO）。EDRF 可激活血管平滑肌内的鸟苷酸环化酶，升高环鸟苷酸（cGMP）浓度，降低游离 Ca^{2+} 浓度，使血管舒张。在离体实验中，将乙酰胆碱作用于内皮完整的血管，可舒张血管，但去除血管内皮后，乙酰胆碱则使血管收缩。当机体缺血、缺氧或缩血管物质（血管紧张素、去甲肾上腺素和血管升压素等）浓度升高时，均可刺激内皮细胞释放 EDRF，舒血管物质与缩血管物质之间相互抗衡，可以调节血流阻力，保持血流畅通。另外，内皮细胞内的前列环素合成酶可以合成前列环素（也称前列腺素 I_2，即 PGI_2），PGI_2 可使血管舒张。血管内的搏动性血流对内皮的影响即可使内皮释放 PGI_2。

2.血管内皮生成的缩血管物质 血管内皮细胞同样也可产生多种缩血管物质，称为内皮缩血管因子（endothelium-derived vasoconstrictor factor，EDCF）。目前研究得较深入的是内皮素。内皮素（endothelin）是内皮细胞合成和释放的多肽，是由 21 个氨基酸构成的，是目前已知的最强缩血管物质之一。在生理情况下，血管内血流对内皮产生的影响可使内皮细胞合成和释放内皮素。内皮素与血管平滑肌上特异性受体结合，促进 Ca^{2+} 内流和肌浆网释放 Ca^{2+}，从而使血管平滑肌收缩加强。

（五）激肽释放酶-激肽系统

激肽释放酶可使激肽原分解为激肽，是体内的一类蛋白酶。激肽原是存在于血浆中的一些蛋白质，可分为高相对分子质量激肽原和低相对分子质量激肽原两种。激肽具有舒张血管的活性，可参与对血压和局部组织血流的调节作用。

激肽释放酶可分为两大类，一类存在于血浆，被称为血浆激肽释放酶，可使血浆中的高相对分子质量激肽原水解为缓激肽；另一类存在于肾、唾液腺、胰腺等器官、组织内，被称为组织激肽释放酶，能将存在于肾等上述组织中的低相对分子质量激肽酶原水解为赖氨酰缓激肽，也称胰激肽或血管舒张素。缓激肽可在激肽酶的作用下水解失活。激肽可使血管平滑肌舒张、毛细血管通透性增高，但激肽则会收缩其他平滑肌。在实验中证实，缓激肽和血管舒张素是目前已知的最强烈的舒血管物质，可引起全身血管平滑肌舒张，外周阻力降低，血压下降。激肽可以使一些腺体器官局部的血管舒张，血流量增加。总之，循环血液中的缓激肽和激肽（血管舒张素等）参与动脉血压的调节，使血管舒张，血压降低。

（六）其他

1.心房钠尿肽 心房钠尿肽（atrial natriuretic peptide，ANP）又称心钠素或心房肽，是由心房肌细胞合成和释放的一类多肽。当心房壁受到牵拉时，就可引起心房钠尿肽的释放。心房钠尿肽的生理作用：主要是促使肾排钠利尿，血容量减少；舒张血管，降低外周阻力和血压；抑制心脏活动，每搏输出量减少，心率减慢，故心输出量减少；抑制肾素、血管紧张素、血管升压素和醛固酮的释放。心房钠尿肽是体内一种调节血压、血容量及水盐代谢的重要体液因素。

2.前列腺素 按分子结构的差别，前列腺素可分为多种类型。全身各部位的组织细胞均可产生前列腺素。各种前列腺素对血管平滑肌的作用不同，例如前列腺素 F_{2a} 可使静脉收缩，前列腺素 E_2 则具有强烈的舒血管作用。血管组织中合成的 PGI_2 具有强烈的舒血管作用。

3.阿片肽 体内有 β-内啡肽、强啡肽及脑啡肽三种内源阿片肽系统。阿片肽可直接作用于血管上的阿片受体，导致血管平滑肌舒张。β-内啡肽可作用于中枢，抑制交感神经，兴奋迷走神经，降低血压。β-内啡肽具有的中枢性降血压作用，被认为是针刺疗法使高血压患者血压下降的机制之一。

4.组胺 组胺具有强烈的舒血管作用，并能增加毛细血管和微静脉的管壁通透性，导致血浆漏入组织,局部组织水肿。当组织受到损伤、发生炎症或过敏反应时,都可见大量组胺释放。

此外,除了神经调节和体液调节机制外,还有局部组织内的调节机制来调节血流量。不同器官的血管,神经、体液和局部机制三者间相互关系是不同的,多数情况下,三种机制起协同作用,但某些情况下却可以起相互拮抗的作用。另外,不同器官的血流量变化范围也会有较大的差别,功能活动变化较大的器官(如骨骼肌、胃肠、肝及皮肤等)血流量变化范围较大,功能活动变化较小的器官(如脑、肾等)血流量变化范围较小。在一定的血压变化范围内,这些器官的血流量可保持稳定。实验证明,如果切断调节血管活动的外部神经,并同时去除体液因素,当血压在一定的变动范围内,器官、组织的血流量仍可通过局部机制得到适当的调节。这种局部调节机制存在于器官、组织或血管本身,也称为自身调节。血压的调节是个复杂过程,有多种机制参与。每一种机制都不能独立完成全部而复杂的调节,都在某一方面发挥调节作用。

三、社会、心理因素对心血管活动的影响

人是有意识、有思想,拥有社会角色,过着社会生活的个体,拥有既复杂又丰富的主观内心世界,故人不仅仅是一个生物有机体。研究人体心脏、血管生理及心血管活动的神经、体液调节基本都是来自动物实验研究结果,也就是说是从生命科学的角度来分析心血管的调节因素。在人的身上既有表现着生理、生化过程的物质活动,又表现有精神活动,而人的精神活动只有在社会生活中形成并表现出来。人的血液循环系统功能与其他生理现象一样,时刻会受到各种社会、心理因素的影响,如愤怒时血压升高、惊吓时心跳加强加快及羞愧时面部血管扩张等。所以,人体生命活动充分体现了生物因素、社会因素和心理因素三者之间的有机统一。

人的生活环境包括自然环境和社会环境。社会环境的改变直接引起心理活动改变,而心理活动的变化又会引起生理功能改变。事实证明,很多心血管疾病的发生、发展与社会心理因素有着密切的联系。比如,当今社会节奏生活快、社会人际关系复杂化、生活压力加大等,均可导致人体精神高度紧张,会引起交感神经兴奋、激素分泌增多,如果没有得到良好的心理及生理调节,就可能会产生原发性高血压、冠心病等。研究显示,长期从事专业司机的人群患心血管疾病的概率大大增加。此外,吸烟、过度饮酒、生活不规律及不健康饮食等不良生活方式是导致心血管疾病的主要高危因素。这说明社会心理因素对心血管系统的生理功能及心血管疾病的发生、发展具有很大影响,其负面作用不容忽视,作为医务工作者必须引起高度的重视。

第四节 重要器官的血液循环特点

重点和难点:

冠状动脉、脑及肺的循环特点。

体内各器官的血流量取决于该器官的动脉压和静脉压之间的压力差,也取决于该器官的血流阻力。由于各器官的结构、功能及血管分布均有所不同,该器官的血液循环也会有其自身的特点。本节主要叙述冠脉循环、肺循环及脑循环特征。

一、冠脉循环

(一)冠脉循环的解剖特点

心脏是人类重要的生命器官,心肌的血液供应来自左、右冠状动脉(简称冠脉),因此冠脉循环在各器官循环中占重要地位。一般来说,左冠状动脉主要供应左心室前部,经冠状窦回流入右心房;右冠状动脉主要供应左心室后部和右心室,经心前区静脉回流入右心房。冠状动脉的主干走行于心脏表面,其小分支垂直于心脏表面穿入心肌,并在心内膜下层分支成网。这种分支方式极易使冠状动脉血管在心肌收缩时受到压迫。心肌的毛细血管网分布异常丰富,在心肌横截面上,每平方毫米有 2500~3000 根毛细血管,毛细血管数和心肌纤维数的比例可达 1:1,保证了心肌和冠状动脉血液之间的物质交换迅速、充分地进行。心肌肥厚时,毛细血管数目不能相应增

加,容易导致心肌供血不足。正常心脏冠状动脉之间有侧支互相吻合,但侧支较细小,血流量很少。因此,当冠状动脉突然阻塞时,不易迅速建立侧支循环,可导致心肌梗死。但如果冠状动脉缓慢阻塞,其侧支便可逐渐扩张,可以建立新的有效的侧支循环,起到代偿作用。

(二)冠脉循环的生理特点

1. 途径短、血压高、流速快 冠状动脉(简称冠脉)开口于主动脉根部,循环途径短,所以血压高、流速快。血液经全部冠脉循环回到右心房只需要几秒钟时间。

2. 血流量大 心脏仅占体重的 0.5% 左右,但在安静时,人的冠脉血流量却占心输出量的 4%~5%,约为 225 mL/min,当剧烈运动时还能增加 4~5 倍。所以,足够的冠脉血流量是心脏泵血功能的保证。如果冠脉血流量不足,可导致心肌缺血、心功能障碍等。

3. 心肌摄氧能力强 安静时心肌耗氧量很大。当人体活动增强、耗氧量增多时,由于血液再提高氧供应量的潜力很小,心肌此时主要依靠冠状动脉扩张来增加血流量供给氧量。冠状动脉循环供血不足时,极易出现心肌缺血。

4. 血流量受心肌收缩的影响 心肌节律性舒缩对冠脉血流量影响很大,尤以左动脉明显(图 5-22)。由于冠状动脉分支以垂直于心表面的方向穿入心肌,其阻力血管主要分布于心肌纤维。心动周期中,在左心室等容收缩期,心肌收缩强烈,心室肌小血管强烈受压,左冠状动脉血流量急剧减少,甚至会倒流入主动脉;在左心室射血期初,主动脉压急剧升高,使冠脉血流量增加,到缓慢射血期,主动脉压有所下降,冠脉血流量也会减少;在舒张期开始后,心肌对冠状动脉血管的压迫大大减轻,甚至完全解除,血流阻力急剧减小,造成左冠脉血流量显著增多,到舒张早期达到高峰,此后随主动脉血压降低,冠脉血流量亦逐渐减少。此外,心动周期的心室舒张期较心室收缩期长,可使冠脉血流量心室舒张期明显超过心室收缩期。研究显示,左心室收缩期的冠脉血流量只有舒张期的 20%~30%。右心室肌较左心室薄,收缩时对冠脉的挤压力相对小,故右冠脉血流量在心室收缩期与心室舒张期差别并不大,不如左冠脉明显。因此,动脉舒张期血压的高低及心室舒张期的长短是影响冠脉血流量的重要因素。心室舒张期血压降低或心率增快而使心室舒张期缩短,均可导致冠脉血流量减少。

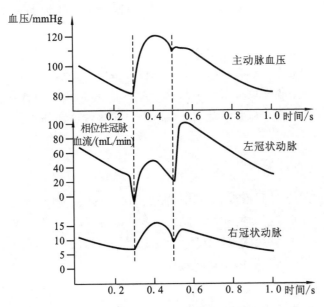

图 5-22 心动周期中冠脉血流量的变化

(三)冠脉血流量的调节

心肌本身的代谢水平是影响冠脉血流量的最重要因素。交感和副交感神经也可以支配冠状动脉平滑肌,但它们的调节作用是次要的。

冠脉支架术

将血管内支架置入在病变段，可以支撑狭窄闭塞段的血管，以减少血管弹性回缩，最终达到保持管腔血流通畅的目的。

急性心肌梗死是由于心肌血流突然停止所致，最常见的原因是主要的冠状动脉发生粥样硬化，导致血栓而发生闭塞。冠脉支架术能够非常有效地恢复冠状动脉血流，适合约 90% 的急性心肌梗死患者。该方法可立刻获得急性心肌梗死较理想的治疗效果，使更多的心肌得到血流灌注，心肌缺血时间减少，大幅度降低急性心肌梗死死亡率。

1. 心肌代谢水平对冠脉血流量的影响　实验证明，冠脉血流量和心肌代谢水平成正比。心肌收缩所需能量来源几乎完全依靠有氧代谢。心肌代谢增强，冠脉血流量可迅速增至原来的 5 倍甚至更多。心肌代谢增强可引起冠状动脉血管舒张，其主要原因是由于某些心肌代谢产物的增多，其中腺苷起最重要的作用。在肌肉运动、精神紧张等情况下，心肌代谢增强而使局部组织中氧分压降低，心肌细胞中的 ATP 便会分解为 ADP 和 AMP。冠状动脉血管周围的间质细胞中的 $5'$-核苷酸酶就会使 AMP 进一步分解产生腺苷。腺苷虽可强烈地舒张小动脉，但它在生成后的几秒钟时间内即被破坏，因此腺苷不会舒张其他器官的血管。心肌的其他代谢产物（如 H^+、CO_2 和乳酸等）和体液因素（如缓激肽、前列腺素 E 等）也可使冠状动脉血管舒张。

2. 神经调节　冠状动脉受迷走神经和交感神经双重支配。迷走神经兴奋对冠状动脉的直接作用是舒张，但迷走神经兴奋又可减慢心率，使心肌代谢率降低，这些因素可抵消迷走神经对冠状动脉的舒张作用。刺激心交感神经时，可激活冠状动脉平滑肌上的 α 肾上腺素能受体，收缩血管；激活心肌上的 β 肾上腺素能受体，可加快心率，使心肌收缩加强，耗氧量增加，舒张冠状动脉。给予 β 受体拮抗剂后，刺激交感神经表现出收缩冠状动脉的效应。总之，神经对冠脉血流量的影响作用被心肌代谢改变所引起的血流变化所掩盖，冠脉血流量主要是受心肌本身的代谢水平调节。

3. 激素调节　肾上腺素和去甲肾上腺素均可通过增强心肌的代谢和耗氧量使冠状动脉舒张，冠脉血流量增加。肾上腺素和去甲肾上腺素也可直接作用于冠状动脉血管的 α 或 β 肾上腺素能受体，引起冠状动脉血管收缩或舒张。甲状腺素增多时，可加强心肌代谢，增加其耗氧量，使冠状动脉舒张，冠脉血流量增加。血管紧张素 II 和大剂量血管升压素均可使冠状动脉收缩，冠脉血流量减少。

二、脑循环

脑的血液主要由颈内动脉和椎动脉组成的脑底动脉环提供，由脑底动脉再分支提供脑各个部位的血液供应。其中，大脑半球的前 2/3 脑区由颈内动脉供血，大脑半球的后 1/3 脑区及小脑和脑干由椎动脉供血。脑静脉血注入静脉窦后主要通过颈内静脉进入腔静脉。脑循环主要为脑组织供氧、供能，排出代谢产物，以保持脑的内环境恒定。

（一）脑循环的特点

1. 血流量大、耗氧量多　脑组织的血流量较多、代谢水平高，其代谢耗能几乎全部来自葡萄糖的有氧氧化。安静情况下，每一百克脑组织的血流量为 $50 \sim 60$ mL/min，计算出整个脑的血流量约为 750 mL/min。脑的比重虽仅占体重约 2%，但其血流量却占心输出量约 15%。此外，脑组织代谢率高，所以耗氧量也较大。安静情况下，脑组织耗氧量为 3 mL/(100 g·min)，整个脑的耗氧量约占全身耗氧量的 20%。但是，脑的能量储备十分有限，所以脑组织对缺血、缺氧均很敏感。脑对缺氧的耐受力极差，脑血流中断 10 s 左右就可导致意识丧失；脑缺血超过 $3 \sim 4$ min，脑细胞将发生不逆转损伤,有造成脑死亡的可能。

2. 血流量变化小 脑位于骨性颅腔内,容积基本不变。颅腔容积固定不变,故位于颅腔内的脑、脑血管和脑脊液三者容积的总和也是基本固定不变的。由于脑组织和脑脊液均不可压缩,必然导致脑血管舒缩的程度受到一定限制,故脑血流量变化比其他器官要小很多。

3. 脑循环中存在血-脑屏障和血-脑脊液屏障 神经胶质细胞将脑毛细血管和神经元隔开,两者并不直接接触;脑毛细血管壁内皮细胞相互紧密接触,并存在重叠,管壁上没有小孔。此结构特征类似于屏障,它存在于血液和脑组织之间,称血-脑屏障。血-脑屏障可限制物质在血液和脑组织之间的自由交换,脂溶性物质(如 O_2、CO_2、某些麻醉剂以及乙醇等)很容易通过血-脑屏障;对于不同的水溶性物质来说,其通透性差异较大。例如,对葡萄糖、氨基酸的通透性较高,而对甘露醇、蔗糖和许多离子通透性则较低,甚至不能通透。脑脊液主要分泌来源位于脑室的脉络丛及室管的膜细胞,还有部分来自经毛细血管滤过的血浆。在成分上,脑脊液不同于血浆,也不同于其他组织液,这说明脑内毛细血管处的物质交换不同于身体其他部分的毛细血管,是一种主动的转运过程。在血液和脑脊液之间存在着类似的屏障,故称为血-脑脊液屏障。O_2、CO_2 等脂溶性物质可很容易地通过该屏障,但水溶性的许多离子和大分子等物质则很难通过。血-脑脊液屏障的结构基础是无孔的毛细血管壁和脉络丛细胞中运输各种物质的特殊载体系统。

血-脑脊液屏障和血-脑屏障的存在,对脑组织周围环境的稳定,维持脑组织内环境的稳态及防止血液中有害物质侵入脑内具有重要的生理意义。例如,在实验中,脑脊液中 K^+ 的浓度较低,即使人为加倍血浆中 K^+ 浓度,脑脊液中 K^+ 浓度仍能保持在正常水平。因此血浆中 K^+ 浓度的变化不会引起脑内神经元的兴奋性发生明显变化。血-脑屏障可使血液循环中的乙酰胆碱、去甲肾上腺素、多巴胺及甘氨酸等物质不易进入脑组织,不会扰乱脑内神经元的正常功能活动。此外,血-脑脊液屏障和血-脑屏障对疾病的诊断及脑部用药也有一定的意义。

(二)脑血流量的调节

1. 自身调节 在正常情况下,颈动脉压是影响脑血流量的主要因素,平均动脉压降低或颅内压升高都可降低脑血流量。脑血流量可进行自身调节,当平均动脉压在 60～140 mmHg(8.0～18.6 kPa)范围内变化时,脑血管可通过自身调节机制使脑血流量保持相对恒定。若平均动脉压降低到脑血管自身调节的下限 60 mmHg(8.0 kPa)以下时,脑血流量就会显著减少,引起脑功能障碍;反之,当平均动脉压超过脑血管自身调节的上限 140 mmHg(18.6 kPa)以上时,脑血流量就会显著增加,引起脑毛细血管血压过高产生脑水肿。

2. CO_2 分压和 O_2 分压的影响 血液中 O_2 和 CO_2 分压对脑血流量具有明显影响。当过度通气时,呼出过多 CO_2,动脉血 CO_2 分压就会过低,导致脑血流量减少,可引起头晕等症状。血液 CO_2 分压升高时,可通过升高细胞外液 H^+ 浓度而舒张脑血管。此外,血液 O_2 分压降低时,也可舒张脑血管。这说明局部化学因素对脑血管舒缩活动作用大。

3. 神经调节 刺激或切除支配脑血管的交感、副交感神经,脑血流量并没有出现明显变化,说明神经对脑血管活动的调节作用比较小。

4. 脑的代谢对脑血流量的影响 脑的各部分脑组织的代谢活动程度与该部位的脑血流量有相关性。实验证明,在同一时间内脑各个部分的血流量不尽相同,当脑的某部分活动加强时,则处于同一部位的脑血流量增多。例如,阅读时脑的相关区域血流量就会增加,特别是与语言功能有关的部分(皮层枕叶和颞叶)血流量增加更为明显;而在握拳时,对侧大脑皮层运动区的血流量就会增加。

三、肺循环

由右心室射出的血液经过肺动脉分支变为肺泡毛细血管,气体交换后,汇集为肺静脉进入左心房,完成肺循环。肺循环的功能是使血液在流经肺泡时与肺泡气之间进行气体交换。肺循环只供应肺泡本身的血液,呼吸性小支气管以上的呼吸道组织(气管、支气管及肺)则由体循环的支气管动脉供应。肺循环和支气管血管在末梢之间有少量吻合支沟通,因此,有很少部分的支气管静脉血液可通过这些吻合支进入静脉和左心房,占心输出量的1%～2%。

(一)肺循环的生理特点

1.血流阻力小、血压低、无组织液生成 肺动脉及其分支短而管径粗大,管壁薄而扩张性较大,形成了肺循环血流阻力小、血压低的特点。肺循环血压明显低于体循环血压,仅为体循环的1/6～1/5。正常人肺动脉收缩压约22 mmHg(2.93 kPa),舒张压约8 mmHg(1.06 kPa),平均动脉压约为13 mmHg(1.73 kPa),肺毛细血管平均压约为7 mmHg(0.93 kPa),肺静脉和左心房内压力为1～4 mmHg,平均约为2 mmHg。由于肺毛细血管血压(7 mmHg)远远低于血浆胶体渗透压(25 mmHg),再者肺泡表面活性物质可以降低肺泡表面张力,肺组织液吸收力量会大于其生成力量,有效滤过压为负值,在肺毛细血管壁没有液体的滤出,故肺泡内和肺组织间隙没有组织液生成,有利于肺换气。此外,肺部组织液的生成压力为负值,使肺泡膜与毛细血管壁紧密相贴,也有利于肺泡和血液间的充分气体交换。在某些病理情况下,如左心衰竭,导致左心室射血量减少,左心室内压增大,引起肺静脉回流受阻,肺静脉压和肺毛细血管血压均升高,液体积聚于肺泡及肺组织间隙中,形成肺水肿。

2.肺的血容量较大,而且变动范围大 由于静脉具有容量血管的特性,使得肺循环中绝大部分血液集中在静脉系统内。正常肺部的血容量约为450 mL,约占全身血量的9%。此外,由于肺组织和肺血管的可扩张性均较大,肺部血容量的变动范围也较大。由于肺部血容量大且变动范围大,故肺循环血管起储血库作用。在深吸气时肺血容量可增至约1000 mL,用力呼气时则可减至约200 mL;人体卧位时的肺血容量要比立位及坐位时多400 mL。当机体失血时,肺血管收缩将部分血液转移到体循环,以补充循环血量,起到机体血容量的代偿作用。

呼吸周期可以引起血压波动,称为动脉血压的呼吸波。呼吸周期所引起的肺循环血容量变化,可影响左心室输出量和动脉血压。吸气时,腔静脉回流入右心房的血量增多,右心室射出血量随即增多。吸气扩张肺时,肺循环血容量增大,可容纳更多的血液,由肺静脉回流入左心房的血量则减少。但是随着呼吸的不断进行,扩张的肺循环血管已经达到充盈,导致肺静脉回流入左心房的血量逐渐增多。呼气时,肺循环状况相反。

(二)肺循环血流量的调节

1.神经调节 肺循环血管受交感神经和迷走神经的共同支配。刺激交感神经对肺血管的直接作用是收缩肺血管、增大血流阻力,肺循环血流量减少。但在整体情况下,交感神经兴奋时可收缩体循环血管,将部分体循环的血液挤入肺循环,迫使肺循环内血流量增加。循环系统中的儿茶酚胺也有同样的效应。相反,刺激迷走神经则舒张肺血管。

2.血管活性物质对肺血管的影响 肾上腺素、去甲肾上腺素、血管紧张素Ⅱ、组胺、5-羟色胺、血栓素A_2、前列腺素$F_{2\alpha}$及前列腺素E等均能使肺循环的微动脉收缩。其中,组胺、5-羟色胺能收缩肺循环静脉,但在随血液流经肺部后即分解失活。同样,前列腺素E和乙酰胆碱可舒张肺血管,但在流经肺部后也立即分解失活。

3.肺泡气的氧分压 肺泡气的氧分压对肺部血管的舒缩活动具有显著影响。低氧可收缩肺部血管,增大血流阻力,当在肺泡气的二氧化碳分压升高时,低氧所引起肺部微动脉的收缩更加明显。局部低氧对肺循环血管和体循环血管的影响不同。肺泡中低氧引起局部血管收缩的效应具有生理意义。当部分肺泡通气不足而导致氧分压降低时,这些肺泡周围血管收缩,血流减少,而使较多的血液流经肺泡气氧分压高、通气充足的肺泡,有利于进行有效的气体交换,从而保证血液中有充分的氧含量。长期生活在低氧环境中(如居住在高海拔地区)的人或患慢性缺氧性疾病的人,常可因长时间吸入气氧分压过低,肺循环血管广泛收缩,血流阻力大,肺动脉高压,使右心室负荷长期加重而最终导致右心室肥厚。

综合测试题

A 型选择题

1. 心肌分为快、慢反应细胞的主要依据是（　　）。

A. 4 期自动除极的速度　　　　B. 动作电位复极化的速度　　　　C. 静息电位的幅度

D. 0 期去极化速度　　　　　　E. 阈电位水平

2. 以下哪种细胞不是自律细胞？（　　）

A. 窦房结 P 细胞　　　　　　　　　　　　B. 心房、心室肌细胞

C. 心室传导束的浦肯野细胞　　　　　　　D. 房结区细胞

E. 结希区细胞

3. 心室肌细胞动作电位的特点是（　　）。

A. 在平台期　　　　　　　　B. 动作电位幅度大　　　　　C. 不应期短

D. 复极速度快　　　　　　　E. 阈电位水平高

4. 心肌细胞生理特性不包括（　　）。

A. 自律性　　　B. 传导性　　　C. 收缩性　　　D. 兴奋性　　　E. 绝缘性

5. 衡量心肌自律性高低的指标主要是（　　）。

A. 动作电位幅值　　　　　　B. 阈电位水平　　　　　　　C. 最大舒张电位水平

D. 4 期膜电位自动去极化速度　　E. 0 期去极化速度

6. 窦房结作为心脏起搏点的原因是（　　）。

A. 能自动去极化　　　　　　B. 兴奋性最高　　　　　　　C. 自律性最高

D. 复极 4 期电位不稳定　　　E. 复极 4 期电位稳定

7. 心脏房室延搁的生理意义是（　　）。

A. 增强心肌收缩力　　　　　　　　　　　B. 使心室不产生强直收缩

C. 使心室肌有效不应期延长　　　　　　　D. 使心房和心室不会同步收缩

E. 使心房不产生强直收缩

8. 心肌细胞的兴奋性与神经、骨骼肌细胞的不同在于（　　）。

A. 有周期性变化　　　　　　B. 有相对不应期　　　　　　C. 有效不应期长

D. 有超常期　　　　　　　　E. 无超常期

9. 心室肌的有效不应期相当于（　　）。

A. 收缩期中间　　　　　　　B. 收缩期和舒张期早期　　　C. 舒张期结束

D. 舒张期结束以后　　　　　E. 收缩期早期

10. 心肌不会产生强直收缩的原因是（　　）。

A. 心肌的"全"或"无"收缩特性　　　　　B. 心肌肌浆网不发达，Ca^{2+} 储存少

C. 心肌有效不应期特别长　　　　　　　　D. 心肌有自动产生节律性兴奋的特点

E. 心肌超常期特别长

11. 心动周期持续的时间长短取决于（　　）。

A. 心房收缩时程　　　　　　B. 心房舒张时程　　　　　　C. 心室收缩时程

D. 心率　　　　　　　　　　E. 心室舒张时程

12. 射血速度最快是在（　　）。

A. 等容收缩期　　B. 等容舒张期　　C. 减慢射血期　　D. 快速射血期　　E. 快速充盈期

13. 心室充盈完毕位于哪一时期？（　　）

A. 快速充盈期末　　　　　　B. 减慢充盈期末　　　　　　C. 心房收缩期末

D. 快速射血期末　　　　　　E. 减慢射血期末

14. 在心室射血期，房室瓣和动脉瓣的状态是（　　）。

A. 两者都打开   B. 两者都关闭

C. 房室瓣打开、动脉瓣关闭   D. 房室瓣关闭、动脉瓣打开

E. 以上全不是

15.心动周期中,心室充盈大部分是由于(　　　)。

A. 骨骼肌挤压作用加速静脉血液回流   B. 心房肌收缩的挤压作用

C. 心室肌舒张的抽吸作用   D. 胸内负压的作用

E. 胸廓扩张

16.血液按一个方向进出心脏,取决于(　　　)。

A. 心房、心室肌依次收缩

B. 心室肌的收缩和舒张

C. 心肌收缩产生压力差

D. 心肌收缩产生压力差与瓣膜开闭状态

E. 心房肌的收缩和舒张

17.第二心音的产生主要是由于(　　　)。

A. 心室收缩时,血液冲击动脉瓣引起的振动

B. 心室舒张时,动脉管壁弹性回缩引起的振动

C. 心室收缩,动脉瓣突然开放时的振动

D. 心室舒张,动脉瓣迅速关闭时的振动

E. 心房舒张,动脉瓣迅速关闭时的振动

18.心指数等于(　　　)。

A. 每搏输出量×体表面积   B. 每搏输出量/体表面积

C. 每分输出量×体表面积   D. 每分输出量/体表面积

E. 以上全不是

19.静脉回心血量增多时,可以引起(　　　)。

A. 心室后负荷减小   B. 心室舒张期延长   C. 心室前负荷增加

D. 心室充盈期缩短   E. 中心静脉压降低

20.静脉输入大量生理盐水后对心肌负荷的影响是(　　　)。

A. 不影响心肌负荷   B. 增加心肌后负荷   C. 增加心肌前负荷

D. 减小心肌后负荷   E. 减小心肌前负荷

21.心室后负荷增加可引起(　　　)。

A. 心室收缩期延长   B. 等容收缩期延长   C. 射血期延长

D. 心室舒张期延长   E. 心房收缩期延长

22.在下列哪种情况下,可使心输出量增加?(　　　)

A. 心迷走神经兴奋时   B. 动脉血压升高时   C. 由直立转为平卧时

D. 颈动脉窦区血压升高时   E. 心室舒张末期容积减少时

23.正常人心率超过180次/分时,心输出量减少的原因主要是(　　　)。

A. 快速充盈期缩短   B. 等容收缩期缩短   C. 减慢射血期缩短

D. 快速射血期缩短   E. 减慢充盈期延长

24.血液停止循环后对血管壁的侧压称为(　　　)。

A. 收缩压   B. 舒张压   C. 平均动脉压

D. 循环系统平均充盈压   E. 脉压

25.循环系统平均充盈压可反映(　　　)。

A. 血流量与血流阻力之间的关系

B. 血管容积与循环血量之间的关系

C. 回心血量与心肌收缩力之间的关系

D.体循环血流量与肺循环血流量之间的关系

E.动脉血压与静脉血压之间的关系

26.收缩压出现的时期（　　）。

A.心房收缩期末　　　　　　　　B.等容收缩期末　　　　　　　　C.快速射血期

D.等容舒张期　　　　　　　　　E.缓慢射血期末

27.在一般情况下,收缩压的高低主要反映（　　）。

A.心率　　　B.外周阻力　　　C.循环血量　　　D.每搏输出量　　　E.大动脉管壁弹性

28.心动周期中,在下列哪个时期主动脉压力最低?（　　）

A.等容收缩期末　　　　　　　　B.等容舒张期末　　　　　　　　C.心房收缩期末

D.快速充盈期末　　　　　　　　E.心室收缩期末

29.影响正常人舒张压的最主要因素是（　　）。

A.心输出量　　　　　　　　　　B.外周阻力　　　　　　　　　　C.循环血量

D.大动脉管壁弹性　　　　　　　E.心率

30.老年人主动脉弹性减退伴有小动脉硬化时血压的变化是（　　）。

A.收缩压变化不大,舒张压降低　　　　　　B.收缩压变化不大,舒张压升高

C.收缩压降低,舒张压升高　　　　　　　　D.收缩压、舒张压均明显升高

E.收缩压升高,脉压增大

31.在组织中能充分进行物质交换的微循环通路是（　　）。

A.直捷通路　　　　　　　　　　B.动静脉短路　　　　　　　　　C.营养通路

D.营养通路和直捷通路　　　　　E.直捷通路和动静脉短路

32.人体组织液的生成和回流主要取决于（　　）。

A.有效滤过压　　　　　　　　　B.血浆胶体渗透压　　　　　　　C.组织液胶体渗透压

D.组织液静水压　　　　　　　　E.血浆晶体渗透压

33.引起减压反射的感受器是（　　）。

A.主动脉体和颈动脉体　　　　　B.主动脉弓和颈动脉窦　　　　　C.腔静脉压力感受器

D.右心房容量感受器　　　　　　E.心房压力感受器

34.降压反射的生理意义是（　　）。

A.降低动脉血压　　　　　　　　B.升高动脉血压　　　　　　　　C.减弱心血管活动

D.加强心血管活动　　　　　　　E.维持动脉血压相对恒定

35.平时维持交感缩血管神经纤维紧张性活动的基本中枢位于（　　）。

A.大脑　　　B.下丘脑　　　C.中脑和脑桥　　　D.延髓　　　E.脊髓

（杨艳梅）

第六章　呼　　吸

▶▶ ▶

学习目标

　　掌握:呼吸的基本过程;胸膜腔内负压的形成和意义;肺泡表面活性物质的作用及意义;肺通气量、肺活量、时间肺活量的正常值及意义;血氧饱和度的概念。
　　熟悉:气体交换的原理、意义及影响因素;O_2 和 CO_2 的化学结合运输形式;CO_2、H^+ 和低氧对呼吸的影响。
　　了解:氧解离曲线的特征和意义;呼吸节律的形成;呼吸运动的反射性调节。

案例引导

　　李某,男性,66 岁。因反复咳嗽、咳痰 20 年,活动后气促 5 年,进行性加重 2 个月,面部和双下肢水肿 3 天就诊。查体:T 37.5 ℃,P 82 次/分,R 18 次/分,BP 128/76 mmHg。神志清楚,口唇轻度发绀,咽无充血。颈软,气管居中,颈静脉轻度充盈。桶状胸,两肺语颤减弱,叩诊过清音,呼吸音减弱,左下肺可闻及湿啰音。心浊音界偏小,剑突下搏动明显,各瓣膜区未闻及杂音。腹软,肝脾肋下未触及。双下肢轻度凹陷性水肿。病理征阴性。心电图检查:肺性 P 波,右心室肥厚。胸部 X 线检查:双肺纹理增多、紊乱,双肺透亮度增加。动脉血气分析:pH 7.37,PO_2 70.2 mmHg,PCO_2 58.6 mmHg。临床诊断:慢性阻塞性肺疾病,慢性肺源性心脏病。

　　思考问题
　　1. 与慢性阻塞性肺疾病相关的正常人体功能知识有哪些?
　　2. 试结合与慢性阻塞性肺疾病相关的正常人体结构和功能知识,解释该患者的临床表现。
　　3. 该患者口唇发绀说明了什么问题?
　　4. 慢性阻塞性肺疾病患者为什么要持续低流量吸氧?

　　呼吸是机体与外界环境之间进行气体交换的过程,是机体维持新陈代谢和各种生命活动所必需的最基本的生理活动。组织细胞进行新陈代谢和各种生命活动都需要耗能,这些能量来自于体内营养物质的氧化,这一过程中机体需要不断地从外界环境中摄取 O_2,同时代谢产生 CO_2,当体内 CO_2 浓度超过一定水平时将会对机体造成损害。为维持机体内环境中 O_2 和 CO_2 含量的相对稳定,保证组织细胞新陈代谢正常进行,必须将新陈代谢产生的过剩的 CO_2 排出体外,完成机体与外界环境气体交换的过程。这个过程需要通过呼吸器官,并借助血液运输来完成。

　　机体呼吸的全过程可以分为三个环节。①外呼吸:包括肺通气和肺换气,前者实现外界环境与机体肺泡之间气体交换的过程;后者实现机体肺泡与肺毛细血管血液之间气体交换的过程。②气体在血液中的运输:主要是 O_2 和 CO_2 在机体血液中运输的过程,即实现将 O_2 从肺运送到全身组织细胞,同时把 CO_2 从全身组织细胞运送到肺排出体外。③内呼吸:又称组织换气,实现全身组织细胞通过组织液与血液之间气体交换的过程(图 6-1)。

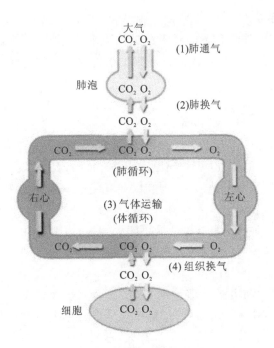

图 6-1 呼吸全过程示意图

知识拓展

呼吸、心跳骤停急救时间窗

以一名体重为 60 kg 的正常成年人为例,其体内储存的 O_2 量约为 1350 mL。在基础状态下,机体耗氧量约为 250 mL/min,体内全部储存的 O_2 仅够维持机体正常代谢5~6 min。而目前普遍认为,机体心跳、呼吸骤停超过 6 min 就可能对脑组织造成不可逆的损伤。因此,对于心跳、呼吸骤停的患者,我们应该争分夺秒地进行急救。

第一节　肺　通　气

肺通气是指气体经呼吸道进出肺的过程。实现这一过程的结构基础包括呼吸道、肺泡和胸廓等。气体能否进出肺则取决于两种力量的相互作用,即推动气体流动的动力和阻止气体流动的阻力,只有当动力克服阻力时才能实现肺通气。

一、肺通气的动力

自然界中,气体往往从气压高处向气压低处流动。同理,气体进出肺就取决于外界环境大气压与肺内压之间的压力差,通常情况下,外界环境大气压相对恒定,因此气体能否进出肺主要取决于肺内压力的变化,但肺组织本身并没有主动扩张的能力,只能在胸膜腔耦联作用下随胸廓变化而变化,这种变化源于呼吸运动。

(一)呼吸运动

机体因呼吸肌收缩和舒张而引起的胸廓节律性的扩大和缩小称为呼吸运动,包括吸气运动和呼气运动两部分。吸气时胸廓扩张,呼气时胸廓回缩。参与呼吸运动的肌肉称为呼吸肌,主要的吸气肌包括膈肌和肋间外肌,主要的呼气肌包括腹肌和肋间内肌。此外,斜角肌、胸大肌、胸锁乳突肌、背阔肌等对呼吸运动也起到辅助作用。

重点和难点:

肺通气的概念、动力及胸膜腔负压的形成及生理意义;肺泡表面活性物质的作用;肺活量、时间肺活量、肺泡通气量的概念。

1. 平静呼吸和用力呼吸

(1)平静呼吸:机体在安静状态下的呼吸运动称为平静呼吸,呼吸频率为 12～18 次/分。平静吸气主要由膈肌和肋间外肌的收缩实现。膈肌位于胸腔和腹腔之间,呈帽状凸向胸腔,当膈肌收缩时,膈肌顶下移,使胸廓上下径增大。肋间外肌起于上位肋骨下缘,从外上斜向内下,止于下位肋骨上缘。当肋间外肌收缩时,肋骨和胸骨上提,肋骨下缘向外侧偏转,使胸廓前后径和左右径均增大。因此,在膈肌和肋间外肌共同收缩作用下,胸廓上下径、前后径和左右径都扩大了,肺也随之扩大,肺容积增加,肺内压力降低,当肺内压力低于外界大气压时,外界气体顺压力差通过呼吸道进入肺泡实现吸气。随着外界气体不断进入肺内,肺内压力又会逐渐上升,当肺内压力与外界环境大气压力相等时,吸气运动终止。此时,在呼吸中枢的调整下,膈肌和肋间外肌等吸气肌由收缩转变为舒张,胸廓和肺组织依赖自身弹性回缩力自然回位,使胸廓和肺容积不断减小,此时肺内压力逐渐升高,当肺内压力高于外界环境大气压时,则肺内气体顺压力差经呼吸道排出体外实现呼气。因此,平静呼吸时,吸气运动由吸气肌收缩主动完成,呼气运动由吸气肌舒张被动完成。

(2)用力呼吸:当机体活动增强、新陈代谢加快(如人在剧烈运动)时,呼吸运动就会加深、加快,这种呼吸过程称为用力呼吸。用力吸气时,不仅膈肌和肋间外肌收缩,辅助吸气肌也会参与收缩,这样可以使机体胸廓和肺的容积进一步扩大,进而吸入更多气体,满足代谢需要。用力呼气时,不仅依赖吸气肌舒张,腹肌和肋间内肌也参与收缩,使胸廓和肺容积进一步缩小,呼出更多气体。因此,用力呼吸中无论是吸气运动还是呼气运动都是主动耗能的过程。

2. 腹式呼吸和胸式呼吸

(1)腹式呼吸:以膈肌的舒缩、腹部的起伏为主的呼吸运动称为腹式呼吸。可见于小儿、男性和胸腔病变者。

(2)胸式呼吸:以肋间外肌的舒缩、胸部的起伏为主的呼吸运动称为胸式呼吸。可见于孕妇、膈肌活动受限和腹腔病变者。

(3)混合式呼吸:通常情况下,腹式呼吸和胸式呼吸同时存在,呈混合式呼吸,这是正常人常见的呼吸类型。

知识拓展

呼 吸 困 难

正常成人的呼吸频率为 16～20 次/分,与心脏搏动次数的比为 1∶4。当机体主观上感觉空气不足、呼吸费力时,客观上机体表现出呼吸用力,呼吸肌和辅助呼吸肌均参与呼吸运动,使肺通气增加。呼吸频率、呼吸深度和呼吸节律均发生改变时,称机体出现呼吸困难,即呼吸窘迫,这是机体呼吸功能不全的重要表现。此时,患者常常伴有胸闷、呼吸急促、鼻翼翕动、张口耸肩、端坐呼吸等症状,严重者甚至出现皮肤黏膜发绀。根据发病的机理,可以分为肺源性呼吸困难、心源性呼吸困难、中毒性呼吸困难、血源性呼吸困难、神经精神性呼吸困难和肌病性呼吸困难。根据症状表现,可以分为吸气性呼吸困难、呼气性呼吸困难和混合性呼吸困难。

(二)肺内压

通常肺泡内的压力称为肺内压。肺内压并非恒定不变,而是随着呼吸运动发生周期性改变(图 6-2)。平静吸气初,肺随胸廓扩张,肺容积增大,但原有气体量未变,故肺内压下降。当肺内压低于大气压时,外界气体进入肺脏,随着气体进入肺内,肺内压逐渐上升,当肺内压与大气压相等时吸气运动停止。平静呼气初,肺脏回缩,肺容积减小,原有气体被压缩,故肺内压上升。当肺内压高于大气压时,气体排出肺脏,随着气体的排出,肺内压逐渐降低,当肺内压与大气压相等时呼气运动停止。由于呼吸运动过程中肺内压周期性变化,造成了肺内压与大气压之间的压力差,为肺通气的实现提供了直接动力。

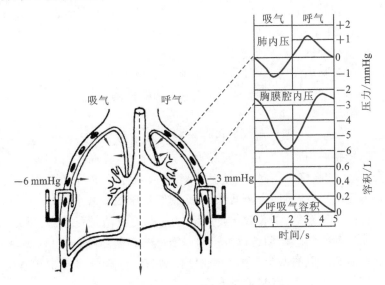

图 6-2 呼吸时肺内压、胸膜腔内压的变化

正因这一原理被认知,在机体自然呼吸停止时,便可以采取人工方式建立肺内压与大气压之间的压力差,以维持机体正常的肺通气过程,这就是人工呼吸技术得以实现急救救护的基础。

知识拓展

基础生命支持——人工呼吸

人工呼吸,是用于机体自主呼吸停止时的一种急救方法,可以通过徒手或机械装置使空气有节律地进入肺内,然后利用胸廓和肺组织的弹性回缩力使进入肺内的气体呼出,周而复始以代替自主呼吸。人工呼吸运用肺内压与大气压之间压力差的原理,使呼吸骤停者获得被动呼吸,以维持基础生命,是急救中的基础生命支持。

临床上认为,机体缺氧的抢救时间很关键,被称为"黄金 4 分钟",也就是说,机体在缺氧 4 min 以后重要脏器如心、脑、肾等就会出现不可逆的损伤。因此,在某些意外事故,如触电、溺水、脑血管意外、心血管意外等,一旦发生机体心跳、呼吸停止,首要的抢救措施就是迅速进行胸外心脏按压和人工呼吸(即心肺复苏),建立有效的血液循环和肺通气,保证机体重要脏器的氧气供应。

(三)胸膜腔内压

1. 胸膜腔 正常胸膜腔是一个没有气体,仅含少量浆液的潜在性密闭腔隙,由紧贴胸廓内壁的胸膜壁层和紧贴肺脏表面的胸膜脏层围绕而成。胸膜腔内的浆液有两方面作用:①在两层胸膜之间起润滑作用,可以减小呼吸运动时的摩擦阻力;②浆液分子的内聚力(即液体分子的吸附作用)能使两层胸膜紧密贴合,不易因胸廓增大或减小而分开,保证了呼吸运动时肺能随胸廓扩大和回缩。

2. 胸膜腔内压 胸膜腔内的压力称为胸膜腔内压。通过测量发现,一般情况下,以大气压为 0 的标准,正常成人吸气或呼气时,胸膜腔内压低于大气压,故习惯上称为胸膜腔负压。平静呼气末为 $-0.7 \sim -0.4$ kPa($-5 \sim -3$ mmHg),平静吸气末为 $-1.3 \sim -0.7$ kPa($-10 \sim -5$ mmHg),用力吸气时可达 $-10.7 \sim -4.0$ kPa($-80 \sim -30$ mmHg)。紧闭声门用力呼气,胸膜腔内压也可以为正值。

(1)胸膜腔负压的形成:在人体生长发育的过程中,各个器官、组织发育的速度并不一致,胸

NOTE

廓发育快于肺脏,导致肺的自然容积小于胸廓的自然容积。胸膜腔将肺与胸廓耦联在一起,因此,正常情况下,肺总是受到胸廓的牵拉长期处于被动扩张的状态。但是,肺组织弹性较强的特点又驱使其自身产生向肺内的回缩力。这两种方向相反的力量决定着胸膜腔内压力的大小和方向:①由胸廓产生,促使肺泡扩张的肺内压;②由肺组织自身产生,对抗肺泡扩张形成肺的回缩力。因此,胸膜腔内压=肺内压-肺回缩力。

当吸气末或呼气末,肺内压与大气压相等时,此公式可以写为

$$胸膜腔内压=大气压-肺回缩力$$

若将大气压视为 0,则为

$$胸膜腔内压=-肺回缩力$$

由此推断可见,胸膜腔负压是由肺回缩力所造成的,其方向与肺回缩力方向相反,大小随肺回缩力改变而改变。即吸气时,肺扩张程度增大,肺回缩力增加,因而胸膜腔负压数值增大;呼气时相反,肺扩张程度减小,肺回缩力降低,因而胸膜腔负压数值减小。

(2)胸膜腔负压的生理意义:①有效维持肺和小气道的被动扩张状态,不致因肺的回缩而使肺完全塌陷,同时能使肺随胸廓运动进行扩张和回缩。②有利于降低心房、腔静脉和胸导管管腔外压力,有助于静脉血和淋巴的回流。位于胸腔内的腔静脉、胸导管等由于管壁薄,胸内负压可以使其被动扩张,使管内压下降,有利于回流。

胸膜腔内负压形成的生理基础是其密闭性得以保证,如果胸膜受损,胸膜腔密闭性遭到破坏,则胸膜腔内负压难以维持,气体将顺压力差进入胸膜腔内造成气胸。此时胸膜腔内压与大气压相等,肺无法受胸廓牵拉,会随自身回缩力作用而塌陷,造成肺不张,甚至影响肺通气功能,同时静脉血和淋巴回流受阻,导致呼吸和循环功能障碍,危及生命。

二、肺通气的阻力

呼吸时,呼吸肌运动产生的动力必须克服肺通气阻力才能实现肺的通气功能。肺通气阻力即指肺通气过程中遇到的阻力,包括弹性阻力和非弹性阻力两类,前者约占总阻力的 70%,后者约占总阻力的 30%。

(一)弹性阻力

弹性组织在遇到外力作用引起变形时,会产生一种对抗其变形的力量,即弹性阻力。在该组织的弹性范围内,外力越大、变形越明显,则随之产生的弹性阻力就越大,也就是说,弹性阻力大的组织不易变形,弹性阻力小的组织易变形。

呼吸器官的弹性阻力主要包括肺的弹性阻力和胸廓的弹性阻力,这是平静呼吸时的主要阻力。

1. 肺的弹性阻力 正常情况下,肺总是处于扩张状态,因此,肺总是表现有弹性阻力。肺的弹性阻力来自于两个方面:一是肺泡表面液体分子所形成的肺泡表面张力,约占肺弹性阻力的 2/3;二是肺组织弹性纤维产生的弹性回缩力,约占肺弹性阻力的 1/3。两者共同形成了阻止肺扩张的力量。

(1)肺泡表面张力和肺泡表面活性物质:肺泡内壁覆盖有一层薄层液体分子。物理学原理表明,液体分子之间存在一种相互吸引,力图缩小自身容积的力量,称为内聚力。肺泡内壁液体分子层在内聚力的作用下向肺泡中心聚拢,这种内聚力即为肺泡表面张力(图 6-3),它使肺泡趋于缩小,因而阻碍肺泡的扩张,增加了吸气的阻力。

肺泡表面活性物质,是由 Ⅱ 型肺泡上皮细胞产生的,能够对抗肺泡表面张力、促进肺泡扩张的一种复杂的脂蛋白混合物,分布于肺泡壁液体分子层表面。其主要生理作

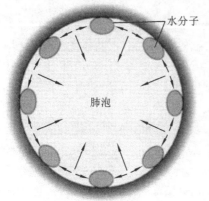

水分子

肺泡

图 6-3 肺泡表面张力

用有三点。一是减小肺的弹性阻力,利于肺扩张,保证肺通气的顺利进行。二是利于维持肺泡稳定性(图 6-4)。肺泡体积不等,但每个肺泡所含表面活性物质大致相当。因此,在大肺泡或吸气时,表面活性物质分布密度减小,对抗肺泡表面张力促使肺泡扩张的力量也随之减弱,从而防止肺泡过度扩张;相反,在小肺泡或呼气时,表面活性物质分布密度增大,对抗肺泡表面张力促使肺泡扩张的力量也随之增强,从而又防止了肺泡萎缩。三是避免肺毛细血管中液体渗入肺泡,防止肺水肿的发生。

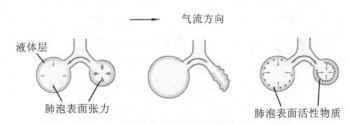

图 6-4　肺泡表面张力和肺泡表面活性物质作用示意图

肺泡表面张力及肺泡表面活性物质均作用于肺泡,但作用相反,正常情况下,前者促进肺泡缩小,后者促进肺泡扩张,两者的动态平衡实现了肺泡容积的相对稳定。

(2)肺的弹性回缩力:肺组织内含有丰富的弹性纤维,肺扩张时弹性纤维产生的回缩力称为肺的弹性回缩力。在一定弹性范围内,肺的弹性回缩力大小与肺被扩张的程度成正比。

知识拓展

新生儿呼吸窘迫综合征

新生儿呼吸窘迫综合征又称为新生儿肺透明膜病,指新生儿出生后不久就出现进行性呼吸困难和呼吸衰竭等症状,主要是由于缺乏Ⅱ型肺泡上皮细胞合成分泌的肺泡表面活性物质所致。

一般胎儿在发育 6、7 个月后开始出现Ⅱ型肺泡上皮细胞合成分泌肺泡表面活性物质。若婴儿早产,则可能因为Ⅱ型肺泡上皮细胞还未发育成熟而合成分泌肺泡表面活性物质减少,从而导致新生早产儿肺泡进行性萎陷,患儿于出生后 6~12 h 内出现呼吸困难、皮肤黏膜青紫、呼气性呻吟、吸气性"三凹征",甚至出现呼吸衰竭。本症为自限性疾病,患儿能生存 3 天以上者,随着肺成熟度增加,恢复的希望较大。病理检查可见肺泡壁上附有嗜伊红透明膜,故又称新生儿肺透明膜病。

2.胸廓的弹性阻力　胸廓的弹性阻力来自胸廓的弹性成分,具有双向弹性作用。平静吸气末,胸廓处于自然位置,肺容量约为肺总量的 67%,此时胸廓无变形,不表现出弹性阻力。呼气时,肺容量小于肺总量的 67%,胸廓被牵拉回缩而呈凹陷状态,其弹性阻力方向指向肺外,成为吸气运动的动力、呼气运动的阻力;相反,深吸气时,肺容量大于肺总量的 67%,胸廓被牵拉向外扩张,其弹性阻力方向指向肺内,成为吸气运动的阻力、呼气运动的动力。因此,胸廓的弹性阻力对呼吸运动而言,既可以成为动力也可以成为阻力,这要视胸廓位置而定。要注意这与肺的情况不同,肺的弹性阻力总是吸气运动的阻力。

3.顺应性　由于肺和胸廓的弹性阻力大小都难以测定,因此通常用顺应性来表示其弹性阻力的大小。顺应性是衡量弹性组织在外力作用下,扩张或发生变形难易程度的指标。弹性组织容易扩张,表明该组织弹性阻力小,顺应性大;相反,弹性组织不易扩张,表明该组织弹性阻力大,顺应性小。因此,顺应性与弹性阻力成反比。

肺气肿患者,由于肺内弹性纤维老化或大量破坏,使肺弹性阻力减小,顺应性增加,出现呼气性呼吸困难;而肺充血、肺纤维化或是肺表面活性物质减少的患者,则肺顺应性降低,弹性阻力增

NOTE

大，使肺难以扩张，出现吸气性呼吸困难。

（二）非弹性阻力

非弹性阻力主要包括气道阻力、惯性阻力和黏滞阻力。

气道阻力是非弹性阻力的主要部分，占 80%～90%，是在呼吸运动中产生的气体进出呼吸道时气体分子之间、气流与管壁间产生的摩擦阻力。其大小往往受呼吸道管径大小、气流速度和气流形式的影响，其中，呼吸道管径是影响气道阻力的主要因素，气道阻力与呼吸道半径的 4 次方成反比，因此管径变小则气道阻力增加，管径变大则气道阻力减小。呼吸道管径大小主要受神经、体液因素调节。交感神经兴奋时，支气管平滑肌舒张，管径变大，气道阻力减小；副交感神经兴奋时，支气管平滑肌收缩，管径变窄，气道阻力加大。支气管哮喘患者发作时，支气管平滑肌痉挛使呼吸道管径变窄，气道阻力随之增加，因此，临床上常用拟肾上腺素能药物解除支气管痉挛，缓解患者发作时的呼吸困难。

惯性阻力是气流在发动、变速、变向等情况下物质惯性所产生的阻力。黏滞阻力则来自于呼吸时组织相对位移发生的摩擦。平静呼吸时，这两种阻力都非常小，可以忽略不计。

三、肺通气功能的评价

目前，临床常见的通气功能不足主要有两种类型：一是由于肺部扩张受限所引起的通气功能障碍，称为限制性通气不足，在胸膜炎、呼吸肌麻痹和肺纤维化等肺部疾病中常见；二是由于呼吸道狭窄所引起的通气功能障碍，称为阻塞性通气不足，在气道异物、支气管哮喘和阻塞性肺气肿等肺部疾病中常见。通常用肺容量和肺通气量来衡量肺通气功能。

（一）肺容量

肺容量是指肺组织容纳气体的量。在机体呼吸运动过程中，肺容量大小随呼吸状态的改变而有所变化，其变化幅度与呼吸深度相关（图 6-5）。

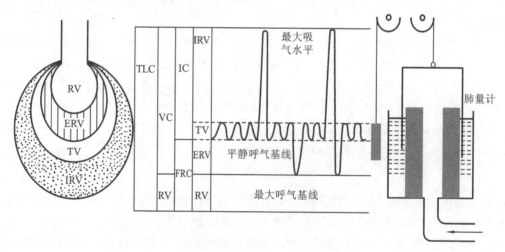

图 6-5 肺容量及其组成

1. 潮气量（TV） 每次呼吸时，机体吸入或者呼出的气量称为潮气量。正常成年人，平静呼吸时潮气量为 0.4～0.6 L，平均 0.5 L。但潮气量大小存在个体差异，与呼吸肌收缩强度、个体运动量、个体代谢水平及其情绪等因素相关，若个体用力呼吸或增强活动，则潮气量可相应增加。

2. 补吸气量（IRV） 平静吸气末，再做最大吸气动作所能增加的吸入气体量，称为补吸气量，又称吸气储备量。正常成年人补吸气量可达 1.5～2.0 L。补吸气量反映肺胸弹性和吸气肌力量，是评价机体吸气储备能力的重要指标。

3. 深吸气量（IC） 潮气量与补吸气量之和称为深吸气量。深吸气量是衡量机体最大通气潜力的重要指标。

4. 补呼气量（ERV） 平静呼气末，再做最大呼气动作所能增加的呼出气体量，称为补呼气量,又称呼气储备量。正常成年人补呼气量可达 0.9~1.2 L。补呼气量大小可以反映机体的呼气储备能力。

5.深呼气量 潮气量与补呼气量之和称为深呼气量。

6.残气量(RV) 在深呼气之后仍留存于肺内未被呼出的气体量称为残气量,又称余气量。正常成年人残气量为 1.0~1.5 L。临床常见支气管哮喘和肺气肿患者残气量增加。

7.功能残气量(FRC) 平静呼气末,存留于肺内未被呼出气体量,称为功能残气量。正常成年人约为 2.5 L,是补呼气量与残气量的和。功能残气量的生理意义:缓冲呼吸过程中肺泡氧分压和二氧化碳分压的波动幅度,使肺泡气和动脉血中氧分压及二氧化碳分压不随呼吸发生较大波动,有利于肺换气的实现。肺炎、肺水肿和肺淤血等可导致患者功能残气量减小,肺气肿则可导致患者功能残气量增加。

8.肺活量(VC) 最大吸气后再尽力呼气,所能呼出的最大气体量称为肺活量,是潮气量、补吸气量和补呼气量的和。肺活量存在较大的个体差异,与年龄、性别、体味、劳动强度、呼吸肌强弱等相关,正常成年男性肺活量约为 3.5 L,正常成年女性肺活量约为 2.5 L。

肺活量是临床测定肺功能的常用指标,它反映了一次通气的最大能力,同一个体重复性好,误差不超过 5%。但是,由于测定肺活量没有呼气时间限制,所以某些疾病导致肺组织弹性降低或者呼吸道狭窄时,虽然患者的通气功能必然受到了损害,但通过延长呼气时间,最终测得的肺活量值仍然可能达到正常。因此,实际上肺活量这一指标在临床运用中也难以充分反映肺组织的弹性状态和呼吸道通畅情况。

9.用力呼气量(FEV) 用力呼气量又称时间肺活量(TVC),是在一次最大吸气后,尽力尽快地呼气,一定时间内所能呼出气体的量占肺活量的百分数。正常成年人在用力呼气第 1、2、3 秒末 FEV 分别为 83%、96%、99%,其中第 1 秒末的用力呼气量意义最大。当 FEV 低于 65% 时,常常提示有一定程度的气道阻塞。

10.肺总量(TLC) 肺组织能够容纳的最大气体量称为肺总量,是肺活量和残气量之和。正常成年男性为 5.0~6.0 L,正常成年女性为 3.5~4.5 L。

(二)肺通气量

肺通气量又称每分通气量,是指每分钟吸入或者呼出的气体的总量,取决于呼吸深度和呼吸频率,即肺通气量=潮气量×呼吸频率。

正常成年人平静呼吸时,呼吸频率为 12~18 次/分,潮气量平均为 0.5 L,肺通气量则为 6.0~9.0 L。肺通气量也存在较大的个体差异,常因性别、年龄、劳动强度等不同而发生改变,当劳作、运动时,肺通气量将增大。另外,在机体尽力做深快呼吸时,每分钟吸入或呼出机体的最大气体量可以达到 70~120 L,这称为最大通气量,这个指标反映了肺通气功能的储备能力。因此,当肺或胸廓顺应性下降,呼吸肌收缩力减弱或呼吸道阻力增加时,均可出现最大通气量的减小。

(三)肺泡通气量

1.无效腔 机体每次吸入的气体并非全部到达肺泡,总有一部分停留在上呼吸道至终末细支气管之间的呼吸道内,而这部分气体又将在机体呼气时最先被呼出,因而无法参与肺泡与血液之间的气体交换。这部分呼吸道容积称为解剖无效腔,正常成年人约为 0.15 L。另外,气体进入肺泡后,也可能因为血流在肺泡内分布不均匀而不能全部与血液进行气体交换,这部分不能进行气体交换的肺泡容积被称为肺泡无效腔。解剖无效腔和肺泡无效腔合称为生理无效腔。但是在正常人,肺泡无效腔接近于 0,此时生理无效腔接近于解剖无效腔。

2.肺泡通气量 肺泡通气量是指每分钟进入肺泡的新鲜空气量。因机体存在生理无效腔,所以真正进行气体交换的气体量应该以肺泡通气量作为计算依据,公式如下:

$$肺泡通气量=(潮气量-无效腔气量)×呼吸频率$$

正常情况下,机体无效腔容积不变。根据公式,在潮气量和呼吸频率发生变化时,可以引起肺通气量和肺泡通气量不同程度的改变。从表 6-1 可以看出,机体肺通气量保持不变,深而慢的呼吸比浅而快的呼吸有更高的呼吸效率。

表 6-1　不同呼吸形式下的肺泡通气量情况

呼吸形式	呼吸频率/(次/分)	潮气量/L	肺通气量/(L/min)	肺泡通气量/(L/min)
浅快呼吸	24	0.25	0.25×24＝6	(0.25－0.15)×24＝2.4
平静呼吸	12	0.50	0.50×12＝6	(0.5－0.15)×12＝4.2
深慢呼吸	6	1.0	1.0×6＝6	(1.0－0.15)×6＝5.1

第二节　气体交换

重点和难点：
气体交换的动力及肺换气的影响因素；通气/血流的值的概念及意义。

气体在机体内进行的交换包括肺换气和组织换气。肺换气是指肺泡与肺内毛细血管血液之间进行的气体交换，组织换气指血液与组织细胞之间进行的气体交换。

一、气体交换的原理

气体分子总在不停地进行无定向运动，其结果是气体分子从分压高处向分压低处移动，这就是物理学中所说的气体的扩散。机体内的气体交换就是以扩散的方式实现的。

在自然界中，一种气体分子运动所产生的压力就是该气体在自然界混合气体中的分压。各种气体的分压之和就是混合气体的总压力，公式如下：

气体分压＝混合气体总压力×该气体占混合气体容积百分数

当环境温度恒定时，各种气体的分压大小取决于其自身浓度和气体总压力大小。而同一种气体在不同区域内分压也可能发生改变(表 6-2)。

表 6-2　不同环境、部位 O_2 和 CO_2 分压

气体分压	空气	肺泡气	动脉血	混合静脉血	组织
PO_2/mmHg(kPa)	159(21.15)	104(13.83)	100(13.3)	40(5.32)	30(4.0)
PCO_2/mmHg(kPa)	0.3(0.04)	40(5.32)	40(5.32)	46(6.12)	50(6.65)

根据数据发现，自然界、肺泡、血液及组织细胞内 PO_2 和 PCO_2 存在分压差，这就是促使气体进行移动的动力，并且分压差越大，气体扩散的速度越快。PO_2 从肺泡到组织逐渐降低，PCO_2 从组织到肺泡逐渐升高，因此确定了血液流经肺泡和组织时 O_2 和 CO_2 的扩散方向。

二、气体交换的过程

（一）肺换气

当肺动脉内的静脉血流经肺泡时，肺泡内 PO_2(104 mmHg)高于肺毛细血管血液内 PO_2(40 mmHg)，O_2 在分压差的作用下从肺泡内向肺毛细血管血液内扩散；同时，肺泡内 PCO_2(40 mmHg)低于肺毛细血管血液内 PCO_2(46 mmHg)，CO_2 则在分压差的作用下从肺毛细血管血液向肺泡内扩散。这一过程极为迅速，使肺毛细血管血液中 PO_2 上升，PCO_2 下降，实现将肺动脉内静脉血向动脉血的转变(图 6-6)，回流到左心房。通常情况下，血液流经肺毛细血管需要耗时约 0.7 s，但肺换气在血液流经肺毛细血管全长一半左右时已经全部结束，表明机体本身对肺换气还存在很大的储备能力。

（二）组织换气

组织细胞在新陈代谢中消耗大量 O_2 的同时，可产生大量 CO_2。当动脉血液流经组织细胞时，动脉血中 PO_2(100 mmHg)高于组织细胞内 PO_2(30 mmHg)，O_2 在分压差作用下从动脉血中向组织细胞内扩散；同时，动脉血中 PCO_2(40 mmHg)低于组织细胞内 PCO_2(50 mmHg)，CO_2 则在

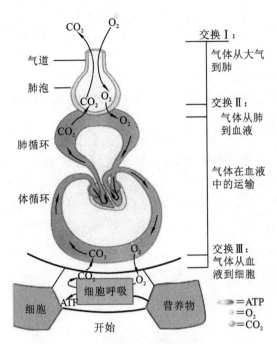

图 6-6 肺换气和组织换气

分压差作用下从组织细胞内向动脉血中扩散。通过组织换气,血液中 PO_2 下降,PCO_2 上升,将动脉血转变为静脉血,回流至右心房(图 6-7)。

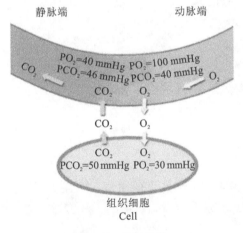

图 6-7 组织换气

三、气体交换的影响因素

根据 Fick 弥散定律,气体在穿过薄层组织时,单位时间内气体扩散的容积与组织两侧的气体分压差成正比,与气体扩散距离成反比。因而 O_2 和 CO_2 在机体内进行交换,主要影响其交换效果的因素,除了生物膜两侧气体分压差外,还包括气体在血液中的溶解度、气体相对分子质量、呼吸膜厚度、面积及肺通气/血流的值等。

(一)气体的溶解度和相对分子质量

单位分压下溶解于单位容积液体中的气体量称为该气体在液体中的溶解度。Graham 定律表明,气体分子的扩散速率与该气体在溶液中的溶解度成正比,与气体相对分子质量的平方根呈反比。溶解度与相对分子质量平方根之比称为扩散系数。在血浆中,O_2 的溶解度为 2.14,相对分子质量为 32;CO_2 的溶解度为 51.5,相对分子质量为 44。通过计算得知,在血浆中 CO_2 的扩散系数是 O_2 的 20 倍,因此 CO_2 比 O_2 更容易扩散。

(二)呼吸膜

肺泡与肺毛细血管血液之间进行气体交换所要经过的组织结构称为呼吸膜。如图 6-8 所示，呼吸膜的结构包括肺泡壁液体层、肺泡上皮、上皮组织基膜、肺泡与毛细血管间间质层、血管内皮基膜和毛细血管内皮层六个部分。其总厚度约为 $0.6~\mu m$，气体扩散的速率与呼吸膜的厚度成反比。临床上任何使呼吸膜增厚即气体扩散距离增加的疾病，如肺炎、肺水肿及肺纤维化等均能使肺换气减少。

除了呼吸膜的厚度，能够影响气体交换的还有呼吸膜的面积。单位时间内，气体扩散的量跟呼吸膜的总面积成正比。正常成年人呼吸膜总面积可以达到 $80~m^2$，但是在安静状态下，正常成年人用于气体交换的呼吸膜面积仅为 $40~m^2$，说明正常机体呼吸膜总面积的利用还有较大的储备潜力。当机体进行代偿增加活动时，呼吸膜利用面积也会随之增加以适应机体耗氧量增加的需求。但某些疾病，如肺不张、肺气肿、肺实变、肺叶切除等，呼吸膜的利用面积减小，从而影响机体肺换气。

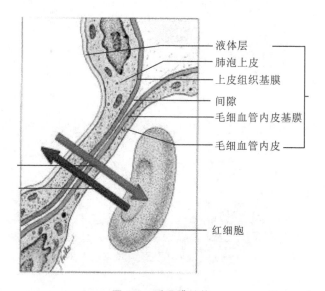

液体层
肺泡上皮
上皮组织基膜
间隙
毛细血管内皮基膜
毛细血管内皮

红细胞

图 6-8　呼吸膜结构

(三)通气血流比值

因为肺泡气体交换在肺泡和肺毛细血管间通过呼吸膜完成，因此气体交换效率不仅受呼吸膜影响，还受肺泡通气量、肺血流量及两者比值影响。肺泡通气量与每分钟流经肺的血流量之间的比值称为通气血流比值。

正常成年人安静状态下，肺泡通气量约为 4.2 L/min，每分钟肺的血流量与心排出量相当，约为 5 L/min，因此通气血流比值为 0.84，这是肺泡通气量与每分钟肺血流量的最适比例，此时肺的换气效率最高，即流经肺的混合静脉血能充分进行气体交换，全部变成动脉血。如果此比值减小，说明肺通气不足或者流经肺的血流量相对过多，比如支气管痉挛导致静脉血中的气体不能充分交换，没有完全使静脉血转变成为动脉血就回流入心脏，即可形成功能性的动静脉短路；如果此比值增大，说明肺通气过剩或者流经肺的血流量相对不足，比如肺动脉栓塞，引起栓塞区域缺血，该区域肺泡无法进行气体交换，造成肺泡无效腔增大。因此，通气血流比值减小或增大都将降低肺换气效率，这也是临床将通气血流比值作为评价肺换气功能重要指标的依据。

第三节　气体在血液中的运输

气体在血液中的运输是沟通肺换气和组织换气的中间过程。具体地说，经过肺换气，机体摄

取 O_2，O_2 随血液循环输送到全身各组织细胞供新陈代谢利用，组织细胞新陈代谢产生的 CO_2 经过组织换气后进入血液，又随血液循环输送到肺经呼吸运动排出体外。

血液中 O_2 和 CO_2 的运输形式主要有两种：物理溶解和化学结合（表6-3）。物理溶解的运输形式约占总 O_2 和 CO_2 运输量的5％，虽然量很少但有重要意义，因为进入血液循环的气体必然要先形成溶解状态才能进行化学结合，同理，气体要从血液中释放出来，也必须经历从化学结合状态解离成为物理溶解状态，才能以气体分子的形式逸出血液；化学结合是 O_2 和 CO_2 在血液中的主要运输形式，占总 O_2 和 CO_2 运输量的95％。因此，O_2 和 CO_2 在血液中的两种运输形态相互转化，保持着动态平衡。

重点和难点：
O_2 和 CO_2 的主要运输形式，血氧饱和度的概念。

表 6-3　血液中 O_2 和 CO_2 含量（mL/L 血液）

	动脉血中			静脉血中		
	物理溶解	化学结合	合计	物理溶解	化学结合	合计
O_2	3.0	200.0	203.0	1.2	152.0	153.2
CO_2	26.2	464.0	490.2	30.0	500.0	530.0

一、氧的运输

(一)运输形式

1. 物理溶解　O_2 在血液中的溶解的量很少，1 L 动脉血浆中 O_2 的溶解量不超过 3 mL(0.1 mmol)，约占血氧总量的1.5％，扩散入血液的 O_2 绝大部分进入红细胞与血红蛋白结合而运输。

2. 化学结合　在血液中 O_2 可与血红蛋白(Hb)结合，形成氧合血红蛋白(HbO_2)，这是 O_2 在血液中被运输的主要形式，约占血液运输 O_2 总量的98.5％。一般认为，100 mL 血液中，Hb 结合 O_2 的最大量称为血液的氧容量；而 Hb 实际结合的 O_2 量称为血液的氧含量；氧含量占氧容量的百分比称为血氧饱和度。血氧饱和度＝(氧含量/氧容量)×100％。例如：正常成人每100 mL 血液中的 Hb 含量约为 15 g，每克血红蛋白可结合 1.34 mL O_2，氧容量为(15×1.34) mL＝20 mL，若100 mL 动脉血中，氧含量也是 20 mL，则此动脉血中氧饱和度为100％；若100 mL 静脉血中，氧含量实际只有 12 mL，则此静脉血氧饱和度为60％。一般动脉血氧饱和度为98％，静脉血氧饱和度为75％。

(二)O_2 化学结合特征

1. O_2 和 Hb 的反应十分迅速，不需酶的催化　即

$$Hb + O_2 \underset{PO_2 \text{ 低(组织)}}{\overset{PO_2 \text{ 高(肺)}}{\rightleftharpoons}} HbO_2$$

如上述化学反应式所示，O_2 和 Hb 的结合与解离主要取决于血中 PO_2 的高低。在肺毛细血管中，PO_2 高，反应向右进行，促进 HbO_2 的形成；血液流经组织细胞时，PO_2 低，反应向左进行，促进 HbO_2 的解离。

HbO_2 呈鲜红色，去氧 Hb 呈紫蓝色，当皮肤浅表血管中去氧 Hb 含量达到或超过 50 g/L 时，皮肤黏膜就会呈现青紫色，这种现象称为发绀，是机体缺氧的标志。但是也有例外，例如高原型红细胞增多症患者，由于红细胞数量增多而导致 Hb 含量超过 50 g/L，但实际上机体并不一定缺氧。相反，严重贫血者由于红细胞数量减少而导致 Hb 含量过低，即便严重缺氧，去氧 Hb 都很难达到 50 g/L 这个标准，因此这种患者可以出现严重缺氧但并没有发绀征象。此外，在 CO 中毒时，由于 CO 与 Hb 结合形成一氧化碳血红蛋白(HbCO)，使血红蛋白失去结合能力，也造成人体缺氧，但此时去氧血红蛋白并不增多，患者可不出现发绀，而是皮肤呈现特殊的樱桃红色。

知识拓展

煤气中毒

煤气中毒,又称CO中毒,是含碳物质燃烧不完全时的产物经呼吸道吸入引起的机体中毒。中毒的机理是由于CO和Hb的亲和力比O_2和Hb的亲和力强$200\sim300$倍,所以CO一旦进入血液,极易与Hb结合形成HbCO,抢占Hb中O_2结合位点,使Hb丧失携氧的能力和作用,造成组织窒息。CO中毒对全身组织细胞均有毒性作用,尤其对大脑皮质的影响最为严重。CO中毒时患者常出现头晕头疼、恶心呕吐、心悸无力、皮肤黏膜呈樱桃红色等症状,严重者可有意识障碍,缺氧窒息。一旦发现CO中毒患者,应立即使其脱离中毒环境,并移至通风良好的环境,予以吸氧抢救。

2. O_2和Hb的结合是氧合反应而非氧化

Hb由1个珠蛋白和4个血红素组成(图6-9),珠蛋白约占96%,血红素约占4%。其中,珠蛋白由肽链盘绕形成,肽链盘绕折叠成球形,并把血红素分子包绕在其内部,每个血红素由4个吡咯基组成一个环,在环的中心是一个Fe^{2+}。这种结构是Hb能够成为高效携氧分子机制的关键,其中血红素基团中心的Fe^{2+}与O_2结合,形成HbO_2,即O_2与Hb结合以后,Hb中的Fe^{2+}仍然是Fe^{2+},未被氧化成为Fe^{3+},因此两者之间的结合并没有发生实质上的化学反应。但是如果Hb分子中心的Fe^{2+}氧化成为了Fe^{3+},则Hb就失去了携氧的能力。

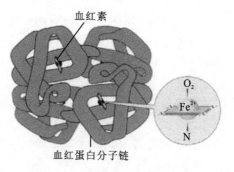

图6-9 血红蛋白分子结构示意图

(三)氧解离曲线

实验发现血氧饱和度与PO_2存在密切关系:当PO_2升高时,血氧饱和度升高;PO_2下降时,血氧饱和度也随之下降。常用坐标图来表示血氧饱和度与PO_2之间的关系,该坐标图并非直线图,而是呈现"S"形曲线,称为氧解离曲线(图6-10)。

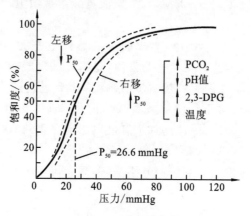

图6-10 氧解离曲线及其主要影响因素

1. 氧解离曲线各段特点及其功能意义

(1)上段：血液 PO_2 为 60～100 mmHg(8.0～13.3 kPa)时，氧解离曲线较为平坦，是 Hb 和 O_2 相结合的阶段。表示 PO_2 在 60～100mmHg 范围内虽然变化较大，但对血氧饱和度影响并不大，这显示了机体对于大气中 O_2 含量降低或者呼吸性缺氧具有很大的耐受能力。例如，当人在高空、高原或是患某些呼吸系统疾病时，虽然吸入气或肺泡气的 PO_2 有所下降，但只要不低于 60 mmHg，血氧饱和度就仍然能保持在 90% 左右，使血液仍保有较高的氧含量。同时，氧解离曲线上段平坦，也说明当 PO_2 超过 100 mmHg 后，血氧饱和度的增加也非常有限了。

(2)中段：血液 PO_2 为 40～60 mmHg(5.3～8.0 kPa)时，氧解离曲线变得较陡。当血液 PO_2 在此范围内稍有下降，HbO_2 的解离就会加速，释放出较多的 O_2，表明这段曲线是 HbO_2 释放 O_2 的阶段。

(3)下段：血液 PO_2 为 15～40 mmHg(2.0～5.3 kPa)时，氧解离曲线坡度最陡。表明在这一范围内 PO_2 稍有下降，血氧饱和度就会大幅下降，释放出大量 O_2，也是 HbO_2 释放 O_2 的阶段。

知识拓展

慢性缺氧患者给氧原理

慢性缺氧常见于心肺疾病患者，如慢性阻塞性呼吸系统疾病，患者常表现出慢性咳嗽、咳痰、气短或呼吸困难、喘息胸闷等，此时患者动脉血 PO_2 较低，往往低于 40 mmHg。从图 6-10 可以看出，当 PO_2 在 15～40 mmHg 范围内变化时，只要吸入少量的 O_2 就可以明显提高患者的血氧饱和度，这就是该类患者临床治疗中常给予低流量、低浓度持续吸氧的理论依据。

2. 影响氧解离曲线的因素

Hb 和 O_2 的结合与解离受多重因素的影响，主要影响因素有血液 PCO_2、pH 值、温度以及红细胞内 2,3-二磷酸甘油酸(2,3-DPG)等。

(1)氧解离曲线左移：当各种原因引起血液 pH 值升高、PCO_2 降低、温度下降和(或)2,3-DPG 浓度降低时，氧解离曲线左移。即此时 Hb 对 O_2 的亲和力增强，血氧饱和度升高，促进 HbO_2 的形成，减少 O_2 的释放，有利于肺泡气中 O_2 进入血液。因此，临床上低温麻醉手术就是利用了低温环境组织耗氧量降低的特点，同时又减少了 HbO_2 的解离。

(2)氧解离曲线右移：当各种原因引起血液 pH 值下降、PCO_2 升高、温度升高和(或)2,3-DPG 浓度增加时，氧解离曲线右移。即此时 Hb 对 O_2 的亲和力减弱，血氧饱和度降低，促进 HbO_2 解离释放出更多 O_2 供组织细胞利用。

二、二氧化碳的运输

实验结果表明，正常成年人在安静状态下，大约每分钟产生 200 mL CO_2，这些 CO_2 从组织细胞中释放进入组织液，再通过组织换气进入循环血液，最终在肺脏经肺换气排出体外。CO_2 在血液中运输的主要形式是物理溶解和化学结合。

(一)物理溶解

CO_2 在血中物理溶解量主要受 PCO_2 影响，约占血液运输 CO_2 总量的 5%。

(二)化学结合

化学结合是 CO_2 在血液中的主要运输形式，约占血液运输 CO_2 总量的 95%。血浆中的 CO_2 主要有两种存在形式。

1. 碳酸氢盐形式

这是 CO_2 在血液中运输的最主要的形式，约占 CO_2 运输总量的 88%。当血液中 PCO_2 升高时,溶解于血浆中的 CO_2 迅速透过红细胞膜进入细胞内,在红细胞内较高浓度的碳酸酐酶(碳酸酐酶能使这一反应增快约 5000 倍)的催化下,与细胞内的 H_2O 结合形成碳酸(H_2CO_3),碳酸解离形成 HCO_3^- 和 H^+,因红细胞膜对负电荷的通透性较大,因此大量 HCO_3^- 顺浓度梯度扩散进入血浆,同时为保证细胞膜的电位平衡稳定,血浆中 Cl^- 便会扩散进入红细胞内,这种现象称为氯转移(图 6-11)。在形成碳酸氢盐的过程中也会产生大量 H^+,存在于红细胞内的 H^+ 与 HbO_2 结合形成 HHb 的同时置换出大量 O_2,或者与去氧 Hb 结合形成 HHb。

因此,当静脉血流经肺脏时,静脉血内 PCO_2 高于肺泡内,血浆内物理溶解的 CO_2 最先扩散进入肺泡,而红细胞内的 HCO_3^- 与 H^+ 结合形成 H_2CO_3,再在碳酸酐酶的催化作用下分解成为 CO_2 和 H_2O,CO_2 在 PCO_2 作用下,迅速从红细胞内扩散到血浆内再扩散到肺泡内,最终排出体外。同时血浆中的 HCO_3^- 进入红细胞内补充被消耗的 HCO_3^-,为维持膜内外电位稳定,Cl^- 又扩散出红细胞。

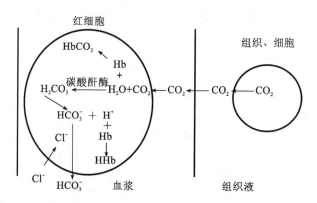

图 6-11　CO_2 在血液中的运输

2. 氨基甲酸血红蛋白形式

血浆中的 CO_2 进入红细胞内,大部分 CO_2 会以碳酸氢盐的形式运输,另外一小部分 CO_2(约占 CO_2 运输总量的 7%)可以直接与 Hb 的自由氨基结合形成氨基甲酸血红蛋白($HHbN-HCOOH$),还可以在与 HbO_2 结合形成 $HHbN-HCOOH$ 的同时置换出 O_2,但 CO_2 与 HbO_2 结合的能力比去氧血红蛋白小。这一反应在红细胞内迅速可逆并且不需要酶的催化,过程如下:

$$CO_2 + HbO_2 \rightleftharpoons HHbN-HCOOH + O_2$$
$$CO_2 + Hb \rightleftharpoons HHbN-HCOOH$$

在组织细胞,由于 PO_2 较低,此时的氧合作用较弱,从而促使动脉血中 HbO_2 解离释放出 O_2,解离 HbO_2 后形成的去氧 Hb 会与组织液中高浓度 CO_2 迅速结合,促使反应向右进行,形成 $HHbN-HCOOH$;在肺脏,由于 PO_2 较高,此时的氧合作用较强,从而促使 $HHbN-HCOOH$ 解离,产生 CO_2 和 HbO_2。虽然以氨基甲酰血红蛋白形式运输的 CO_2 仅占 CO_2 运输总量的 7%,但由于 CO_2 与 Hb 的结合和解离过程十分迅速,再加上在形成碳酸氢盐被运输的过程中,部分血浆 HCO_3^- 会以其他途径被排出,因此,最终通过肺脏排出的 CO_2 中,实际上约有 17.5% 是由氨基甲酰血红蛋白释放出来的。

(三)二氧化碳解离曲线

血液中 PCO_2 的高低直接决定着 CO_2 的运输量,PCO_2 升高,CO_2 运输量增加,PCO_2 降低,CO_2 运输量减少,两者基本呈直线关系。这种表示 PCO_2 与血液中 CO_2 含量之间关系的曲线,称为二氧化碳解离曲线(图 6-12)。

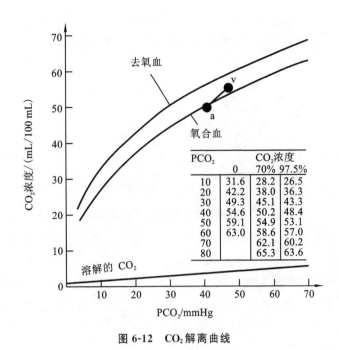

图 6-12　CO_2 解离曲线

PCO_2	CO_2浓度		
	0	70%	97.5%
10	31.6	28.2	26.5
20	42.2	38.0	36.3
30	49.3	45.1	43.3
40	54.6	50.2	48.4
50	59.1	54.9	53.1
60	63.0	58.6	57.0
70		62.1	60.2
80		65.3	63.6

第四节　呼吸运动的调节

　　呼吸运动是由于呼吸肌的节律性舒缩而造成的运动。在呼吸运动过程中,肺内气体与外界气体交流,有效地为组织细胞提供新陈代谢所需要的氧,同时排出代谢产生的二氧化碳。呼吸运动的深度和频率可以随机体内外环境的改变而发生相应改变,但这需要通过机体神经系统进行调节实现。例如,运动时,组织细胞代谢增强需要吸入更多的 O_2,同时产生更多的 CO_2;而安静或睡眠时,机体活动减少,组织细胞代谢相应减弱,机体不需要摄入过多 O_2 排出过多 CO_2,呼吸运动也就进入了平静状态。

重点和难点:
　　呼吸的基本中枢,PCO_2、$[H^+]$和低 O_2 对呼吸的影响。

一、呼吸中枢与呼吸节律

(一)呼吸中枢

　　在中枢神经系统内,有部分神经元有节律性的放电与机体的呼吸周期相关,这类神经元被称为呼吸相关神经元或呼吸神经元。根据其放电时相不同可以分为吸气神经元(吸气相放电)、呼气神经元(呼气相放电)、吸气-呼气跨时相神经元(吸气相开始放电并延续到呼气相)、呼气-吸气神经元(呼气相开始放电并延续到吸气相),它们主要分布在大脑皮质、脑干、脊髓等区域(图6-13),构成产生和调节呼吸运动的神经元群,即各级呼吸中枢。各级呼吸中枢在呼吸节律的产生和调节中发挥着各自不同的作用,同时又在各级呼吸中枢的相互配合下实现机体的正常呼吸运动。

　　1.脊髓　实验证明,脊髓内存在支配呼吸肌舒缩活动的运动神经元,这些运动神经元组成了呼吸运动初级中枢,即脊髓初级呼吸中枢。脊髓初级呼吸中枢位于颈3至颈5脊髓前角以及胸髓前角内,发出膈神经和肋间神经分别支配膈肌、肋间肌和腹肌的舒缩活动,从而调节呼吸。若在动物脊髓和延髓之间横断动物脑干,仅保留脊髓及以下躯体完整时,则该动物呼吸运动立即停止,不可恢复。这样的结果提示:脊髓并不是呼吸节律产生的部位。脊髓初级呼吸中枢仅仅只是高级呼吸中枢和呼吸肌之间联系的中间站,同时也可能是整合某些呼吸反射的初级中枢。

　　2.延髓　实验表明,延髓是调节呼吸活动的基本中枢。延髓中存在呼气神经元和吸气神经元,集中在延髓腹侧和背侧神经核团内,其轴突纤维下行支配脊髓前角的呼吸运动神经元。前者

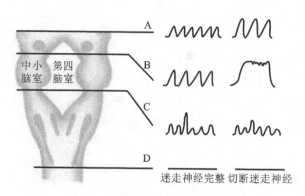

中小   第四
脑室   脑室

迷走神经完整 切断迷走神经

图 6-13   脑干呼吸中枢在不同平面横切对呼吸的影响

相当于疑核、面神经核及邻近区域,含有多种类型的呼吸神经元,以呼气神经元为主,称为延髓呼气中枢,该中枢兴奋时引起呼气肌收缩进而机体进行主动呼气。后者相当于孤束核腹外侧部,主要含有吸气神经元,称为延髓吸气中枢,该中枢兴奋时引起吸气肌收缩进而机体进行主动吸气。

若直接破坏动物延髓,则该动物呼吸运动立即停止。但若在动物延髓和脑桥之间进行横断脑干,保留延髓及以下的机体完整,则该动物仍然存在节律性的呼吸运动,但呼吸节律变得不规则,表现出喘息样呼吸。这样的结果提示:延髓内存在喘息中枢,是产生节律性呼吸运动的基本中枢,但机体正常呼吸节律的形成,还依赖上位呼吸中枢的调节。

3. 脑桥   若横断动物中脑和脑桥之间的脑干,仅保留脑桥及以下机体的完整性,则该动物呼吸运动无明显变化,呼吸节律基本正常。若横断部位是在脑桥中上部,保留脑桥中下部及以下机体的完整性,则该动物呼吸运动加深变慢;若横断脑桥中上部的同时,切断该动物双侧迷走神经,则该动物吸气运动明显延长。这样的结果提示:脑桥上部存在呼气神经元,脑桥下部存在兴奋吸气活动的神经元,前者称为呼吸调整中枢,后者称为长吸中枢,能抑制延髓吸气中枢的活动,调整呼吸频率和呼吸深度,限制吸气运动,并促进吸气向呼气转换;而来自肺的迷走神经传入的神经冲动也有抑制吸气活动并促进吸气转化为呼气运动的作用。因此,横断脑桥中上部的同时切断双侧迷走神经,该动物的吸气运动将不能及时转化为呼气运动,表现出动物的长吸式呼吸。

4. 大脑皮质   呼吸运动还受到脑桥以上的呼吸中枢影响,主要存在于大脑皮质、下丘脑和边缘系统等部位。机体在大脑皮质的调控下,可以在一定程度上有意识地暂时屏住呼吸或者随意加深加快呼吸,也可以通过皮质脊髓束和皮质脑干束对低位脑干和脊髓呼吸神经元活动进行调节,以完成如说话、唱歌、咳嗽、吞咽、排便等与呼吸相关的活动。由此可见,大脑皮质对呼吸运动的调节是随意的呼吸运动调节,低位脑干对呼吸运动的调节则是不随意的自主呼吸运动调节。

有学者将整个呼吸系统的神经调节中枢分为了"三级"呼吸中枢,即延髓内,存在能产生最基本的呼吸节律的神经元群,称为喘息中枢;脑桥中下部,存在兴奋吸气活动的神经元群,称为长吸中枢;脑桥上部,存在抑制长吸中枢活动,调整呼吸频率和深度,限制吸气并使吸气向呼气活动转化的神经元群,称为呼吸调整中枢。

（二）呼吸节律

通过实验证实,基本呼吸节律产生于延髓,但产生的确切部位以及产生机制目前尚未完全清楚。对于呼吸节律的形成,目前公认有两种学说,即起步细胞学说和神经元网络学说。

1. 起步细胞学说   这种学说认为,延髓内存在与窦房结起搏细胞相类似的"起步神经元",这类神经元可以自主产生节律性兴奋,引发节律性呼吸。

2. 神经元网络学说   这种学说认为,延髓内呼吸神经元之间的相互联系和相互作用所形成的复杂的神经元网络是产生呼吸节律的关键。该学说认为延髓内呼吸神经元大致分为两类:一类被称为中枢吸气活动发生器,其活动增强时能激发吸气神经元放电活动增强,而促进产生吸气运动;一类被称为吸气切断机制神经元,其活动增强时能抑制中枢吸气活动发生器神经元活动,使吸气运动转换为呼气运动。

NOTE

二、呼吸运动的反射性调节

虽然呼吸节律起源于脑,但是呼吸频率、呼吸深度以及呼吸类型都会受机体自身呼吸器官和血液循环等其他器官、系统感受器传入的神经冲动反射性的调节。这些反射分为化学感受性反射、机械感受性反射和防御性反射三大类。

(一)化学感受性呼吸反射

呼吸运动可以改变机体血液中 O_2、CO_2 和 H^+ 水平,而血液中这些化学成分的改变,特别是缺氧、CO_2 和 H^+ 浓度增加又可以反射性地调节呼吸运动,改变呼吸的频率和深度,增加肺通气量,维持 PO_2、PCO_2 和内环境 pH 值相对恒定,从而保证机体代谢活动的正常进行。这种反射性地调节的方式称为化学感受性反射;能感受血液中化学物质刺激的感受器称为化学感受器。

1. 化学感受器 机体的化学感受器能感受的血液中化学物质的刺激主要是 O_2、CO_2 和 H^+ 的浓度变化,根据化学感受器所在部位不同,可以分为外周化学感受器和中枢化学感受器两类。

(1)外周化学感受器:外周化学感受器位于颈动脉体和主动脉体,兼具调节呼吸和循环的双重作用,因此在机体呼吸运动和心血管活动的调节中都十分重要。外周化学感受器主要感受动脉血中 PO_2、PCO_2 和 $[H^+]$ 变化的刺激,即当动脉血中 PO_2 下降、PCO_2 上升或者 $[H^+]$ 升高时,颈动脉体和主动脉体接受到的化学刺激增多增强,颈动脉体神经冲动沿窦神经传入延髓,主动脉体神经冲动沿迷走神经传入延髓,进而反射性地调节引起机体呼吸加深加快。由于颈动脉体血液供应极其丰富,对呼吸运动的调节而言,颈动脉体的作用远大于主动脉体的作用。

(2)中枢化学感受器:中枢化学感受器位于延髓腹外侧浅表部位,与延髓呼吸中枢截然分开,是能影响呼吸活动的化学敏感区域,称为中枢化学感受器。中枢化学感受器主要感受脑脊液和局部细胞外液中 $[H^+]$ 变化的刺激。而直接存在于血液中的 $[H^+]$ 变化对中枢化学感受器的刺激作用非常微弱,因为血液中的 H^+ 难以通过血-脑屏障。但是任何提高脑脊液中 $[H^+]$ 的因素都能使呼吸加深加快,如血液中的 CO_2 极易迅速透过血-脑屏障,与脑脊液中的 H_2O 结合形成 H_2CO_3,又解离形成 HCO_3^- 和 H^+,这时产生的 H^+ 将刺激中枢化学感受器,引起呼吸中枢兴奋。因此,CO_2 虽然不是中枢化学感受器的适宜刺激物质,但其迅速透过血-脑屏障后形成的 H^+ 却可以引起呼吸运动的改变,只是由于在脑脊液中碳酸酐酶含量较少,因此 H^+ 的形成比较缓慢且有限。说明血液中 CO_2 对中枢化学感受器的刺激发挥着间接作用。

中枢化学感受器与外周化学感受器不同,中枢化学感受器并不感受缺氧的刺激,但对因各种原因引起的脑脊液中 $[H^+]$ 改变的敏感度高于外周化学感受器;外周化学感受器主要对 PO_2 下降、PCO_2 上升刺激敏感,因此动脉血中 PO_2、PCO_2 和 $[H^+]$ 的变化均能直接作用于外周化学感受器,其主要作用是在机体缺氧时促使呼吸运动加深加快。

2. PO_2、PCO_2 和 $[H^+]$ 对呼吸运动的调节

(1)PO_2 改变对呼吸运动的调节:实验结果表明,当动脉血 PO_2 低于 80 mmHg 时,机体可以出现呼吸运动的加深加快,肺通气量增加。缺 O_2 对机体呼吸运动的调节主要通过刺激外周化学感受器实现。但是机体缺 O_2 若直接作用于呼吸中枢,呼吸运动表现出来的则是抑制作用。也就是说,如果机体轻微缺 O_2,这时缺 O_2 对呼吸中枢的直接抑制作用并不明显,而对外周化学感受器的刺激会使呼吸加深加快,增加机体肺通气量,改善机体缺 O_2 状况;而当机体严重缺 O_2 或者是在外周化学感受器不起作用的情况下,机体缺 O_2 程度加深,机体呼吸中枢逐渐被抑制,最终机体呼吸运动将停止。

知识拓展

慢性阻塞性呼吸系统疾病

慢性阻塞性肺气肿、肺心病等疾病被称为慢性阻塞性呼吸系统疾病。该类疾病患者长期缺氧以及 CO_2 潴留,导致中枢化学感受器对 CO_2 的刺激作用发生适应,但外周化

学感受器对缺 O_2 刺激又不易适应,这时 CO_2 就不再是维持呼吸运动的刺激物了,而此时的呼吸运动主要靠缺 O_2 来维持。因此,临床治疗中,这类患者的缺氧不能急于解除,否则会因为缺乏产生呼吸运动刺激而使患者呼吸抑制,甚至停止,这时,应该给予低流量、低浓度持续吸氧,以维持患者适度的缺氧状态。

(2)PCO_2 改变对呼吸运动的调节:PCO_2 的改变是调节呼吸运动的最重要的刺激因素,血液中一定水平的 PCO_2 是产生和维持呼吸中枢兴奋性的关键。一般来说,动脉血中 PCO_2 升高,引起呼吸加深加快,但 PCO_2 升高超过一定范围,则会引起呼吸抑制和麻醉效应;动脉血中 PCO_2 降低,引起呼吸放慢减弱,但 PCO_2 低于一定水平,则同样出现呼吸抑制甚至呼吸停止。这说明血液中一定水平的 PCO_2 不但在产生和维持呼吸中枢兴奋性过程中是必需的,且其调节作用还具有双重性。

实验结果表明:空气中正常 CO_2 浓度约为 0.4%,当吸入气体 CO_2 浓度上升,高于 2% 时,机体潮气量增加;高于 4% 时,呼吸频率也相应加快,肺通气量也随之增加;高于 7% 时,肺通气量的增加就不足以排出多余的 CO_2,这时机体肺泡内和动脉血中 PCO_2 陡然升高,从而抑制呼吸中枢活动,导致机体出现呼吸困难、头昏、头痛甚至昏迷等症状;高于 15% 时,机体意识丧失、肌肉强直、震颤,这种现象称为 CO_2 麻醉。因此,当机体过度通气(如连续呼喊、号啕大哭等)后,由于呼出大量 CO_2,导致动脉血中 PCO_2 水平降低,从而减弱对化学感受器的刺激作用,使呼吸中枢兴奋活动降低,引起机体呼吸运动减弱或暂停。此时尽管呼吸减弱甚至没有呼吸运动,但机体的新陈代谢仍在正常进行,代谢产生的 CO_2 不断积聚,当动脉血液中 PCO_2 上升至正常水平后,机体的正常呼吸活动又会恢复。当患者心力衰竭或脑干损伤时,这种呼吸暂停和呼吸恢复交替出现,周而复始,这种异常的呼吸现象称为陈-施(Cheyne-Stokes breathing)呼吸,这是一种严重的病理性呼吸。

CO_2 刺激调节呼吸运动主要通过两条途径实现:①间接刺激中枢化学感受器以兴奋呼吸中枢;②直接刺激外周化学感受器以反射性地调节呼吸中枢的活动。但 CO_2 对呼吸运动的调节主要通过中枢化学感受器起作用。

(3)$[H^+]$ 改变对呼吸运动的调节:H^+ 对呼吸运动的影响通过外周化学感受器和中枢化学感受器两条途径实现。但 H^+ 难以直接透过血-脑屏障进入脑脊液,因此作用于中枢化学感受器的 H^+ 并不直接来源于血液中的 H^+,而是 CO_2 透过血-脑屏障与 H_2O 结合后解离产生的 H^+。因此血液中的 H^+ 主要通过外周化学感受器对呼吸运动发挥调节作用。动脉血中 $[H^+]$ 升高,机体呼吸加深加快,肺通气量增加;动脉血中 $[H^+]$ 下降,机体呼吸变浅减慢,肺通气量减少。临床上酸中毒的患者,血液 pH 值降低,$[H^+]$ 升高,呼吸中枢兴奋引起呼吸运动加深加快,称为酸中毒深大呼吸,又称为库氏呼吸。

知识拓展

常见的异常呼吸

临床上某些疾病可能影响到患者的呼吸节律、呼吸频率以及呼吸深度,并形成其独特的呼吸类型。常见的异常呼吸主要有以下三种。①潮式呼吸:又称为陈-施呼吸,由于患者体内 CO_2 不断聚集,患者呼吸由浅慢变得深快,随着呼吸排出 CO_2,呼吸再由深快变得浅慢甚至暂停。如此反复,如潮水涨落般呈周期性变化。常见于重症脑缺氧、严重心脏病及尿毒症晚期等危重患者。②间停呼吸:又称为比奥呼吸,主要表现为多次规律均匀的呼吸后,继以长时间呼吸停止,然后又开始规律均匀的呼吸,形成周而复始的间停呼吸。常见于中枢神经系统疾病(如脑损伤、脑水肿、颅内高压等)、某些中毒(如糖尿病酮症酸中毒、巴比妥中毒等)。③酸中毒深大呼吸:又称为库氏呼吸,表现为呼吸深快有规律。常见于代谢性酸中毒。

（二）肺牵张反射

肺牵张反射是由于肺扩张或回缩引起的反射性呼吸运动变化，又称为黑-伯反射，包括肺扩张反射和肺萎陷反射，前者更为重要。

机体吸气时肺扩张，牵拉呼吸道使呼吸道扩张，位于气管到细支气管平滑肌内的牵张感受器因受到牵拉刺激而兴奋，神经冲动沿迷走神经传入延髓，并在延髓内经一定神经联系促使吸气活动向呼气活动转化，这就是肺扩张反射发生的过程。由于机体肺扩张反射的存在，可以防止吸气过深过长，加速吸气过程向呼气过程的转化，增加呼吸频率。在动物实验中也发现，切断动物两侧迷走神经，动物的吸气过程将会延长，呼吸运动变得深而慢。

正常状态下，机体平静呼吸时，肺扩张反射并不参与呼吸运动的调节，但在用力呼吸或者某些病理状况（如肺炎、肺不张、肺气肿、肺水肿、肺纤维化等）下，肺顺应性降低，肺扩张时对气道的牵张刺激增强引发肺扩张反射，使机体呼吸变浅、加快。

（三）防御性呼吸反射

当鼻、咽、喉、气管、支气管等呼吸道黏膜受到理化因素刺激时，可引起机体保护性反射，以排出呼吸道中的异物，这类反射称为防御性呼吸反射，主要包括咳嗽反射和打喷嚏反射。

1. 咳嗽反射　咳嗽反射的感受器主要位于喉、气管和支气管黏膜内，上呼吸道对机械性刺激敏感，下呼吸道对化学性刺激敏感，当这些部位受到理化刺激后，神经冲动沿迷走神经传入延髓，引起咳嗽反射。咳嗽时，机体先有短促深吸气，紧接着声门紧闭做急速有力的呼气，使胸内压和肺内压陡然上升，迅速打开声门，由于胸内、肺内高压，肺泡内气体高速冲出，同时排出呼吸道中的异物或分泌物。

咳嗽对机体的作用具有双重性：一方面，通过咳嗽这种防御性反射可以排出呼吸道内异物，使呼吸道保持清洁通畅，益于机体健康；另一方面，频繁而剧烈的咳嗽也可能导致胸、肺内压升高，呼吸道黏膜水肿等，引发胸痛、恶心等而影响正常生活。

2. 打喷嚏反射　打喷嚏反射的感受器主要位于鼻黏膜，当理化因素刺激鼻黏膜时，神经冲动沿三叉神经传入延髓，引起打喷嚏反射。其反射动作与咳嗽类似，也是有短促深吸气开始，随机产生一个急速有力呼气动作，但打喷嚏反射是腭垂下降，舌压向软腭，而非声门紧闭，并且此时，呼出的气体主要从鼻腔喷出，以清除鼻腔内的异物。

综合测试题

一、A 型选择题

1. 引起肺回缩的主要因素是（　　）。
A. 胸内负压　　　　B. 支气管平滑肌收缩　　　　C. 胸膜腔的耦联作用
D. 肺泡表面张力　　E. 肺组织的弹性回缩力

2. 关于肺泡表面活性物质的叙述，错误的是（　　）。
A. 由肺泡Ⅱ型细胞合成分泌的　　　　B. 减少时可以增加肺的弹性阻力
C. 增多时可以引起肺不张　　　　D. 主要成分是二棕榈酰卵磷脂
E. 减少时可以引起肺水肿

3. 维持胸内负压的前提条件是（　　）。
A. 胸廓扩张阻力　　B. 呼吸肌舒缩　　　　C. 肺内压低于大气压
D. 呼吸道存在一定阻力　　E. 胸膜腔密闭

4. 胸内负压形成的主要原因是（　　）。
A. 肺回缩力　　　　B. 无效腔的存在　　　　C. 吸气肌收缩
D. 肺泡表面张力　　E. 气道阻力

5. 非弹性阻力主要是指（　　）。

A. 呼吸道阻力　　　　　　　　B. 胸廓回位力　　　　　　　C. 肺泡表面张力

D. 组织黏滞阻力　　　　　　　E. 惯性阻力

6. 评价肺通气功能较好的指标是(　　)。

A. 肺活量　　　　B. 每分通气量　　C. 时间肺活量　　D. 肺泡通气量　　E. 最大通气量

7. PCO_2 由高到低的顺序是(　　)。

A. 静脉血—组织细胞—肺泡　　　　　　B. 组织细胞—肺泡—静脉血

C. 静脉血—肺泡—组织细胞　　　　　　D. 组织细胞—静脉血—肺泡

E. 肺泡—组织细胞—静脉血

8. 决定肺泡气体交换方向的主要因素是(　　)。

A. 气体分压差　　B. 气体溶解度　　C. 呼吸膜厚度　　D. 绝对温度　　E. 气体相对分子质量

9. 氧解离曲线右移是因为(　　)。

A. 温度升高　　　　　　　　B. 血液 PCO_2 降低　　　　　　C. 血液 pH 值升高

D. [H^+] 下降　　　　　　　E. 2,3-DPG 减少

10. 有关发绀的叙述,错误的是(　　)。

A. 严重缺 O_2 的人不一定都出现发绀

B. 严重贫血的人都会出现发绀

C. 当毛细血管床血液中 Hb 达到 50 g/L 时,出现发绀

D. CO 中毒时不出现发绀

E. 高原红细胞增多症的患者可能出现发绀

11. CO_2 在血液中运输的主要形式是(　　)。

A. H_2CO_3　　　B. $NaHCO_3$　　　C. $KHCO_3$　　　D. 物理溶解　　E. HbNHCOOH

12. CO_2 增强呼吸运动主要是通过刺激(　　)实现的。

A. 中枢化学感受器　　　　　　B. 脑桥呼吸中枢　　　　　　C. 延髓呼吸中枢

D. 大脑皮层　　　　　　　　　E. 外周化学感受器

13. 缺 O_2 对呼吸影响的叙述,正确的是(　　)。

A. 直接兴奋脑桥呼吸中枢　　　　　　　B. 主要通过中枢化学感受器

C. 严重缺 O_2 时呼吸加深加快　　　　　D. 直接兴奋延髓呼吸中枢

E. 轻度缺 O_2 时呼吸加深加快

14. 缺 O_2 兴奋呼吸的途径是通过刺激(　　)。

A. 外周化学感受器　　　　　　B. 下丘脑呼吸中枢　　　　　　C. 延髓呼吸中枢

D. 中枢化学感受器　　　　　　E. 脑桥呼吸中枢

15. 基本呼吸节律产生于(　　)。

A. 脑桥　　　　B. 延髓　　　　C. 脊髓　　　　D. 大脑　　　　E. 中脑

16. 生理情况下,血液中调节呼吸的最重要的因素是(　　)。

A. CO_2　　　　B. $NaHCO_3$　　　C. Hb　　　　D. O_2　　　　E. H^+

二、B 型选择题

A. 外呼吸　　　B. 内呼吸　　　C. 肺通气　　　D. 肺换气　　　E. 气体运输

1. 自然界与肺之间的气体交换称为(　　)。

2. 肺毛细血管与外环境之间的气体交换称为(　　)。

3. 血液与组织细胞之间的气体交换称为(　　)。

4. 组织换气也称为(　　)。

5. 肺泡与肺毛细血管之间的气体交换称为(　　)。

A. 胸内压与大气压的差　　　　　　　　B. 肺内压与大气压的差

C. 胸内压与肺内压的差　　　　　　　　D. 血液与肺泡之间的气体分压差

E. 血液与组织细胞之间的气体分压差

6.肺换气的动力是(　　)。

7.组织换气的动力是(　　)。

8.肺通气的动力是(　　)。

A.物理溶解　　　　　　　　B.化学结合　　　　　　　　C.碳酸氢盐

D.氧合血红蛋白　　　　　　E.氨基甲酰血红蛋白

9.O_2的主要运输形式是(　　)。

10.CO_2的主要运输形式是(　　)。

11.气体在血液中运输的主要形式是(　　)。

A.中枢化学感受器　　　　　B.外周化学感受器　　　　　C.肺牵张感受器

D.本体感受器　　　　　　　E.肺扩张感受器

12.肺扩张反射的感受器是(　　)。

13.H^+引起呼吸变化,主要刺激的是(　　)。

14.CO_2引起呼吸变化,主要刺激的是(　　)。

(王　娟　黄　茜)

第七章　消化和吸收

  学习目标

掌握：消化和吸收概念；胃液、胰液及胆汁的性质、成分及功能；主要营养物质的吸收部位。

熟悉：消化道平滑肌的功能特性；消化道神经支配及其作用；胃肠激素的功能；胃及小肠的运动形式、意义；三大营养物质的吸收过程。

了解：小肠液的功能；大肠的运动和排便。

案例引导

男性，患者，41岁。上腹部烧灼痛反复发作，常发生于空腹或夜间，伴反酸、嗳气半年余。胃液分析示：胃酸分泌增高；细菌学检查：幽门螺杆菌阳性。临床诊断：十二指肠溃疡。

思考问题

1.与本病相关的正常人体功能知识有哪些？

2.结合与本病相关的正常人体结构和功能知识，解释患者的临床表现。

3.该患者在饮食上有哪些需要注意的事项？

4.试提出该患者的治疗方案并分析可能出现的精神心理问题及护理对策。

第一节　概　　述

重点和难点：

消化、吸收的概念及消化的方式；消化道平滑肌的一般特性。

机体在新陈代谢过程中不仅需要从外界摄取充足的氧气，还需要各种营养物质来提供必要的物质和能量来源。食物中的营养物质包括水、维生素、无机盐、蛋白质、脂肪和糖类。水、维生素和无机盐是结构简单的小分子物质，不需要消化，可以直接被机体吸收利用；而糖、蛋白质和脂肪属于结构复杂的大分子物质，必须先被加工分解为小分子物质，才能被机体利用。

食物在消化道内被分解为小分子物质的过程称为消化。消化有两种方式：一种为机械性消化，是通过消化道平滑肌的运动，将食物磨碎，使其与消化液充分混合，并向消化道远端推送的过程；另一种为化学性消化，是在消化酶的作用下，将食物中大分子物质分解成可被吸收的小分子物质的过程。两种消化方式同时进行，密切配合。消化后的小分子营养物质、水、无机盐等通过消化管黏膜进入血液或淋巴循环的过程，称为吸收。未被消化和吸收的食物残渣，最终以粪便的形式排出体外。

一、消化道平滑肌的生理特性

在整个消化道中，除口腔、咽、食管上段的肌肉和肛门外括约肌是骨骼肌外，其余部分都由平滑肌组成。消化道平滑肌具有肌组织的共同特性，如兴奋性、自律性、收缩性等，但这些特性的表现均有其自己的特点。

（一）消化道平滑肌的一般特性

1.兴奋性低,收缩缓慢 与骨骼肌相比,消化道平滑肌的兴奋性低,收缩的潜伏期、收缩期和舒张期所占的时间较长,故收缩舒张过程缓慢,且变异很大。

2.具有自律性 消化道平滑肌的自动节律性远不如心肌规则,且较为缓慢。

3.具有一定的紧张性 消化道平滑肌经常保持一种微弱的持续收缩状态。胃、肠等脏器之所以能保持一定的形状和位置,同平滑肌的紧张性有着重要的关系;紧张性还使消化道的管腔内经常保持着一定的基础压力;平滑肌的各种收缩活动也是在紧张性基础上发生的。

4.伸展性较大 消化道平滑肌能适应实际的需要而做很大程度的伸展。作为中空的容纳器官来说,这一特性具有重要生理意义,它可使消化器官容纳更多的食物。

5.消化道平滑肌对电刺激较不敏感,但对于牵张、温度和化学刺激则特别敏感 这一特性是与它所处的生理环境分不开的,此类刺激是引起内容物推进或排空的自然刺激因素。

（二）消化道平滑肌的电生理特性

消化道平滑肌的电活动较心肌和骨骼肌复杂,主要有三种生物电变化,即静息电位、慢波电位和动作电位。

1.静息电位 很不稳定,波动较大,幅度为$-60\sim-50$ mV。其形成的主要原因是K^+外流,此外,Na^+、Cl^-、Ca^{2+}等也参与。钠泵活动的强弱可改变静息电位的大小。

2.慢波电位 在静息电位基础上发生的一种自发性、缓慢、有节律的电位波动,称为慢波电位或基本电节律。其波幅为$10\sim15$ mV,人胃的慢波电位频率为3次/分,十二指肠为12次/分。

在通常情况下,慢波起源于消化道的纵行肌,以电紧张形式扩布到环行肌。由于切断支配胃肠的神经,或用药物阻断神经冲动后,慢波电位仍然存在,表明它的产生可能是肌源性的。慢波本身不引起肌肉收缩,但它可以反映平滑肌兴奋性的周期变化,一旦达到阈电位,就能够引发动作电位。

3.动作电位 在慢波电位的基础上产生,时程较骨骼肌长,幅度较小。产生原理主要是Ca^{2+}内流。引发的动作电位可致肌肉收缩。

慢波电位、动作电位和平滑肌收缩三者之间的关系是在慢波的基础上产生动作电位,动作电位引起肌肉收缩,慢波上动作电位的频率越高,平滑肌收缩幅度越大。因此,慢波被认为是平滑肌的起步电位(图 7-1)。

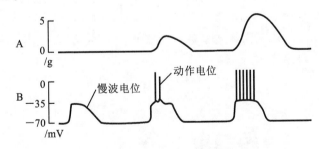

图 7-1 消化道平滑肌的电活动与收缩之间的关系
A:肌肉收缩曲线(慢波不能引起肌肉收缩) B:消化道平滑肌细胞内记录的慢波电位和动作电位

二、消化腺的分泌功能

消化腺包括大消化腺(3 对大唾液腺、胰腺和肝脏),以及分布于消化管壁内的许多小消化腺(如口腔内的小唾液腺、食管腺、胃腺和肠腺等),是分泌消化液的器官,属外分泌腺。胃腺和肠腺存在于消化管壁内,为管内腺。唾液腺、肝脏和胰腺则移位于消化管之外,是管外腺,其分泌物均通过导管排入消化管腔内。此外,胰腺还有内分泌功能。

人每天由各种消化腺分泌的消化液总量达$6\sim8$ L。消化液主要由消化酶、电解质和水组成。消化液的主要功能:①改变消化腔内的 pH 值,适应消化酶活性的需要;②分解复杂的食物成分为

NOTE

结构简单、可被吸收的小分子物质;③稀释食物,使之与血浆渗透压相等,有利于吸收;④通过分泌黏液、抗体和大量液体,保护消化道黏膜,防止物理性和化学性的损伤(表7-1)。

表7-1 各种消化液的来源、分泌量、pH值及主要成分

来源	消化液	分泌量	pH值	成　　分
唾液腺	唾液	1.0～1.5 L	6.6～7.1	水、无机物、有机物(唾液淀粉酶、溶菌酶、黏蛋白等)
胃腺	胃液	1.5～2.5 L	0.9～1.5	胃酸、胃蛋白酶原、黏液、内因子
胰腺	胰液	1.0～2.0 L	7.8～8.4	水、碳酸氢盐、多种消化酶
肝细胞	胆汁	0.8～1.0 L	6.8～7.4	水、胆盐、胆固醇、卵磷脂、脂肪酸、胆色素等
小肠腺	小肠液	1.0～3.0 L	7.8～8.0	水、无机盐、黏蛋白、肠激活酶
大肠腺	大肠液	约0.5 L	8.3～8.4	黏液、碳酸氢盐、少量二肽酶、淀粉酶

知识拓展

巴普洛夫:从狗胃研究走向诺贝尔奖

1849年9月26日,伊凡·彼得洛维奇·巴甫洛夫(Ivan Petrovich Pavlov)出身于一个乡村牧师家庭,1870年考入彼得堡大学研习自然科学,5年后,出于对生理学的热爱,巴甫洛夫选择进入医学院继续深造,并于1878年获得博士学位。在长达60余年的科研生涯中,巴甫洛夫在生理学和心理学等诸多方面取得了非凡成就。为了方便地观察内脏器官在生理活动中的变化情况,巴甫洛夫创立了"慢性实验法"。他发明了一整套手术方法来研究消化生理:在健康动物的消化道内安装各种瘘管,观察腺体分泌和收集消化液。为了观察胃液分泌,巴甫洛夫发明了著名的"巴氏小胃"手术:他在狗胃上隔出一个小囊并开口于皮肤,这个小胃内并不会掉进食物,但仍保留内脏神经和血流供应,这样,大胃在消化食物时,胃的活动和分泌将通过小胃得到清楚的展示。这样的创意和技巧使巴普洛夫能取得他人无法获得的第一手资料。经过长期观察,巴甫洛夫发现消化道的运动、消化腺的分泌、消化管以及感受器的血液供应等均受神经支配,这些发现大大丰富了人们对消化生理及神经调节的认识。1897年,《主要消化腺活动讲义》出版,这部总结了巴甫洛夫20年研究成果的学术著作很快使他名扬世界。1904年,瑞典卡罗林医学院将第四届诺贝尔生理学或医学奖授予巴甫洛夫,以表彰他在消化生理研究方面做出的贡献。这是生理学家第一次获得诺贝尔奖,巴甫洛夫也是第一个获得诺贝尔奖的俄罗斯科学家。

第二节　消　化

重点和难点:

胃及小肠内的消化过程,胃液、胰液、胆汁的主要成分及作用;大肠内细菌的活动及排便反射。

一、口腔内消化

食物的消化从口腔开始。食物在口腔内通过咀嚼被切割磨碎,同时由唾液湿润后形成食团便于吞咽。同时,食物中的少量淀粉在口腔内进行初步的化学性消化。

(一)咀嚼和吞咽

口腔内的机械性消化是通过咀嚼和吞咽实现的。

咀嚼是由咀嚼肌群的协调而有序收缩所组成的反射性动作,受意识控制。咀嚼时通过牙齿切割、磨碎食物;同时经过舌的搅拌使食物与唾液充分混合形成食团便于吞咽;并使食物与唾液

淀粉酶充分接触,有助于化学消化。此外,咀嚼运动还能反射性地引起胃液、胰液、胆汁的分泌,为随后的消化过程准备了有利的条件。

吞咽也是一种复杂的反射动作。指食物由口腔经咽、食管进入胃内的过程。根据食物通过的部位,可将吞咽的过程分为三个阶段。

第一阶段:由口腔到咽。属于随意动作,主要通过舌的运动把食团推向软腭而至咽部。

第二阶段:由咽到食管上端。由于食团刺激了软腭和咽部的感受器而引起的反射动作,包括:软腭上升,咽后壁前压,封闭了鼻咽通路;声带内收,喉头上移并向前紧贴会厌,封闭了咽与气管的通路,呼吸暂停;喉头前移,食管上括约肌舒张,使得咽与食管的通路开放,食团由咽被推入食管。

第三阶段:沿食管下行至胃。当食团刺激了软腭、咽及食管等处的感受器时,反射性地引起食管的蠕动,将食团向下推送。蠕动是消化道的基本运动形式,是可使消化道内容物向下推进的反射活动。食团的前方为舒张波,后方为收缩波,蠕动波不断向前移动,食团便随着被推向前移(图 7-2)。吞咽过程所需时间很短,在直立位咽水时只需 1 s,一般不超过 15 s。

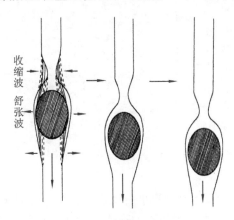

图 7-2 食管蠕动示意图

吞咽反射的基本中枢位于延髓,其传入纤维在第Ⅴ、Ⅸ、Ⅹ对脑神经中,支配舌咽部肌肉的传出纤维在第Ⅴ、第Ⅸ和第Ⅻ对脑神经中,而支配食管的传出纤维则在第Ⅹ对脑神经中。在昏迷、深度麻醉或某些神经系统疾病时,可发生反射障碍,食物及上呼吸道的分泌物易误入气管,甚至引起吸入性肺炎;婴幼儿由于神经系统发育尚未成熟,吞咽反射不灵敏,故易使食物等误入气管而发生呛咳等症状。

(二)唾液及其作用

口腔内化学性消化是在唾液的作用下完成的。唾液是由唾液腺分泌的无色、无味近中性(pH 值为 6.6~7.1)的低渗液体,其中水分约占 99%,有机物主要为黏蛋白、球蛋白、唾液淀粉酶和溶菌酶等;无机物有 Na^+、K^+、Cl^-、HCO_3^- 和一些气体分子。正常成人每天唾液的分泌量为 1.0~1.5 L。

唾液的主要作用有如下几个方面。①湿润口腔和溶解食物:以利于说话和吞咽,并引起味觉。②清洁保护口腔:清除口腔内残余食物,当有害物质进入口腔可引起唾液大量分泌,起到中和、冲洗和清除作用。③杀菌作用:唾液中的溶菌酶、免疫球蛋白等有杀菌或抑菌作用。④初步消化淀粉:唾液中的唾液淀粉酶(最适 pH 值为 6.9)可将淀粉分解为麦芽糖,这是淀粉类食物在口腔中咀嚼时间较长时产生甜味的原因。⑤排泄功能:进入人体内的某些物质如铅、汞等可部分随唾液排出,有些致病微生物(如狂犬病毒)也可以从唾液排出。

二、胃内消化

胃具有暂时储存食物和初步消化食物的功能。成人胃的容量为 1~2 L。胃的消化功能包括胃运动的机械性消化和胃液的化学性消化。

（一）胃液及其作用

胃液是由胃内的消化腺(贲门腺、泌酸腺、幽门腺)所分泌的一种无色透明酸性液体(pH 值为 0.9～1.5)，主要成分为盐酸、胃蛋白酶原、内因子、黏液。

1. 盐酸 由胃腺壁细胞分泌，又称胃酸。胃酸以两种形式存在：一种为游离酸；另一种为结合酸，即与蛋白质结合的盐酸蛋白质。二者的浓度合称为总酸度，其中游离酸占大部分。在正常情况下，胃液中的 H^+ 浓度比血液中的高三、四百万倍，所以壁细胞分泌 H^+ 是逆着浓度差所进行的主动转运过程。H^+ 来源于壁细胞内物质氧化代谢所产生的水，水解离成 OH^- 和 H^+。H^+ 在膜上的 H^+ 泵的作用下，主动转运入小管内；合成 HCl 所需要的 Cl^- 来自血浆。H^+ 和 Cl^- 在管腔中结合形成 HCl(图 7-3)。正常人空腹时盐酸的排出量为 0～5 mmol/h(基础胃酸排出量)。

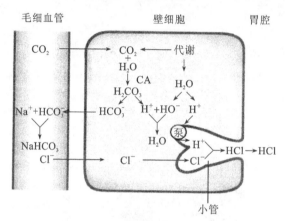

图 7-3 壁细胞分泌盐酸过程
CA:碳酸酐酶

盐酸的主要生理作用：①将无活性的胃蛋白酶原激活为有活性的胃蛋白酶，并为其活动提供适宜的酸性环境；②可以促使食物中蛋白质变性，易于水解；③杀灭随食物进入胃内的细菌；④盐酸随食糜进入小肠后，促进胰液、胆汁和小肠液的分泌；⑤盐酸进入小肠有利于对铁和钙的吸收。

盐酸过多，侵蚀胃和十二指肠黏膜，是诱发和加重溃疡的原因之一；盐酸不足时，可引起食欲不振、腹胀、消化不良和贫血等。

2. 胃蛋白酶原 由泌酸腺中的主细胞合成分泌，本身并无生物学活性，入胃后，在胃酸的作用下，转变成为有活性的胃蛋白酶，主要功能是将蛋白质分解为胨、陈及少量的多肽和氨基酸。胃蛋白酶本身也可激活胃蛋白酶原。其作用最适 pH 值为 2.0～3.5，随着 pH 值的升高，活性逐步降低，当 pH 值超过 5.0 时，即发生不可逆的变性而失去活性。因此，胃蛋白酶进入小肠以后将失去分解蛋白质的能力。

3. 内因子 由壁细胞所分泌的一种糖蛋白，可以和进入胃内的维生素 B_{12} 结合形成复合物，保护维生素 B_{12} 不被小肠中水解酶破坏，并能促进维生素 B_{12} 的吸收。当内因子分泌不足而导致维生素 B_{12} 吸收障碍时，可发生巨幼红细胞性贫血。

4. 黏液 由胃黏膜表面的上皮细胞及各种胃腺的黏液细胞所分泌，覆盖在胃黏膜表面，形成一层保护层，具有润滑作用，保护胃黏膜免受粗糙食物的机械性损伤。此外，它能与表面上皮细胞分泌的 HCO_3^- 结合在一起，形成"黏液-碳酸氢盐"屏障，使胃黏膜表面处于中性或偏碱性状态，防止盐酸和胃蛋白酶对胃黏膜的化学侵蚀。

除"黏液-碳酸氢盐"屏障外，由胃黏膜上皮细胞的顶端膜及相邻细胞间的紧密连接构成的胃黏膜屏障对胃也具有重要的保护作用。它能有效地防止胃腔内的 H^+ 向黏膜扩散，许多因素如酒精、阿司匹林类药物及幽门螺旋杆菌感染等，可破坏或削弱胃黏膜屏障，严重时可引起胃炎或溃疡。

（二）胃的运动

食物在胃内的机械性消化是通过胃的运动实现的。

1.胃的运动形式

(1)紧张性收缩:胃平滑肌经常处于一种轻微的持续收缩状态。它有利于保持胃的正常形态和位置,并使胃内具有一定的压力。在消化过程中,此活动逐渐加强,胃内压升高,一方面促使胃液渗入食糜有助于化学性消化,另一方面由于胃内压的增加使胃与十二指肠之间压力差增大,有利于胃的排空。临床上的胃下垂或胃扩张,主要与胃平滑肌紧张性降低有关。

(2)容受性舒张:咀嚼和吞咽食物时,食物刺激咽、食管等处的感受器,反射性地引起胃底和胃体部的肌肉舒张。胃内无食物时,胃的容积为 0.5 L,进食之后,胃容积可增大到 1.0~2.0 L,而胃内压升高无明显变化。这种活动有利于胃暂时容纳和储存食物,从而防止食糜过早地排入十二指肠,有利于食物在胃内的消化过程。

(3)蠕动:食物入胃约 5 min 开始,蠕动起始于胃的中部,有节律地向幽门方向推进,蠕动波的频率为 3 次/分。胃蠕动的意义在于:①有利于块状食物进一步被研磨粉碎;②促进食物与胃液混合,以利于化学性消化;③将食糜从胃体向幽门部推进,并排入十二指肠。

2.胃的排空 食物由胃排入十二指肠的过程称为胃排空。一般在食物入胃后 5 min 即有部分食糜被排入十二指肠。不同食物的排空速度不同,这主要取决于食物的物理性状和化学组成。流体食物比固体食物排空快;小颗粒的食物比大块的食物排空快;等渗液体比非等渗液体排空快。在三大营养物质中,糖类排空最快,蛋白质次之,脂肪最慢。混合食物由胃完全排空通常需要 4~6 h。

胃排空直接动力来自于胃和十二指肠的压力差,胃的运动引起的胃内压增高是胃排空的原动力。胃排空受胃和十二指肠两方面因素的影响(图 7-4)。

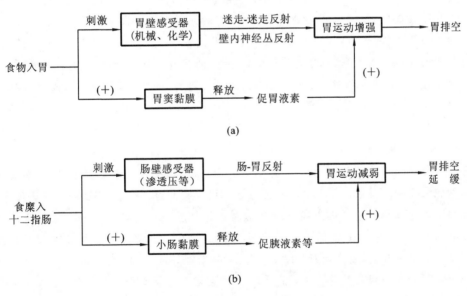

图 7-4 胃排空的控制

(1)胃内因素促进排空:食物进入胃后引起机械性扩张,刺激胃壁的牵张感受器,通过内在神经丛反射或迷走-迷走神经反射引起胃运动的加强;食糜对胃壁的机械化学刺激,可引起胃窦黏膜 G 细胞释放促胃液素,除了促使胃酸分泌外,对胃的运动也有中等程度的刺激作用,因而对胃排空起到了促进作用。

(2)十二指肠因素抑制排空:在十二指肠壁上存在多种感受器,能够感受到酸、脂肪、渗透压及机械扩张的刺激,反射性地抑制胃运动,引起胃排空减慢,此反射称为肠-胃反射。该反射对酸的刺激特别敏感,当 pH 值降到 3.5~4.0 时,反射即可引起,从而阻止酸性食糜进入十二指肠;当过量的食糜,特别是酸或脂肪由胃进入十二指肠时,可引起黏膜释放几种不同的激素,抑制胃的运动,延缓胃的排空。促胰液素、抑胃肽、缩胆囊素等都具有这种作用,统称为肠抑胃素。

十二指肠内抑制胃运动的各种因素并不是经常存在的。随着胃酸在肠内被中和、食物消化产物被吸收,它们对胃的抑制性影响便逐渐消失,胃运动便又增强起来,继续推送食糜进入十二指肠。如此重复,使胃排空能较好地适应十二指肠内消化和吸收的速度。由此可见,胃排空使在神经体液因素的调节下间断进行,直至胃内容物被全部排空。

3.呕吐 呕吐是指胃内容物或一部分小肠内容物通过食管逆流出口腔的一种复杂的反射动作,感受器位于舌根、咽、胃、肠、胆总管、泌尿生殖器等处,中枢在延髓。属于临床常见症状,可单独出现,表现为上腹部特殊不适感,常伴有头晕、流涎、脉缓、血压降低等迷走神经兴奋症状。

呕吐开始时,先是深吸气,声门紧闭,随着胃和食管下端舒张,膈肌和腹肌强烈收缩,压挤胃的内容物通过食管而进入口腔。呕吐时,十二指肠和空肠上段也蠕动增强,并可转为痉挛。由于胃舒张而十二指肠收缩,平时的压力差转逆转,使十二指肠内容物倒流入胃,因此,呕吐物中常混有胆汁和小肠液。呕吐一般分反射性、中枢性、前庭障碍性、神经官能性四大类。

呕吐是一种具有保护意义的防御性反射,它可把胃内有害的物质排出。抢救食物中毒患者时,通过刺激舌根和咽部进行催吐或使用药物催吐,从而达到排出毒物的目的。但长期剧烈的呕吐,会影响进食和正常消化活动,并使得大量消化液丢失,造成水、电解质和酸碱平衡失调,所以必须及时治疗。

知识拓展

消化性溃疡

消化性溃疡(包括胃溃疡和十二指肠球部溃疡),是临床常见病和多发病。长期以来认为与遗传、胃酸过多、胆汁反流、吸烟等多种因素有关,其中尤以胃酸分泌过多被认为是发病的主要因素。所以,有了"无酸无溃疡"的传统说法。通过胃液分析发现,十二指肠溃疡患者,胃酸分泌过高;而胃溃疡患者中胃酸分泌增加者仅16%,而许多患者胃酸分泌正常,有的甚至低于正常。由此可见胃酸分泌的多少,并非是胃溃疡发病的重要因素。自从1983年人们重新认识了幽门螺杆菌(简称HP)后,对消化性溃疡的发病机制,有了一个新的认识。感染HP后,胃窦部由于HP释放的尿酶形成氨,而氨系碱性,使胃窦部分泌促胃液素的G细胞不再受胃酸抑制,因此促胃液素大量分泌,从而促使胃体壁细胞大量分泌胃酸。因此,胃酸过高是HP感染的结果。HP还会产生多种毒素,对胃黏膜起毒性和破坏作用。在胃溃疡患者中80%系HP感染引起的。而在十二指肠溃疡病例中,有90%以上球部溃疡患者HP阳性。因此,目前大多数专家认为,HP是消化性溃疡的主要原因,首先发现HP的巴里·马歇尔(Barry J. Marshall)和罗宾·沃伦(J. Robin Warren)因此获得2005年的诺贝尔生理学或医学奖。而HP及其作用的发现,被誉为是消化病学研究领域的里程碑式的革命。

三、小肠内消化

小肠内消化是整个消化过程中最重要的阶段。在小肠内食物受到小肠运动的机械性消化以及小肠内消化液的化学性消化后,消化过程基本完成。同时绝大多数营养物质也都在这里被吸收,余下的食物残渣则被送至大肠。

(一)小肠的运动

小肠的运动是靠肠壁平滑肌的收缩舒张活动完成的。空腹时,小肠运动较弱,进食后活动逐渐增强,与小肠内的化学性消化协同作用。

1.小肠运动的形式

(1)紧张性收缩:小肠进行其他形式运动的基础,能使小肠保持一定的形状和位置。当小肠紧张性升高时,食糜在肠腔内的混合推进速度加快,反之则减慢。

(2)分节运动:一种以环行肌的节律性收缩和舒张为主的运动形式。在食糜所在的一段肠管上,环行肌在许多点同时收缩,把食糜分割成许多节段;随后原来收缩处舒张,而原来舒张处收缩,使原来的节段分为两半,而相邻的两半则合成一个新的节段;如此反复进行,食糜得以不断地分开,又不断地混合(图7-5)。分节运动的主要作用在于使食糜与消化液充分混合,便于进行化学性消化;使食糜与肠壁紧密接触,通过挤压肠壁,有助于血液和淋巴的回流,为吸收创造的条件。分节运动在空腹时几乎不出现,进食后才逐渐变强。

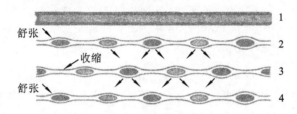

图 7-5　小肠的分节运动

(3)蠕动:小肠的蠕动通常重叠在节律性分节运动之上,两者经常并存。蠕动的意义在于使分节运动作用后的食糜向前推进,到达下一段肠管,再开始分节运动。小肠蠕动的速度很慢,1~2 cm/s,每个蠕动波只把食糜推进约数厘米后即消失,但可反复发生。此外,小肠还有一种传播速度很快,传播距离较远的蠕动,称为蠕动冲。它可把食糜从小肠始端一直推送到末端,有时还可至大肠。在十二指肠与回肠末端常常出现与蠕动方向相反的逆蠕动,食糜可以在这两段内来回移动,有利于食糜的充分消化和吸收。小肠蠕动时,肠内容物(包括水和气体)被推动而产生的声音,称为肠鸣音。肠蠕动亢进时,肠鸣音增强,肠蠕动减弱或肠麻痹时,则肠鸣音减弱或消失。

(二)小肠内的消化液及作用

1.胰液及其作用　胰液是由胰腺外分泌腺的腺泡细胞和小导管的管壁细胞所分泌,经胰腺导管排入十二指肠,为无色、无味的碱性液体(pH值为7.8~8.4),每日的分泌量为1~2 L,其无机成分主要为水、碳酸氢盐和多种离子,有机成分主要是多种消化酶,具有很强的消化作用,是最重要的消化液。胰液各成分的主要生理作用如下。

(1)碳酸氢盐:一是中和进入十二指肠内的胃酸,使小肠黏膜免受强酸的侵蚀;二是为小肠内多种消化酶发挥作用提供适宜的酸碱环境。

(2)消化酶:①胰淀粉酶:发生作用的最适pH值为6.7~7.0,可将淀粉水解为麦芽糖,它消化淀粉的作用较唾液淀粉酶强。②胰蛋白酶和糜蛋白酶:以无活性的酶原形式存在。当胰液进入十二指肠后,胰蛋白酶原被小肠腺所分泌的肠激酶所激活,成为有活性的胰蛋白酶。胰蛋白酶也能使胰蛋白酶原活化,且能使糜蛋白酶原转化为有活性的糜蛋白酶。胰蛋白酶和糜蛋白酶共同作用于蛋白质,将蛋白质分解为小分子的多肽和氨基酸。③胰脂肪酶:最适pH值为7.5~8.5,可分解脂肪为脂肪酸、甘油一酯和甘油。但胰脂肪酶只有在胰腺分泌的辅酯酶(小分子蛋白质)存在的时候才能发挥正常作用。

另外,胰液中还含有胆固醇酯酶、磷脂酶、核糖核酸酶等,能分别水解胆固醇、磷脂和核糖核酸。因为胰液中含有消化三大营养物质的消化酶,所以是消化能力最强,也是最重要的消化液。通过临床观察和实验证明:当胰液分泌障碍时,即使其他消化液分泌正常,食物中的脂肪和蛋白质仍不能被完全消化,从而影响吸收,同时使脂溶性维生素的吸收受到影响,但对糖的影响不大。

2.胆汁及其作用　胆汁是由肝细胞分泌的。胆汁生成后由胆总管排入十二指肠(肝胆汁),或转入胆囊管而储存于胆囊(胆囊胆汁),在消化期,由于胆囊收缩,奥狄氏括约肌舒张,排入十二指肠,参与小肠内的消化。

(1)胆汁的性质和成分:胆汁味苦,肝胆汁呈金黄色,pH值为7.4;胆囊胆汁为深棕色,pH值为6.8(因胆囊可吸收胆汁中的水分和HCO_3^-,使胆汁浓缩)。其成分较复杂,除水分和无机盐外,有机成分主要有胆盐、胆色素、胆固醇、卵磷脂、脂肪酸等,但不含消化酶。参与消化和吸收的主要成分是胆盐。

(2)胆汁的作用:①乳化脂肪,加速脂肪分解。胆汁中的胆盐、胆固醇和卵磷脂等都可作为乳化剂,减小脂肪的表面张力,使脂肪裂解为脂肪微滴,从而增加了胰脂肪酶的作用面积,加速脂肪分解。②促使脂肪的吸收。胆盐因其分子结构特点,可聚合形成微胶粒。肠腔中不溶于水的脂肪分解产物,如脂肪酸、甘油一酯等均可掺入微胶粒中,形成水溶性复合物(混合微胶粒)。因此,胆盐作为运载工具使其通过肠上皮表面静水层到达肠黏膜表面,对于脂肪消化产物的吸收有重要意义。③促进脂溶性维生素的吸收:胆汁通过促进脂肪分解产物的吸收,从而对脂溶性维生素(维生素 A、维生素 D、维生素 E、维生素 K)的吸收起到了促进作用。

此外,胆汁在十二指肠内可以中和部分胃酸;通过肠-肝循环而被重吸收后的胆盐,可直接刺激肝细胞合成分泌胆汁,因而具有利胆作用。

3. 小肠液及其作用 小肠液由十二指肠腺和小肠腺分泌,十二指肠腺分泌碱性液体,内含黏蛋白;小肠腺分布于全部小肠的黏膜层内,其分泌物构成了小肠液的主要成分。小肠液的 pH 值约为 7.6,成人每日分泌量为 1~3 L,渗透压与血浆相近,小肠液中除水和无机盐外,还有肠激酶和黏蛋白等。小肠液的主要作用如下。

(1)保护作用:保护十二指肠黏膜免受胃酸的侵蚀。

(2)促进消化和吸收:小肠液中肠激酶可使胰液中的胰蛋白酶原激活,可促进蛋白质的消化;大量的小肠液可以稀释消化产物,使渗透压下降,故有利于吸收的进行;小肠液分泌后又很快地被绒毛重吸收,这种液体的交流为小肠内营养物质的吸收提供了媒介。

四、大肠内消化

人类大肠内没有重要的消化活动。大肠的主要生理功能:①吸收水和电解质,参与机体对水、电解质平衡的调节;②吸收由结肠内微生物产生的 B 族维生素和维生素 K;③完成对食物残渣的加工,形成并暂时储存粪便,并以反射的形式将其排出体外。

(一)大肠液的分泌及大肠内细菌的活动

大肠液是由大肠黏膜表面的柱状上皮细胞及杯状细胞分泌的。其中富含黏液和碳酸氢盐,其 pH 值为 8.3~8.4。主要作用是保护肠黏膜和润滑粪便。

大肠内有许多细菌,它们来自食物和空气。由于大肠内的 pH 值和温度等条件对这些细菌的生长极为适宜,所以细菌在此大量繁殖。细菌中含有能分解食物残渣的酶。细菌对糖和脂肪的分解称为发酵,其产物有乳酸、CO_2、沼气、脂肪酸、甘油和胆碱等;对蛋白质的分解称为腐败,其产物有氨、硫化氢、组胺、吲哚等。因此,大肠内物质分解是由细菌完成的,而不是大肠液的作用。大肠内细菌还有一个重要的生理功能,能够合成 B 族维生素和维生素 K,经肠壁吸收后为人体所利用。若长期使用肠道抗菌药物,可抑制肠内细菌,引起这两种维生素的缺乏。

(二)大肠的运动和排便

大肠的运动少而慢,对刺激的反应也较迟缓,这些特点有利于大肠作为粪便的暂时储存场所。

1. 大肠的运动形式

(1)袋状往返运动:在空腹时最多见的一种非推进性的运动形式,由环行肌不规则的收缩引起,它使结肠袋中的内容物作短距离的往返位移,这种运动有利于促进水的吸收。

(2)分节或多袋推进运动:一个结肠袋或一段结肠收缩,其内容物被推移到下一段的运动。人在餐后或副交感神经兴奋时这种运动增多。

(3)蠕动:大肠的蠕动是由一些稳定向前的收缩波所组成的。收缩波前方的肌肉舒张,往往充有气体,收缩波后的肌肉则保持收缩状态,使这段肠管闭合并排空。大肠还有一种进行很快且推进很远的蠕动,称为集团蠕动。它通常开始于横结肠,可将一部分大肠内容物推送至降结肠或乙状结肠。这种蠕动常见于进食后,最常发生在早餐后 1 h 之内。可能是由于胃内食物进入十二指肠,由十二指肠-结肠反射所引起。

2. 排便反射 食物残渣在大肠内停留时间较长,一般在 10 h 以上。在这一过程中,食物残渣中的部分水分被大肠黏膜吸收;同时,经过大肠内细菌的发酵和腐败作用,形成粪便。粪便中除食物残渣外,还包括脱落的肠上皮细胞、大量细菌、粪胆色素以及某些重金属如汞盐等。

正常的直肠内是没有粪便的。当肠蠕动时粪便被推入直肠,刺激了直肠壁内的感受器,冲动沿盆神经和腹下神经传至脊髓腰骶段的初级排便中枢,并同时上传到大脑皮层,引起便意和排便反射。这时,通过盆神经的传出冲动,使降结肠、乙状结肠和直肠收缩,肛门内括约肌舒张。同时,阴部神经的冲动减少,肛门外括约肌舒张,使粪便排出体外。此外,由于支配腹肌和膈肌的神经兴奋,腹肌和膈肌也发生收缩,腹内压增加,促进粪便的排出(图 7-6)。

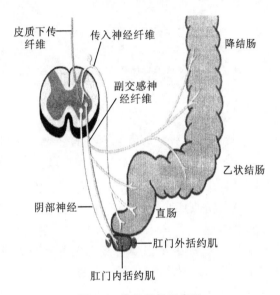

图 7-6 排便反射示意图

因排便受意识的控制,若经常反复对便意进行抑制,就会使直肠的感受器对粪便刺激的敏感性降低,加之大肠对水的吸收作用,使粪便变得干硬,从而排便困难,这是便秘的常见原因之一。

第三节 吸 收

食物经口腔、胃和小肠的消化后,把大分子物质分解成了可被直接吸收利用的小分子物质,为小肠的吸收创造了条件。

一、吸收的部位

消化道的不同部位吸收能力不同:口腔和食管几乎没有吸收功能;胃仅能吸收极少数物质(如酒精、阿司匹林和少量水分);大肠吸收少量水分和无机盐;小肠是营养物质吸收的主要部位(图 7-7)。

小肠作为吸收的主要部位有以下有利条件。①吸收面积大:小肠长约 4 m,黏膜有许多环形皱褶,皱褶上有大量的绒毛,绒毛表面的柱状上皮还有大量的微绒毛,从而使小肠的吸收面积达到 200 m² 左右。②食物在小肠内停留时间较长(3~8 h)。③食物在小肠内消化完全:在小肠内消化酶的作用下,食物已被充分消化成适于吸收的小分子物质。④小肠黏膜绒毛内有丰富的毛细血管和毛细淋巴管,有利于吸收。

重点和难点:
各营养物质的主要吸收部位及方式。

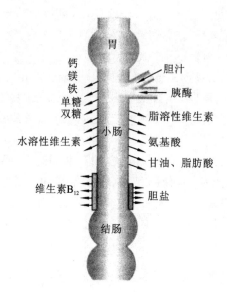

图 7-7　各种营养物质在小肠的吸收部位

二、主要营养物质的吸收

吸收主要有两种方式：一种是以被动转运的方式被小肠黏膜上皮细胞吸收，如水分子、各种带负电荷的离子；另一种是主动的，如葡萄糖、氨基酸和各种带正电荷离子的吸收。

（一）糖的吸收

食物中的糖类包括多糖（淀粉、糖原）、双糖（蔗糖、麦芽糖）和单糖（葡萄糖、果糖和半乳糖）。小肠黏膜仅能吸收单糖。吸收的途径主要是血液。单糖中 80% 是葡萄糖，其余为半乳糖、果糖和甘露糖。各种单糖的吸收速率有很大差别，半乳糖和葡萄糖的吸收为最快，果糖次之，甘露糖最慢。单糖的吸收是以继发性主动转运的形式进行（图 7-8）的。

在肠黏膜上皮细胞的刷状缘上存在着一种转运体蛋白，它与 Na^+ 和单糖结合，形成复合物，选择性地把 Na^+、葡萄糖等从刷状缘的肠腔面转运入细胞内（同向转运），然后入血。

如果小肠缺乏水解双糖的酶，将会因肠腔双糖过多而引起小肠内液体吸收减少，使肠内容物体积增加；而且双糖进入大肠后，经细菌的发酵作用产生大量气体，引起腹胀、腹泻等症状。有些成年人，小肠中乳糖酶的活性较低，不能将食物中的双糖（即乳糖）水解为单糖，因此在引用牛奶后出现腹胀、腹泻症状。

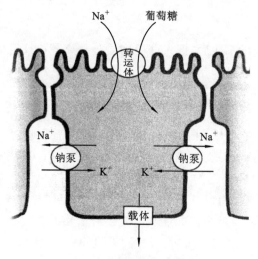

图 7-8　葡萄糖吸收示意图

（二）蛋白质的吸收

蛋白质经消化分解为氨基酸后几乎全部被小肠吸收。氨基酸的吸收过程与葡萄糖相似，也是继发性主动转运，但它所涉及的转运体较葡萄糖复杂。在小肠上皮细胞刷状缘上存在不同种类的氨基酸转运系统，分别选择性地转运中性氨基酸、酸性氨基酸和碱性氨基酸。

曾经认为，蛋白质只有在水解成氨基酸后才能被吸收。但近年来的实验指出，小肠的刷状缘上还存在有二肽和三肽的转运系统，因此，许多二肽和三肽也可完整地被小肠上皮细胞吸收，而且肽的转运系统吸收效率可能比氨基酸更高。进入细胞内的二肽和三肽，可被细胞内的二肽酶和三肽酶进一步分解为氨基酸，再进入血液循环。

完整的蛋白质有时也可进入血液，由于吸收的量很少，从营养的角度来看是无意义的；相反，它们常可作为抗原而引起过敏反应，对人体不利，比如，有些人吃了某种食物（如虾等）后出现过敏症状。

（三）脂肪的吸收

脂肪在消化酶的作用下分解为甘油、甘油一酯和脂肪酸。肠腔中的胆固醇酯在胆固醇酯酶的作用下分解为游离的胆固醇。分别经淋巴或血液途径被吸收。

脂肪酸、甘油一酯等不溶于水，很快与胆盐结合形成水溶性混合微胶粒。并被运送至小肠微绒毛，并通过微绒毛膜而进入黏膜细胞，在十二指肠和空肠被吸收。而胆盐则被遗留于肠腔内，并最终在回肠被吸收。长链脂肪酸及甘油一酯被吸收后，在肠上皮细胞内大部分被重新合成为甘油三酯，并与细胞中生成的载脂蛋白合成乳糜微粒，进入中央乳糜管，经淋巴途径间接进入血液（图 7-9）。中、短链脂肪酸及其组成的甘油一酯是水溶性的，可以直接进入肝门静脉。由于膳食中的动、植物油中含有 15 个以上碳原子的长链脂肪酸很多，所以脂肪的吸收途径以淋巴为主。

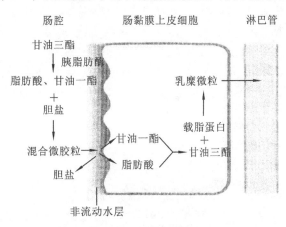

图 7-9　脂肪吸收示意图

（四）无机盐的吸收

小肠对无机盐的吸收具有选择性。单价碱性盐类（如钠、钾、铵盐）的吸收很快，多价碱性盐则吸收较慢，而与钙结合形成沉淀的盐（如硫酸钙、草酸钙等）则不能被吸收。

1. 钠的吸收　成人每天必须吸收 25～35 g 钠，属于主动吸收。肠上皮细胞的底侧膜上的钠泵将胞内的钠转运入血，造成胞内钠浓度降低，肠腔内钠借助于刷状缘上的载体，以易化扩散形式进入细胞内。由于这类载体往往是和单糖或氨基酸共用载体，所以钠的主动吸收为单糖和氨基酸的吸收提供了动力。小肠和结肠均可吸收钠，但吸收量不同，单位面积的吸收量以空肠为最大，回肠其次，结肠最小。

2. 钙的吸收　食物中的钙很充分，但通常只有一小部分离子状态的钙才能被机体被吸收，大部分随粪便排出体外。机体对钙的吸收量受到需求量的影响。钙的吸收是主动过程，主要在十二指肠进行，影响钙的吸收因素很多。起促进作用的因素如下。①肠内容物的酸度：在酸性环境中（pH 值约为 3），钙呈离子状态，最容易被吸收。②维生素 D：能促进小肠对钙的吸收，又能协助钙从细胞进入血液。③脂肪酸可促使钙的吸收：能与钙结合成钙皂，后者与胆汁酸结合形成水溶性复合物对吸收有利。④儿童、孕妇和哺乳期妇女对钙的需求量增多而使钙吸收增多。

3.铁的吸收 人每日吸收的铁仅为食物中铁含量的1/10。食物中的铁大部分以三价铁的形式存在，不易被吸收，需还原为亚铁后，才能被吸收利用。维生素C，禽、畜、鱼等蛋白质消化后分解的产物，能将高价铁还原为亚铁而促进铁的吸收；胃酸等酸性物质也能促进铁的吸收。而高钙，高磷酸盐食物，含鞣酸的植物（如茶叶等），抗酸药及四环素类药物等可妨碍铁的吸收。胃大部切除后铁吸收障碍，可引起缺铁性贫血。铁主要在十二指肠和空肠被吸收。

4.负离子的吸收 在小肠内吸收的负离子主要是 Cl^- 和 HCO_3^-。由钠泵产生的电位差可促进肠腔负离子向细胞内移动。但也有证据认为，负离子也可以独立地移动。

（五）水的吸收

水的吸收是被动的。各种溶质，特别是 NaCl 的主动吸收所产生的渗透压梯度是水吸收的主要动力。细胞膜和细胞间的紧密连接对水的通透性都很大，因此，驱使水吸收的渗透压一般只有 $3\sim5$ mOs/L。在十二指肠和空肠上部，水由肠腔进入血液的量和由血液进入肠腔的量都很大，因此肠腔内液体的量减少得并不多。在回肠，离开肠腔的液体比进入的多，从而使肠内容物大为减少。结肠吸收水的能力很强，但到达结肠的内容物中水分已很少，因此，通常结肠每日吸收水只有 400 mL 左右。严重的腹泻或呕吐，可使人体丢失大量水分和无机盐，从而导致脱水和电解质紊乱。

（六）维生素的吸收

水溶性维生素以扩散的方式在小肠上段被吸收，但维生素 B_{12} 必须与胃黏膜壁细胞所分泌的内因子结合形成复合物，才能在回肠吸收。

脂溶性维生素 A、维生素 D、维生素 E、维生素 K 的吸收与脂肪相似，它们先与胆盐结合形成水溶性复合物，通过小肠黏膜表面的静水层进入细胞，与胆盐分离，再透过细胞膜进入血液或淋巴循环。

总之，消化和吸收是密切联系、相互影响、不可分割的过程，消化是吸收的前提，吸收又为下一步消化创造了条件。消化不良或吸收障碍，都会影响机体正常的新陈代谢，从而产生不良后果。

知识拓展

小肠吸收不良综合征

小肠吸收不良综合征是由各种原因（如胆汁或胰液分泌不足、小肠内细菌过度繁殖、小肠运动障碍、小肠血液循环或淋巴循环障碍、小肠本身的病变等）引起的小肠消化、吸收功能受损，以致营养物质（尤其是脂肪）不能正常吸收，而从粪便中排泄，引起营养缺乏的临床综合征群。由于患者多有腹泻，粪便稀薄而量多，且含有较多油脂，又称"脂肪泻"。"脂肪泻"的特点是大便量多，色淡棕或黄色、灰色，便不成形，味恶臭，表面有油腻状的光泽或如泡沫状，因便中含大量脂肪，因此大便常可漂浮在便盆表面。由于吸收不足，导致营养不良，常见体重减轻、倦怠乏力等。老年人好发吸收不良综合征，主要与老年人消化系统退行性变有关。人到老年期后，小肠绒毛变短，吸收面积减小，胰腺逐渐萎缩，均可促成或加重吸收不良综合征。

第四节 消化器官活动的调节

重点和难点：
交感神经、副交感神经以及几种主要胃肠激素对胃肠道功能的调节作用。

一、神经调节

(一)支配消化器官神经的作用

神经系统对胃肠功能的调节较为复杂,它通过胃肠的内在神经和自主神经两个系统相互协调统一而完成的。

1.内在神经系统 亦称壁内神经丛。包括黏膜下神经丛和肌间神经丛。它们由许多互相形成突触联系的神经节细胞和神经纤维组成,有的神经元与平滑肌和腺体发生联系,有的与胃肠壁的机械或化学感受器发生联系,构成一个完整的局部神经反射系统。食物对消化管壁的机械或化学刺激,可通过壁内神经丛,引起消化道运动和腺体分泌。正常情况下,自主神经对壁内神经丛具有调节作用。目前认为,消化管壁内的神经丛构成了一个完整、相对独立的整合系统,在胃肠活动的调节中具有十分重要的作用(图7-10)。

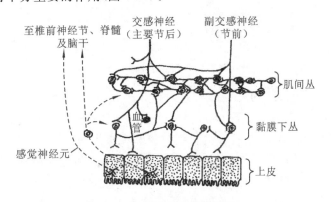

图 7-10 胃肠壁内的神经丛

2.外来神经系统 胃肠的外来神经包括交感神经和副交感神经(图7-11)。

(1)交感神经:支配消化器官的交感神经起源于脊髓 T_5 到 L_3 节段,在腹腔神经节和肠系膜上、下神经节换元后,节后纤维组成神经丛,随血管分布到胃肠各部分。在交感神经兴奋时,其末梢释放去甲肾上腺素,与效应器细胞膜上相应受体结合,抑制胃肠运动,使其紧张性降低,蠕动减弱或停止,括约肌收缩,减慢胃肠内容物的推进速度;消化腺分泌减少;抑制胆囊的运动,奥迪氏括约肌收缩,减少胆汁排出。使消化过程减弱。

(2)副交感神经:支配消化器官的副交感神经主要来自迷走神经,但支配远端结肠和直肠的副交感神经是盆神经。迷走神经发自延髓的迷走神经背核,盆神经起自脊髓骶段。当副交感神经兴奋时,其末梢释放乙酰胆碱,通过与效应器细胞膜上的相应受体结合,促进胃肠运动,使其紧张性增强,蠕动加强加快,括约肌舒张,加快胃肠道内容物的推进速度;消化腺分泌增加;使胆囊收缩,奥迪括约肌舒张,胆汁排出量增加。使消化过程加强。

(二)消化器官活动的反射性调节

调节消化活动的反射包括非条件反射和条件反射两种。反射中枢在延脑、下丘脑、边缘叶和大脑皮质等处。

1.非条件反射 由食物的机械、化学刺激直接作用于消化管黏膜相应的感受器引起的反射为非条件反射。当食物进入口腔内时,可引起口腔黏膜和舌的感受器发生兴奋,冲动沿第Ⅴ、Ⅶ、Ⅸ,Ⅹ对脑神经中的传入纤维传至中枢,然后由副交感神经(在Ⅶ、Ⅸ对脑神经中)和交感神经传出至唾液腺,两者均使唾液分泌增加,但以前者为主。此外,副交感神经中的迷走神经还引起胃

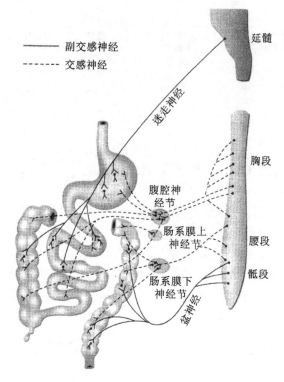

图 7-11　胃肠的神经支配

的容受性舒张和消化液的分泌,为食物即将进入胃和小肠继续进行消化创造条件。当食物进入胃和小肠时,则刺激胃、肠壁感受器,冲动一方面由迷走神经的传入纤维传入中枢,然后由迷走神经的传出冲动继续引起进入胃肠的各种消化液分泌和促进胃肠运动,此称为迷走-迷走反射。另一方面,通过壁内神经丛的局部反射,促进胃液和小肠液分泌和胃肠运动。此外,酸性食糜进入小肠还可通过肠-胃反射抑制胃运动。

2.条件反射　在上述非条件反射基础上,与食物有关的形象、颜色、气味、声音、语言、文字以及进食的环境等刺激分别作用于视、嗅、听觉感觉器,兴奋经视、嗅、听神经传入中枢形成条件反射,引起消化腺分泌和消化管运动。"望梅止渴"即是一例。

二、体液调节

(一)胃肠激素对消化活动的调节

1.胃肠道的内分泌功能　在胃肠道的黏膜内存在有数十种内分泌细胞,可分泌多种激素,对胃肠道的活动进行调节。由胃肠内分泌细胞所分泌的激素,统称为胃肠激素。由于胃肠道黏膜的面积特别大,胃肠内分泌细胞的总数,超过所有其他内分泌腺的细胞总和。因此,胃肠道也是身体内最大、最复杂的内分泌器官。

2.常见的胃肠激素种类　胃肠激素的化学成分为多肽。根据化学结构的类似性,将其分为四大类:胃泌素族(包括促胃液素和缩胆囊素)、促胰液素族(包括促胰液素、胰高血糖素、舒血管肠肽和抑胃肽)、P物质族(包括P物质、蛙皮素、神经降压素)、胰多肽族(包括胰多肽、酪肽、神经肽)(表7-2)。

表 7-2　主要胃肠激素分泌细胞的名称及分布部位

细 胞 名 称	分 布 部 位	胃 肠 激 素
G 细胞	胃窦、十二指肠	促胃液素
S 细胞	小肠上部	促胰液素
I 细胞	小肠上部	缩胆囊素

续表

细胞名称	分布部位	胃肠激素
K细胞	小肠上部	抑胃肽
N细胞	回肠	神经降压素
A细胞	胰岛	胰高血糖素
B细胞	胰岛	胰岛素
D细胞	胰岛、胃、小肠、结肠	生长抑素

3. 胃肠激素的生理作用　胃肠激素通过与细胞上相应的受体结合而产生作用,其共同作用有如下几方面。

(1)调节消化腺分泌及消化管运动:作用的靶器官有胃腺、胰腺、肝细胞等及胃肠平滑肌、括约肌及胆囊。如促胃液素促进胃酸分泌、促胰液素促进胰液分泌、血管活性肠肽促进肠液分泌,缩胆囊素促进胆囊收缩等。

(2)营养作用:胃肠激素促进消化道组织的生长作用称为营养作用。如促胃液素能刺激胃肠等处黏膜生长、缩胆囊素能促进胰腺外分泌组织的生长。在临床上观察到,切除胃窦的患者,血清胃泌素水平下降,同时还可发生胃黏膜萎缩;而患胃泌素瘤的患者,则血清胃泌素水平很高,且多伴有胃黏膜的增生、肥厚。

(3)调节其他激素的释放:抑胃肽有促胰岛素分泌作用,促胰液素、缩胆囊素也有促胰岛素分泌作用;生长抑素具有抑制多种激素的分泌作用。

几种主要胃肠激素对消化道平滑肌及腺体分泌情况的作用如表7-3所示。

表7-3 三种胃肠激素对消化腺分泌和消化管运动的作用

胃肠激素	消化液分泌				消化管运动		
	胃酸	胰液	胆汁	小肠液	胃平滑肌	小肠平滑肌	胆囊平滑肌
促胃液素	++	++	+	+	+	+	+
促胰液素	-	++		+			
缩胆囊素	+	++	+	+	+-	+	++

注:+表示兴奋;++表示强兴奋;-表示抑制;+-表示依部位不同既有兴奋又有抑制。

近年来还发现,许多胃肠激素也存在于脑或其他组织中。既存在于胃肠道又存在于脑中的肽类物质,称为"脑-肠肽"。这些肽在脑中由神经细胞合成,然后沿神经纤维传递到神经末梢而释放出来,调节神经支配的细胞活动。胃肠激素在脑内的功能正在广泛地进行研究,它在对摄食、体温、代谢、疼痛、行为的记忆等活动的调节中起重要作用。但脑-肠肽含量变化与疾病的因果关系尚待进一步研究阐明。

(二)局部体液因素对消化活动的调节

1. 组胺　胃体和胃底的黏膜内含有大量的组胺。正常情况下,胃黏膜恒定地释放少量组胺,通过局部弥散到达邻近的壁细胞,与壁细胞上的组胺受体(H_2受体)结合,促进胃酸分泌。组胺不仅刺激胃酸的作用很强,而且它还可以提高壁细胞对促胃液素和乙酰胆碱的敏感性。用甲氰米胍及其类似的药物可以阻断组胺与 H_2 受体的结合,从而减少胃酸分泌。

2. 前列腺素　在胃的黏膜和肌层中,存在大量的前列腺素,是由组织局部产生和释放的,迷走神经兴奋和胃泌素也可引起前列腺素分泌增加。前列腺素对进食、组胺和促胃液素等引起的胃液分泌具有显著抑制作用。

三、社会、心理因素对消化功能的影响

随着医学技术的发展,传统的生物医学模式向生物-心理-社会医学模式转变,社会心理因素及个性特征与功能性消化不良的关系越来越为医护人员重视。各种刺激既可改变胃肠的运动,

还能影响消化腺的分泌,甚至可导致某些消化器官疾病的发生。如人在愤怒和焦虑时胃黏膜充血,胃肠蠕动加快,胃酸分泌大大增加,可以诱发和加重胃肠溃疡;人在过分悲伤、失望和恐惧时,消化液分泌抑制,可出现厌食、恶心,甚至呕吐。相反,精神乐观,情绪稳定可使消化器官活动旺盛,从而促进食欲,有益健康。社会、心理因素对消化功能的影响主要是通过神经系统、内分泌系统和免疫系统功能来实现。

综合测试题

一、A 型选择题

1.关于消化管平滑肌生理特性的叙述,错误的是( )。
A.兴奋性低,收缩缓慢　　　　　　　　　　B.具有一定的紧张性
C.富有伸展性　　　　　　　　　　　　　　D.对化学及牵张刺激较敏感
E.具有快而规则的自动节律性

2.消化管共有的运动形式是( )。
A.蠕动　　　　　B.分节运动　　　　C.容受性舒张　　　D.集团蠕动　　　　E.蠕动冲

3.消化力最强的消化液是( )。
A.唾液　　　　　B.胃液　　　　　C.胰液　　　　　D.胆汁　　　　　E.小肠液

4.营养物质吸收的主要部位是( )。
A.口腔　　　　　　　　　　　　B.胃　　　　　　　　　　C.十二指肠和空肠
D.回肠　　　　　　　　　　　　E.大肠

5.促进胃排空的因素是( )。
A.大量食物入胃的机械和化学刺激　　　　　B.十二指肠内的酸性刺激
C.十二指肠内脂肪增加　　　　　　　　　　D.十二指肠内渗透压升高
E.肠-胃反射

6.三类食物由胃排空的速度是( )。
A.糖＞蛋白质＞脂肪　　　　　B.糖＞脂肪＞蛋白质　　　　C.脂肪＞糖＞蛋白质
D.脂肪＞蛋白质＞糖　　　　　E.蛋白质＞糖＞脂肪

7.关于胃酸的生理作用,错误的说法是( )。
A.能激活胃蛋白酶原,并提供适宜的酸性环境
B.使蛋白质变性,易于水解
C.能促进维生素 B_{12} 的吸收
D.促进铁、钙吸收
E.盐酸进入小肠后可促进胰液、胆汁、小肠液的分泌

8.内因子的作用是( )。
A.激活胃蛋白酶原　　　　　　　B.促进胃肠运动　　　　　　C.使蛋白质变性
D.促进胃肠激素分泌　　　　　　E.保护维生素 B_{12} 并促进其吸收

9.胰液中碳酸氢盐的作用是( )。
A.使蛋白质变性而易于消化　　　　　　　　B.与脂肪酸形成复合物,促进其吸收
C.中和进入十二指肠的胃酸　　　　　　　　D.水解淀粉
E.激活胰蛋白酶原

10.能水解淀粉的消化液是( )。
A.唾液和胰液　　　　　　　　　B.唾液和胃液　　　　　　　C.胃液和胰液
D.胆汁和小肠液　　　　　　　　E.胰液和胆汁

11.对蛋白质消化力最强的消化液是( )。
A.唾液　　　　　B.胃液　　　　　C.胰液　　　　　D.胆汁　　　　　E.小肠液

12. 蛋白质的主要吸收形式是（ ）。

A. 胨 B. 胲 C. 多肽 D. 二肽 E. 氨基酸

13. 能吸收胆盐和维生素 B$_{12}$ 的部位是（ ）。

A. 胃 B. 十二指肠 C. 空肠 D. 回肠 E. 结肠

14. 胆汁中参与脂肪消化和吸收的主要成分是（ ）。

A. 无机盐 B. 胆盐 C. 胆固醇 D. 胆色素 E. 卵磷脂

15. 排便反射的基本中枢位于（ ）。

A. 延髓 B. 脑桥 C. 脊髓腰骶段 D. 下丘脑 E. 大脑皮质

二、B 型选择题

A. 壁细胞 B. 主细胞 C. 黏液细胞

D. 胃幽门黏膜 G 细胞 E. 胃黏膜表面上皮细胞

1. 分泌盐酸和内因子的是（ ）。

2. 分泌胃蛋白酶原的是（ ）。

3. 分泌促胃液素的是（ ）。

4. 分泌 HCO$_3^-$ 的是（ ）。

A. 渗透 B. 单纯扩散 C. 易化扩散 D. 主动转运 E. 入胞作用

5. 多数氨基酸在小肠的吸收机制是（ ）。

6. 水分在小肠的吸收机制是（ ）。

7. 水溶性维生素在小肠的吸收机制是（ ）。

（马慧玲）

第八章 物质代谢

学习目标

掌握：糖酵解、糖有氧氧化反应过程、特点及生理意义；血糖的来源、去路；脂肪酸 β-氧化的反应过程；血浆脂蛋白的分类及生理功能；尿素的合成。

熟悉：糖、脂类的生理功能；磷酸戊糖途径、糖原合成、糖原分解及糖异生作用的生理意义；激素对血糖浓度的调节；酮体的生成与利用；类脂代谢；蛋白质的营养作用、氨基酸脱氨基作用；氨的来源与去路。

了解：糖、脂类、氨基酸代谢的相互关系。

 案例引导

患者，男性，55 岁，2 个月前无明显诱因逐渐食量增加，由原来的每天 450 g 增加到每天 550 g，最多达 800 g，而体重却逐渐下降，2 个月内体重减轻了 3 kg 以上，同时出现口渴，喜欢喝水，尿量增多。临床诊断：糖尿病。

思考问题

1. 该患者的临床症状有哪些？

2. 试着用所学糖代谢知识及有关正常人体功能的知识解释临床症状发生的原因。

3. 临床上还可以再做哪些相关检查确诊本病诊断？

4. 根据所学知识如何对患者进行合理营养指导？

第一节 糖 代 谢

重点和难点：

糖酵解、糖有氧氧化的概念、细胞定位、限速酶、ATP 的生成数目及生理意义；血糖的来源与去路。

一、概述

糖是多羟基醛或多羟基酮及其衍生物。糖在机体中有着非常重要的生理作用。

（一）糖的主要生理功能

1. 糖为生命活动提供所需要的能量 糖是人类食物的主要成分，占食物总量的 50% 以上。食物中的糖是机体重要的能量来源，人体所需能量的 50%～70% 来自于糖。1 mol 葡萄糖完全氧化成 CO_2 和 H_2O 可释放 2840 kJ 的能量。

2. 糖是组成机体组织结构的重要成分 如：核糖构成核苷酸及核酸成分；蛋白多糖构成软骨、结缔组织等的基质；糖蛋白和糖脂是构成生物膜的成分等。

3. 糖是机体的主要碳源 在体内糖可转变为其他含碳化合物，如氨基酸、脂肪酸、核苷等。体内还具有一些特殊生理功能的糖蛋白。

4. 其他 部分糖蛋白具有重要的生理功能，如酶、激素、抗体、血型物质等。

（二）糖的消化和吸收

食物中的糖主要来自淀粉,还有少量的蔗糖、乳糖、麦芽糖、葡萄糖、果糖等。口腔唾液腺及胰腺分泌的淀粉酶,仅能水解淀粉中的 α-1,4-糖苷键,产生分子大小不等的线形糖。淀粉主要在小肠内受淀粉酶作用而消化。在小肠黏膜细胞刷状缘上,含有 α-葡萄糖苷酶,继续水解线形寡糖的 α-1,4-糖苷键,生成葡萄糖。消化道吸收人体内的单糖主要是葡萄糖,葡萄糖经门静脉进入肝脏,部分再经肝静脉入体循环,运输到各组织,血液中的葡萄糖称为血糖,是糖在体内的运输形式。糖的储存形式是糖原。

二、糖的无氧分解

糖的分解代谢是糖在体内氧化供能的重要过程。糖氧化分解的途径主要有三条:①糖酵解;②有氧氧化;③磷酸戊糖途径。

在供氧不足的情况下,葡萄糖或糖原的葡萄糖单位通过糖酵解途径分解为丙酮酸,进而还原为乳酸的过程称为糖的无氧分解,由于此过程与酵母菌使糖生醇发酵的过程基本相似,故又称为糖酵解。

（一）糖酵解的反应过程

糖酵解的全过程(图 8-1)均在细胞液中进行,依其反应特点可分为三个阶段。

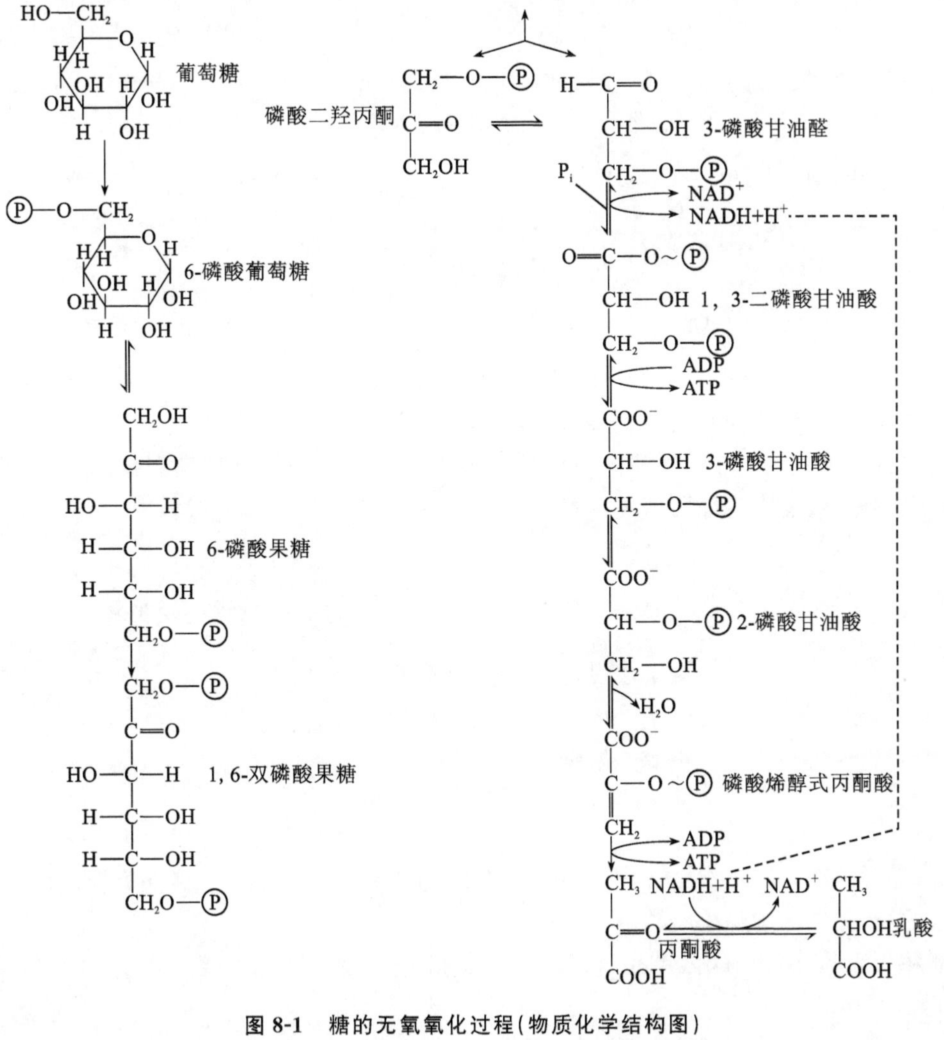

图 8-1　糖的无氧氧化过程(物质化学结构图)

第一阶段是利用 ATP 的阶段,葡萄糖裂解为 2 分子磷酸丙糖。第二阶段是生成 ATP 的阶段,磷酸丙糖经一系列反应转变为丙酮酸。第三阶段是丙酮酸在无氧条件下加氢还原为乳酸。

1.葡萄糖生成2分子磷酸丙糖　此阶段包括磷酸化、异构化、再磷酸化、裂解四个步骤,是消耗能量的过程。

(1)葡萄糖生成 6-磷酸葡萄糖:此反应是由己糖激酶(葡萄糖激酶)催化的不可逆反应,由ATP 供应能量。

糖原进行糖酵解时,首先由磷酸化酶催化糖原非还原性末端的葡萄糖单位磷酸化,生成 1-磷酸葡萄糖(glycose-1-phosphate,G-1-P),此反应不消耗 ATP。G-1-P 在磷酸葡萄糖变位酶催化下生成 6-磷酸葡萄糖(glycose-6-phosphate,G-6-P)。

(2)6-磷酸葡萄糖转化为 6-磷酸果糖(fructose-6-phosphate,F-6-P):这是醛糖和酮糖之间的异构化反应,由磷酸己糖异构化酶催化,此反应可逆。

(3)6-磷酸果糖生成 1,6-二磷酸果糖(fructose-1,6-biphosphate,F-1,6-BP):由磷酸果糖激酶-1(phosphofructokinase,PFK)催化,反应过程不可逆。

6-磷酸果糖激酶-1 是糖酵解途径中最重要的限速酶,其催化活性直接影响着糖酵解的速度。此酶为变构酶,受多种代谢物的变构调节;胰岛素可诱导其生成。

(4)磷酸丙糖的生成:在醛缩酶的催化下,F-1,6-BP 裂解为 2 分子磷酸丙糖,即 3-磷酸甘油醛和磷酸二羟丙酮,二者在磷酸丙糖异构酶的作用下可相互转变。

至此,通过两次磷酸化作用,消耗 2 分子 ATP,葡萄糖转化为 1,6-二磷酸果糖,进而裂解为 2 分子磷酸丙糖,完成糖酵解反应的第一阶段。

2.磷酸丙糖转化为丙酮酸产生 ATP　这是糖酵解途径中氧化产能的阶段,此阶段共生成 4 分子 ATP。

(1)3-磷酸甘油醛氧化:在 3-磷酸甘油醛脱氢酶催化下,3-磷酸甘油醛脱氢氧化生成含有高能磷酸键的 1,3-二磷酸甘油酸(1,3-biphosphoglycerate,1,3-BPG)。此反应中以 NAD^+ 为受氢体。

$$2\times \begin{matrix}CHO\\|\\CHOH\\|\\CH_2OP\end{matrix} \quad \xrightarrow[2Pi]{2NAD^+ \quad 2NADH+H^+} \quad 2\times \begin{matrix}COOP\\|\\CHOH\\|\\CH_2OP\end{matrix}$$

3-磷酸甘油醛   1,3-二磷酸甘油酸

(2)3-磷酸甘油酸的生成:1,3-二磷酸甘油酸在磷酸甘油酸激酶催化下,将高能磷酸基团转移给 ADP,使之生成 ATP,其本身转化为 3-磷酸甘油酸。这是糖酵解过程中第一次产生 ATP(底物水平磷酸化)的反应。

$$2\times \begin{matrix}COOP\\|\\CHOH\\|\\CH_2OH\end{matrix} \quad \xrightarrow[\text{磷酸甘油酸激酶}]{2ADP \quad 2ATP} \quad 2\times \begin{matrix}COOH\\|\\CHOH\\|\\CH_2OP\end{matrix}$$

1,3-二磷酸甘油酸   3-磷酸甘油酸

(3)3-磷酸甘油酸的变位反应:在磷酸甘油酸变位酶的催化下,3-磷酸甘油酸 C_3 位上的磷酸基转移到 C_2 位上,生成 2-磷酸甘油酸。

$$2\times \begin{matrix}COOH\\|\\CHOH\\|\\CH_2OP\end{matrix} \quad \xrightarrow{\text{磷酸甘油酸变位酶}} \quad 2\times \begin{matrix}COOH\\|\\CHOP\\|\\CH_2OH\end{matrix}$$

3-磷酸甘油酸   2-磷酸甘油酸

(4)磷酸烯醇式丙酮酸的生成:2-磷酸甘油酸经烯醇化酶作用进行脱水反应,形成含有高能磷酸键的磷酸烯醇式丙酮酸(phosphoenplpyruvate,PEP)。

$$2\times \begin{matrix}COOH\\|\\CHOP\\|\\CH_2OP\end{matrix} \quad \xrightarrow[\text{烯醇化酶}]{2H_2O} \quad 2\times \begin{matrix}COOH\\|\\C-OP\\||\\CH_2\end{matrix}$$

2-磷酸甘油酸   磷酸烯醇式丙酮酸

(5)丙酮酸的生成:磷酸烯醇式丙酮酸释放高能磷酸基团以生成 ATP,自身转变为烯醇式丙酮酸,并自发转变为丙酮酸。此反应不可逆,由丙酮酸激酶(pyruvate kinase,PK)所催化。这是糖酵解过程中第二次产生 ATP(底物水平磷酸化)的反应。

$$2\times \begin{matrix}COOH\\|\\C-O-P\\||\\CH_2\end{matrix} \quad \xrightarrow[\text{丙酮酸激酶}]{2ATP \quad 2ADP} \quad 2\times \begin{matrix}COOH\\|\\C-OH\\||\\CH_2\end{matrix} \quad \longrightarrow \quad 2\times \begin{matrix}COOH\\|\\C=O\\|\\CH_3\end{matrix}$$

磷酸烯醇式丙酮酸   烯醇式丙酮酸   丙酮酸

3.丙酮酸在无氧的条件下加氢还原为乳酸

糖酵解的第三个阶段是在乳酸脱氢酶催化下,由 $NADH+H^+$ 提供还原反应所需要的氢,使丙酮酸加氢还原为乳酸。糖无氧氧化的全过程见图 8-2。

(二)糖酵解反应的特点

(1)糖酵解反应是在无氧的条件下,在细胞液中进行的,乳酸是糖酵解的最终产物。反应中生成的 $NADH+H^+$ 给了丙酮酸使之还原成乳酸。

(2)糖以糖酵解方式进行代谢,只会释放出少量的能量。1 分子葡萄糖经糖酵解途径可氧化为 2 分子丙酮酸,经两次底物水平磷酸化,可产生 4 分子 ATP,除去葡萄糖活化时消耗的 2 分子 ATP,净生成 2 分子 ATP;若从糖原开始,则净生成 3 分子 ATP。

(3)在糖酵解反应的全过程中,有三步反应不可逆。催化这三步反应的己糖激酶(葡萄糖激酶)、磷酸果糖激酶、丙酮酸激酶是糖酵解途径的限速酶,其中磷酸果糖激酶的活性最低,是最重

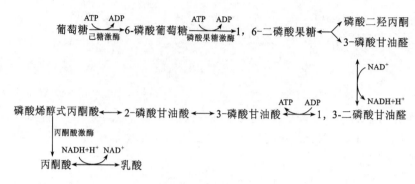

图 8-2　糖酵解过程

要的限速酶,其活性大小,对糖的分解代谢速度起着决定性的作用。

(三)糖酵解的生理意义

(1)糖酵解是机体在无氧或缺氧状态获得能量的一种有效措施。糖酵解反应生成的 ATP 虽不多,但能在短期内奏效,以供机体急需,尤其对骨骼肌收缩更为重要。有少数代谢旺盛的组织如骨髓、神经、睾丸、视网膜等,即使不缺氧也常由糖酵解提供部分能量。

(2)糖酵解是红细胞供能的主要方式。成熟红细胞没有线粒体,所以它虽然以运氧为其主要功能,却不能利用氧进行有氧氧化,而是以糖酵解作为能量的基本来源。

(3)乳酸是葡萄糖未彻底氧化的产物,可随血液运输到肝、心等组织,经乳酸脱氢酶(LDH)催化,氧化生成丙酮酸,进入线粒体继续氧化并释放能量或以乳酸为原料在肝异生为糖,以维持血糖的正常水平。

三、糖的有氧氧化

葡萄糖在有氧条件下彻底氧化分解得到 CO_2 和 H_2O,并有大量 ATP 生成的过程,称为糖的有氧氧化(图 8-3)。有氧氧化是糖分解代谢的主要方式,大多数组织从有氧氧化获得能量。

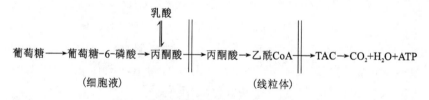

图 8-3　葡萄糖有氧氧化三个阶段

(一)有氧氧化的反应过程

糖的有氧氧化分三个阶段进行。第一阶段:葡萄糖经糖酵解途径分解成丙酮酸,在细胞液中进行。第二阶段:丙酮酸进入线粒体氧化脱羧,生成乙酰 CoA。第三阶段:乙酰 CoA 进入三羧酸循环,彻底氧化为 CO_2 和 H_2O,并释放较多能量。

1.丙酮酸的生成　此阶段的反应见前面的糖酵解途径。

2.乙酰 CoA 的生成　丙酮酸脱氢酶系属于多酶复合体,由 3 种酶蛋白和 6 种辅助因子组成。3 种酶蛋白分别为丙酮酸脱氢酶、二氢硫辛酸乙酰转移酶、二氢硫辛酸脱氢酶。6 种辅助因子分别是 TPP、FAD、NAD^+、二氢硫辛酸、辅酶 A、Mg^{2+}。丙酮酸脱氢酶系的 5 种辅酶均含有维生素,TPP 中含有维生素 B_1,辅酶 A 中含有泛酸,FAD 中含有维生素 B_2,NAD^+ 中含有尼克酰胺。所以,当这些维生素缺乏势必导致糖代谢障碍。如维生素 B_1 缺乏,体内 TPP 不足,丙酮酸氧化受阻,能量生成减少,丙酮酸及乳酸堆积则可发生多发性末梢神经炎。

$$CH_3\overset{O}{\overset{\|}{C}}-COOH \xrightarrow[\text{丙酮酸脱氢酶复合体}]{NAD^+ \ HSCoA \quad NADH+H^+ \quad CO_2} CH_3\overset{O}{\overset{\|}{C}}\sim SCoA$$

丙酮酸　　　　　　　　　　　　　　　　　　　　　　乙酰CoA

3. 三羧酸循环(tricarboxylic acid cycle,TAC) 三羧酸循环是由线粒体内一系列酶促反应构成的循环反应系统。因循环中的第一个中间产物是含 3 个羧基的柠檬酸,故也称为柠檬酸循环。又由于 Krebs 正式提出了三羧酸循环的学说,故此循环又称为 Krebs 循环。所有的反应均在线粒体中进行。

1)三羧酸循环的反应过程

(1)柠檬酸(citrate)的形成:乙酰 CoA 和草酰乙酸在柠檬酸合酶催化下缩合为柠檬酸。此反应为不可逆反应。

$$乙酰\ CoA + 草酰乙酸 \xrightarrow[\text{柠檬酸合酶}]{H_2O \quad HSCoA} 柠檬酸$$

(2)异柠檬酸(isocitrate)的生成:柠檬酸通过脱水反应形成顺乌头酸;然后加水生成异柠檬酸,催化此反应的酶为顺乌头酸酶。

$$柠檬酸 \underset{-H_2O}{\rightleftharpoons} 顺乌头酸 \underset{+H_2O}{\rightleftharpoons} 异柠檬酸$$

(3)α-酮戊二酸的生成:由异柠檬酸脱氢酶催化,反应脱下的氢由 NAD^+ 接受。此反应不可逆。异柠檬酸脱氢酶是变构调节酶,其活性受 ADP 的变构激活,受 ATP 的变构抑制。

$$异柠檬酸 \xrightarrow[\text{异柠檬酸脱氢酶}]{NAD^+ \quad NADH+H^+ \quad CO_2} \alpha\text{-酮戊二酸}$$

(4)琥珀酰 CoA 的生成:由 α-酮戊二酸脱氢酶复合体催化。该酶系的结构、功能和催化机制均与丙酮酸脱氢酶系极为相似。此反应为不可逆反应。

$$\alpha\text{-酮戊二酸} + HSCoA \xrightarrow[\text{α-酮戊二酸脱氢酶复合体}]{NAD^+ \quad NADH+H^+ \quad CO_2} 琥珀酰\ CoA$$

(5)琥珀酸的生成:琥珀酰 CoA 是高能化合物,其分子中的高能硫酯键水解,释放能量,转移给 GDP,使之磷酸化生成 GTP;琥珀酰 CoA 生成琥珀酸。生成的 GTP 可直接利用,也可将其高能磷酸基团转移给 ADP 生成 ATP。这是三羧酸循环中唯一的底物水平磷酸化反应。催化此反应的酶称为琥珀酰硫激酶。

$$琥珀酰\ CoA \xrightarrow[\text{琥珀酰硫激酶}]{GDP+Pi \quad GTP} 琥珀酸$$

$$GTP + ADP \longrightarrow GDP + ATP$$

(6)延胡索酸的生成:琥珀酸在琥珀酸脱氢酶的催化下脱氢生成延胡索酸,脱下的氢由 FAD 传递。

$$琥珀酸 \xleftarrow[\text{琥珀酸脱氢酶}]{FAD \quad FADH_2} 延胡索酸$$

(7)苹果酸的生成:延胡索酸在延胡索酸酶的催化下,加 H_2O 生成苹果酸。

$$延胡索酸 \xleftarrow[\text{延胡索酸酶}]{H_2O} 苹果酸$$

(8)草酰乙酸的再生:苹果酸在苹果酸脱氢酶的催化下脱氢生成草酰乙酸,脱下的氢由 NAD^+ 传递。

$$苹果酸 \xleftarrow[\text{苹果酸脱氢酶}]{NAD \quad NADH+H^+} 草酰乙酸$$

再生的草酰乙酸可再次携带乙酰基进入三羧酸循环(图 8-4)。

2)三羧酸循环的特点 ①乙酰 CoA 的主要来源和去路:糖酵解途径中生成的丙酮酸,在有氧时进入线粒体经丙酮酸脱氢酶系催化后生成乙酰 CoA;脂肪酸的氧化和氨基酸经脱氨基后生成的 α-酮酸再进一步氧化分解也可生成乙酰 CoA。乙酰 CoA 除了进入三羧酸循环彻底氧化分解

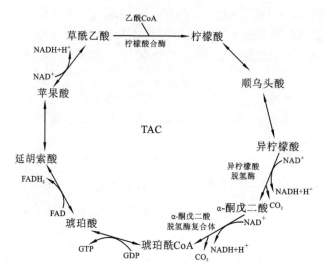

图 8-4 三羧酸循环全过程

CO_2 和 H_2O 外,还可作为合成胆固醇和脂肪酸的原料,在肝脏中乙酰 CoA 还可缩合成酮体。②三羧酸循环是在有氧条件下进行的,在循环中被代谢的是乙酰 CoA 中的乙酰基。三羧酸循环包括一次底物水平磷酸化反应,生成 GTP;二次脱羧反应;三个限速酶(柠檬酸合成酶、异柠檬酸脱氢酶、α-酮戊二酸脱氢酶复合体);四次脱氢反应,生成 3 个 $NADH + H^+$ 和 1 个 $FADH_2$。③三羧酸循环中生成的 3 个 $NADH + H^+$ 和 1 个 $FADH_2$ 在有氧的情况下,经电子传递链把电子传递给氧,同时生成 9 分子 ATP,加上底物水平磷酸化反应生成的一个 GTP,总共生成 10 分子 ATP。

3)三羧酸循环的生理意义 ①三羧酸循环是糖、脂肪、蛋白质氧化分解获得能量最多的阶段。②三羧酸循环是物质代谢的枢纽:三羧酸循环既是糖、脂肪、蛋白质三大类营养物质分解的最后共同通路,又是另一些物质代谢如糖异生、脂肪合成、氨基酸的脱氨基作用和转氨基作用等的起点。三羧酸循环中间产物琥珀酸单酰 CoA 可以与甘氨酸合成血红素,α-酮戊二酸、草酰乙酸等可用于合成谷氨酸、天冬氨酸等非必需氨基酸,为蛋白质合成提供原料。

(二)有氧氧化生成的 ATP

糖的有氧氧化是机体获得能量的重要方式。1 分子葡萄糖经糖酵解仅净生成 2 分子 ATP,而经有氧氧化可生成 32(30)分子 ATP(表 8-1)。

表 8-1 糖有氧氧化 ATP 的生成情况

	ATP 的消耗	ATP 的生成	
		底物水平磷酸化	氧化磷酸化
细胞液反应阶段			
葡萄糖→6-葡萄糖	1		
6-磷酸果糖→1,6-二磷酸果糖	1		
3-磷酸甘油醛→1,3-二磷酸甘油酸			$2.5 \times 2^*$(1.5×2)
1,3-二磷酸甘油酸→3-磷酸甘油酸		1×2	
磷酸烯醇式丙酮酸→烯醇式丙酮酸		1×2	
线粒体内反应阶段			
丙酮酸→乙酰 CoA			2.5×2
异柠檬酸→α-酮戊二酸			2.5×2
α-酮戊二酸→琥珀酸单酰 CoA			2.5×2
琥珀酸单酰 CoA→琥珀酸		1×2	
琥珀酸→延胡索酸			1.5×2
苹果酸→草酰乙酸			2.5×2
合计	2	6	32(30)

* 糖酵解产生 $NDAH + H^+$,如果经苹果酸穿梭机制,1 个 $NADH + H^+$ 产生 2.5 个 ATP;若经磷酸甘油穿梭机制,则产生 1.5 个 ATP。

（三）有氧氧化的调节

糖的有氧氧化的主要功能在于提供机体活动所需要的能量,机体可根据能量需求调整糖分解速度。当细胞内消耗 ATP 超过 ATP 的合成速度时,则 ATP 浓度降低,ADP、AMP 浓度升高,磷酸果糖激酶、丙酮酸激酶、丙酮酸脱氢酶复合体、柠檬酸合成酶、异柠檬酸脱氢酶等均被激活,糖的有氧氧化增强;反之,当细胞内 ATP 含量丰富时,上述酶活性均降低,糖的有氧氧化减弱。

（四）巴斯德效应

法国科学家 Pastuer 发现酵母菌在无氧时可进行生醇发酵;将其转移至有氧环境,生醇发酵即被抑制,这种有氧氧化抑制生醇发酵的现象称为巴斯德效应。

四、磷酸戊糖途径

磷酸戊糖途径(pentose phosphate pathway)是指从糖酵解的中间产物葡萄糖-6-磷酸开始形成旁路,通过氧化、基团转移两个阶段生成果糖-6-磷酸和 3-磷酸甘油醛,从而返回糖酵解代谢途径,又称为磷酸戊糖旁路(pentose phosphate shunt)。参与磷酸戊糖途径反应的酶都在细胞液中,因此磷酸戊糖途径反应在细胞液中进行。

（一）反应过程

磷酸戊糖途径从 6-磷酸葡萄糖开始,其过程可分为三个阶段:第一阶段是磷酸戊糖的生成;第二阶段是磷酸戊糖之间的相互转变;第三阶段是单糖分子间基团转换反应。

（1）磷酸戊糖的生成。

（2）磷酸戊糖之间的相互转变。

（3）基团转换反应。

磷酸戊糖途径总的反应为

$$3 \times 6\text{-磷酸葡萄糖} + 6NADP^+ \longrightarrow 2 \times 6\text{-磷酸果糖} + 3\text{-磷酸甘油醛} + 6NADPH + 6H^+ + 3CO_2$$

磷酸戊糖途径反应过程如图 8-5 所示。

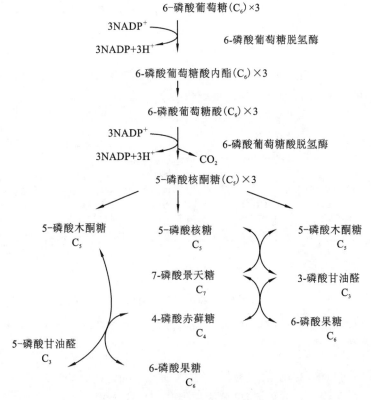

图 8-5 磷酸戊糖途径

（二）生理意义

磷酸戊糖途径的主要生理意义是产生 5-磷酸核糖和 NADPH＋H$^+$：一是为核酸的生物合成提供核糖；二是提供 NADPH＋H$^+$，作为供氢体参与多种代谢反应。

（1）NADPH 是体内许多合成代谢的供氢体。如脂肪酸、胆固醇的合成。

（2）NADPH 参与体内的生物转化。NADPH 是加单氧酶系的组成成分，参与激素、药物、毒物的生物转化。

（3）NADPH 还用于维持谷胱甘肽的还原状态。谷胱甘肽是一个三肽，以 GSH 表示。2 分子 GSH 可以脱氢氧化生成 GSSG，后者可在谷胱甘肽还原酶作用下，被 NADPH＋H$^+$ 重新还原为还原型谷胱甘肽。

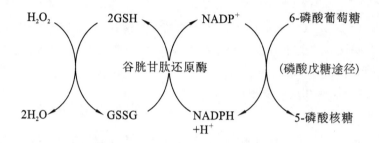

还原型谷胱甘肽是体内重要的抗氧剂，可以保护一些含—SH 基的蛋白质或酶免受氧化剂（过氧化物）的损害。在红细胞中还原型谷胱甘肽可以保护红细胞膜蛋白的完整性。有一种疾病的患者，其红细胞内缺乏 6-磷酸葡萄糖脱氢酶，不能经磷酸戊糖途径得到充分的 NADPH，使谷胱甘肽保持还原状态，红细胞尤其是较老的红细胞易于破裂，发生溶血型黄疸。此病常在食用蚕豆以后诱发，故称为蚕豆病。

五、糖原的合成与分解

糖原（glycogen）是以葡萄糖为基本单位聚合而成的多糖（图 8-6），是动物体内糖的储存形式。糖原在人体内的储存总量为 400 g 左右，其中肝糖原总量约 70 g，肌糖原总量约 250 g。与植物淀粉相比，糖原具有更多的分支。1 分子的糖原只有 1 个还原性末端，而有多个非还原性末端。糖原每形成 1 个新的分支，就增加 1 个非还原性末端。糖原的合成与分解都是从非还原性末端开始的，非还原性末端越多，合成与分解的速度越快。

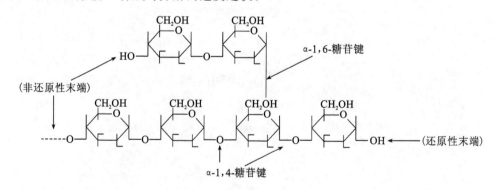

图 8-6　糖原的分子结构

糖原合成与分解的酶类均存在于细胞液中，所以糖原的合成与分解在细胞液中进行。

（一）糖原的合成

由单糖（主要为葡萄糖）合成糖原的过程称为糖原合成（glycogenesis）。

1.合成过程　由葡萄糖合成糖原，可分为下列几个反应步骤。

（1）6-磷酸葡萄糖的生成：此反应是由己糖激酶催化的不可逆反应，由 ATP 提供能量。

$$葡萄糖 + ATP \xrightarrow[\text{葡萄糖激酶（肝）}]{\text{己糖激酶（肌肉等）}} 6\text{-磷酸葡萄糖} + ADP$$

(2)1-磷酸葡萄糖的生成：此反应是由磷酸葡萄糖变位酶催化的可逆反应。

$$6\text{-磷酸葡萄糖} \underset{\text{磷酸葡萄糖变位酶}}{\rightleftharpoons} 1\text{-磷酸葡萄糖}$$

(3)尿苷二磷酸葡萄糖的生成：在尿苷二磷酸葡萄糖焦磷酸化酶作用下，1-磷酸葡萄糖与 UTP 作用，生成尿苷二磷酸葡萄糖（uridine diphosphate glucose，UDPG）。

$$1\text{-磷酸葡萄糖} + UTP \xrightarrow{\text{UDPG 焦磷酸化酶}} UDPG + PPi（焦磷酸）$$

(4)UDPG 合成糖原：UDPG 是葡萄糖的活化形式，其葡萄糖单位在糖原合酶作用下，转移到细胞内原有的糖原引物上，在非还原末端以 α-1,4-糖苷键连接。每进行一次反应，糖原引物上即增加一个葡萄糖单位，由此使糖原分子不断由小变大。

$$糖原(G_n) + UDPG \xrightarrow{\text{糖原合酶}} 糖原(G_{n+1}) + UDP$$

糖原合成酶只能延长碳链，不能形成分支。当直链上增加的葡萄糖单位达到 12～18 个时，分支酶可将一段糖链（6～7 个葡萄糖单位）转移到邻近的糖链上，以 α-1,6-糖苷键相连，形成分支。

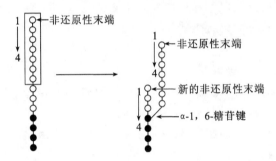

2. 糖原合成的特点

(1)糖原合成是在细胞液中进行的，需要糖原引物。所谓引物，是指在聚合反应中作为底物而引发产生聚合产物的分子，糖原引物是指细胞内原有的较小的糖原分子。

(2)每增加 1 个葡萄糖单位消耗 2 分子的 ATP（1 个 ATP 和 1 个 UTP）。

(3)糖原合成时的糖单位是由 UDPG 中的葡萄糖所提供的。

(4)糖原合成的限速酶是糖原合成酶。

(二)糖原的分解

肝糖原分解为葡萄糖以补充血糖的过程，称为糖原分解（glycogenolysis）（图 8-7）。肌糖原不能分解为葡萄糖，主要是循糖酵解途径进行代谢。

1. 分解过程

(1)糖原分解为 1-磷酸葡萄糖：从糖原分子的非还原端开始，由糖原磷酸化酶催化，使 α-1,4-糖苷键断裂，逐个生成 1-磷酸葡萄糖。

$$糖原(G_n) + Pi（磷酸） \xrightarrow{\text{磷酸化酶}} 糖原(G_{n-1}) + 1\text{-磷酸葡萄糖}$$

(2)6-磷酸葡萄糖的生成：1-磷酸葡萄糖在磷酸葡萄糖变位酶的作用下转变为 6-磷酸葡萄糖。

$$1\text{-磷酸葡萄糖} \underset{\text{磷酸葡萄糖变位酶}}{\rightleftharpoons} 6\text{-磷酸葡萄糖}$$

(3)葡萄糖的生成：6-磷酸葡萄糖在葡萄糖-6-磷酸酶的作用下水解为葡萄糖。该酶只存在于肝和肾中，而肌肉组织中无此酶，因此，肝糖原可分解为葡萄糖，释放到血液中，维持血糖浓度的相对恒定；而肌糖原在肌肉中不能分解为葡萄糖，因而不能直接补充血糖。

$$6\text{-磷酸葡萄糖} \xrightarrow[\substack{H_2O \quad Pi（磷酸）}]{\text{葡萄糖-6-磷酸酶}} 葡萄糖$$

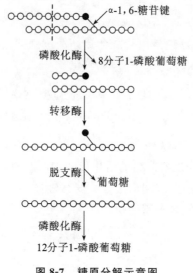

图 8-7　糖原分解示意图

肌糖原分解为 6-磷酸葡萄糖后,可进入有氧氧化或糖酵解分解产能。6-磷酸葡萄糖经糖酵解产生乳酸,乳酸经血液循环运输到肝,通过糖异生生成葡萄糖,间接补充血糖,但意义不大。肌糖原的主要生理意义是为肌肉的收缩提供能量。

2.糖原分解的特点

(1)糖原分解是在细胞液中进行的。

(2)糖原分解的限速酶是磷酸化酶。磷酸化酶只能作用 α-1,4-糖苷键,脱支酶作用 α-1,6-糖苷键,因此糖原分解需要两种酶协调作用来完成。

(3)肝糖原能直接补充血糖,而肌肉缺乏葡萄糖-6-磷酸酶,肌糖原不能直接转变为葡萄糖,只能氧化分解为肌肉收缩提供能量。

(三)糖原合成与分解的调节

糖原合成与分解的速度主要由糖原合酶和磷酸化酶的活性控制。这两种酶存在着有活性和无活性两种形式。它们受同一调节系统控制。此调节系统是激素-cAMP-蛋白激酶体系。

六、糖异生

由非糖物质(乳酸、甘油、生糖氨基酸等)转变为葡萄糖或糖原的过程称为糖异生(gluconeogenesis)。机体进行糖异生补充血糖的主要器官是肝,肾在正常情况下糖异生能力只有肝的 1/10,长期饥饿或酸中毒时,肾糖异生能力则大为增强,也成为糖异生的重要器官。

糖异生的主要原料有乳酸、甘油、丙酮酸和生糖氨基酸等。乙酰 CoA 在体内不能转变为丙酮酸,无法进入糖异生途径,所以乙酰 CoA 和分解代谢过程中产生乙酰 CoA 的脂肪酸等物质不是糖异生的原料。

(一)糖异生途径

糖异生途径基本上是糖酵解途径的逆反应,但不完全相同。糖酵解的关键酶己糖激酶、6-磷酸果糖激酶-1、丙酮酸激酶催化的反应是不可逆反应,必须由另外的酶催化,才能逆向生成葡萄糖或糖原。这些酶是糖异生过程中的关键酶,包括丙酮酸羧化酶、磷酸烯醇式丙酮酸羧激酶、果糖二磷酸酶和葡萄糖-6-磷酸酶。

1.丙酮酸转变为磷酸烯醇式丙酮酸(丙酮酸羧化之路)　丙酮酸生成磷酸烯醇式丙酮酸的反应包括丙酮酸羧化酶和磷酸烯醇式丙酮酸羧激酶催化的两步反应,构成丙酮酸羧化支路(图 8-8)。丙酮酸羧化酶只存在于线粒体内,而磷酸烯醇式丙酮酸羧激酶在线粒体和胞液中均存在,因此丙酮酸需进入线粒体才能羧化为草酰乙酸,草酰乙酸在线粒体或细胞液中均可转变为磷酸烯醇式丙酮酸。

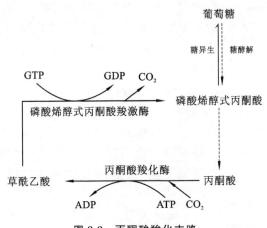

图 8-8 丙酮酸羧化支路

2.1,6-二磷酸果糖在果糖二磷酸酶的催化下,水解为 6-磷酸果糖。

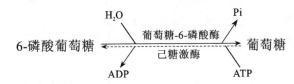

3.6-磷酸葡萄糖在葡萄糖-6-磷酸酶的作用下转变为葡萄糖。

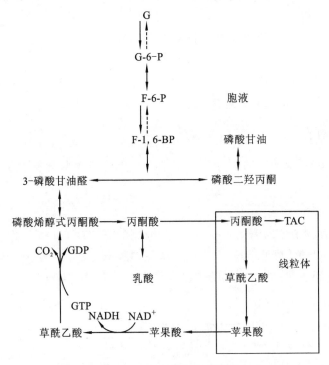

糖异生作用代谢过程归纳如下图 8-9 所示。

图 8-9 糖异生作用代谢过程

(二)糖异生的生理意义

1.维持血糖浓度恒定 糖异生是机体在空腹或饥饿时补充血糖的来源,这对于维持空腹或

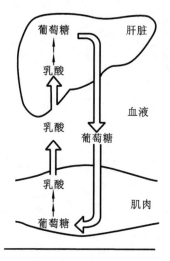

图 8-10　乳酸循环

饥饿时血糖浓度的相对恒定具有重要作用。正常成人的脑组织不能利用脂肪酸,主要依赖葡萄糖供能;红细胞没有线粒体,完全通过糖酵解获得能量;骨髓、神经等组织由于代谢活跃,经常进行糖酵解。

2.体内乳酸利用的主要方式　乳酸是糖酵解的终产物。剧烈运动后,骨骼肌中的糖经糖酵解产生大量的乳酸,乳酸很容易通过细胞膜弥散入血,通过血液循环运至肝脏,经糖异生作用转变为葡萄糖;肝脏糖异生作用产生的葡萄糖又输送入血液循环,再被肌肉摄取利用,这一过程称为乳酸循环(或Cori循环)(图 8-10)。

3.补充肝糖原　糖异生是肝补充或恢复糖原储备的重要途径,这在饥饿后进食更为重要。

(三)糖异生的调节

1.代谢物的调节作用

(1)ATP 促进糖异生作用,因为 ATP 是丙酮酸羧化酶和 1,6-二磷酸果糖酶的变构激活剂,同时又是丙酮酸激酶和磷酸果糖激酶-1 的变构抑制剂,所以 ATP 促进糖异生作用,抑制糖的氧化反应。

ADP、AMP 抑制糖异生作用,因为 ADP、AMP 变构抑制丙酮酸羧化酶、1,6-二磷酸果糖酶,同时又是丙酮酸激酶和磷酸果糖激酶-1 的变构激活剂,所以 ADP、AMP 抑制糖异生,促进糖的氧化反应。

(2)乙酰 CoA 促进糖异生作用,脂肪酸大量氧化时乙酰 CoA 堆积,这时机体不缺少 ATP。乙酰 CoA 一方面反馈抑制丙酮酸脱氢酶,使丙酮酸蓄积,另一方面对丙酮酸羧化酶变构激活,促使丙酮酸异生为糖。

2.激素的调节作用　肾上腺皮质激素是最重要的调节激素,可诱导肝合成糖异生作用的四种限速酶,又能促进肝外组织蛋白质的分解,使氨基酸入肝异生为糖。肾上腺素、胰高血糖素能诱导肝中磷酸烯醇式丙酮酸羧激酶及 1,6-二磷酸果糖酶的合成,故促进糖异生作用。胰岛素抑制糖异生酶的合成,抑制肝的糖异生作用。

七、血糖及其调节

血糖(blood sugar)指血液中的葡萄糖。正常人在安静空腹时静脉血糖含量为 3.89~6.11 mmol/L(70~110 mg/dL)。

(一)血糖的来源和去路

血糖的来源:①食物中糖的消化和吸收;②肝糖原的分解;③非糖物质异生为糖。血糖的去路:①氧化分解供能;②在肝、肌肉等组织合成糖原储存起来;③转变为脂肪及某些氨基酸等;④转变为其他糖及其衍生物,如核糖、氨基糖、葡萄糖醛酸等(图 8-11)。

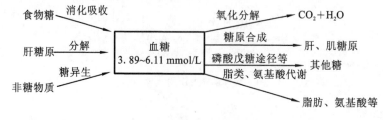

图 8-11　血糖的来源与去路

（二）血糖水平的调节

正常情况下,血糖的来源和去路保持动态平衡,使血糖浓度维持在一定范围。这种平衡是糖、脂肪、氨基酸代谢协调的结果,也是肝、肌肉、脂肪组织等各器官组织代谢协调的结果。调节血糖的激素可分为两类:一类是降低血糖的激素,如胰岛素;另一类是升高血糖的激素,有肾上腺素、胰高血糖素、糖皮质激素和生长素等(表 8-2)。

1. 胰岛素 胰岛素是体内唯一的降血糖激素。胰岛素降血糖是多方面作用的结果:①促进肌肉、脂肪组织细胞膜载体转运葡萄糖进入细胞内。②加强葡萄糖激酶、磷酸果糖激酶和丙酮酸激酶的诱导生成,促进葡萄糖的氧化分解。③通过抑制 cAMP-蛋白激酶系统,使细胞内 cAMP 降低,使糖原合成酶活性增强,磷酸化酶活性减弱,加速糖原合成,抑制糖原分解。④抑制磷酸烯醇式丙酮酸羧激酶及 1,6-二磷酸果糖酶活性,抑制糖异生作用。⑤促进糖转变为脂肪。由此可见,胰岛素的作用是增加血糖去路,减少血糖来源,使血糖浓度降低。

2. 肾上腺素 肾上腺素是强有力的升血糖激素。肾上腺素的作用机制是通过肝和肌肉的细胞膜受体、cAMP、蛋白激酶激活磷酸化酶,加速糖原分解。在肝,糖原分解为葡萄糖;在肌肉则经糖酵解生成乳酸,并通过乳酸循环升高血糖水平。肾上腺素主要在应急状态下发挥作用。对经常性,尤其是进食情况引起的血糖波动没有生理意义。

3. 胰高血糖素 胰高血糖素是体内主要升血糖激素。其升高血糖机制包括:①经肝细胞膜受体激活依赖 cAMP 的蛋白激酶,从而抑制糖原合成酶和激活磷酸化酶,迅速使肝糖原分解,血糖升高。②通过抑制 6-磷酸果糖激酶-2,激活 1,6-二磷酸果糖酶-2,从而减少 2,6-二磷酸果糖的合成,后者是 6-磷酸果糖激酶-1 的最强的变构激活剂,又是 1,6-二磷酸果糖酶-1 的抑制剂。于是糖酵解被抑制,糖异生则加速。③促进磷酸烯醇式丙酮酸羧激酶的合成,抑制肝 L 型丙酮酸激酶,加速肝摄取血中的氨基酸,从而增强糖异生。④通过激活脂肪组织内激素敏感性脂肪酶,加速脂肪动员。这与胰岛素作用相反,从而间接升高血糖水平。

4. 糖皮质激素 糖皮质激素可引起血糖升高,肝糖原增加。其作用机制可能有两方面。①促进肌肉蛋白质分解,分解产生的氨基酸转移到肝进行糖异生。这时,糖异生途径的限速酶,磷酸烯醇式丙酮酸羧激酶的合成增强。②抑制肝外组织摄取和利用葡萄糖,抑制点为丙酮酸的氧化羧化。

表 8-2 激素对血糖浓度的调节作用

降低血糖的激素		升高血糖的激素	
		激素	对糖代谢的影响
胰岛素	(1)促进肌肉、脂肪组织细胞摄取葡萄糖,促进葡萄糖进入细胞 (2)促进糖氧化分解 (3)促进糖原合成,抑制糖原分解 (4)促进糖转变成脂肪,抑制脂肪分解 (5)抑制糖异生作用	胰高血糖素	(1)促进肝糖原分解 (2)促进肌糖原酵解 (3)促进糖异生
		肾上腺素	(1)促进肝糖原分解;抑制肝糖原合成 (2)促进脂肪动员,减少糖的利用 (3)促进糖异生
		糖皮质激素	(1)促进肌肉蛋白质分解,加速糖异生 (2)抑制肝外组织摄取利用葡萄糖
		生长素	(1)促进糖异生 (2)抑制肌肉和脂肪组织利用葡萄糖

（三）血糖水平的异常

临床上因糖代谢障碍可发生血糖水平紊乱,常见的有以下两类。

1. 高血糖及糖尿病(hyperglycemia and glucosuria) 临床上将空腹血糖浓度高于 6.9 mmol/L 称为高血糖。当血糖浓度高于 8.89～10.00 mmol/L,即超过了肾小管的重吸收能力,则可出现尿糖,这一血糖水平称为肾糖阈。持续性高血糖和糖尿,特别是空腹血糖和糖耐量曲线高于正常范围,主要见于糖尿病(diabetes mellitus)。临床上常见的糖尿病有两类:胰岛素依赖型(1型)和非胰岛素依赖型(2型)。

2. 低血糖(hypoglycemia) 空腹血糖浓度低于 3.0 mmol/L 时称为低血糖。低血糖影响脑的正常功能,因为脑细胞所需要的能量主要来自葡萄糖的氧化。当血糖水平过低时,就会影响脑细胞的功能,从而出现头晕、倦怠无力、心悸等,严重时出现昏迷,称为低血糖昏迷。出现低血糖的病因:①胰性(胰岛 β 细胞功能亢进、胰岛 α 细胞功能低下等);②肝性(肝癌、糖原累积症等);③内分泌异常(垂体功能低下、肾上腺皮质功能低下等);④肿瘤(胃癌等);⑤饥饿或不能进食者等。

知识拓展

糖 尿 病

糖尿病是由于胰岛素分泌不足或胰岛素受体缺陷而引起的糖代谢性疾病。临床上常见的糖尿病有胰岛素依赖型(1型)和非胰岛素依赖型(2型)两种。我国以 2 型糖尿病居多。糖尿病的临床表现为"多饮、多食、多尿和体重减少(三多一少)",重者可并发动脉粥样硬化,并累及心、肾、视网膜等组织病变,甚至出现酮症或酸中毒。

第二节　脂　类　代　谢

重点和难点:

脂肪动员的概念;脂肪酸的 β-氧化部位、过程及限速酶;酮体的概念、酮体生成及氧化概况;血脂的概念;血浆脂蛋白的概念、分类。

一、概述

脂类是机体内的一类有机大分子物质,它包括范围很广,其化学结构有很大差异,生理功能各不相同,其共同理化性质是不溶于水而溶于有机溶剂。

(一)脂类的分类

脂类是脂肪(fat)和类脂(lipids)的总称,是一大类不溶于水而易溶于有机溶剂的化合物。

$$
脂类\begin{cases} 脂肪(甘油三酯,TG) \\ 类脂\begin{cases} 磷脂(PL)(甘油磷脂和鞘磷脂) \\ 糖脂(脑苷脂和神经节苷脂) \\ 胆固醇(Ch)及胆固醇酯(CE) \end{cases} \end{cases}
$$

1. 脂肪 脂肪即甘油三酯或称三脂酰甘油(triacylglycerol),是由 1 分子甘油与 3 个分子脂肪酸通过酯键相结合而成的。人体内脂肪酸种类很多,生成甘油三酯时可有不同的排列组合,因此,甘油三酯具有多种形式。脂肪多分布于皮下、大网膜、肠系膜以及肾周围等的脂肪组织中,是体内含量最多的脂类。成年男子脂肪含量占体重的 $10\% \sim 20\%$,女性稍高。体内脂肪含量常受营养状况和体力活动等因素的影响而有较大的变动,故称为"可变脂"。

2. 类脂 类脂包括磷脂、糖脂和胆固醇及其酯三大类。磷脂是含有磷酸的脂类,包括由甘油构成的甘油磷脂和由鞘氨醇构成的鞘磷脂。糖脂是含有糖基的脂类。类脂是生物膜的主要成分,约占体重的 5%。其含量不受营养状况和机体活动的影响,故称为"基本脂",又称为"固定脂"。

(二)脂类的生理功能

1. 储存及氧化供能 储存能量和供给能量是脂肪最重要的生理功能。1 g 脂肪在体内完全氧化时可释放出 38 kJ(9.3 kcal),比 1 g 糖原或蛋白质所放出的能量多两倍以上。脂肪组织是体内专门用于储存脂肪的组织,当机体需要时,脂肪组织中储存的脂肪可动员出来分解供给机体能量。

2.构成生物膜 类脂是生物膜的主要组成成分,构成疏水性的"屏障",分隔细胞水溶性成分和细胞器,维持细胞正常结构与功能。

3.协助脂溶性维生素的吸收,提供必需脂肪酸 必需脂肪酸是指机体需要,但自身不能合成,必须依靠食物提供的一些不饱和脂肪酸。胆固醇是脂肪酸盐和维生素 D_3 以及类固醇激素合成的原料,对于调节机体脂类物质的吸收,尤其是脂溶性维生素(维生素 A、维生素 D、维生素 E、维生素 K)的吸收以及钙磷代谢等均起着重要作用。

4.保护内脏和保温作用 脂肪组织还可起到保持体温、保护内脏器官的作用。

二、甘油三酯的代谢

(一)甘油三酯的分解代谢

1.脂肪动员 储存于脂肪细胞中的甘油三酯,在脂肪酶的催化下水解为游离脂肪酸(FFA)及甘油并释放入血,供给全身各组织细胞摄取利用的过程称为脂肪动员。激素敏感性甘油三酯脂肪酶(HSL)是脂肪动员的关键酶。能促进脂肪动员的激素称为脂解激素,如胰高血糖素、肾上腺素、促肾上腺皮质激素(ACTH)和促甲状腺激素(TSH);胰岛素、前列腺素 E_2 和烟酸等能抑制脂肪动员,是抗脂解激素。

一分子甘油三酯可分解生成三分子的游离脂肪酸(FFA)和一分子的甘油。脂肪酸进入血液后与清蛋白结合成为复合体再转运到全身各组织,甘油则转运至肝、肾、肠等组织,主要在甘油激酶作用下,磷酸化为 3-磷酸甘油,再脱氢生成磷酸二羟丙酮,或彻底氧化分解,或转变成糖,因此甘油是糖异生的原料。

2.脂肪酸的 β-氧化 除脑组织外,体内大多数组织细胞均可循此途径氧化利用脂肪酸。其代谢反应过程可分为三个阶段(图 8-12)。

(1)活化:在线粒体外膜或内质网进行此反应过程。在 ATP、HSCoA、Mg^{2+} 存在条件下,由脂酰 CoA 合成酶催化脂肪酸生成脂酰 CoA。每活化一分子脂肪酸,需消耗两分子 ATP。

(2)转运:借助于线粒体内膜两侧的两种肉碱脂酰转移酶(酶Ⅰ和酶Ⅱ)催化的移换反应,脂酰 CoA 由肉碱(肉毒碱)携带进入线粒体。位于线粒体内膜外侧面的肉碱脂酰转移酶Ⅰ是脂肪酸 β-氧化的关键酶,脂酰 CoA 进入线粒体是脂肪酸 β-氧化的主要限速步骤。

(3)β-氧化:由四个连续的酶促反应组成。

①脱氢:脂酰 CoA 在脂酰 CoA 脱氢酶的催化下,生成 $FADH_2$ 和 α,β-烯脂酰 CoA。

②加水:在水化酶的催化下,生成 L-β-羟脂酰 CoA。

③再脱氢:在 β-羟脂酰 CoA 脱氢酶的催化下,生成 β-酮脂酰 CoA 和 NADH 及 H^+。

④硫解:在硫解酶的催化下,分解生成 1 分子乙酰 CoA 和 1 分子少两个碳原子的脂酰 CoA。后者可继续氧化分解,直至全部分解为乙酰 CoA。

乙酰 CoA 进入三羧酸循环彻底氧化分解,$FADH_2$ 和 $NADH+H^+$ 通过呼吸链经氧化磷酸化后产生能量。

(4)脂肪酸 β-氧化分解时的能量释放:以 16 碳的软脂酸为例来计算生成 ATP 的数目:1 分子软脂酸可经七次 β-氧化全部分解为 8 分子乙酰 CoA,故 β-氧化可得 $5\times7=35$ 分子 ATP,8 分子乙酰 CoA 可得到 $12\times8=96$ 分子 ATP,故一共可得到 131 分子 ATP,减去活化时消耗的两分子 ATP,故软脂酸可净生成 129 分子 ATP。即对于偶数碳原子的长链脂肪酸,可按下式计算:

$$ATP 净生成数目 =(碳原子数\div2-1)\times5+(碳原子数\div2)\times12-2$$

3.酮体的生成及利用 肝内脂肪分解代谢很活跃。脂肪酸分解生成的乙酰 CoA,除部分氧化供能外,其余还能在肝内特有酶的作用下合成酮体(ketone bodies),供肝外组织氧化利用。酮体是脂肪酸在肝内分解生成的一类中间产物,包括乙酰乙酸、β-羟丁酸和丙酮。

(1)酮体的生成:酮体合成部位主要在肝脏的线粒体中生成,其合成原料为乙酰 CoA,关键酶是

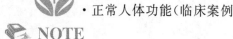
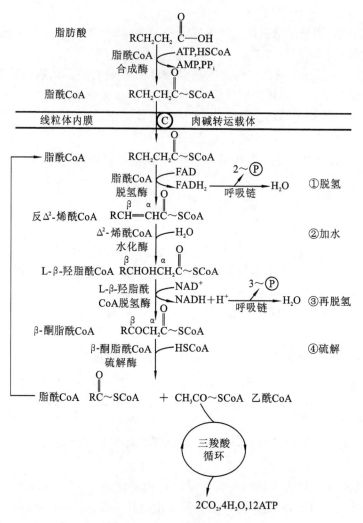

图 8-12 脂肪酸 β-氧化全过程

羟甲基戊二酸单酰 CoA(HMG-CoA)合成酶。乙酰 CoA 先缩合成 HMG-CoA,接着 HMG-CoA 被裂解产生乙酰乙酸。乙酰乙酸再通过加氢还原成 β-羟丁酸,或经自发脱羧生成丙酮(图8-13)。

(2)酮体的利用:肝脏没有利用酮体的酶。酮体在肝内合成,肝外利用。在肝外组织中,能利用酮体的酶有琥珀酰 CoA 转硫酶、乙酰乙酰 CoA 硫解酶和乙酰乙酸硫激酶等。β-羟丁酸和乙酰乙酸都先被转化成乙酰 CoA,然后由其进入三羧酸循环彻底氧化。丙酮主要随呼气和尿排出体外(图 8-14)。

(3)酮体生成及利用的生理意义:①在正常情况下,酮体是肝脏输出能源的一种形式。②在饥饿或疾病情况下,为心、脑等重要器官提供必要的能源。

正常生理情况下,酮体生成量不多,而肝外组织利用酮体能力较强,故血中酮体含量很低(2 mg/dL 以下)。在持续饥饿或糖尿病等糖代谢障碍情况下,脂肪动员增强,于是酮体生成增多。脑和心肌等组织可依赖酮体氧化获取能量。一旦酮体生成量超过肝外组织利用的限度,则出现酮症酸中毒。对酮症的治疗原则是制止脂肪大量动员,以便酮体生成减少;同时增加糖的有氧氧化,以便产生足够量的草酰乙酸,使酮体的氧化增加,最终达到血酮体含量正常。故对各种病因引起的糖来源少的患者应静脉滴注葡萄糖,而对糖尿病患者还需加用胰岛素等。

(二)甘油三酯的合成代谢

肝脏、小肠和脂肪组织是合成脂肪的主要组织器官,其合成的亚细胞部位主要在细胞液。脂肪合成时,首先合成长链脂肪酸和 3-磷酸甘油,然后将两者缩合起来形成甘油三酯(脂肪)(图 8-15)。

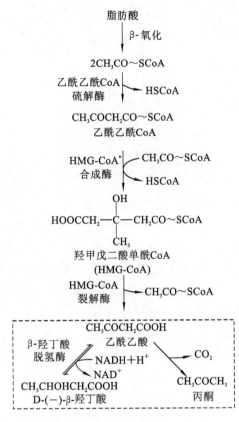

图 8-13 酮体的生成

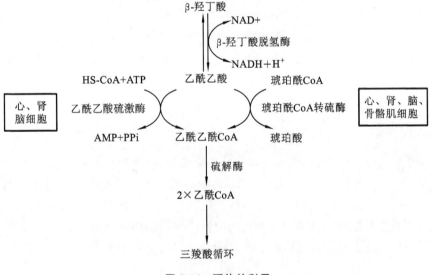

图 8-14 酮体的利用

1.脂肪酸的合成 脂肪酸合成的原料是葡萄糖氧化分解后产生的乙酰 CoA,其合成过程由细胞液中的脂肪酸合成酶复合体催化而完成,不是 β-氧化过程的逆反应。

(1)乙酰 CoA 转运出线粒体:线粒体内产生的乙酰 CoA,与草酰乙酸缩合生成柠檬酸,穿过线粒体内膜进入细胞液,裂解后重新生成乙酰 CoA,产生的草酰乙酸转变为苹果酸或丙酮酸后重新进入线粒体,这一过程称为柠檬酸-丙酮酸循环。

(2)丙二酰 CoA 的合成:在乙酰 CoA 羧化酶(需生物素)的催化下,将乙酰 CoA 羧化为丙二酰 CoA。乙酰 CoA 羧化酶是脂肪酸合成的关键酶,属于变构酶,其活性受柠檬酸和异柠檬酸的变构激活,受长链脂酰 CoA 的变构抑制。

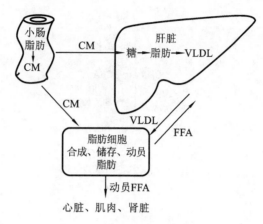

图 8-15　甘油三酯的合成部位

(3)脂肪酸合成:脂肪酸合成时碳链的延长过程是一循环反应过程,即缩合→加氢→脱水→再加氢,每次延长 2 个碳原子。脂肪酸合成的直接产物是软脂酸。在此基础上,再继续使脂肪酸的碳链延长、缩短、去饱和,便可生成除必需脂肪酸以外的多种脂肪酸。

脂肪酸合成与 β-氧化逆反应不同之处主要有四个方面。

①场所不同:脂肪酸合成在细胞液中进行,β-氧化在线粒体内进行。

②原料不同:脂肪酸合成原料为乙酰 CoA,产物为软脂酸,β-氧化的原料为脂酰 CoA,产物为乙酰 CoA。

③酶不同:脂肪酸合成酶复合体是一种多酶体系,属多功能酶,可连续催化脂肪酸的合成。

④供氢体不同:脂肪酸合成的供氢体是 NADPH,β-氧化的供氢体是 $FADH_2$ 和 NADH。

2.3-磷酸甘油的生成　3-磷酸甘油主要由糖代谢的中产物间磷酸二羟丙酮还原而成。

3.甘油三酯的合成　甘油三酯在不同部位有不同的合成途径,主要有甘油一酯途径和甘油二酯途径两条。

(1)甘油一酯途径:小肠黏膜细胞主要利用消化吸收的甘油一酯和脂肪酸再合成甘油三酯。

(2)甘油二酯途径:肝细胞和脂肪细胞中,以葡萄糖循糖酵解途径生成的 3-磷酸甘油为起始物,先合成 1,2-甘油二酯,再合成甘油三酯。

3-磷酸甘油＋2×脂酰 CoA ──→磷脂酸──→1,2-甘油二酯→甘油三酯。

三、磷脂的代谢

磷脂是生物膜的重要组分,作为膜的结构和功能单位,膜磷脂以其规律的结构保证细胞的正常形态和功能,如生长、繁殖、细胞识别与消除、细胞间信息传递、细胞防御、能量转换等功能,影响血液黏滞性、血液凝固和红细胞形态,参与脂蛋白的组成。磷脂是膜上的各种脂类依赖性酶类起催化作用不可缺少的物质。衰老及多种疾病的发生与膜磷脂构成改变有关。补充磷脂在抗衰老、防止动脉硬化、调节血糖、防治肝硬化、皮肤病、血液病、神经功能调节及智力开发等领域均有作用。

图 8-16　磷脂的结构式

分子中含磷酸的脂类称为磷脂(图 8-16)。其中含有甘油的磷脂称为甘油磷脂(常见的几种甘油磷脂见表 8-3);含有鞘氨醇的磷脂称为鞘磷脂。磷脂是构成生物膜的重要成分,也是合成脂蛋白的必需原料。在细胞膜中磷脂的极性端与膜表面蛋白质分子的亲水基团一起趋向表面形成亲水区;非极性端(脂肪酸部分)排列成有规则的双分子层,形成疏水区。磷脂的这种特殊脂质双分子结构使细胞具有一种选择性的通透屏障作用。

表 8-3 常见的一些甘油磷脂

X 基团	化合物名称
—H	磷脂酸
$-CH_2-CH_2-\overset{+}{N}\begin{smallmatrix}CH_3\\CH_3\\CH_3\end{smallmatrix}$	磷脂酰胆碱(卵磷脂)
$-CH_2-CH_2-\overset{+}{N}H_3$	磷脂酰乙醇胺(脑磷脂)
$-CH_2-\underset{}{\overset{\overset{+}{N}H_3}{CH}}-COO^-$	磷脂酰丝氨酸
(肌醇环结构)	磷脂酰肌醇

(一)甘油磷脂的代谢

甘油磷脂由甘油、脂肪酸、磷酸及含氮化合物等组成。以磷脂酰胆碱和磷脂酰乙醇胺最为重要。

1. 甘油磷脂的合成 全身各组织细胞的内质网中均有合成磷脂的酶系,故各组织均可合成磷脂,但以肝、肾及小肠等组织最活跃。甘油磷脂的合成原料主要有脂肪酸、甘油、磷酸盐、胆碱、乙醇胺、丝氨酸、肌醇等,ATP 和 CTP 提供能量。脂肪酸和甘油主要由糖代谢转变而来,胆碱和乙醇胺可由食物供给,也可由丝氨酸在体内合成。在合成过程中,必须首先活化为 CDP-胆碱和 CDP-乙醇胺。然后,CDP-胆碱和 CDP-乙醇胺与甘油二酯反应,在脂肪酰甘油转移酶的催化下,生成磷脂酰胆碱和磷脂酰乙醇胺。

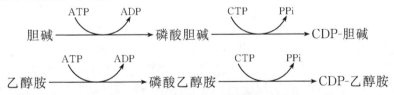

Ⅱ型肺泡上皮细胞可合成由 2 分子软脂酸构成的特殊磷脂酰胆碱,称二软脂酰磷脂酰胆碱,它是较强的乳化剂,能降低肺泡表面张力,有利于肺泡的伸张,如新生儿肺泡上皮细胞合成的二软脂酰磷脂酰胆碱量不足,可诱发新生儿呼吸窘迫综合征。

2. 甘油磷脂的降解 机体内有能使甘油磷脂水解的多种磷脂酶,在磷脂酶的催化下,甘油磷脂逐步水解生成甘油、脂肪酸、磷酸及各种含氮化合物如胆碱、乙醇胺和丝氨酸等(图 8-17)。磷脂酶有磷脂酶 A_1、磷脂酶 A_2、磷脂酶 B_1、磷脂酶 C、磷脂酶 D 等五种,分别作用于分子中不同的酯键。

磷脂酶 A_2 以酶原形式存在于胰腺中,钙离子为其激活剂,此酶使甘油磷脂分子中 2 位酯键水解,产物为溶血磷脂和多不饱和脂肪酸。溶血磷脂是一类具有较强表面活性物质,能使红细胞膜或其他细胞膜破坏,引起溶血或细胞坏死。

(二)鞘磷脂的代谢

鞘磷脂又称神经磷脂,是神经组织各种膜的主要结构脂类之一。神经磷脂的基本结构是以神经氨基醇(鞘氨醇)为核心取代甘油磷脂类的甘油核心。神经氨基醇是一系列碳链长度不同的不饱和氨基醇,最常见的神经氨基醇含有 18 个碳原子,在磷脂中常以酰胺即神经酰胺形式存在。神经磷脂的极性头是磷酰乙醇胺或磷酰胆碱。

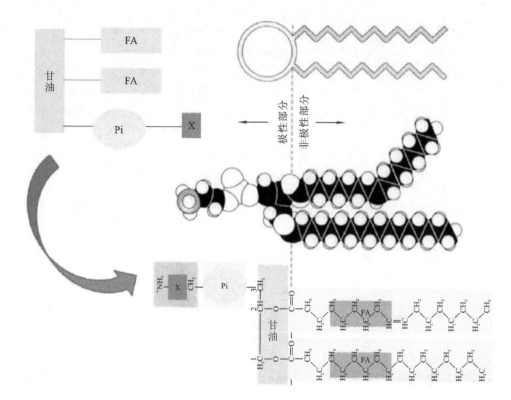

图 8-17 甘油磷脂结构图

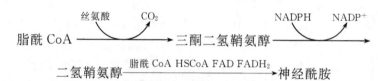

神经酰胺可接受由磷脂酰胆酰提供的磷酸胆碱生成鞘磷脂。

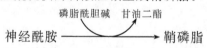

神经酰胺也可由 UDP 葡萄糖或 UDP 半乳糖提供糖基生成鞘糖脂。

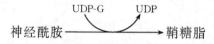

人体中含量最多的鞘磷脂是神经鞘磷脂，它是细胞膜和神经髓鞘的重要成分，由鞘氨醇、脂肪酸、磷酸和胆碱构成。全身各组织均能合成神经鞘磷脂，但以脑组织最活跃。

神经鞘磷脂的分解是在神经鞘磷脂酶催化下进行的。此酶属磷脂酶 C，存在于脑、肝、脾、肾等细胞的溶酶体中，神经鞘磷脂水解后生成 N-脂酰鞘氨醇和磷酸胆碱。若先天性缺乏神经鞘磷脂酶，则鞘磷脂不能降解而在细胞内积存，严重者可累及中枢神经系统，引起痴呆，甚至危及生命。

四、胆固醇的代谢

全身各组织几乎均可合成胆固醇，其中肝脏合成量最大（约占总量 80%），其次是小肠。

1. 胆固醇的合成 胆固醇合成部位主要是在肝脏的细胞液和内质网中。乙酰 CoA 是合成胆固醇所需的原料。HMG-CoA 还原酶是胆固醇合成的关键酶。其合成过程复杂，大致可分为三个阶段。①乙酰 CoA 缩合生成甲羟戊酸（MVA）；②甲羟戊酸缩合生成鲨烯；③鲨烯环化为胆固醇。

2. 胆固醇合成的调节 各种因素对胆固醇合成的调节主要是通过对关键酶 HMG-CoA 还原酶活性的影响来实现的。

（1）饥饿与饱食：饥饿或禁食可抑制 HMG-CoA 还原酶的活性,从而使胆固醇的合成减少;反之,摄取高糖、高饱和脂肪膳食后,HMG-CoA 还原酶活性增加而导致胆固醇合成增多。

（2）胆固醇：胆固醇可反馈性抑制 HMG-CoA 还原酶的合成,胆固醇的某些氧化产物如 7β-羟胆固醇、25-羟胆固醇等对该酶的活性也有抑制作用。

（3）激素：胰岛素和甲状腺激素可诱导该酶的合成;而胰高血糖素和糖皮质激素则能抑制并降低该酶的活性。

3.胆固醇的转化（降解） 胆固醇不能分解为小分子化合物,在机体不同组织中可进一步转化生成以下衍生物。

（1）在肝脏胆固醇大部分转变为胆汁酸,这是极好的表面活性物质,它随胆汁进入肠道后起乳化脂类并促进脂类消化吸收的作用。

（2）在肾上腺皮质和性腺,胆固醇转变为类固醇激素,调节代谢和生理功能。

（3）在皮肤和皮下,胆固醇脱氢生成 7-脱氢胆固醇（维生素 D_3 原）,经紫外线照射形成维生素 D_3,活化后调节钙磷代谢。

胆固醇的作用很重要,人体不能缺少,但含量过高会引发高胆固醇血症及动脉粥样硬化等心、脑血管疾病。

五、血脂和血浆脂蛋白

（一）血脂

血脂是血浆中脂类物质的统称,主要包括甘油三酯、磷脂、胆固醇、胆固醇酯和游离的脂肪酸等。正常人空腹血脂总量为 400～700 mg/dL（4.0～7.0 mmol/L）,其中甘油三酯为 10～160 mg/dL（平均 100 mg/dL）,总胆固醇 150～250 mg/dL（平均 200 mg/dL）,胆固醇酯占总胆固醇的 70% 左右。

血脂的来源主要有两个：①外源性脂：是指从食物中经消化吸收进入血液的脂类。②内源性脂：是指由肝、脂肪细胞以及其他组织合成后释放入血液的脂类。由于年龄、性别、饮食等因素对脂类代谢的影响,血脂正常参考值波动较大。正常成人空腹 12～14 h 血脂的组成及含量见表 8-4。

血中少量的游离脂肪酸与清蛋白结合运输。脂类不溶或微溶于水,但血浆中的脂类并非游离存在,而是与蛋白质结合形成亲水性的脂蛋白,这是脂类在血液中的存在及运输形式。

表 8-4 正常成人空腹血脂的组成及含量

组 成	血 浆 含 量	
	/(mg/dL)	/(mmol/L)
总脂	400～700(500)*	
甘油三酯	10～150(100)	0.11～1.69(1.13)
总胆固醇	100～250(200)	2.59～6.47(5.17)
胆固醇酯	70～200(145)	1.81～5.17(3.75)
游离胆固醇	40～70(55)	1.03～1.81(1.42)
总磷脂	150～250(200)	48.44～80.73(64.58)
卵磷脂	50～200(100)	16.1～64.6(32.3)
神经鞘磷脂	50～130(70)	16.1～42.0(22.6)
脑磷脂	15～35(20)	4.8～13.0(6.4)
游离脂肪酸	5～20(15)	

* 括号内为均值。

(二)血浆脂蛋白

脂类不溶于水,在血液中与蛋白结合形成血浆脂蛋白形式进行运输。血浆脂蛋白是血脂在血液中存在和运输的方式。

1. 血浆脂蛋白的分类 各种脂蛋白所含脂类及蛋白含量不同,其理化性质存在差异,据此常采用电泳法或超速离心法将血浆脂蛋白分为四类。

(1)电泳法:电泳法利用不同脂蛋白的表面电荷不同,在同一电场中具有不同的电泳迁移率而予以分离。常用琼脂糖凝胶电泳法,将脂蛋白分为 α-脂蛋白、前 β-脂蛋白、β-脂蛋白和乳糜微粒(CM)四类。α-脂蛋白含蛋白质最多,分子小,所带电荷多,故泳动最快。乳糜颗粒(CM)含甘油三酯最多,蛋白质最少,所以在电场中基本不移动(图 8-18)。

(2)超速离心法:由于各种脂蛋白所含的脂类和蛋白质含量不同,因而其密度也不相同。由于蛋白质的密度比脂类密度大,故脂蛋白中蛋白质含量越高,脂类含量越低,其密度越大;反之,其密度越小。将血浆置于一定密度的盐溶液中进行超速离心,各种脂蛋白因密度不同而漂浮或沉降,据此可将血浆脂蛋白分为四类,密度从低到高依次为乳糜微粒(CM)、极低密度脂蛋白(VLDL)、低密度脂蛋白(LDL)及高密度脂蛋白(HDL),如图 8-19 所示。

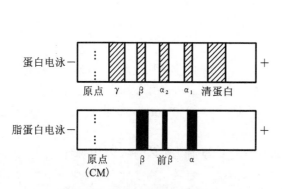

图 8-18 电泳法分离血浆脂蛋白

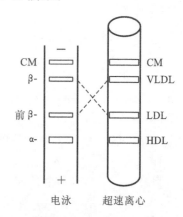

图 8-19 血浆脂蛋白分类

2. 血浆脂蛋白的组成、特点和功能 各类血浆脂蛋白都含有蛋白质、甘油三酯、磷脂、胆固醇及胆固醇酯,但其组成比例及含量却不相同。CM 含甘油三酯最多,达 80%~95%,蛋白质含量少,约占 1%,颗粒最大,密度最小;VLDL 中甘油三酯为主要成分,而磷脂、胆固醇及蛋白质含量均比 CM 多;LDL 含胆固醇最多,可达 50%;HDL 含蛋白质最多,高达 50%,甘油三酯含量最少,颗粒最小,密度最大。血浆脂蛋白组成及理化性质和功能见表 8-5。

表 8-5 血浆脂蛋白的分类、性质、组成及功能

分类	密度法	CM	VLDL	LDL	HDL
	电泳法	CM	前 β-脂蛋白	β-脂蛋白	α-脂蛋白
性质	密度	<0.95	0.95~1.006	1.006~1.063	1.063~1.210
	颗粒直径/nm	80~500	20~80	20~25	7.5~10
电泳位置		原点	α_2-球蛋白	β-球蛋白	α_1-球蛋白
化学组织/(%)	蛋白质	0.5~2	5~10	20~25	50
	甘油三酯	80~95	50~70	10	5
	磷脂	5~7	15	20	25
	总胆固醇	1~4	15~19	45~50	20
载脂蛋白		apoA I 、B$_{48}$、C I 、C II 、C III	apoB$_{100}$、C I 、C II 、C III 、E	apoB$_{100}$	apoA I 、A II 、D
合成部位		小肠黏膜细胞	肝细胞	血浆	肝脏、小肠

续表

分　类	密度法	CM	VLDL	LDL	HDL
	电泳法	CM	前 β-脂蛋白	β-脂蛋白	α-脂蛋白
功能		转运外源性 甘油三酯	转运内源性 甘油三酯	转运内源性胆固醇 到肝外组织	逆向转运胆固醇 到肝内代谢

血浆脂蛋白中的蛋白质部分称载脂蛋白（apolipoprotein，Apo）。目前已从人血浆中分离出20种载脂蛋白，分为 A、B、C、D、E 五类。某些载脂蛋白又分为若干亚类，如 apoA 分为 apoA I、apoA II 和 apoA IV；apoB 分为 apoB100 及 apoB48；apoC 分为 apoC I、apoC II、apoC III 及 apoC IV。不同脂蛋白含不同的载脂蛋白，如 HDL 主要含 apoA I 及 apoA II；LDL 几乎只含 apoB100；VLDL 主要含 apoB100、apoC II，还含有 apoC I、apoC III、apoE；CM 主要含 apoB48。

载脂蛋白不仅在结合和转运脂类及稳定脂蛋白的结构上发挥重要作用，而且还调节脂蛋白代谢关键酶活性，参与脂蛋白受体的识别，在脂蛋白代谢上发挥极为重要的作用。如 apoA I 可激活 LCAT，apoC II 可激活 LPL，apoB100 可被各种组织细胞表面 LDL 受体所识别等。

3.血浆脂蛋白的结构　各种血浆脂蛋白基本结构相似，除新生的 HDL 为圆盘状外，脂蛋白一般为球状颗粒。疏水性的甘油三酯及胆固醇酯位于脂蛋白的内核，而具极性及非极性基团的载脂蛋白、磷脂及游离胆固醇则以单分子层借其非极性的疏水基团与内核的疏水链相连，极性分子或亲水基团则覆盖于脂蛋白的表面，从而使脂蛋白分子比较稳定，又具有亲水性，得以在血液中运输（图 8-20）。

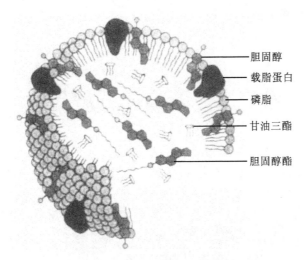

　　胆固醇
　　载脂蛋白
　　磷脂
　　甘油三酯
　　胆固醇酯

图 8-20　血浆脂蛋白的一般结构

（三）常见脂类代谢紊乱

临床上常见的脂类代谢紊乱有酮血症、脂肪肝、动脉粥样硬化、高脂血症等。

1.酮血症　正常情况下，血中酮体的含量很低，为 $0.03 \sim 0.5$ mmol/L。在长期饥饿或糖尿病等糖代谢异常情况下，脂肪动员加强，酮体生成增加。当超过肝外组织的利用能力时，血中酮体升高致酮血症，严重时可导致酮症酸中毒。

2.脂肪肝　肝细胞内脂肪来源多而去路少可导致脂类物质在肝中堆积，如果含量大于肝湿重的 5%，称为脂肪肝。主要的原因有：①糖代谢障碍导致脂肪动员增加，进入肝内的脂肪酸增加，合成脂肪增多；②肝细胞内用于合成脂蛋白的磷脂缺乏；③肝功能低下，合成磷脂、脂蛋白能力下降，导致肝内脂肪输出障碍，此为最多见的原因。

3.动脉粥样硬化　血浆中 LDL 增加、HDL 减少均可使血浆中胆固醇易在动脉内膜下沉积，久而久之导致动脉硬化。

4.高脂血症　血脂高于正常值上限称为高脂血症，也可以认为是高脂蛋白血症。高脂血症可分为原发性和继发性两大类。一般以成人空腹 12~14 h 血甘油三酯超过 2.26 mmol/L(200 mg/dL),胆固醇超过 6.21 mmol/L(240 mg/dL),儿童胆固醇超过 4.14 mmol/L(160 mg/dL)为标准。

知识拓展

动脉粥样硬化

动脉粥样硬化就是动脉壁上沉积了一层像小米粥样的脂类,使动脉弹性减低、管腔变窄的病变。动脉粥样硬化是动脉硬化的血管病中常见的一种,其特点是受累动脉病变从内膜开始,一般先有脂质和复合糖类积聚、出血及血栓形成,纤维组织增生及钙质沉着,并有动脉中层的逐渐蜕变和钙化,病变常累及弹性及大中等肌性动脉,一旦发展到足以阻塞动脉腔,则该动脉所供应的组织或器官将缺血或坏死。由于在动脉内膜积聚的脂质外观呈黄色粥样,因此称为动脉粥样硬化。

高血压是促进动脉粥样硬化发生、发展的重要因子,而动脉因粥样硬化所致的狭窄又可引起继发性高血压。因此两者互相影响,互相促进。高血压促进动脉粥样硬化,多发生于大、中动脉,包括心脏的冠状动脉、头部的脑动脉等这些要塞通道。高血压致使血液冲击血管内膜,导致管壁增厚、管腔变细。管壁内膜受损后易为胆固醇、脂质沉积,加重了动脉粥样斑块的形成。因此,高血压是动脉粥样硬化的危险因子。动脉粥样硬化是动脉硬化的一种,大、中动脉内膜出现含胆固醇、类脂肪等的黄色物质,多由脂肪代谢紊乱,神经血管功能失调引起。常导致血栓形成、供血障碍等。

第三节 蛋白质分解代谢

重点和难点: 氨基酸的一般代谢;八种必需氨基酸;蛋白质的需要量;氨基酸的脱氨基作用;鸟氨酸循环。

生物体内的各种蛋白质经常处于动态更新之中,蛋白质的更新包括蛋白质的分解代谢和蛋白质的合成代谢;前者是指蛋白质分解为氨基酸及氨基酸继续分解为含氮的代谢产物、二氧化碳和水并释放出能量的过程。构成蛋白质的氨基酸共有 20 种,其共同点是均含氨基和羧基,不同点是它们的碳骨架各不相同,因此,脱去氨基后各个氨基酸的碳骨架的分解途径有所不同,这就是个别氨基酸的代谢,也可称之为氨基酸的特殊代谢。以上这些内容均属蛋白质分解代谢的范畴,并且由于这一过程是以氨基酸代谢为中心的,故称为蛋白质分解和氨基酸代谢。此外,蛋白质的营养问题与饮食卫生和临床实践关系密切。

一、蛋白质的营养作用

蛋白质是表达生物遗传信息、体现生命特征最重要的物质基础。在人体内的功能是维持组织细胞的生长、更新与修补,此外还参与体内的催化、运输、免疫、代谢调节等生理活动。作为营养物质,蛋白质在体内还可氧化供能,每克蛋白质氧化可释放 17 kJ(4 kal)能量。因此,提供给机体充足的蛋白质对维持机体正常生长发育和各种正常生命活动的进行是很重要的。

（一）蛋白质的需要量

1.氮平衡 氮平衡是指每日氮的摄入量和排出量之间的关系。对机体每天摄入的氮和排出的氮进行测定,用以了解机体内蛋白质代谢状况的方法,称为氮平衡实验。人体氮平衡有三种类型。

（1）总氮平衡:摄入氮＝排出氮,见于正常成人。

（2）正氮平衡:摄入氮＞排出氮,表示体内蛋白质的合成大于蛋白质的分解,见于儿童、孕妇及疾病后恢复期。

（3）负氮平衡：摄入氮＜排出氮，常见于蛋白质摄入量不能满足需要时，如长期饥饿、营养不良、严重烧伤及消耗性疾病患者。

2.蛋白质的生理需要量　根据氮平衡实验，我国成人每日体内分解蛋白质的量最低是 20 g，因为食物蛋白质与人体蛋白质的组成差异，摄入的蛋白质不可能被全部吸收利用，因此蛋白质每日需要量为 30～50 g，我国营养学会推荐成人每日蛋白质需要量为 80 g。

（二）蛋白质的营养价值

1.必需氨基酸　氮平衡实验证明，人体内有 8 种氨基酸不能自身合成，需由食物供给，它们是亮氨酸、异亮氨酸、赖氨酸、色氨酸、蛋氨酸、苏氨酸、苯丙氨酸和缬氨酸，称为营养必需氨基酸。其余 12 种氨基酸体内可以合成，称为非必需氨基酸。

2.蛋白质的营养价值　蛋白质的营养价值是指食物蛋白质在人体内的利用率。其高低主要取决于食物蛋白质中必需氨基酸的数量、种类的比例。一般来说，食物蛋白质中必需氨基酸的种类多、比例适当、数量充足，其营养价值就高；反之就低。

3.蛋白质的互补作用　蛋白质的互补作用是指营养价值较低的几种蛋白质食物混合食用，其必需氨基酸可以互相补充而提高其营养价值的作用。在临床上对于某些疾病，为保证患者氨基酸的需要，可以输入氨基酸的混合液，以防止病情恶化。

（三）蛋白质的肠中腐败作用

蛋白质的腐败作用是指肠道细菌对未被消化和吸收的蛋白质及其消化产物所起的作用。腐败作用的产物大多有害，如胺、氨、苯酚、吲哚、硫化氢等；也可产生少量的脂肪酸及维生素等可被机体利用的物质。蛋白质的摄入不宜过量，否则将加重消化器官负担，导致肠中腐败作用增加。

二、氨基酸的一般代谢

人体内的蛋白质始终处于不断的分解和合成的动态平衡当中，因此组成蛋白质的氨基酸，无论是来自食物蛋白质消化吸收的，还是体内合成（非必需的）的以及组织蛋白质分解的都汇聚在一起，构成了一个氨基酸的代谢池。池中的氨基酸，大部分用于合成组织蛋白质、多肽和其他含氮化合物，一部分则彻底氧化分解提供能量。氨基酸的分解代谢包括脱氨基代谢和脱羧基代谢，其中的脱氨基代谢是常见的氨基酸分解代谢，指氨基酸脱氨基生成 α-酮酸和氨，α-酮酸和氨再进一步代谢，α-酮酸用于氧化供能、异生为糖和合成脂肪等；而氨是一种对人体有害的物质，通过在体内合成谷氨酰胺和尿素解毒。

（一）氨基酸的脱氨基作用

体内氨基酸脱氨基作用的方式有氧化脱氨基、转氨基和联合脱氨基三种方式。

1.氧化脱氨基作用　在酶催化下进行伴有氧化的脱氨基反应称为氧化脱氨基作用。体内催化氨基酸氧化脱氨基的酶主要有 L-谷氨酸脱氢酶。L-谷氨酸脱氢酶在肝、脑、肾等组织中普遍存在，活性也较强，但只能催化 L-谷氨酸氧化脱氨基生成 α-酮戊二酸及氨，L-谷氨酸脱氢酶是一种变构酶，ATP、GTP 是该酶的变构抑制剂，ADP、GDP 是该酶的变构激活剂。在 ATP、GTP 不足时，谷氨酸加速氧化脱氨。

2.转氨基作用　转氨基作用是指一种氨基酸的氨基通过转氨酶的作用，将氨基转移至另一 α-酮酸的酮基位置上，原来的氨基酸变成了 α-酮酸，原来的 α-酮酸变成了氨基酸。转氨酶催化的反应是可逆的，参与转氨基作用的 α-酮酸有 α-酮戊二酸、草酰乙酸、丙酮酸，除甘氨酸、赖氨酸、苏氨酸、脯氨酸及羟脯氨酸外，体内大多数氨基酸均可参与转氨基作用。体内存在多种转氨酶，但以催化 L-谷氨酸与 α-酮酸的转氨酶最为重要。例如谷氨酸氨基转移酶（ALT）和天门冬氨酸氨基转移酶（AST）。各种转氨酶均以磷酸吡哆醛或磷酸吡哆胺为辅酶，该辅酶在反应过程中起传递氨基作用。正常情况下，转氨酶主要分布在细胞内，在血清中活性很低，在各组织中又以分布在肝、心的活性最高（表 8-6）。当某种原因使细胞膜通透性增高，或因组织坏死、细胞破裂时，可有大量的转氨酶释放入血,引起血中转氨酶活性增高。例如,急性肝炎时血清中的 ALT 活性明显升高,心肌梗死时血清中 AST 活性明显上升。此种检查在临床上可作为协助诊断和预后判断肝、心疾病的指标之一。转氨基作用是多种氨基酸分解代谢的起始步骤,也是体内某些非必需氨基酸合成的途径。

表 8-6　正常成人各组织中 ALT 和 AST 活性　　　　　　单位:活性单位/克组织

组织	ALT	AST	组织	ALT	AST
心	7100	156000	胰腺	2000	28000
肝	44000	142000	脾	1200	14000
骨骼肌	4800	99000	肺	700	10000
肾	19000	91000	血清	16	20

3.联合脱氨基作用　转氨基作用只是氨基的转移,而没有真正地脱去氨基。在两种或两种以上的酶的催化作用下,将氨基酸的氨基脱下的方式称为联合脱氨基作用。体内有两种联合脱氨基作用的方式,一是转氨酶与 L-谷氨酸脱氢酶联合进行的联合脱氨基作用,另一种是嘌呤核苷酸循环。转氨酶与 L-谷氨酸脱氢酶联合进行的联合脱氨基作用主要在肝、肾组织中进行,氨基酸与 α-酮戊二酸进行转氨基作用,生成相应的 α-酮酸和谷氨酸,然后谷氨酸在 L-谷氨酸脱氢酶的作用下脱氢、加水脱氨生成 α-酮戊二酸;嘌呤核苷酸循环是肌肉组织中脱氨的主要方式,可使许多氨基酸脱氨,其过程首先通过转氨基作用将氨转给草酰乙酸生成天冬氨酸,然后天冬氨酸在腺苷酸代琥珀酸合成酶催化下,与次黄嘌呤核苷酸(IMP)缩合成腺苷酸代琥珀酸(AMPS),腺苷酸代琥珀酸在裂解酶的催化下,裂解为延胡索酸和腺苷酸(AMP),AMP 经腺苷酸脱氨酶催化水解生成 IMP 和游离的氨。其中 IMP 参与循环,故称为嘌呤核苷酸循环。延胡索酸则经三羧酸循环途径转变为草酰乙酸。

(二)α-酮酸的代谢

α-酮酸是氨基酸的碳链骨架,除部分用于再合成非必需氨基酸外,其余均可经不同的代谢途径,最后汇集于丙酮酸或三羧酸循环的某一中间产物,如草酰乙酸、延胡索酸、琥珀酰辅酶 A、α-酮戊二酸等,通过它们可以转变为糖,也可继续氧化,最终生成二氧化碳和水,并释放能量。

体内有些氨基酸可以转变成乙酰辅酶 A 而生成脂类,大多数氨基酸在体内能生成糖,被称为生糖氨基酸;而苯丙氨酸、酪氨酸、异亮氨酸、色氨酸等在体内能生成糖和酮体,被称为生糖兼生酮氨基酸;赖氨酸、亮氨酸在体内只能生成酮体,被称为生酮氨基酸。

三、氨的代谢

体内代谢产生的氨及消化道吸收的氨进入血液,形成血氨。正常生理状况下,血氨的正常值为 47~65 μmol/L。氨具有毒性,尤其是脑组织特别敏感。体内的氨主要在肝合成尿素而解毒。

(一)体内氨的来源

1.氨基酸脱氨　氨基酸脱氨基生成的氨是最主要的来源。此外胺类分解也可产生。

2.肠道吸收　肠道中的氨主要来自食物蛋白质在大肠内经腐败作用生成的氨和尿素在肠道脲酶作用下生成的氨。肠道氨的吸收与肠道的 pH 值有关,碱性状况利于吸收,酸性抑制吸收,故临床上对高氨血症患者常采用弱酸性溶液进行透析灌肠,而禁止用碱性的肥皂水,就是为了减少氨的吸收。

3.肾脏泌氨　谷氨酰胺在肾小管上皮细胞中谷氨酰胺酶的催化下生成氨,大部分随尿以 NH_4^+ 形式排出,少部分吸收入血。

$$谷氨酰胺 + H_2O \xrightarrow{谷氨酰胺酶} 谷氨酸 + NH_3$$

(二)氨的转运

1.谷氨酰胺的运氨作用　氨和谷氨酸在脑、肌肉合成谷氨酰胺,运输到肝和肾后再分解,从而进行解毒。谷氨酰胺是氨的解毒产物,也是氨的储存及运输形式。

2. 丙氨酸-葡萄糖循环 肌肉中氨以无毒的丙氨酸形式运输到肝,脱氨后生成丙酮酸异生为糖,为肌肉提供葡萄糖(图 8-21)。

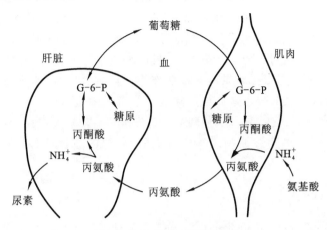

图 8-21 丙氨酸-葡萄糖循环

(三)氨的去路

氨是有毒的物质,各组织中产生的氨必须以无毒的形式运输到肝脏、肾脏,血中的氨主要以谷氨酰胺和丙氨酸两种形式运输。运输到肝的氨用于合成尿素,尿素经血液循环运输到肾,随尿排出;谷氨酰胺运输到肾,在肾小管上皮细胞谷氨酰胺酶的作用下产生的氨分泌进入肾小管,与 H^+ 结合成 NH_4^+ 随尿排出。氨虽然是有毒物质,但机体合成非必需氨基酸及某些含氮化合物还需要少量的氨。

1. 在肝脏合成尿素 氨在体内主要的去路是在肝脏生成无毒的尿素,然后由肾脏排泄,这是机体对氨的一种解毒方式。在肝细胞的线粒体中,NH_3、CO_2 和 H_2O 生成氨基甲酰磷酸,该反应消耗 ATP,生成的氨基甲酰磷酸再与鸟氨酸合成瓜氨酸,瓜氨酸自线粒体进入细胞液,在精氨酸代琥珀酸合成酶催化下与天冬氨酸反应,生成精氨酸代琥珀酸,再在精氨酸代琥珀酸裂解酶催化下,裂解生成精氨酸和延胡索酸。精氨酸在精氨酸酶的催化下,水解生成鸟氨酸的尿素,鸟氨酸又可再参与尿素合成过程,故尿素合成的过程又称为鸟氨基循环。在鸟氨酸循环生成尿素的过程中,精氨酸代琥珀酸合成酶是尿素合成的限速酶,该反应是一个耗能反应,每合成 1 分子尿素消耗 4 个高能键(图 8-22)。

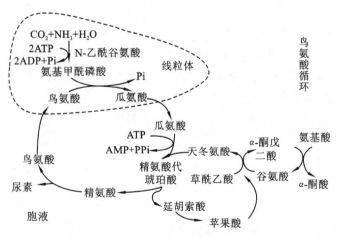

图 8-22 鸟氨酸循环

2. 谷氨酰胺的合成 氨与谷氨酸在谷氨酰胺合成酶的催化下合成谷氨酰胺,谷氨酰胺是氨的解毒产物,也是氨的储存和运输形式。

3. 非必需氨基酸的合成 氨可以与某些 α-酮酸经联合脱氨基逆反应生成相应的非必需氨基

酸,还可参与嘌呤碱、嘧啶碱的生物合成。

(四)高氨血症和氨中毒

机体在正常生理情况下,血液中的氨来源和去路保持动态平衡,其中氨在肝中合成尿素是保持这种平衡的主要方式。如果各种原因造成肝功能严重受损或者尿素合成相关酶活性降低或者缺乏,导致尿素合成障碍,则血氨浓度升高称高氨血症,此时可引起脑功能障碍,称氨中毒。有关高氨血症氨中毒的机理目前尚不是十分清楚,一般认为当发生高氨血症时,氨进入脑组织,为了降低血氨水平,氨与 α-酮戊二酸在谷氨酸合成酶作用下合成谷氨酸,氨再与谷氨酸结合,在谷氨酰胺合成酶作用下合成谷氨酰胺。这样虽然降低了脑组织中血氨的浓度,但是却消耗了脑细胞中的 α-酮戊二酸,使其含量减少,导致三羧酸循环速度减慢,ATP 生成减少,引起脑功能障碍,严重时可发生昏迷。另一种可能性是脑组织中谷氨酸、谷氨酰胺量增加,致渗透压增大,引起脑水肿。

四、个别氨基酸的代谢

前面讨论了氨基酸的一般代谢,下面探讨某些氨基酸在体内的特有的代谢途径,也就是个别氨基酸的代谢。

(一)氨基酸的脱羧基作用

体内某些氨基酸可以进行脱羧基作用,催化氨基酸脱羧基作用的酶为氨基酸脱羧酶,其辅酶是磷酸吡哆醛。氨基酸脱羧基作用生成的胺类物质具有重要的生理作用。

1. γ-氨基丁酸 谷氨酸在谷氨酸脱羧酶的作用下脱羧生成 γ-氨基丁酸(γ-aminobutyric acid,GABA),γ-氨基丁酸是一种抑制性神经递质,对中枢神经有抑制作用。

2. 组胺 组氨酸在组氨酸脱羧酶作用下脱羧基生成组胺(histamine)。组胺在体内存在广泛,是一种强烈的血管扩张剂,并能增加毛细血管的通透性。组胺还可使平滑肌收缩,引起支气管痉挛导致哮喘。组胺还能够促使胃黏膜细胞分泌胃蛋白酶原和胃酸。

3. 5-羟色胺 色氨酸在色氨酸羟化酶的作用下先经羟化反应生成 5-羟色氨酸,然后在 5-羟色氨酸脱羧酶作用下脱羧生成 5-羟色胺(5-hydroxytryptamine,5-HT)。5-羟色胺在体内广泛存在,脑组织的 5-羟色胺是一种抑制性神经递质,可影响神经传导。外周组织中的 5-羟色胺是血管收缩剂,具有强烈收缩血管作用。

4. 牛磺酸 半胱氨酸在体内先氧化生成磺酸丙氨酸,再在磺酸丙氨酸脱羧酶作用下脱羧基生成牛磺酸。牛磺酸与游离的胆汁酸结合形成结合型胆汁酸,结合型胆汁酸促进脂类物质的消化与吸收。

5. 多胺 多胺是指含有多个氨基的化合物,是体内某些氨基酸经脱羧基作用产生的。如鸟氨酸在体内经鸟氨酸脱羧酶催化脱羧生成腐胺,然后腐胺转变成精脒及精胺。腐胺、精脒及精胺都是多胺类物质。在体内,精胺与精脒是调节细胞生长的重要物质,凡生长旺盛的组织,如胚胎、肿瘤组织等,鸟氨酸脱羧酶的活性及多胺的含量都增加。目前临床上采用测定患者血或者尿中多胺的水平来作为肿瘤辅助诊断及病情变化的生化指标之一。

(二)一碳单位代谢

1. 一碳单位 体内某些氨基酸在分解代谢过程中产生的含有一个碳原子的化学基团,称为一碳单位。如甲基(—CH_3)、亚甲基(—CH_2—)、亚氨甲基(—$CH=NH$)、甲酰基(—CHO)等,但 CO_2 不是一碳单位。

2. 一碳单位的生成和转运 某些氨基酸代谢可产生一碳单位,能产生一碳单位的氨基酸有甘氨酸、丝氨酸、组氨酸和色氨酸。氨基酸代谢产生的一碳单位不能游离存在,要以四氢叶酸为载体,才能转运和代谢。四氢叶酸分子中第 5 和第 10 位 N 原子是携带一碳单位的位置。

3. 一碳单位的作用 体内氨基酸分解代谢产生的一碳单位,可作为嘌呤、嘧啶合成的原料,参与体内核苷酸的生物合成。此外,还能够参与体内物质的甲基化反应。体内甲基化反应所需的甲基,其活性供体是 S-腺苷蛋氨酸(SAM),SAM 就是由一碳单位 N^5—CH_3—FH_4 和同型半胱氨酸在转甲基酶的催化作用下先生成蛋氨酸,然后蛋氨酸由 ATP 活化生成的,SAM 可参与体内物质的甲基化反应。肾上腺素、胆碱、肉毒碱的合成都需 SAM,SAM 为体内物质甲基化反应提供甲基后转变为同型半胱氨酸。同型半胱氨酸又可用于蛋氨酸的合成,这一循环反应过程称为蛋氨酸循环。

(三)含硫氨基酸代谢

含硫氨基酸有蛋氨酸、半胱氨酸及胱氨酸。酶蛋白中半胱氨酸上的自由巯基与许多酶的活性有关。含硫氨基酸分子中的硫在体内最后可转变成硫酸根,部分以钠盐的形式自尿排出,其余转变成活性硫酸根,即 3′-磷酸腺苷-5′-磷酸硫酸(PAPS)。

(四)芳香族氨基酸代谢

芳香族氨基酸包括苯丙氨酸、酪氨酸和色氨酸。

1.苯丙氨酸、酪氨酸在体内代谢过程中生成一些重要的生物活性物质 苯丙氨酸在苯丙氨酸羟化酶作用下羟化生成酪氨酸,酪氨酸经酪氨酸羟化酶的催化,生成多巴(DOPA)。多巴在多巴脱羧酶催化下脱羧变成多巴胺,多巴胺在肾上腺髓质再经羟化生成去甲肾上腺素,去甲肾上腺素甲基化生成肾上腺素。多巴胺、去甲肾上腺素、肾上腺素统称儿茶酚胺,三者均为神经递质。在黑色素细胞内,酪氨酸在酪氨酸酶催化作用下羟化生成多巴,多巴再经氧化、脱羧等反应最后生成黑色素。酪氨酸还可经碘化生成甲状腺素。

2.苯丙氨酸和酪氨酸代谢障碍与某些疾病的发生有关 当苯丙氨酸或者酪氨酸在体内的代谢因某些原因发生代谢障碍时,会引起某些疾病的发生。

(1)苯丙酮酸尿症:苯丙氨酸羟化生成酪氨酸,催化此反应的酶为苯丙氨酸羟化酶。当此酶缺乏时苯丙氨酸不能正常地转变成酪氨酸,体内苯丙氨酸堆积,并可通过转氨基作用生成苯丙酮酸,当大量苯丙酮酸及其部分产物从尿排出,称为苯丙酮酸尿症(phenylketonuria,PUK)。它是一种先天性氨基酸代谢缺陷,患儿多为儿童,有智力发育障碍。

(2)尿黑酸尿症:酪氨酸可以在酪氨酸转氨酶的催化作用下,生成对羟苯丙酮酸,再生成尿黑酸,进一步转变成乙酰乙酸和延胡索酸,两者分别参加糖代谢和脂肪代谢,如果缺乏尿黑酸氧化酶,尿黑酸不能氧化而自尿中排出,可使尿液呈黑色,故称为尿黑酸尿症,这也是先天性代谢缺陷症,但预后好,不影响寿命。

(3)白化病:在黑色素细胞内,酪氨酸在酪氨酸酶催化下生成多巴,多巴再氧化生成黑色素。如果缺乏酪氨酸酶,黑色素生成受阻,人体的毛发、皮肤等皆呈白色,称为白化病。此病为先天性代谢缺陷病。患者对日光过敏,易患皮肤癌。

五、糖、脂类、蛋白质代谢的联系与调节

(一)糖、脂类和蛋白质代谢之间的相互联系

机体内的物质代谢是一个完整而统一的过程,在同一细胞内,各个代谢过程都能有规律地进行,它们之间既相互联系,又彼此制约。糖、脂类、蛋白质在代谢过程中通过共同的中间产物相互转变。三种代谢途径汇合时的中间产物,将三羧酸循环和生物氧化等连成整体。糖、脂类、蛋白质三者之间可以互相转变,当一种物质代谢障碍时可引起其他物质代谢的紊乱,如糖尿病时糖代谢障碍,可引起脂类代谢、蛋白质代谢甚至水盐代谢的紊乱。

1.糖代谢与脂类代谢的相互联系 当摄入的糖量超过体内能量消耗时,除合成少量糖原储存在肝脏及肌肉外,生成的柠檬酸及 ATP 可变构激活乙酰 CoA 羧化酶,使由糖代谢产生的大量乙酰 CoA 得以羧化成丙二酰 CoA,进而合成脂肪酸及脂肪在脂肪组织中储存,即糖可以转变为脂肪。这就是摄取不含脂肪的高糖膳食可使人肥胖及血中甘油三酯升高的原因。然而,脂肪绝大部分不能在体内转变为糖,这是因为脂肪酸分解生成的乙酰 CoA 不能转变为丙酮酸,即丙酮酸转变成乙酰 CoA 这步反应是不可逆的。尽管脂肪分解产物之一——甘油可以在肝、肾、肠等组织

中在甘油激酶的作用下转变成磷酸甘油,进而转变成糖,但这一过程产生的量和脂肪中大量脂肪酸分解生成的乙酰 CoA 相比是微不足道的。

此外,脂肪分解代谢的顺利进行,还有赖于糖代谢的正常进行。当饥饿或糖供给不足或糖代谢障碍时,可引起脂肪大量动员。糖的不足,致使草酰乙酸相对不足,由脂肪酸分解生成的过量酮体不能及时通过三羧酸循环氧化,造成血酮体升高,产生高酮血症。

2. 糖代谢与氨基酸代谢的相互联系 体内蛋白质中的氨基酸,除生酮氨基酸(亮氨酸、赖氨酸)外,都可通过脱氨作用,生成相应的 α-酮酸。这些 α-酮酸可通过三羧酸循环及生物氧化生成 CO_2 及 H_2O 并释出能量生成 ATP,也可转变成某些中间代谢物如丙酮酸,循糖异生途径转变为糖。如精氨酸、组氨酸及脯氨酸均可通过转变成谷氨酸进一步脱氨生成 α-酮戊二酸,经草酰乙酸转变成磷酸烯醇式丙酮酸,再循糖酵解逆行途径转变成糖。同时,糖代谢的一些中间代谢物,如丙酮酸、α-酮戊二酸、草酰乙酸等也可氨基化成某些非必需氨基酸。但 8 种必需氨基酸不能由糖代谢中间物转变而来,必须由食物供给。由此可见,20 种氨基酸除亮氨酸及赖氨酸外均可转变为糖,而糖代谢中间物仅能在体内转变成 12 种非必需氨基酸,其余 8 种必需氨基酸必须从食物摄取。这就是食物中的蛋白质不能为糖、脂类替代,而蛋白质却能替代糖和脂类供能的重要原因。

3. 脂类代谢与氨基酸代谢的相互联系 构成人体蛋白质的氨基酸分解后均生成乙酰 CoA,后者经还原缩合反应可合成脂肪酸进而合成脂肪,即蛋白质可转变为脂肪。乙酰 CoA 也可合成胆固醇以满足机体的需要。此外,氨基酸也可作为合成磷脂的原料。但脂类不能转变为氨基酸,仅脂肪分解的甘油可通过生成磷酸甘油,循糖酵解途径逆行反应生成糖,转变为某些非必需氨基酸。糖、脂类、氨基酸代谢途径间的相互关系见图 8-23。

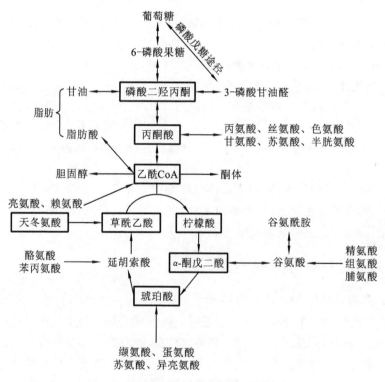

图 8-23 糖、脂类、蛋白质代谢之间的联系

(二)糖、脂类和蛋白质代谢的调节

正常情况下,糖、脂类和蛋白质等物质的代谢相互联系、相互协调地进行,以适应体内外环境的不断变化,保持机体内环境的相对恒定和动态平衡。

通过细胞内代谢物浓度的变化,对酶的活性及含量进行调节称为细胞水平代谢调节。内分泌器官及细胞分泌的激素对其他细胞发挥代谢调节作用,称为激素水平的调节。在中枢神经系统控制下,通过神经纤维及神经递质对靶细胞直接发生影响,或通过某些激素的分泌来调节某些细胞的代谢及功能,并通过各种激素的互相协调而对代谢进行综合调节,称为整体水平调节。物质代谢的调节包括三级水平的代谢调节,即细胞水平的调节、激素水平的调节和整体水平的调节。

1.细胞水平的调节 从物质代谢过程可知,酶在细胞内是分隔分布的,代谢有关的酶,常组成一个多酶体系,分布在细胞的某一组分中(表8-7)。

表8-7 主要代谢途径多酶体系在细胞内的分布

多 酶 体 系	分 布	多 酶 体 系	分 布
DNA 及 RNA 合成	细胞核	糖酵解	胞液
蛋白质合成	内质网、胞液	磷酸戊糖途径	胞液
糖原合成	胞液	糖异生	胞液
脂酸合成	胞液	脂肪酸 β-氧化	线粒体
胆固醇合成	内质网、胞液	多种水解酶	溶酶体
磷脂合成	内质网	三羧酸循环	线粒体
血红素合成	胞液、线粒体	氧化磷酸化	线粒体
尿素合成	胞液、线粒体	呼吸链	线粒体

例如,糖酵解酶系和糖原合成、分解酶系存在于胞液中;三羧酸循环酶系和脂肪酸 β-氧化酶系定位于线粒体;核酸合成的酶系则绝大部分集中在细胞核内。这样的酶的隔离分布为代谢调节创造了有利条件,使某些调节因素可以较为专一地影响某一细胞组分中的酶的活性,而不致影响其他组分中的酶的活性,从而保证了整体反应的有序性。一些代谢物或离子在各细胞组分间的穿梭移动也可以改变细胞中某些组分的代谢速度。例如,在胞液中生成的脂酰辅酶 A 主要用于合成脂肪;但在肉毒碱的作用下,经肉毒碱脂酰转移酶的催化,脂酰辅酶 A 可进入线粒体,参与β-氧化的过程。又如,Ca^{2+} 从肌细胞线粒体中出来,可以促进胞液中的糖原分解,而 Ca^{2+} 进入线粒体则有利于糖原合成。物质代谢实质上是一系列的酶促反应,代谢速度的改变并不是由于代谢途径中全部酶活性的改变,而常常只取决于某些甚至某一个关键酶活性的变化。此酶通常是整条通路中催化最慢的酶,称为限速酶。它的活性改变不但可以影响整个酶体系催化反应的总速度,甚至还可以改变代谢反应的方向。如细胞中 ATP 与 AMP 的比值增加,可以抑制磷酸果糖激酶(和丙酮酸激酶)的活性,这不但减慢了糖酵解的速度,还可以通过激活果糖-1,6-二磷酸酶而使糖代谢方向倾向于糖异生。因此,改变某些关键酶的活性是体内代谢调节的一种重要方式(表8-8)。

表8-8 某些重要代谢途径的关键酶

代 谢 途 径	关 键 酶
糖原降解	磷酸化酶
糖原合成	糖原合酶
糖酵解	己糖激酶
	磷酸果糖激酶-1
	丙酮酸激酶
糖有氧氧化	丙酮酸脱氢酶系
	柠檬酸合酶
	异柠檬酸脱氢酶
	α-酮戊二酸脱氢酶系
糖异生	丙酮酸羧化酶
	磷酸烯醇式丙酮酸羧激酶

续表

代谢途径	关键酶
	果糖二磷酸酶-1
	葡萄糖-6-磷酸酶
脂肪酸合成	乙酰CoA羧化酶
胆固醇合成	HMG-CoA还原酶

注:细胞内酶对物质代谢的调节有酶的变构调节、酶的化学修饰调节及酶含量的调节。

1)酶的变构调节　变构调节是指体内某些代谢物(小分子化合物)与酶蛋白分子活性中心以外的某一部位特异结合,引起酶蛋白分子构象变化,从而改变酶的活性。有些酶除了活性中心外,还有一个或几个部位,当特异性分子非共价地结合到这些部位时,可改变酶的构象,进而改变酶的活性,酶的这种调节作用称为变构调节,受变构调节的酶称变构酶,这些特异性分子称为变构效应剂(表8-9)。能引起酶活性增加的称为变构激活剂;引起酶活性降低的则称为变构抑制剂。变构酶分子组成:一般是多亚基的,分子中凡与底物分子相结合的部位称为催化部位,凡与效应剂相结合的部位称为调节部位,这两个部位可以在不同的亚基上,也可以位于同一亚基上。

表8-9　一些代谢途径中的变构酶及变构效应剂

代谢途径	变构酶	变构激活剂	变构抑制剂
糖酵解	己糖激酶	AMP、ADP、F-1,6-BP、Pi	G-6-P
	磷酸果糖激酶-1	F-2,6-BP、Pi	柠檬酸
	丙酮酸激酶	F-1,6-BP	ATP、乙酰CoA
三羧酸循环	柠檬酸合酶	AMP	ATP、长链脂酰CoA
	异柠檬酸脱氢酶	AMP、ADP	ATP
糖异生	丙酮酸羧化酶	乙酰CoA、ATP	AMP
糖原分解	磷酸化酶b	AMP、G-1-P、Pi	ATP、G-6-P
脂肪酸合成	乙酰CoA羧化酶	柠檬酸、异柠檬酸	长链脂酰CoA
氨基酸代谢	谷氨酸脱氢酶	ADP、亮氨酸、蛋氨酸	GTP、ATP、NADH
嘌呤合成	谷氨酰胺PRPP酰胺转移酶		AMP、GMP
嘧啶合成	天冬氨酸转甲酰酶		CTP、UTP
核酸合成	脱氧胸苷激酶	dCTP、dATP	dTTP

变构调节的生理意义:①代谢终产物反馈抑制反应途径中的酶,使终产物不致生成过多;②变构调节使能量得以有效利用;③变构调节使不同的代谢途径相互协调。

2)酶的化学修饰调节　酶蛋白肽链上的一些基团可以与某种化学基团发生可逆的共价结合从而引起酶活性的改变,这种调节方式称为酶的化学修饰或共价修饰(表8-10)。

化学修饰的特点:①属于化学修饰的酶具有无活性(低活性)和有活性(高活性)两种形式,且这两种形式在不同酶的作用下可互相转变。②具有放大效应,效率较变构调节高。③磷酸化与脱磷酸是最常见的方式。同一个酶可以同时受变构调节和化学修饰调节。

表8-10　化学修饰对酶活性的调节

酶	化学修饰类型	酶活性改变
糖原合酶	磷酸化/脱磷酸化	激活/抑制
磷酸化酶	磷酸化/脱磷酸化	抑制/激活
丙酮酸脱氢酶	磷酸化/脱磷酸化	抑制/激活
磷酸果糖激酶	磷酸化/脱磷酸化	抑制/激活

续表

酶	化学修饰类型	酶活性改变
乙酰 CoA 羧化酶	磷酸化/脱磷酸化	抑制/激活
HMG-CoA 还原酶	磷酸化/脱磷酸化	抑制/激活
甘油三酯脂肪酶	磷酸化/脱磷酸化	激活/抑制

3)酶含量的调节　除上述两种方式外,还可通过改变酶的合成和降解以调节细胞内酶的含量,从而调节代谢的速度和强度。

(1)酶蛋白合成的诱导与阻遏:酶的底物、产物、激素、药物均可影响酶的合成。通常将加速酶合成的化合物称为诱导剂;减少酶合成的化合物称为阻遏剂。

常见的诱导或阻遏方式:底物对酶合成的诱导(尿素循环的酶);产物对酶合成的阻遏(胆固醇可阻遏 HMG-CoA 还原酶);激素对酶合成的诱导;药物对酶合成的诱导。

(2)酶蛋白降解:通过改变酶蛋白的降解速度,也能调节酶的含量。细胞蛋白水解酶主要存在于溶酶体中,故凡能改变蛋白水解酶活性或影响蛋白水解酶从溶酶体释放速度的因素都可间接影响酶蛋白的降解速度。通过酶蛋白的降解调节酶的含量远不如酶蛋白合成的诱导与阻遏重要。

人体代谢的细胞水平调节,从速度方面来说有两种方式。一种是快速调节,一般在数秒或数分钟内即可发生。这种调节是通过激活或抑制体内原有的酶分子来调节酶促反应速度的,是在温度、pH 值、作用物和辅酶等因素不变的情况下,通过改变酶分子的构象或对酶分子进行化学修饰来实现酶促反应速度的迅速改变的。另一种是迟缓调节,一般经数小时后才能实现。这种方式主要是通过改变酶分子的合成或降解速度来调节细胞内酶分子的含量。

2. 激素水平的调节　激素是由内分泌细胞或内分泌腺产生的一类有机化合物。不同的激素作用于不同的组织产生不同的生物效应,表现出较高的组织特异性和效应特异性。激素之所以能对特定的组织或细胞发挥作用,是由于该组织或细胞存在能与激素特异性结合的受体。当激素与靶细胞受体结合时,能将激素的信号跨膜传递入细胞内,转化为一系列细胞内的化学反应,最终表现出激素的生物学效应。

3. 整体水平的调节　机体内各器官、组织、细胞之间的物质代谢,不是孤立进行的,而是相互协调、相互联系又相互制约的,它们构成一个统一的整体,以维持机体的生命活动,这就是物质代谢的整体调节。为适应内外环境的变化,人体接受相应刺激后,将其转化成各种信息,通过神经、体液途径将代谢过程适当调节,以保持内外环境的相对恒定。这种整体调节在饥饿、应急反应和应急状态时表现得尤为明显。

(三)组织、器官的代谢特点及联系

由于各组织、器官由于酶的组成、含量不同,三大物质代谢既有共同之处,又各具特点。

1. 肝　三大物质代谢的枢纽,其中有几条代谢途径是其他组织器官不能进行或很少进行的。

(1)糖原合成:肌肉也可合成糖原,但其量无法与肝糖原相比。

(2)糖原分解:肝有葡萄糖-6-磷酸酶,可将糖原分解为葡萄糖,维持血糖恒定,肌肉无此酶,故肌糖原不能补充血糖。

(3)糖异生:肝在饥饿时,可异生糖,维持血糖浓度,肾只有在长期饥饿时,糖异生能力才大大加强。

(4)尿素合成:肾也能合成,但其量甚微,肝是解毒含氮废物的主要器官。

(5)酮体合成:肾也可生成酮体,但其量甚少,可以看作是肝的独有功能。

2. 心脏　可以由多种物质供能,如酮体、乳酸、脂肪酸等,所以 ATP 供给充足。

3. 脑　脑几乎以葡萄糖为唯一能源,无糖原储存,也不能利用脂肪酸,长期饥饿时,可以用酮体供能。

4. 肌肉　肌肉以脂肪酸供能为主,剧烈运动以无氧糖酵解为主。

5. 红细胞　糖酵解是红细胞唯一供能途径。

6. 脂肪组织 合成储存脂肪的重要组织。

7. 肾 可糖异生，生成酮体，是除肝外，唯一可进行此种代谢的器官，但正常情况下，与肝相比，不占主要地位。

肝是调节、联系全身器官代谢的中心机构。如通过乳酸循环将肌肉、肝代谢联系起来。又如脂肪组织分解脂肪产生的甘油运至肝，可生成糖。大量脂肪酸可在肝中生成酮体，酮体又可成为肝外组织很好的能源物质。所以全身器官、组织代谢是相互联系的，通过各种代谢之间的联系和调节，将机体统一为一个整体。

第四节　核苷酸的代谢

核苷酸是核酸的基本构成单位。人体内的核苷酸主要由机体细胞自身合成，因此与氨基酸不同，核苷酸不属于机体营养必需物质。

核苷酸有多种生物学功能：①作为核酸合成的原料，这是核苷酸最主要的功能。②体内能量利用的形式，如 ATP、GTP 等。③参与代谢和生理调节，如 cAMP 是多种细胞膜受体激素作用的第二信使。④构成辅酶的组成成分，如腺苷酸可作为 NAD、FAD、CoA 等的组成成分。⑤活化中间代谢物。核苷酸可作为多种活化中间代谢物的载体。如 UDPG 是合成糖原、糖蛋白的活性原料，S-腺苷蛋氨酸是活性甲基的载体等。

人体内的核苷酸主要由机体细胞自身合成。体内核苷酸的合成有两条途径：从头合成途径和补救合成途径。从头合成途径是机体利用氨基酸、二氧化碳、一碳单位及 5-磷酸核糖等小分子物质经过连续酶促反应合成核苷酸的过程；补救合成途径是直接利用现成的碱基，经简单反应合成核苷酸的过程。

食物中的核酸主要以核蛋白的形式存在，受胃酸的作用，核蛋白在胃中分解成核酸与蛋白质。核酸进入小肠后，在胰液和小肠液中各种消化酶的催化下被水解成核苷酸。核苷酸进一步水解产物有核苷、戊糖和碱基。核苷酸、核苷、碱基和戊糖均可被肠黏膜吸收，核苷酸和核苷在肠黏膜内进一步分解。吸收后的戊糖参与体内的戊糖代谢；碱基则主要被分解排出体外。

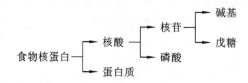

一、嘌呤核苷酸的代谢

（一）嘌呤核苷酸的合成代谢

1. 嘌呤核苷酸的从头合成途径

（1）合成部位：嘌呤核苷酸从头合成是在胞液中进行的。肝脏是体内嘌呤核苷酸从头合成的主要器官，其次是小肠黏膜和胸腺。

（2）合成原料：嘌呤核苷酸从头合成的原料有 5-磷酸核糖、甘氨酸、谷氨酰胺、天冬氨酸、一碳单位和 CO_2。其中的 5-磷酸核糖来自磷酸戊糖途径。

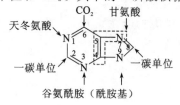

图 8-24　嘌呤碱从头合成的原料

由于鸟类体内含氮化合物的最终代谢产物尿酸，保留了嘌呤的环状结构，用同位素标记各种营养物喂养鸽子，即可找出标记物在环中的位置。该方法证明甘氨酸是嘌呤环 C_4、C_5 和 N_7 的来源，甲酰基（一碳单位）是 C_2、C_8 的来源，CO_2 是 C_6 的来源。用其他方法证明 N_1 来自天冬氨酸，N_3 和 N_9 来自谷氨酰胺的酰胺基（图 8-24）。

（3）合成过程：嘌呤核苷酸从头合成过程较为复杂，可分为两个阶段：第一阶段合成次黄嘌呤核苷酸（IMP）；第二阶段由次黄嘌呤核苷酸（IMP）转变成腺嘌呤核苷酸（AMP）和鸟嘌呤核苷酸（GMP）。

①IMP 的生成：首先 5-磷酸核糖与 ATP 反应生成 5-磷酸核糖-1-焦磷酸（PRPP）。PRPP 可参加各种核苷酸的合成，故此步反应是核苷酸代谢中的关键步骤。PRPP 中 1-焦磷酸基被谷氨酰胺的酰胺基取代生成 5-磷酸核糖胺，在此基础上，经过多步酶促反应，生成次黄嘌呤核苷酸（IMP）（图 8-25）。磷酸核糖酰胺转移酶催化的 PRPP 与谷氨酰胺合成 5-磷酸核糖胺，是嘌呤核苷酸合成的限速步骤，该酶是嘌呤核苷酸合成的限速酶。

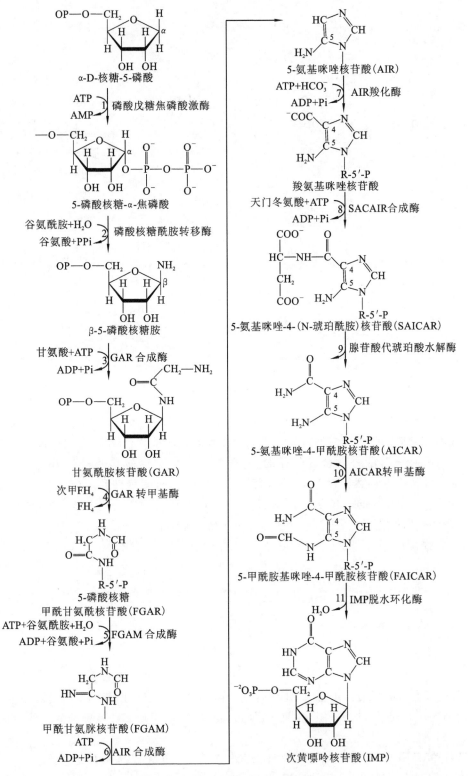

图 8-25 次黄嘌呤核苷酸的从头合成途径

②AMP和GMP的生成:次黄嘌呤核苷酸(IMP)是AMP和GMP的前体。IMP由天冬氨酸提供氨基,脱去延胡索酸,生成AMP。另外,IMP也可以氧化成黄嘌呤核苷酸(XMP)然后再由谷氨酰胺提供氨基生成GMP。合成过程是耗能过程,由ATP供能。

(4)合成特点:①嘌呤核苷酸是在磷酸核糖分子的基础上将一些简单的原料连接上去逐步合成嘌呤环的,而不是单独合成嘌呤碱基然后再将嘌呤碱基与磷酸核糖结合的。而且首先合成的是次黄嘌呤核苷酸(IMP),由后者再转变为腺嘌呤核苷酸(AMP)和鸟嘌呤核苷酸(GMP)(图8-26)。②磷酸核糖酰胺转移酶是嘌呤核苷酸合成的限速酶。

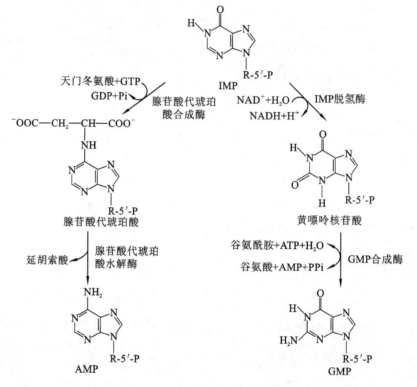

图 8-26　AMP 和 GMP 的生成

2. 嘌呤核苷酸的补救合成途径　补救合成是细胞利用现有嘌呤碱或嘌呤核苷与PRPP为原料,经酶促反应形成嘌呤核苷酸的过程。不同的核糖转移酶催化合成不同的核苷酸。

(1)参与嘌呤核苷酸补救合成途径的酶:腺嘌呤磷酸核糖转移酶(adenine phosphoribosyl transferase,APRT)催化腺苷酸的合成;次黄嘌呤鸟嘌呤磷酸核糖转移酶(hypoxanthine-guanine phosphoribosyl transferase,HGPRT)催化IMP与GMP的合成。人体内嘌呤核苷的重新利用通过腺苷激酶催化磷酸化反应,使腺嘌呤核苷生成腺嘌呤核苷酸。

(2)合成过程:

$$腺嘌呤 + PRPP \xrightarrow{腺嘌呤磷酸核糖转移酶} AMP + PPi$$

$$次黄嘌呤 + PRPP \xrightarrow{次黄嘌呤鸟嘌呤磷酸核糖转移酶} IMP + PPi$$

$$鸟嘌呤 + PRPP \xrightarrow{次黄嘌呤鸟嘌呤磷酸核糖转移酶} GMP + PPi$$

$$腺嘌呤核苷 \xrightarrow[ATP \quad ADP]{腺苷激酶} AMP$$

(3)嘌呤核苷酸补救合成的意义:①嘌呤核苷酸的补救合成可以节约从头合成时能量和一些氨基酸的消耗;②对机体的某些组织器官如脑、骨髓来说,由于缺乏嘌呤核苷酸从头合成的酶系,因此脑、骨髓只能进行补救合成。

次黄嘌呤-鸟嘌呤磷酸核糖转移酶(HGPRT)缺陷,患儿表现为智力发育受阻、共济失调,具有攻击性和敌对性,还有咬自己的口唇、手指和足趾等自毁容貌的表现,称为自毁容貌症,又称

Lesch-Nyhan 综合征。

知识拓展

自毁容貌症

自毁容貌症，又称 Lesch-Nyhan 综合征。此种疾病是一种 X 染色体隐形连锁遗传缺陷，见于男性。患者表现为尿酸增高及神经异常。如脑发育不全、智力低下、攻击和破坏性行为。1 岁后可出现手足徐动，继而发展为肌肉强迫性痉挛，四肢麻木，发生自残行为，常咬伤自己的嘴唇、手和足趾，故称为自毁容貌症。

嘌呤核苷酸合成的从头途径与补救途径区别见表 8-11。

表 8-11 从头合成途径与补救合成途径的区别

项 目	从头合成途径	补救合成途径
定义	利用磷酸核糖、氨基酸、一碳单位及 CO_2 等简单物质为原料，经过一系列酶促反应，合成嘌呤核苷酸	利用体内游离的嘌呤或嘌呤核苷，经简单反应过程，合成嘌呤核苷酸
合成部位	肝脏、小肠黏膜及胸腺的胞液	脑、骨髓
反应特点	复杂的酶促反应，需消耗大量 ATP	简单反应，消耗能量少
合成比例	主要合成途径（占总合成的 90%）	次要合成途径（占总合成的 10%）
生理意义	核苷酸合成的主要途径	可节省从头合成时的能量和一些氨基酸的消耗；体内某些组织器官，如脑、骨髓等只能进行补救合成

3. 嘌呤核苷酸抗代谢物 某些嘌呤类似物可以竞争性抑制嘌呤核苷酸合成的某些步骤，从而进一步阻止核酸与蛋白质的生物合成，达到抗肿瘤的目的。例如，6-巯基嘌呤（6-MP）、6-巯基鸟嘌呤、8-氮杂鸟嘌呤、氨蝶呤、甲氨蝶呤、氮杂丝氨酸等（图 8-27）。

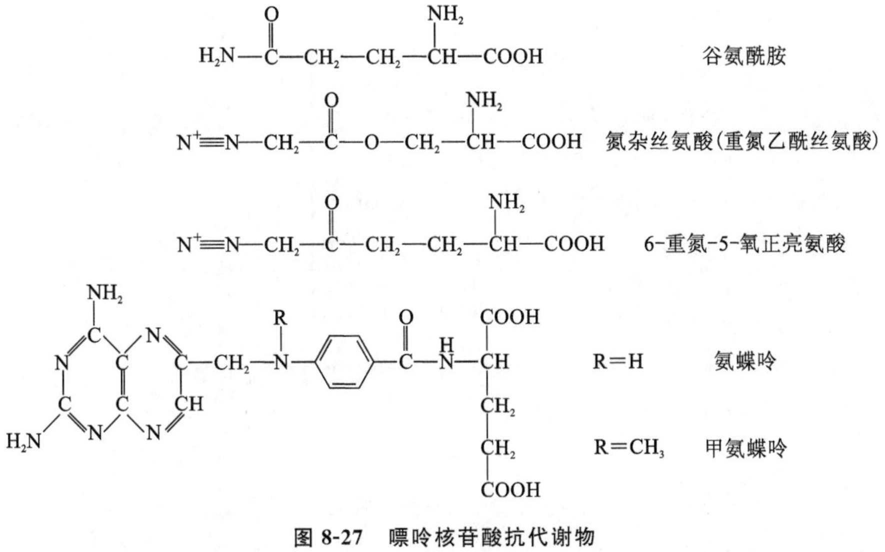

图 8-27 嘌呤核苷酸抗代谢物

6-MP 在临床上最常用，其结构与次黄嘌呤相似，唯一不同的是嘌呤中 C_6 上的羟基被巯基取代。6-MP 可与 PRPP 结合生成 6-巯基嘌呤核苷酸抑制 IMP 转变为 AMP 和 GMP；6-MP 还可直接竞争性抑制次黄嘌呤-鸟嘌呤磷酸核糖转移酶活性，抑制补救合成途径，阻止 AMP 和 GMP 的生成。常见的嘌呤核苷酸抗代谢物及作用机理见表 8-12。

表 8-12　常见的核苷酸抗代谢物及其作用机理

抗代谢物	类似物	作用机理
6-巯基嘌呤	次黄嘌呤	作用部位最广的抗代谢剂,抑制 IMP 转变为 AMP、GMP
氮杂丝氨酸	谷氨酰胺	干扰谷氨酰胺在嘌呤核苷酸中的作用,抑制嘌呤核苷酸和 CTP 合成
甲氨蝶呤	叶酸	抑制二氢叶酸还原酶,阻断叶酸还原
5-氟尿嘧啶	胸腺嘧啶	抑制胸苷酸合酶,阻断 dTMP 的合成
阿糖胞苷	核苷	抑制 CDP 还原成 dCDP,也能影响 DNA 的合成

(二)嘌呤核苷酸的分解代谢

体内核苷酸的分解代谢类似于食物中核苷酸的消化过程。细胞内的核苷酸首先在核苷酸酶的作用下水解生成核苷。核苷再经核苷磷酸化酶催化,生成游离的碱基和 1-磷酸核糖。1-磷酸核糖可进一步转变为 5-磷酸核糖。5-磷酸核糖是合成 PRPP 的原料,参与新的核苷酸的合成,也可经磷酸戊糖途径氧化分解(图 8-28)。嘌呤碱可经补救合成途径再用于合成新的核苷酸,也可在黄嘌呤氧化酶的作用下最终氧化生成尿酸(uric acid),通过肾脏经尿液排出体外。尿酸呈酸性,常以钠盐或钾盐的形式从肾脏排出体外。正常人血浆中尿酸的含量为 $0.12 \sim 0.36$ mmol/L,男性略高于女性。尿酸水溶性较差。

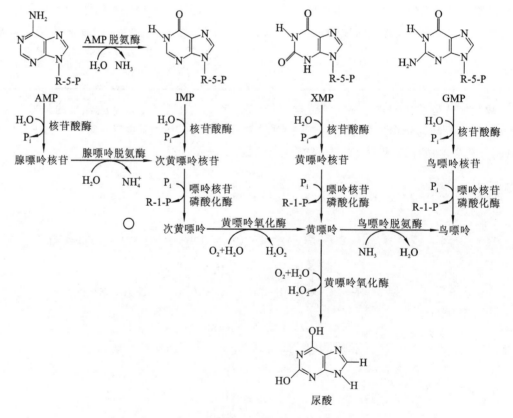

图 8-28　嘌呤核苷酸的分解代谢

患者血中尿酸含量过高,一般高于 0.47 mmol/L 时导致尿酸盐沉积于关节、软骨、软组织和肾等处,引发炎症,最终导致关节炎、尿路结石及肾疾病等,即为原发性痛风症;若为肾功能障碍引起尿酸排出减少而导致的痛风,则属于继发性痛风症。

嘌呤代谢与痛风症

临床上主要采取两种方法治疗痛风症（gout）：一是服用排尿酸的药物，如丙磺舒、水杨酸、辛可芬，它们可减少肾小管对尿酸的重吸收，促进尿酸的排泄；二是服用次黄嘌呤的类似物别嘌呤醇来治疗痛风症，别嘌呤醇与次黄嘌呤非常相似（图 8-29），是黄嘌呤氧化酶的竞争性抑制剂，抑制尿酸的生成。别嘌呤醇还可与 PRPP 反应生成别嘌呤醇核苷酸，这不仅消耗核苷酸合成所必需的 PRPP，而且还作为 IMP 的类似物代替 IMP，反馈性抑制嘌呤核苷酸的从头合成。

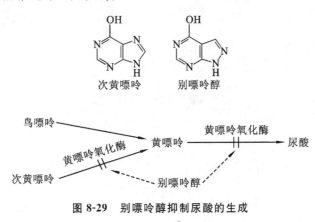

图 8-29 别嘌呤醇抑制尿酸的生成

二、嘧啶核苷酸的代谢

（一）嘧啶核苷酸的合成代谢

1. 嘧啶核苷酸的从头合成途径

1）合成部位：嘧啶核苷酸主要在肝脏合成。

2）合成原料：嘧啶核苷酸合成的原料是天冬氨酸、谷氨酰胺、CO_2（图 8-30）。

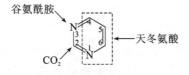

图 8-30 嘧啶碱合成的原料

3）合成过程：嘧啶核苷酸与嘌呤核苷酸的合成途径不同，嘧啶核苷酸的从头合成以氨基甲酰磷酸为起点，先合成嘧啶环，后加上由 PRPP 提供的磷酸核糖，最先合成的核苷酸是 UMP。合成过程分为三个阶段。

（1）氨基甲酰磷酸的合成：在胞液中，谷氨酰胺和 CO_2 在氨基甲酰磷酸合成酶Ⅱ（CPS-Ⅱ）的催化下合成氨基甲酰磷酸。CPS-Ⅱ是尿嘧啶核苷酸合成的主要调节酶。虽然尿素合成的第一步反应也是合成氨基甲酰磷酸，但尿素合成所需的氨基甲酰磷酸合成酶Ⅰ（CPS-Ⅰ）存在于肝细胞的线粒体中。

（2）尿嘧啶核苷酸的合成：氨基甲酰磷酸合成后和天冬氨酸结合生成氨甲酰天冬氨酸，经环化、脱氢生成乳清酸，乳清酸与 PRPP 结合生成乳清酸核苷酸，经脱羧生成尿嘧啶核苷酸（UMP）。

（3）胞嘧啶核苷酸的合成：胞嘧啶核苷酸的合成是在核苷三磷酸的水平上进行的。首先 UMP 在磷酸激酶的作用下，生成 UTP，UTP 在 CTP 合成酶的催化下由谷氨酰胺提供氨基生成 CTP（图 8-31）。

图 8-31 嘧啶核苷酸的从头合成

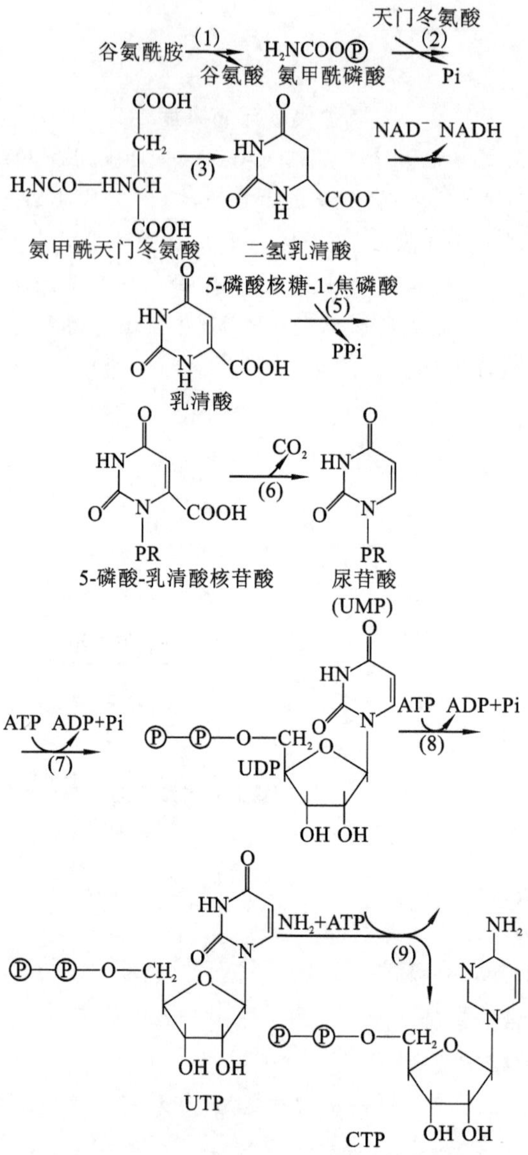

2. 嘧啶核苷酸的补救合成途径

(1)参与嘧啶核苷酸的补救合成的酶:催化嘧啶核苷酸补救合成的酶有嘧啶磷酸核糖转移酶和嘧啶核苷激酶,其中以前者为主。嘧啶磷酸核糖转移酶是嘧啶核苷酸补救合成的主要酶,催化嘧啶碱接受来自 PRPP 的磷酸核糖基,直接生成相应的核苷酸;此酶利用尿嘧啶、胸腺嘧啶和乳清酸作为底物,但对胞嘧啶不起作用。尿苷激酶也是一种补救合成酶,催化尿嘧啶核苷生成尿嘧啶核苷酸。脱氧胸苷可通过胸苷激酶生成 dTMP。此酶在正常肝中活性很低,再生肝中活性升高,恶性肿瘤中明显升高,并与恶性肿瘤的严重程度有关。

(2)合成过程如下:

$$尿嘧啶 + PRPP \xrightarrow{\text{尿嘧啶磷酸核糖转移酶}} UMP + PPi$$

$$尿嘧啶核苷 + ATP \xrightarrow{\text{尿苷激酶}} UMP + ADP$$

(3)合成特点:补救合成途径节省从头合成时的能量和氨基酸。某些组织器官,如脑、骨髓等主要是进行补救合成。

3. 嘧啶核苷酸的抗代谢物　嘧啶核苷酸的抗代谢物与嘌呤核苷酸的抗代谢物相似,嘧啶核苷酸的抗代谢物是一些嘧啶、氨基酸或叶酸的类似物。它们通过阻断嘧啶核苷酸的合成来达到抗肿瘤的目的。

NOTE

(1)5-氟尿嘧啶(5-FU):5-氟尿嘧啶是临床上常用的抗肿瘤药物,它在体内经转化生成氟尿嘧啶核苷三磷酸(FUTP)。FUTP以FUMP的形式进入RNA分子中,从而破坏RNA的结构与功能。

(2)氮杂丝氨酸:氮杂丝氨酸的结构与谷氨酰胺相似,抑制嘧啶核苷酸的从头合成与CTP的生成。

(3)阿糖胞苷和环胞苷:阿糖胞苷、环胞苷是改变了核糖结构的核苷类似物,抑制嘧啶核苷酸的从头合成与dCDP的生成,进而抑制dCTP的生成,破坏DNA的合成。

(二)脱氧核糖核苷酸的合成代谢

1.脱氧核糖核苷酸的合成过程 脱氧核苷酸是DNA合成的原料。在体内脱氧核苷酸由核糖核苷酸直接还原生成,还原反应在核苷二磷酸水平上进行,由核糖核苷酸还原酶催化。总反应方程式如图8-32所示。

核糖核苷酸的还原是一个复杂的过程,需要硫氧化还原蛋白、NADPH和硫氧化还原蛋白还原酶等参与。

脱氧胸腺嘧啶核苷酸(TMP)是由脱氧尿嘧啶核苷酸(dUMP)经甲基化生成的,该反应由胸苷酸合成酶催化,N^5,N^{10}-甲烯四氢叶酸作为甲基的供体,生成二氢叶酸(FH_2),再经二氢叶酸还原酶转变成四氢叶酸(FH_4)。dUMP可由dUDP水解或dCMP脱氨生成,以dCMP脱氨为主。

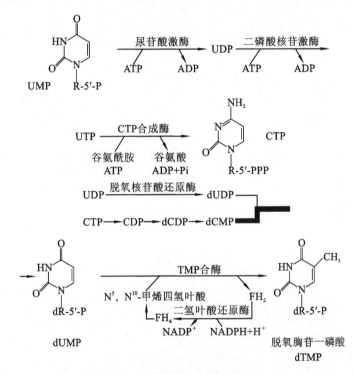

图 8-32 脱氧核糖核苷酸的合成

2.脱氧核糖核苷酸的抗代谢物 肿瘤细胞繁殖迅速,为了保障DNA合成时所需原料,就需要丰富的TMP的供应。因此,阻断TMP合成的药物即可用于治疗肿瘤。

5-氟尿嘧啶(5-FU)除在体内可以转化成FUTP外,还可以转化成氟尿嘧啶脱氧核苷二磷酸(FdUMP)。FdUMP与dUMP结构相似,是胸苷酸合成酶的抑制剂,使TMP的合成受阻。

甲氨蝶呤(MTX)是四氢叶酸(FH_4)类似物,通过抑制二氢叶酸还原酶的活性阻断TMP的合成。

此外,改变戊糖结构的核苷类似物,如阿糖胞苷和环胞苷,也是重要的抗癌药物。阿糖胞苷可抑制胞苷二磷酸(CDP)还原成脱氧胞苷二磷酸(dCDP),从而直接抑制DNA的合成(图8-33)。

(三)嘧啶核苷酸的分解代谢

嘧啶核苷酸也是在核苷酸酶和核苷磷酸化酶的催化下,去除磷酸和核糖,生成嘧啶碱。嘧啶

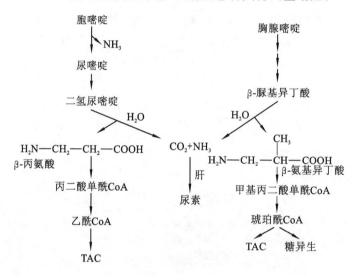

5-FU　　　阿糖胞苷　　　环胞苷

图 8-33　脱氧核糖核苷酸的抗代谢物

碱的分解代谢主要在肝脏进行。胞嘧啶脱氨基转化成尿嘧啶,继而再转化成二氢尿嘧啶。二氢尿嘧啶水解开环,最终生成 NH_3、CO_2、β-丙氨酸。胸腺嘧啶水解生成 NH_3、CO_2 和 β-氨基异丁酸(图 8-34)。

β-氨基异丁酸可进一步代谢或直接随尿排出,癌症患者其排出量增加。

图 8-34　嘧啶碱的分解代谢

综合测试题

A 型选择题

1.1 分子葡萄糖完全进行糖酵解净生成 ATP(　　)。

A.1 分子　　B.2 分子　　C.10 分子　　D.20 分子　　E.32 分子

2.1 mol 葡萄糖完全进行糖的有氧氧化可生成 ATP(　　)。

A.1 mol　　B.2 mol　　C.10 mol　　D.24 mol　　E.32 mol

3.1 分子乙酰 CoA 完全进行三羧酸循环可生成 ATP(　　)。

A.1 分子　　B.2 分子　　C.10 分子　　D.3 分子　　E.32 分子

4.1 mol 葡萄糖经糖的有氧氧化过程可生成的乙酰 CoA 数是(　　)。

A.1 mol　　B.2 mol　　C.3 mol　　D.4 mol　　E.5 mol

5.糖原合成过程中最主要的关键酶是(　　)。

A.磷酸葡萄糖变位酶　　B.UDPG 焦磷酸化酶　　C.糖原合酶

D.磷酸化酶　　E.分支酶

6.糖原分解过程中最主要的关键酶是(　　)。

A.己糖激酶　　B.葡萄糖-6-磷酸酶　　C.磷酸果糖激酶

D.糖原合成酶　　E.磷酸化酶

7.糖酵解过程的终产物是(　　)。

A. 丙酮酸　　　　B. 葡萄糖　　　　C. 果糖　　　　D. 乳糖　　　　E. 乳酸

8. 糖有氧氧化的最终产物是（　　）。

A. 柠檬酸　　　B. 乳酸　　　C. 丙酮酸　　　D. 乙酰 CoA　　　E. CO_2+H_2O+ATP

9. 经 1 次磷酸戊糖途径代谢时可生成（　　）。

A. 1 分于 NADH+H$^+$　　　　　　　　　B. 2 分子 NADH+H$^+$

C. 1 分子 NDPH+H$^+$　　　　　　　　　D. 2 分子 NADPH+H$^+$

E. 2 分子 CO_2

10. 1 分子乙酰 CoA 经三羧酸循环共有几次底物水平磷酸化？（　　）

A. 1　　　B. 2　　　C. 3　　　D. 4　　　E. 5

11. 1 分子乙酰 CoA 经三羧酸循环共有几次脱氢反应？（　　）

A. 1　　　B. 2　　　C. 3　　　D. 4　　　E. 5

12. 磷酸戊糖途径的限速酶是（　　）。

A. 己糖激酶　　　　　　B. 葡萄糖-6-磷酸酶　　　　　　C. 磷酸果糖激酶

D. 葡萄糖-6-磷酸脱氢酶　　　　E. 磷酸化酶

13. 1 分子乙酰 CoA 经三羧酸循环共有几次脱羧反应？（　　）

A. 1　　　B. 2　　　C. 3　　　D. 4　　　E. 5

14. 糖异生的主要器官是（　　）。

A. 脾　　　B. 肺　　　C. 心　　　D. 肝　　　E. 肌肉

15. 正常人空腹血糖浓度为（　　）。

A. 3.89～6.11 mmol/L　　　　　　　　B. 3.89～6.11 mol/L

C. 3.89～8.89 mmol/L　　　　　　　　D. 6.11～8.89 mmol/L

E. 3.89～6.11 mmol/mL

16. 肾糖阈值为（　　）。

A. 3.89 mmol/L　　　　B. 6.89 mmol/L　　　　C. 8.89 mmol/L

D. 10.0 mmol/L　　　　E. 10.89 mmol/L

17. 合成脂肪能力最强的组织是（　　）。

A. 脂肪组织　　B. 肝脏　　C. 小肠　　D. 肾脏　　E. 肌肉

18. 脂肪酸合成的限速酶是（　　）。

A. 乙酰 CoA 羧化酶　　　　B. 乙酰 CoA 羟化酶　　　　C. 脂酰 CoA 羧化酶

D. 肉碱脂酰转移酶-Ⅰ　　　　E. HMG-CoA 还原酶

19. 脂肪酸 β-氧化的限速酶是（　　）。

A. 脂酰 CoA 脱氢酶酶　　　　B. 羟脂酰 CoA 脱氢酶　　　　C. 脂酰 CoA 羧化酶

D. 肉碱脂酰转移酶-Ⅰ　　　　E. HMG-CoA 合成酶

20. 用电泳法或超速离心法可将血浆脂蛋白分为四类，它们包括（　　）。

A. CM+α-LP+β-LP+HDL　　　　　　　B. CM+β-LP+α-LP+LDL

C. CM+α-LP+前 β-LP+HDL　　　　　　D. CM+β-LP+前 β-LP+HDL

E. CM+β-LP+前 β-LP+VLDL

21. 对于下列各种血浆脂蛋白的作用，哪种描述是正确的？（　　）

A. CM 主要转运内源性 TG

B. VLDL 主要转运外源性 TG

C. HDL 主要将胆固醇从肝内转运至肝外组织

D. 中间密度脂蛋白主要转运 TG

E. LDL 主要将内源性胆固醇转运至肝外组织

22. 酮体合成过程中的限速酶是（　　）。

A. HMG-CoA 合成酶　　　　B. HMG-CoA 裂解酶　　　　C. HMG-CoA 氧化酶

D. HMG-CoA 还原酶　　　　　　　E. HMG-CoA 激酶

23.胆固醇合成过程中的限速酶(　　)。

A. HMG-CoA 合成酶　　　　　B. HMG-CoA 裂解酶　　　　　C. HMG-CoA 氧化酶

D. HMG-CoA 还原酶　　　　　E. HMG-CoA 激酶

24.下列哪种描述不适合于脂肪酸的 β-氧化?(　　)

A. β-氧化是在线粒体中进行的

B. β-氧化的起始物是脂酰 CoA

C. β-氧化的产物是乙酰 CoA

D. β-氧化中脱下的两对氢给 FAD 及辅酶Ⅱ(NADP$^+$)

E. 每经一次 β-氧化可产生 4 mol ATP

25.蚕豆病是由于以下哪种酶缺陷引起的?(　　)

A.己糖激酶　　　　　　　B.葡萄糖-6-磷酸酶　　　　　　C.磷酸果糖激酶

D.葡萄糖-6-磷酸脱氢酶　　　　E.磷酸化酶

26.卵磷脂是指(　　)。

A.磷脂酰胆碱　　B.磷脂酰乙醇胺　C.磷脂酰肌醇　　D.二磷脂酰甘油　E.磷脂酰丝氨酸

27.体内能合成的脂肪酸是(　　)。

A.花生四烯酸　　B.亚油酸　　　C.亚麻酸　　　D.软脂酸　　　E.二十碳五烯酸

28.抑制脂解的激素是(　　)。

A.肾上腺素　　　B.去甲肾上腺素　C.胰岛素　　　D.胰高血糖素　　E.ACTH

29.正常情况下机体合成脂肪的主要原料是(　　)。

A.脂肪酸　　　B.酮体　　　　C.葡萄糖　　　D.蛋白质　　　E.氨基酸

30.脂肪酸 β-氧化的四步反应为(　　)。

A.脱氢、加水、再脱氢、硫解　　　　　　B.加水、脱氢、再加水、缩合

C.脱氢、硫解、再脱氢、缩合　　　　　　D.缩合、脱氢、加水、再脱氢

E.还原、加氧、在还原、硫解

31.脂肪酸合成的原料是(　　)。

A.乙酰 CoA 和 CO_2　　　　　　　　　B.乙酰 CoA 和 NADH

C.乙酰 CoA 和 NADPH　　　　　　　　D.丙二酰 CoA 和 CO_2

E.丙二酰 CoA 和 NADH

32.脂肪动员的限速酶是(　　)。

A.甘油一酯脂肪酶　　　　　　　　　　B.甘油二酯脂肪酶

C.激素敏感性甘油三酯脂肪酶　　　　　D.脂蛋白脂肪酶

E.胰脂酶

33.下列磷脂中含有胆碱的是(　　)。

A.卵磷脂　　　B.脑磷脂　　　C.脑苷脂　　　D.心磷脂　　　E.磷脂酸

34.血脂不包括(　　)。

A.甘油三酯　　B.磷脂　　　　C.胆固醇　　　D.胆固醇酯　　E.胆汁酸

35.脂酰 CoA 通过线粒体内膜,借助的物质是(　　)。

A.肉碱　　　　B.苹果酸　　　C.天冬氨酸　　D.丙氨酸　　　E.柠檬酸

36.乙酰 CoA 由线粒体转移至胞浆的途径是(　　)。

A.三羧酸循环　　　　　　B.柠檬酸-丙酮酸循环　　　　　C.鸟氨酸循环

D.葡萄糖-丙氨酸循环　　　E.苹果酸-天冬氨酸穿梭

37.胆固醇生物合成的亚细胞定位是(　　)。

A.线粒体和胞液　　　　　B.胞液和内质网　　　　　C.胞液和高尔基体

D.胞液和核糖体　　　　　E.线粒体和内质网

38.致动脉粥样硬化的脂蛋白是( )。

A. CM   B. VLDL   C. LDL   D. IDL   E. HDL

39.体内胆固醇合成能力最强的组织是( )。

A.肝   B.肾   C.脑   D.肌肉   E.骨髓

40.不能利用酮体的组织是( )。

A.小肠   B.脑   C.肾   D.肝   E.肺

41.下列不属于营养必需氨基酸的是( )。

A.蛋氨酸   B.苯丙氨酸   C.赖氨酸   D.色氨酸   E.酪氨酸

42.营养充足的儿童、孕妇和恢复期患者常保持( )。

A.负氮平衡   B.正氮平衡   C.氮平衡   D.总氮平衡   E.以上都不是

43.转氨酶的辅酶是( )。

A. NAD^+ B. $NADP^+$ C. FAD   D.磷酸吡哆醛   E. B族维生素

44.参与尿素循环的氨基酸是( )。

A.组氨酸   B.鸟氨酸   C.蛋氨酸   D.赖氨酸   E.异亮氨酸

45.在尿素循环中,尿素由下列哪种物质产生?( )

A.鸟氨酸   B.精氨酸   C.瓜氨酸   D.半胱氨酸   E.色氨酸

46.体内最重要的脱氨基方式是( )。

A.氧化脱氨   B.转氨作用   C.联合脱氨作用

D.非氧化脱氨   E.脱水脱氨

47.肌肉组织中进行的主要脱氨基方式是( )。

A.氧化脱氨   B.负氮平衡   C.转氨作用

D.丙酮酸-葡萄糖循环   E.嘌呤核苷酸循环

48.体内氨的主要来源是( )。

A.肠道吸收的氨   B.肾小管上皮细胞吸收的氨   C.谷氨酰胺分解

D.氨基酸脱氨基产生的氨   E.以上都不是

49.体内氨的主要代谢去路是( )。

A.在肝内合成尿素   B.合成非必需氨基酸

C.合成其他含氮化合物   D.转变成铵盐

E.合成谷氨酰胺

50.尿素合成的主要器官是( )。

A.肝   B.心   C.脑   D.脾   E.肾

51.下列不是一碳单位的是( )。

A. $-CH_3$ B. $-CH=$ C. $-CHO$ D. CO   E. $-CH_2-$

52.体内嘌呤核苷酸从头合成的主要器官是( )。

A.肝脏   B.小肠黏膜   C.骨髓   D.胸腺   E.脾脏

53.嘌呤核苷酸从头合成首先合成的物质是( )。

A. AMP   B. GMP   C. IMP   D. XMP   E. NMP

54.下列哪种氨基酸为嘌呤和嘧啶核苷酸生物合成的共同原料?( )

A.谷氨酸   B.甘氨酸   C.天冬氨酸   D.丙氨酸   E.天冬酰胺

55.嘌呤核苷酸从头合成中,嘌呤碱 C_6 来自( )。

A. CO_2 B.甘氨酸   C.天冬酰胺   D.一碳单位   E.谷氨酰胺

56.下列哪种物质不是嘌呤核苷酸从头合成的直接原料?( )

A.甘氨酸   B.天冬氨酸   C.谷氨酸   D. CO_2 E.一碳单位

57.人体嘌呤核苷酸分解代谢的特征性终产物是( )。

A. NH_3 B. CO_2 C.黄嘌呤   D.次黄嘌呤   E.尿酸

58. 痛风症的发生是由于以下哪种物质在关节处堆积所引起的？（　　）

A. 氨　　　　　　　B. 尿素　　　　　　C. 尿酸　　　　　　D. 肌酐　　　　　　E. 肌酸

59. 别嘌呤醇治疗痛风的机制是能够抑制（　　）。

A. 腺苷酸脱氢酶　　　　　　　B. 尿酸氧化酶　　　　　　　C. 黄嘌呤氧化酶

D. 鸟嘌呤脱氢酶　　　　　　　E. 核苷磷酸化酶

60. 自毁容貌症是由于下列哪种酶缺陷引起的？（　　）

A. AGPRT　　　　　　　　　　B. HGPR　　　　　　　　　　C. 酪氨酸酶

D. 酪氨酸羟化酶　　　　　　　E. 苯丙氨酸羟化酶

（李敏艳）

第九章　生物氧化与能量代谢

 案例引导

某患者出现畏寒、体温升高,伴有咳嗽、流涕,临床诊断为感冒,经服用阿司匹林后出汗,体温下降。

思考问题

1.为什么该患者体温升高反而感觉畏寒?

2.为什么用药出现大汗后体温恢复正常?

第一节　生物氧化

自然界的能量主要来源于太阳能,植物通过光合作用将太阳能转化为化学能储存在一些有机化合物的化学键中,再经过食物链进入各种生物体内。生物体所需的能量主要来自食物和体内的糖、脂肪和蛋白质等有机物,这些有机化合物在体内进行一系列氧化分解,最终生成 CO_2 和 H_2O 并释放出能量的过程称为生物氧化。能量使 ADP 磷酸化生成 ATP,供生命活动之需,其余能量以热能形式用于维持体温。

一、生物氧化的方式与特点

(一)生物氧化的方式

生物氧化与物质在体外的氧化方式在化学本质上是相同的,生物氧化的方式有加氧、脱氢和脱电子反应。

1.加氧反应　向底物分子中直接加入氧原子或氧分子,如醛氧化为酸:

$$RCHO + 1/2O_2 \longrightarrow RCOOH$$
$$\text{醛} \qquad\qquad\qquad \text{酸}$$

2.脱氢反应　从底物分子上脱下一对氢原子,如乳酸氧化为丙酮酸:

$$CH_3CH(OH)COOH \longrightarrow CH_3COCOOH + 2H$$
$$\text{乳酸} \qquad\qquad\qquad \text{丙酮酸}$$

脱氢氧化的另一种类型是加水脱氢反应,即物质分子中加入 H_2O,同时脱去两个氢原子,其总结果是底物分子中加入了一个来自水分子的氧原子。实际上是脱氢反应,如乙醛氧化为乙酸。

$$CH_3CHO + H_2O \longrightarrow CH_3COOH + 2H$$
$$\text{乙醛} \qquad\qquad\qquad \text{乙酸}$$

3.脱电子反应 原子或离子在反应中失去电子,其正价数升高,这也是氧化。如细胞色素中铁的氧化:

$$Fe^{2+} \longrightarrow Fe^{3+} + e^-$$

实际上脱氢过程也包括电子转移,因为一个氢原子是由一个质子(H^+)和一个电子(e^-)组成的,脱去一个氢原子也就是失去一个电子和一个质子,所以脱氢反应也可以写成

$$RCH_2OH \xrightarrow{-2H^+ -2e^-} RCHO$$
$$\text{醇} \qquad\qquad\qquad \text{醛}$$

(二)生物氧化的特点

同一物质在体内、外氧化时所消耗的氧量、终产物(CO_2、H_2O)及释放的能量相同,但二者所进行的方式却大不一样。与物质在体外氧化过程相比,体内的氧化反应有以下特点:①生物氧化过程是在细胞内进行的,环境温和(体温 37 ℃,pH 值近似中性);②CO_2 的产生方式为有机酸脱羧,H_2O 的产生是由底物脱氢经电子传递过程最后与氧结合而生成的;③生物氧化是在一系列酶的催化下逐步进行的,能量逐步释放。释放的能量有相当一部分以化学能的形式使 ADP 磷酸化生成 ATP,作为机体各种生理活动需要的直接能源;④生物氧化的速率受体内多种因素的调节。

二、呼吸链

物质代谢过程中脱下的成对氢原子(2H)通过多种酶和辅酶所催化的连锁反应逐步传递,最终与氧结合生成水,同时释放出能量。这个过程是在细胞线粒体中进行的,与细胞呼吸有关,所以将此传递链称为呼吸链。酶和辅酶按一定顺序排列在线粒体内膜上,其中传递氢原子的酶和辅酶称为递氢体,传递电子的酶和辅酶称为递电子体,由于氢原子可以看作是由 H^+ 和 e^- 组成的,故递氢体也是递电子体,所以呼吸链又称电子传递链。

(一)呼吸链的组成与作用

用胆酸、脱氧胆酸等反复处理线粒体内膜,可将呼吸链分离得到四种仍具有传递电子功能的蛋白质-酶复合体,各含有不同的组分。复合体是线粒体内膜氧化呼吸链的天然存在形式,它所含的各组分具体完成电子传递过程。复合体在线粒体存在位置如图 9-1 所示,其中复合体Ⅰ、Ⅲ和Ⅳ完全镶嵌在线粒体内膜上,复合体Ⅱ镶嵌在内膜的基质侧。

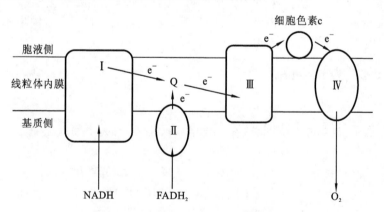

图 9-1 呼吸链各复合体的位置示意图

1.复合体Ⅰ 复合体Ⅰ又称 NADH-泛醌还原酶,可将电子从还原型烟酰胺腺嘌呤二核苷酸(NADH)传递给泛醌。人类复合体Ⅰ中含有以黄素单核苷酸(FMN)为辅基的黄素蛋白和以铁硫簇(iron-sulfur cluster,Fe-S)为辅基的铁硫蛋白。

(1)NAD^+(辅酶Ⅰ,CoⅠ)和 $NADP^+$(辅酶Ⅱ,CoⅡ):分子中除含烟酰胺(维生素 PP)外,还含有核糖、磷酸及 AMP。烟酰胺中的氮(吡啶氮)为五价的氮,它能可逆地接受电子而成为三价氮,与氮对位的碳也较活泼,能可逆地加氢还原。NAD^+ 和 $NADP^+$ 的主要功能是接受从代谢物

上脱下的 $2H(2H^+ + 2e^-)$，然后传给另一传递体黄素蛋白。由于烟酰胺在加氢反应时只能接受 1 个氢原子和 1 个电子，将另 1 个 H^+ 游离出来，因此将还原型的 NAD^+ 和 $NADP^+$ 分别写成 $NADH + H^+$（NADH）和 $NADPH + H^+$（NADPH）。

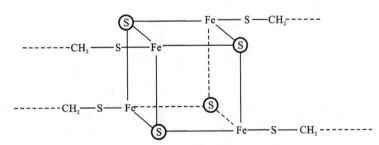

（2）黄素蛋白：黄素蛋白种类很多，其辅基有两种，一种为黄素单核苷酸（FMN），另一种为黄素腺嘌呤二核苷酸（FAD），两者均含核黄素（维生素 B_2）。

在 FAD、FMN 分子中发挥功能的结构是异咯嗪环，氧化型或醌型的 FMN（FAD）可接受 1 个质子和 1 个电子形成半醌型 $FMNH \cdot$（$FADH \cdot$），后者不稳定再接受 1 个质子和 1 个电子形成还原型或氢醌型 $FMNH_2$（$FADH_2$）。

$$FMN(FAD) \underset{-H}{\overset{+H}{\rightleftharpoons}} FMNH \cdot (FADH \cdot) \underset{-H}{\overset{+H}{\rightleftharpoons}} FMNH_2(FADH_2)$$
（氧化型 或醌型） （半醌型） （还原型或氢醌型）

FMN $\underset{-2H}{\overset{+2H}{\rightleftharpoons}}$ **FMNH₂**

（3）铁硫蛋白：分子中含非血红素铁和对酸不稳定的硫，通常简写为 FeS 或 Fe-S。它存在于线粒体内膜上，常与其他递氢体和递电子体构成复合物，复合物中的铁硫蛋白是传递电子的反应中心，故又称铁硫中心。已发现的铁硫蛋白主要有 2 个活泼的无机硫和 2 个铁原子（Fe_2S_2）或 4 个活泼的无机硫和 4 个铁原子（Fe_4S_4），它们通过其中的铁原子和铁硫蛋白中半胱氨酸残基的硫相连接（图 9-2）。

图 9-2 铁硫簇 Fe_2S_2 的结构示意图

铁硫蛋白中的铁可以呈两价（还原型），也可呈三价（氧化型），由于铁的氧化、还原而达到传递电子作用。铁硫蛋白在复合体 I 中的主要功能是将 FMN 的氢质子和电子传递给泛醌。

（4）泛醌：亦称辅酶 Q（CoQ，Q），是一类广泛分布于生物界的脂溶性醌类化合物，故称泛醌。因侧链的疏水作用，它能在线粒体内膜中迅速扩散，极易从线粒体内膜中分离出来，因此 CoQ 不属于复合体 I。泛醌接受 1 个电子和 1 个质子还原成半醌，再接受 1 个电子和 1 个质子还原成二氢泛醌，后者又可脱去电子和质子而被氧化恢复为泛醌。

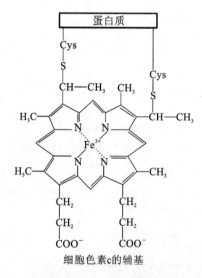

泛醌　　　　　　　　　　　　泛醌H·　　　　　　　　　二氢泛醌
(醌型或氧化型)　　　　　　　(半醌型)　　　　　　(氢醌型或还原型)

2. 复合体Ⅱ 复合体Ⅱ又称琥珀酸-泛醌还原酶,主要功能是将电子从琥珀酸传递给泛醌。人类的复合体Ⅱ中含有以 FAD 为辅基的黄素蛋白和铁硫蛋白。

3. 复合体Ⅲ 复合体Ⅲ又称泛醌-细胞色素 c 还原酶,可将电子从泛醌传递给细胞色素 c 还原酶。人类的复合体Ⅲ含有两种细胞色素 b(Cyt b562、Cyt b566)、细胞色素 c 和铁硫蛋白。细胞色素 c 呈水溶性,与线粒体内膜外表面结合不紧密,极易与线粒体内膜分离,故不属于复合体Ⅲ。

细胞色素(cytochrome,Cyt)是一类以铁卟啉为辅基的催化电子传递的酶类体系,均具有特殊的吸收光谱而呈现颜色,根据它们吸收光谱不同,将参与呼吸链组成的线粒体内膜中细胞色素分为 a、b、c(Cyt a、Cyt b、Cyt c)三类,每类中又因其最大吸收峰的微小差别分为若干亚类。各种细胞色素的主要差别在于铁卟啉辅基对侧链以及铁卟啉与蛋白质部分的连接方式(图 9-3)。细胞色素 b、c 的铁卟啉都是铁原卟啉Ⅸ,与血红素相同,但 Cyt b 中卟啉环上的乙烯侧链与蛋白质部分的半胱氨酸残基相连接。它们的主要作用都是传递电子。

图 9-3　细胞色素 c 的辅基与酶蛋白的连接方式

4. 复合体Ⅳ 复合体Ⅳ又称细胞色素 c 氧化酶,可将电子从 Cyt c 传递给氧。人类的复合体Ⅳ中含有 CuA、CuB、Cyt aa$_3$。Cyt a 和 Cyt a$_3$ 很难分开,故写成 Cyt aa$_3$,Cyt aa$_3$ 位于呼吸链的终末部位。Cyt a$_3$ 是以铜离子为辅基的电子传递链,它能把电子直接交给氧分子,使其还原成氧离子,再与 2H$^+$ 化合成水,所以把 Cyt a$_3$ 称为细胞色素氧化酶。四种复合体的作用见表 9-1。

表 9-1　人类线粒体呼吸链复合体及其作用

复合体	酶 名 称	多肽链数	辅 基	主 要 作 用
复合体Ⅰ	NADH-泛醌还原酶	39	FMN,Fe-S	将 NADH 的氢原子传递给泛醌
复合体Ⅱ	琥珀酸-泛醌还原酶	4	FAD,Fe-S	将琥珀酸中的氢原子传递给泛醌
复合体Ⅲ	泛醌-细胞色素 c 还原酶	11	铁卟啉,Fe-S	将电子从泛醌传递给 Cyt c
复合体Ⅳ	细胞色素 c 氧化酶	13	铁卟啉,Cu	将电子从 Cyt c 传递给氧

(二)呼吸链中传递体的排列顺序

呼吸链组分的排列顺序是按其组分的标准氧化还原电位高低、抑制剂阻断氧化还原过程、各组分特有吸收光谱和体外呼吸链组分拆开与重组实验来确定的。目前认为体内氧化呼吸链有两条途径,其排列顺序见图 9-4。

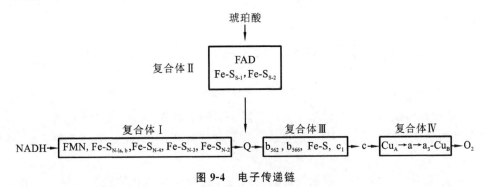

图 9-4 电子传递链

1. NADH 氧化呼吸链 人体内大多数脱氢酶如乳酸脱氢酶、苹果酸脱氢酶等都以 NAD^+ 作辅酶,在脱氢酶催化下将底物 SH_2 脱下的氢交给 NAD^+ 生成 $NADH + H^+$,然后通过 NADH 氧化呼吸链将其携带的 2 个电子逐步传递给氧。在 NADH 脱氢酶作用下,$NADH + H^+$ 将两个氢原子经复合体 I 传给 CoQ 生成 $CoQH_2$,此时两个氢原子解离成 $2H^+ + 2e^-$,$2H^+$ 游离于介质中,$2e^-$ 传递给 O_2。其电子传递模式如下:

$$NADH \rightarrow 复合体 I \rightarrow Q \rightarrow 复合体 III \rightarrow Cyt\ c \rightarrow 复合体 IV \rightarrow O_2$$

2. 琥珀酸氧化呼吸链（$FADH_2$ 氧化呼吸链） 琥珀酸在琥珀酸脱氢酶作用下脱氢生成延胡索酸,脱下的 2H 经复合体 II 传给 CoQ 生成 $CoQH_2$,此后的传递和 NADH 氧化呼吸链相同。α-磷酸甘油脱氢酶和脂酰 CoA 脱氢酶催化代谢脱下的氢也由 FAD 接受,也通过此呼吸链氧化。其电子传递模式如下:

$$琥珀酸 \rightarrow 复合体 II \rightarrow Q \rightarrow 复合体 III \rightarrow Cyt\ c \rightarrow 复合体 IV \rightarrow O_2$$

（三）氧化磷酸化

代谢物脱下的氢,经线粒体氧化呼吸链电子传递释放能量,偶联驱动 ADP 磷酸化生成 ATP 的过程,称为氧化磷酸化,又称偶联磷酸化。ATP 作为能量载体,是体内主要供能的高能化合物。

1. 氧化磷酸化偶联部位 根据 P/O 值和自由能变化确定氧化磷酸化偶联部位。

（1）P/O 值:在氧化磷酸化过程中,每消耗 1/2 mol O_2 所生成的 ATP 的物质的量（或一对电子通过氧化呼吸链传递给氧所生成的 ATP 分子数）。近年来实验证实,一对电子经 NADH 氧化呼吸链传递,P/O 值约为 2.5,经琥珀酸氧化呼吸链传递,P/O 值约为 1.5（表 9-2）。

表 9-2 离体线粒体的 P/O 值

底 物	呼吸链的组成	P/O 值	生成 ATP 分子数
β-羟丁酸	$NAD^+ \rightarrow FMN \rightarrow CoQ \rightarrow Cyt \rightarrow O_2$	2.4~2.8	2.5
琥珀酸	$FAD \rightarrow CoQ \rightarrow Cyt \rightarrow O_2$	1.7	1.5
抗坏血酸	$Cyt\ c \rightarrow Cyt\ aa_3 \rightarrow O_2$	0.88	1
细胞色素 c	$Cyt\ aa_3 \rightarrow O_2$	0.91~0.98	1

（2）自由能变化:根据热力学公式,pH 7.0 时标准自由能变化（$\Delta G^{\ominus\prime}$）与还原电位变化（$\Delta E^{\ominus\prime}$）之间有以下关系:

$$\Delta G^{\ominus\prime} = -nF\Delta E^{\ominus\prime}$$

式中:n 为传递电子数;F 为法拉第常数（96.5 kJ/(mol·V)）。

电子传递链自由能变化经过测定和计算得到:从 NAD^+ 到 CoQ 为 69.5 kJ/mol,从 CoQ 到 Cyt c 为 36.7 kJ/mol,从 Cyt aa_3 到 O_2 为 112 kJ/mol。生成 1 mol ATP 需能 30.5 kJ,这充分说明,在 NAD^+ 到 CoQ、CoQ 到 Cyt c、Cyt aa_3 到 O_2 这三个部位存在生成 ATP 的能力,是氧化磷酸化的偶联部位（图 9-5）。

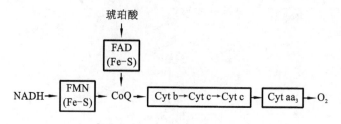

图 9-5 氧化磷酸化偶联部位

2.氧化磷酸化偶联机制 氧化和磷酸化是两个不同的概念。氧化是底物脱氢或失电子的过程,磷酸化是指 ADP 与 Pi 合成 ATP 的过程。在氧化磷酸化中,氧化是磷酸化的基础,磷酸化是氧化的结果。

(1)化学渗透假说:化学渗透假说是目前公认的有关氧化磷酸化的偶联机制。电子经呼吸链传递时,将氢质子(H^+)从线粒体内膜的基质侧泵到内膜胞浆侧,在膜内、外产生 H^+ 浓度梯度和跨膜电位差,以此储存能量,当质子顺浓度梯度回流时驱动 ADP 与 Pi 合成 ATP(图 9-6)。

递氢体和递电子体在线粒体内膜上交替排列。电子传递链在线粒体内膜中共构成 3 个回路,复合体 Ⅰ、Ⅲ、Ⅳ 均具有质子泵作用,每传递 2 个电子,它们分别向线粒体内膜胞浆侧泵出 $4H^+$、$4H^+$ 和 $2H^+$。

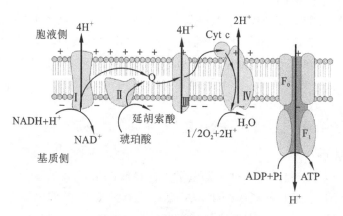

图 9-6 化学渗透假说示意图

(2)ATP 合成:线粒体内膜的呼吸链复合体还包括复合体 Ⅴ,即 ATP 合酶。ATP 合酶位于线粒体内膜的基质侧,形成许多颗粒状突起。该酶由 F_0(疏水部分)和 F_1(亲水部分)组成(图 9-7):F_1 为线粒体内膜基质侧颗粒状突起,主要功能是催化 ATP 合成;F_0 镶嵌在线粒体内膜中,形成跨内膜质子通道。当 H^+ 顺浓度梯度经 F_0 回流时,F_1 催化 ADP 与 Pi 生成并释放 ATP。

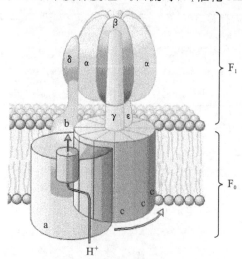

图 9-7 ATP 合酶结构模式图

（四）影响氧化磷酸化的因素

1. 抑制剂 根据抑制机制及作用部位的不同,将抑制剂分为三种。

（1）呼吸链抑制剂:此类抑制剂能在特异部位阻断呼吸链的电子传递。如鱼藤酮、粉蝶霉素A及异戊巴比妥等主要与复合体Ⅰ中铁硫蛋白结合,阻断电子从铁硫中心向泛醌传递。丙二酸是复合体Ⅱ的抑制剂。抗霉素A、二巯基丙醇抑制复合体Ⅲ中的 Cyt b→Cyt c_1 的电子传递。CN^- 可结合复合体Ⅳ中氧化型 Cyt a_3,阻断电子由 Cyt a 传递到 Cyt a_3,CO 与还原型 Cyt a_3 结合,阻断电子传递给 O_2。这类抑制剂可使细胞内呼吸停止,与此相关的细胞生命活动停止,引起机体迅速死亡。

（2）解偶联剂:解偶联剂使氧化和磷酸化相互分开。常用的解偶联剂有二硝基苯酚,二硝基苯酚为脂溶性物质,在线粒体内膜中可以自由移动,进入基质侧时释出 H^+,返回胞质侧时结合 H^+,从而破坏电化学梯度,使体温升高。哺乳类动物棕色脂肪组织线粒体内膜中含有解偶联蛋白,解偶联蛋白能通过氧化磷酸化解偶联释放能量,使组织产热。棕色脂肪组织的代谢是新生儿在寒冷环境中急需产热时的主要能量来源,如果不注意保暖,因散热过多,棕色脂肪容易耗尽,体温即会下降,导致新生儿硬肿症。

（3）ATP合酶抑制剂:这类抑制剂对电子传递和 ATP 的合成都有抑制作用。如寡霉素可结合 F_0 单位,阻止质子从 F_0 质子半通道回流,从而抑制 ATP 合成。

2. 甲状腺素 甲状腺素诱导细胞膜上 Na^+-K^+-ATP 酶的合成,此酶催化 ATP 分解,释放的能量将细胞内的 Na^+ 泵到细胞外,而 K^+ 进入细胞内。酶活性增高,分解 ATP 增多,生成的 ADP 又可促进氧化磷酸化过程,另外,甲状腺素 T_3 还可以使解偶联蛋白基因表达增加,引起机体耗氧并产热。所以甲亢患者表现为易激多食、怕热多汗,基础代谢率增高。

3. ATP/ADP 值 机体消耗能量增多时,ATP 分解生成 ADP,线粒体内 ATP/ADP 值降低,使氧化磷酸化速度加快,ADP+Pi 接受能量生成 ATP。机体消耗能量少时,线粒体内 ATP/ADP 值增高,线粒体内 ADP 浓度降低就会使氧化磷酸化速度减慢。另外,ATP/ADP 值增高会抑制体内的许多关键酶,如磷酸果糖激酶、丙酮酸激酶、异柠檬酸脱氢酶、丙酮酸脱氢酶系和 α-酮戊二酸脱氢酶系,通过直接反馈作用抑制相关代谢过程。

各种抑制剂对电子传递链的影响如图 9-8 所示。

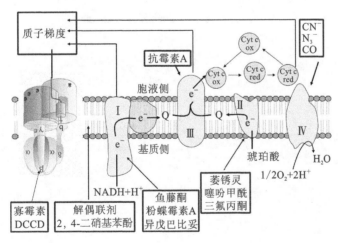

图 9-8 电子传递链及氧化磷酸化系统

三、ATP 的生成与利用

（一）高能化合物

机体在生物氧化过程中释放的能量,除用于生命活动及维持体温外,大约有 40% 以化学能的形式储存于高能化合物中,形成高能磷酸键或高能硫酸酯键。水解时释放的能量大于 21 kJ/mol

的化学键称为高能键,常用"～"表示。含高能磷酸键或高能硫酸酯键的化合物称为高能化合物。

1. ATP 在体内所有的高能化合物中,以 ATP 最为重要,生物体内能量的储存和利用都以 ATP 为中心,ATP 几乎是细胞能够直接利用的唯一能源。体内 ATP 数量不多,但经 ATP/ADP 相互转换可源源不断得到供应。氧化磷酸化是体内 ATP 合成的主要方式。除此以外,还有一种直接将高能代谢物分子中的能量转移给 ADP(或 GDP),生成 ATP(或 GTP)的过程称为底物水平磷酸化,如糖代谢的三个反应过程可通过底物水平磷酸化产生 ATP:

$$1,3\text{-二磷酸甘油酸}+ADP \xrightarrow{\text{3-磷酸甘油酸激酶}} 3\text{-磷酸甘油酸}+ATP$$

$$\text{磷酸烯醇式丙酮酸}+ADP \xrightarrow{\text{丙酮酸激酶}} \text{烯醇式丙酮酸}+ATP$$

$$\text{琥珀酰 CoA}+H_3PO_4 \xrightarrow[GDP \quad GTP]{\text{琥珀酰 CoA 合成酶}} \text{琥珀酸}+HSCoA$$

2. 其他高能化合物

除 ATP 外,体内还存在其他高能化合物(表 9-3),如为合成代谢提供能量的 UTP、CTP、GTP 等。除此以外,ATP 还将～P 转移给肌酸生成磷酸肌酸(creatine phosphate,CP),当 ATP 浓度高时,可在肌酸激酶的催化下,将其～P 转移给肌酸,生成磷酸肌酸。当机体 ATP 消耗过多而使 ADP 增多时,磷酸肌酸可将～P 转移给 ADP 形成 ATP,供机体利用。

体内多数合成反应都以 ATP 为直接能源,但有些合成反应以其他高能化合物为能量的直接来源,如 UTP 用于糖原合成,CTP 用于磷脂合成,GTP 用于蛋白质合成等,然而为这些合成代谢提供能量的 UTP、CTP、GTP 等,通常是在二磷酸核苷激酶的催化下,从 ATP 中获得～P 而生成的。反应如下:

$$ATP+UDP \rightleftharpoons ADP+UTP$$

$$ATP+CDP \rightleftharpoons ADP+CTP$$

$$ATP+GDP \rightleftharpoons ADP+GTP$$

表 9-3 几种常见的高能化合物

通 式	举 例	释放能量(pH 7.0,25 ℃)/(kJ/mol)或(kcal/mol)
$R-\overset{\overset{NH}{\|}}{\underset{\underset{H}{\|}}{C}}-N\sim PO_3H_2$	磷酸肌酸	$-43.9(-10.5)$
$R-\overset{\overset{CH_2}{\|}}{C}-O\sim PO_3H_2$	磷酸烯醇式丙酮酸	$-61.9(-14.8)$
$R-\overset{\overset{O}{\|}}{C}-O\sim PO_3H_2$	乙酰磷酸	$-41.8(-10.1)$

续表

通 式	举 例	释放能量(pH 7.0,25 ℃)/(kJ/mol)或(kcal/mol)
（结构式：焦磷酸）	ATP、GTP、UTP、CTP	−30.5(−7.3)
（结构式：硫酯键 R—C~SCoA）	乙酰 CoA	−31.4(−7.5)

（二）高能化合物的储存和利用

生物体内能量的释放、储存和利用都以 ATP 为中心（图 9-9）。ATP 是生命活动中的直接供能物质,其水解时释放的能量可直接供给各种生命活动,如肌肉收缩、腺体分泌、离子平衡、神经传导、合成代谢、维持体温等。此外,磷酸肌酸可作为肌肉和脑组织中能量的主要储存形式。

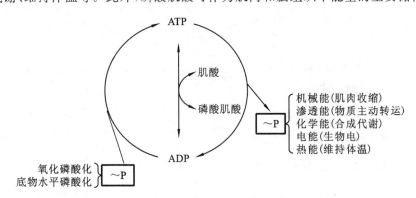

图 9-9 ATP 的生成和利用

四、线粒体外 NADH 的氧化

物质氧化分解在线粒体内产生的 NADH 可直接通过呼吸链进行氧化磷酸化,但亦有不少反应是在线粒体外胞浆中进行的,如 3-磷酸甘油醛脱氢反应、乳酸脱氢反应等,需要将 NADH 转运至线粒体内进行生物氧化,同时线粒体内经生物氧化生成的产物（如 ATP）需要转运出线粒体供细胞使用,以保证生物氧化和基质内旺盛的物质代谢的顺利进行。

1. 胞质中 NADH 的氧化 真核细胞中 NADH 及所携带的氢不能自由通过线粒体内膜,必须借助穿梭机制才能被转入线粒体。体内穿梭机制主要有 α-磷酸甘油穿梭和苹果酸-天冬氨酸穿梭两种。

（1）α-磷酸甘油穿梭:主要存在于脑及骨骼肌中,胞液中的 NADH 在磷酸甘油脱氢酶催化下,使磷酸二羟丙酮还原成 α-磷酸甘油,后者通过线粒体外膜,再经位于线粒体内膜近胞质侧的含 FAD 辅基的磷酸甘油脱氢酶催化生成磷酸二羟丙酮和 $FADH_2$,磷酸二羟丙酮可再返回线粒体外侧继续下一轮穿梭,而 $FADH_2$ 则进入琥珀酸氧化呼吸链,可产生 1.5 分子 ATP（图 9-10）。

（2）苹果酸-天冬氨酸穿梭:主要存在于肝、肾和心肌中,胞液中 NADH 在苹果酸脱氢酶催化下,使草酰乙酸还原成苹果酸,苹果酸通过线粒体内膜上的 α-酮戊二酸转运蛋白进入线粒体内。进入线粒体的苹果酸,经苹果酸脱氢酶催化又氧化生成草酰乙酸和 NADH,NADH 进入 NADH 氧化呼吸链,可产生 2.5 分子 ATP。线粒体内的草酰乙酸经谷草转氨酶作用生成 α-酮戊二酸和天冬氨酸,天冬氨酸借线粒体膜上的酸性氨基酸转运蛋白运出线粒体再转变成草酰乙酸,继续重复穿梭（图 9-11）。

2. ADP 进入与 ATP 移出 线粒体内膜还富含 ATP-ADP 转位酶(ATP-ADP translocase),又称腺苷酸移位酶,由 2 个亚基组成,主要功能是催化经内膜的 ADP^{3-} 进入和 ATP^{4-} 移出紧密

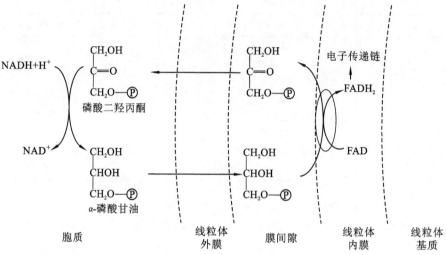

图 9-10 α-磷酸甘油穿梭

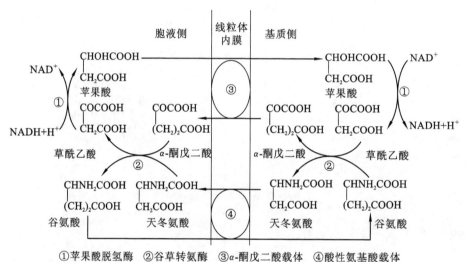

①苹果酸脱氢酶　②谷草转氨酶　③α-酮戊二酸载体　④酸性氨基酸载体

图 9-11 苹果酸-天冬氨酸穿梭

偶联,维持线粒体腺苷酸水平平衡。此时,胞质中的 $H_2PO_4^-$ 经磷酸盐转运蛋白与 H^+ 同向转运到线粒体内(图 9-12)。

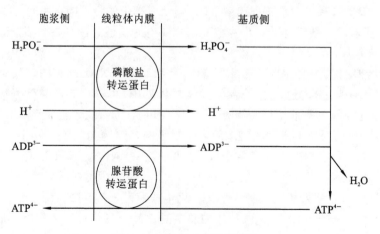

图 9-12 ATP、ADP、Pi 的转运

每分子 ATP^{4-} 和 ADP^{3-} 反向转运时,实现向内膜外净转移 1 个负电荷,相当于多一个 H^+ 转入线粒体基质,因此每分子 ATP 在线粒体中生成并转运到胞质共需 4 个 H^+ 回流进入线粒体基质中。按此计算,NADH氧化呼吸链每传递2个H泵出10个H^+,生成2.5(10/4)分子ATP,琥珀酸氧化呼吸链每传递2个H泵出9个H^+,生成1.5(6/4)分子ATP。

心肌和骨骼肌等耗能多的组织线粒体膜间隙中存在一种肌酸激酶同工酶,它催化经ATP-ADP转位酶运到膜间隙中的ATP与肌酸之间~P转移,生成的磷酸肌酸经线粒体外膜中的孔蛋白进入胞质中。进入胞质中的磷酸肌酸在细胞需能部位由相应的肌酸激酶同工酶催化,将~P转移给ADP生成ATP,供细胞利用。

第二节 能量代谢

一、机体能量的来源和利用

(一)机体能量的来源

人体的能量主要来自糖、脂肪和蛋白质。糖是主要的供能物质,脂肪是体内储存能源的主要物质形式。在一般生理条件下,糖通过有氧氧化提供能量。代谢释放的能量,有50%以上迅速转化为热能,其余不足50%转移到三磷酸腺苷(ATP)的高能磷酸键中储存。ATP既是机体的重要储能物质,又是直接的供能物质。

(二)机体能量的利用

物质释放的能量的最终去路有三条:①转变为热能,主要用于维持体温;②促骨骼肌、心肌等器官运动完成机械外功;③转变为化学能(ATP、CP形式)进行储存。

二、影响能量代谢的因素

(一)个体因素

1.体表面积 可以排除身材大小的影响。

2.性别与年龄 同龄男性的能量代谢率高于女性。处于生长发育阶段的儿童和少年,新陈代谢旺盛。

(二)生理活动和环境因素

1.睡眠 能量代谢率降低。

2.肌肉活动 肌肉活动对能量代谢的影响最明显。安静时骨骼肌的产热量占总热量的20%,剧烈运动时可达90%,因此对能量代谢的影响最大。

3.环境温度 在20～30 ℃的环境温度中,人在安静时的能量代谢最为稳定,环境温度过高或过低时,能量代谢都增加。

4.食物的特殊动力效应 机体在进食后一段时间内(1～8 h)产生"额外"能量消耗的现象,称为食物的特殊动力效应。主要与肝脏吸收代谢营养物质有关。在三大产热营养素中,以蛋白质为最高,食物的特殊动力效应消耗的能量大约要占到蛋白质分解提供能量的30%,糖和脂肪分别为6%和4%,混合性食物则为10%。

5.精神紧张 人体处于激动、恐惧和焦虑等紧张状态下,能量代谢率可显著增加。这主要与精神紧张状态下骨骼肌紧张性提高,产热增多及紧张状态造成体内儿茶酚胺释放增加致能量代谢增强有关。

三、基础代谢

基础代谢是指人体在基础状态下的能量代谢。单位时间内的基础代谢称为基础代谢率(basal metabolism rate,BMR),单位一般以$kJ/(m^2 \cdot h)$来表示。所谓基础状态是指室温在20～

25 ℃、清晨、空腹、清醒而又极其安静的状态。在这种状态下,排除了肌肉活动、食物特殊动力作用、环境温度和精神紧张等因素的影响,体内的能量消耗主要用于维持基本的生命活动,代谢率比较稳定。

基础代谢率随着性别、年龄等不同而有生理变动。男子的基础代谢率平均比女子高,幼年比成年高,年龄越大,基础代谢率越低。一般来说,基础代谢率的实际数值与正常的平均值相差 10%~15% 属于正常。低于或超过正常值 20% 时,才能算病理状态。甲状腺功能减退时,基础代谢率比正常标准低 20%~40%;甲状腺功能亢进时,基础代谢率比正常标准高 25%~80%。其他如肾上腺皮质和脑下垂体机能低下时,基础代谢率也要降低。

体温的变化对基础代谢率也有较为明显的影响,体温每升高 1 ℃,基础代谢率增加 13% 左右。

第三节 体 温

一、正常体温及其生理波动

(一)体温的概念及测量

人体的温度分为体表温度和体核温度。一般把人体皮肤、皮下组织和肌肉等处的温度称为体表温度,体表温度在人体各部分差异较大且易受环境温度影响。体核温度指人体深部组织器官(心、脑、肺及腹腔脏器)的平均温度。体核温度因部位较深,在人体各部位差异小,比较稳定,因此,临床上把它的测定作为衡量人体温度的标准,即体温。在正常情况下,人类体温一般为 37 ℃ 或者 98.9 ℉。临床上常用腋窝、口腔或直肠的温度来反映体温。其中直肠温度最高,腋窝温度最低。体温反映了机体新陈代谢的结果,也是机体发挥正常功能的必备条件之一。

(二)体温的正常值及其生理波动

1. 正常体温 正常人腋下温度为 36~37.4 ℃,口腔温度 36.7~37.7 ℃,直肠温度 36.9~37.9 ℃。体温高于正常称为发热,37.3~38 ℃ 为低热,38.1~39 ℃ 为中度发热,39.1~41 ℃ 为高热,41 ℃ 以上为超高热。人体温度相对恒定是维持人体正常生命活动的重要条件之一,体温高于 41 ℃ 或低于 25 ℃ 时将严重影响各系统(特别是神经系统)的机能活动,甚至危害生命。

2. 体温的生理波动 体温并不是稳定不变的,正常情况下,年龄、性别、环境温度、精神活动、体力活动以及昼夜变化等都会影响体温,使其在一个较小的范围内正常波动,但一般不会超过 1 ℃。

(1)昼夜变化:正常人的体温呈现明显的周期性昼夜变化。清晨最低,午后最高,波动幅度一般不超过 1 ℃。体温的这种周期性昼夜变化称为昼夜节律或日节律,与下丘脑的生物钟功能有关。

(2)性别:成年女性的体温平均比男性高 0.3 ℃,且女性体温随月经周期呈现节律性波动,即在月经期和排卵前期体温较低,排卵后陡然体温升高约 0.5 ℃,一直持续至下次月经开始。这种体温的规律性变化与孕激素分泌的周期性变化密切相关,是由于黄体分泌孕酮的生热效应所引起。

(3)年龄:儿童、青少年的体温较高,随着年龄的增长体温逐渐降低。但新生儿,特别是早产儿,由于体温调节机制发育还不完善,调节体温的能力差,所以他们的体温容易受环境温度的影响而变动。因此对新生儿应加强护理。

(4)情绪和体力活动:情绪紧张时,肌肉张力增加和激素的作用,使产热量增多。所以,临床上应让患者安静一段时间以后再测体温,测定小儿体温时应防止哭闹。

(5)季节和地区影响:一般夏季的体温较冬季体温高。

二、机体的产热与散热

(一)体热平衡

机体营养物质代谢释放出来的能量,50%以上以热能的形式用于维持体温,其余储存于ATP,经过能量转化与利用,最终也变成热能,并与维持体温的热量一起,由血液循环传导到机体表层并散发于体外。因此,机体在体温调节机制的调控下,使产热和散热之间保持相对平衡的状态,称为体热平衡。机体内所容纳的热量,称为机体热含量。

(二)产热

基础代谢是机体产热的基础。基础代谢率高,产热量多;基础代谢率低,产热量少。正常成年男子的基础代谢率约为 170 kJ/(m² · h)。成年女子约 155 kJ/(m² · h)。

机体产热的方式主要如下。

1. 基础代谢产热 基础状态或安静状态下,70%左右的基础代谢的热量来自于内脏和脑等深部组织器官,它们是基础状态下主要的产热器官。肝脏和脑的代谢水平高,产热多。

2. 食物特殊动力作用产热 食物特殊动力作用可使机体进食后额外产生热量。

3. 骨骼肌运动产热 骨骼肌的产热量在安静状态和运动状态变化很大。在安静时产热量很小,约占机体产热总量的18%;运动时则产热量很大,骨骼是肌肉运动时主要的产热器官,其产热量可占机体总产热量的90%。

4. 寒战产热与非寒战产热 在寒冷环境中此种方式可增加产热量,维持体温的相对稳定。

(1)寒战产热:机体受到寒冷刺激时,最初骨骼肌出现寒冷性肌紧张而增加产热量,以维持体温。在寒冷刺激继续加强时,伸肌群和屈肌群同时发生不随意的节律性收缩,即寒战。寒战时伸肌群和屈肌群同时发生收缩,肌肉不做外功,能量全部转换为热能,故寒战产热是机体在寒冷环境中主要的产热形式。

(2)非寒战产热(又称代谢产热):机体处于寒冷环境中时,除寒战产热外,体内还会发生广泛的组织器官代谢产热增加,这一现象称为非寒战产热。寒冷环境中,交感神经兴奋,可使棕色脂肪迅速分解产热。

(三)散热

1. 人体的散热途径 皮肤是人体的主要散热部位,而且受体温调节机制的调控。

2. 机体内热量到达皮肤的途径 机体内的热量通过热传导和血液循环两条途径到达皮肤,再从皮肤散发到外环境中。

(1)热传导:受脂肪层厚度的影响。

(2)皮肤血液循环:皮下动静脉吻合支;皮肤血管口径受交感神经紧张性变化的调节,使皮肤血流量可以在很大范围内变动,调节皮肤散热量。

3. 皮肤散热方式

(1)辐射:物体温度大于绝对零度时,都能以热射线形式向周围放射能量,这称为辐射散热。散热量取决于皮肤温度和周围物体表面温度之间的温度差、有效的辐射面积以及物体的颜色等因素。在常温和安静状态下,机体热量约90%通过辐射散发。

(2)传导:相互接触的物质分子层的传热现象。效率取决于皮肤表面与接触物表面的温度差、物体的热导率、接触面积等。

(3)对流:通过冷、热空气的对流使机体散热,称为对流散热。它受风速的影响。

(4)蒸发:人体的蒸发分为不感蒸发和发汗两种形式。不感蒸发是指机体中的水分直接渗透到体表汽化蒸发的现象,不受人体生理性体温调节机制的控制。发汗是指汗腺的分泌和汽化达到散热的效果,受环境温度、风速、空气湿度等因素的影响。在环境温度等于或高于皮肤温度的情况下,蒸发散热成为机体唯一的散热方式。

4. 发汗 汗腺分泌汗液的活动。汗腺分为大汗腺和小汗腺。大汗腺主要集中于腋窝、乳头和阴部等处。小汗腺分布于全身皮肤,掌心和脚底最多,其次是头部,躯干和四肢比较稀少。

小汗腺受交感胆碱能神经的支配。掌心和足底的汗腺也受肾上腺能神经支配。大汗腺不受神经支配。

由体内外温热性刺激引起的汗腺分泌,称为温热性发汗。它是一种全身的小汗腺都分泌汗液的现象,其生理意义在于蒸发散热,调节体温。下丘脑的发汗中枢起重要作用。由精神紧张或情绪激动引起的发汗称为精神性发汗。与体温调节无关的发汗主要发生于掌心、足底和腋窝。在进食辛辣食物时,口中的痛觉神经末梢受到刺激也可反射性地引起头部和颈部发汗,称为味觉性发汗。

三、体温调节

(一)温度感受器

温度感受器是感受机体各个部位温度变化的特殊结构,分为冷感受器和热感受器,也可分为外周温度感受器和中枢温度感受器。

1. 外周温度感受器　分布于中枢神经系统以外的温度感受器,广泛分布于全身皮肤、黏膜、内脏和肌肉等各处。

2. 中枢温度感受器　分布于脊髓、延髓、脑干网状结构以及下丘脑等处,为与体温调节有关的温度敏感神经元。局部加热时放电活动频率增加的神经元称为热敏神经元,因局部冷却时放电活动频率增加的神经元称为冷敏神经元。下丘脑的视前区-下丘脑前部(preoptic anterior-hypothalamus,PO/AH)中某些温度敏感神经元还能对下丘脑以外部位传入的温度变化信息发生反应。

(二)体温调节中枢与调定点

体温调节的基本中枢位于下丘脑。PO/AH区是体温调节中枢整合的关键部位。

由PO/AH区发出的指令,通过以下途径调节体温平衡:①通过躯体神经引起行为性体温调节活动和骨骼肌紧张性的改变;②通过交感神经调节皮肤血流量、汗腺分泌和无寒战产热;③通过内分泌腺活动调节机体的代谢水平。

在下丘脑PO/AH区中有一个控制体温的调定点,当体温处于这一温度值时,热敏神经元和冷敏神经元的活动处于平衡状态,产热和散热过程处于平衡状态。

(三)体温调节反应

1. 散热调节反应

(1)血管调节反应:不同环境下,交感神经紧张性的改变,改变动静脉吻合支开放和关闭。

(2)发汗:在炎热环境中,发汗增加。

(3)减少产热量:在炎热的环境中,代谢产热明显受抑制。

2. 产热调节反应

(1)寒战:机体受到寒冷刺激时,引起全身骨骼肌张力升高,当超过某一临界水平时,即发生寒战。

(2)交感神经兴奋:交感神经兴奋或血中肾上腺素和去甲肾上腺素增加可立即使细胞代谢加强,增加机体产热量。此种产热可称为非寒战产热。产热量与动物组织中的褐色脂肪量成正比。

(3)甲状腺激素分泌增多:机体受到寒冷刺激时,下丘脑释放的促甲状腺激素释放激素(TRH)增多,腺垂体分泌促甲状腺激素(TSH)增加,甲状腺激素增多,从而引起全身细胞代谢率增加,使机体产热量增多。

综合测试题

A型选择题

1. 呼吸链中细胞色素的排列顺序是(　　　)。

A. b→c→c_1→aa_3→O_2 B. c→b→c_1→aa_3→O_2 C. c_1→c→b→aa_3→O_2

D. b→c_1→c→aa_3→O_2 E. c→c_1→b→aa_3→O_2

2. 下列哪种维生素参与构成呼吸链？（　　）

A. 维生素 A   B. 维生素 B_1 C. 维生素 B_2 D. 维生素 C   E. 维生素 D

3. 下列哪种物质既是重要的储能物质，又是直接供能的物质？（　　）

A. 葡萄糖   B. 肝糖原   C. 三磷酸腺苷   D. 脂肪酸   E. 磷酸肌酸

4. 基础代谢率与下列哪项具有比例关系？（　　）

A. 体重   B. 身高   C. 体表面积   D. 环境温度   E. 年龄

5. 关于能量代谢的描述，正确的是（　　）。

A. 平静思考问题时，脑组织产热量明显升高

B. 安静时，脑组织耗氧量与肌组织接近

C. 在睡眠和在活跃的精神状态下，脑中葡萄糖代谢明显不同

D. 精神紧张可致机体产热量显著增加

E. 情绪激动时，可直接引起脑组织代谢率显著增加

（卢　杰）

第十章 肾的排泄功能

 学习目标

掌握：肾小球滤过功能及影响肾小球滤过的因素；肾小球滤过率、肾糖阈、渗透性利尿和水利尿等概念；尿生成过程；影响尿生成的因素。

熟悉：肾小管和集合管重吸收的部位、方式、特点；肾小管和集合管分泌的生理意义；正常尿量及尿量异常；排尿反射的过程。

了解：肾脏的结构和血液循环特点；尿液的浓缩和稀释机制。

 案例引导

6 岁男孩，3 周前患上呼吸道感染，治疗后痊愈。近几日家长发现男孩晨起双眼睑和下肢水肿，且逐渐加重，但水肿活动后可减轻，并伴有食欲减退、恶心、呕吐和尿量减少，尿液色呈洗肉水样。检查发现：血压 140/100 mmHg，尿蛋白（＋＋），肉眼血尿。临床诊断：急性肾小球肾炎。

思考问题

1. 肾脏的功能有哪些？

2. 影响肾小球滤过的因素有哪些？

3. 患儿出现蛋白尿和血尿的原因是什么？

4. 患儿为什么出现少尿和水肿？

第一节 概 述

重点和难点：
皮质肾单位和近髓肾单位的结构和功能特点；肾脏血液循环的特点。

机体将代谢终产物、体内过剩的物质，以及进入体内的异物或毒物等经血液循环由排泄器官排出体外的过程，称排泄。排泄是机体物质代谢过程的最后一个环节。

排泄主要经呼吸道、消化道、皮肤和肾脏四条途径进行。由肾脏排出的物质种类多、数量大，因此肾脏是最重要的排泄器官。肾脏在神经、体液的调节下，随内、外环境变化而改变尿的质和量，维持机体水盐代谢和酸碱平衡，故而肾脏也是维持机体内环境相对稳定的重要器官之一。

肾脏也是一个内分泌器官，可合成和释放肾素。肾素是肾素-血管紧张素-醛固酮系统生成过程的限速物质，在调节全身血量、血压及细胞外液成分的相对恒定中起重要作用；可合成和释放促红细胞生成素等，调节骨髓红细胞的生成；肾的 1α-羟化酶可使 25-(OH)-D_3 转化为 1,25-$(OH)_2$-D_3，从而调节钙的吸收和血钙水平；肾脏还能生成激肽、前列腺素，参与局部或全身血管活动和机体多种活动的调节。

知识拓展

肾 移 植

肾移植俗称换肾，就是将健康者的肾脏移植给有肾脏病变并丧失肾脏功能的患者。

人体的左右两个肾脏,通常一个肾脏可以支持正常的代谢需求,当两侧肾脏功能丧失时,肾移植是理想的治疗方法。凡是慢性肾功能不全发展至终末期,均可用肾移植治疗。肾移植后患者可以免除透析的必要,而且是比腹膜透析或血液透析更能有效地治疗肾功能衰竭的方法。但患者术后需大剂量激素和免疫抑制剂治疗。

1954年,在美国波士顿的布里格姆医院,约瑟夫·默里医生做了世界上第一例纯合双生子间的肾移植手术,获得成功,开辟了器官移植的新纪元,也为其他器官移植铺平了道路。在国内,1960年吴阶平院士率先实行第一例肾移植。20世纪70年代肾移植全国正式展开。目前肾移植5年以上存活者超过1000例,10年以上超过200例。

一、肾的结构特征

(一)肾单位

肾单位(nephron)是尿生成的基本功能单位,它与集合管共同完成尿液的生成。人类两侧肾有170万~240万个肾单位。肾单位由肾小体及与之相连接的肾小管构成(图10-1)。集合管虽然不包括在肾单位中,但在尿生成,尤其在尿液的浓缩过程中起重要作用。每条集合管收集多条远曲小管输送的小管液,许多集合管再合并汇入乳头管,尿液最后经肾盏、肾盂、输尿管进入膀胱储存。

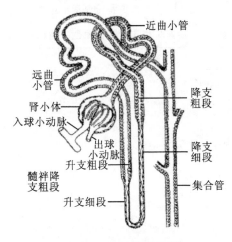

图 10-1 肾单位示意图

1. 肾小体 肾小体由肾小球和肾小囊组成。肾小球是入球小动脉和出球小动脉之间的一团盘曲成球状的毛细血管网,它由入球小动脉发出5~8个分支后,再进一步分成20~40个毛细血管袢构成,毛细血管袢之间有系膜支持。这些毛细血管再汇合成一根出球小动脉。肾小球的包囊是肾小囊,它由两层上皮细胞构成,内层紧贴于毛细血管壁上,外层与肾小管壁相连接,两层之间为囊腔,与肾小管相通。

2. 肾小管 肾小管的起始段高度屈曲,走行于肾皮质内,称近曲小管。走行于髓质内的一段呈"U"形,称髓袢。髓袢又分为降支和升支。与近曲小管相连接的是髓袢降支粗段,以后管径缩窄,称为降支细段。降支细段在髓袢顶端折返向上称升支细段,以后管径又增粗而成为升支粗段,升支粗段与远曲小管相连。远曲小管最后汇入集合管。近曲小管和髓袢降支粗段合称为近球小管。髓袢升支粗段和远曲小管合称为远球小管。

(二)皮质肾单位和髓质肾单位

肾单位按其所在的部位可分为皮质肾单位和近髓肾单位两类(图10-2)。两者在结构上有一定的差异,两类肾单位的主要区别见表10-1。

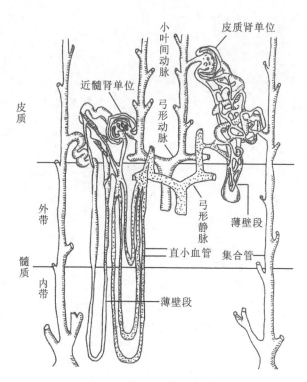

图 10-2　肾单位和肾血管示意图

表 10-1　皮质肾单位和近髓肾单位的结构特点比较

项　目	皮质肾单位	近髓肾单位
分布	肾皮质的外、中层	肾皮质的近髓层
占肾单位总数/(%)	85%～90%	10%～15%
肾小球的体积	较小	较大
入、出球小动脉的口径	入球小动脉大于出球小动脉	差异甚小
出球小动脉分支	形成的毛细血管网几乎全部缠绕在皮质部肾小管周围	形成肾小管周围毛细血管和"U"形直小血管

(三)球旁器

球旁器主要分布在皮质肾单位,又称近球小体,由球旁细胞、球外系膜细胞和致密斑三部分组成(图 10-3)。

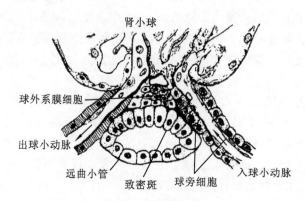

图 10-3　球旁器组成图

球旁细胞是位于入球小动脉的中膜内的肌上皮样细胞,由平滑肌细胞衍变而来,其胞质内含分泌颗粒,能合成、储存和释放肾素。

致密斑位于远曲小管起始部分,呈高柱状上皮细胞,局部呈现斑状隆起,故称致密斑。它同

NOTE

入球小动脉和出球小动脉相连接,能感受小管液中 NaCl 含量的变化,并将信息传递至球旁细胞,调节肾素的释放。

球外系膜细胞是位于入球小动脉、出球小动脉和致密斑之间的一群细胞,细胞聚集成一锥形体,其底面朝向致密斑,具有吞噬和收缩等功能。

二、肾的血液循环特点

(一)血流量大,分布不均匀

在安静状态下,健康成年人每分钟两肾的血流量约 1200 mL,相当于心输出量的 1/5~1/4。血浆约占全血容积的 55%,故肾的血浆流量为每分钟 660 mL。肾血流量大,有利于其完成尿的生成功能。其中约 94% 的血流供应肾皮质,流经外髓质和内髓质的血量分别约占 5% 和 1%。通常所说的肾的血流量主要指的是肾皮质血流量。

(二)有串联的两套毛细血管网

一套是肾小球毛细血管网,介于入球动脉和出球动脉之间。由于入球小动脉短而粗,出球动脉长而细,使得肾小球毛细血管血压较高,故有利于肾小球的滤过。一套是肾小管周围毛细血管网,由出球小动脉分支所形成,缠绕于肾小管周围或形成与髓袢平行的"U"形直小血管。由于出球小动脉口径小,阻力大,故血压较低,且胶体渗透压高,有利于肾小管的重吸收。

(三)肾血流量的调节

肾血流量的调节涉及两方面:一方面,肾血流量要与肾的泌尿机能相适应;另一方面,肾血流量要与全身的血液循环相适应。前者主要靠自身调节,后者主要靠神经、体液调节。

1. 自身调节 安静情况下,动脉血压在 10.7~24.0 kPa(80~180 mmHg)范围内变动时,肾血流量能保持相对稳定,即使在离体实验中也是如此。当肾动脉血压在一定范围内升高时,入球小动脉受到牵拉刺激逐渐增强,小动脉平滑肌的紧张性增加,血管阻力相应增加,结果肾血流量不会因为动脉血压的升高而增加,以保持肾血流量的相对恒定。反之,当肾动脉血压在一定范围内降低时,入球小动脉平滑肌舒张,肾血管阻力将相应降低,使肾血流量不致减少。这种肾血流量不依赖于神经和体液因素的调节,而在一定的动脉血压变动范围内保持相对恒定的现象,称为肾血流量的自身调节。肾血流量的这种调节不仅使肾血流量保持相对恒定,而且使肾小球滤过率保持相对恒定。当肾动脉血压超出上述范围时,入球小动脉平滑肌的舒张和收缩分别达到极限,则不能继续维持肾血流量的调节,肾血流量将随血压的改变而发生相应的变化。

2. 神经和体液调节 肾脏主要受交感神经支配。在一般情况下,肾主要依靠自身调节来保持肾血流量的相对稳定,以维持正常的泌尿功能。但在血容量减少,强烈的伤害性刺激或情绪激动,剧烈运动时,交感神经活动加强,肾血管收缩,肾血流量减少,以保证心、脑等重要器官的血流供应。

体液因素中,如肾上腺髓质释放的去甲肾上腺素和肾上腺素,循环血液中的血管升压素和血管紧张素 II,以及内皮细胞分泌的内皮素等,均可引起血管收缩,肾血流量减少;肾组织中生成的 PGI_2、PGE_2、NO 和缓激肽等,可引起肾血管舒张,肾血流量增加;而腺苷则引起入球小动脉收缩,肾血流量减少。

第二节 尿的生成过程

尿液来源于血浆,是在肾单位和集合管的协同作用下形成的。尿液生成包括三个基本过程:①肾小球的滤过;②肾小管和集合管的选择性重吸收;③肾小管和集合管的分泌和排泄。

一、肾小球的滤过功能

当循环血液流经肾小球毛细血管时,血浆中除蛋白质分子外的血浆成分被滤过进入肾小囊

重点和难点:
尿液生成的过程;影响肾小球滤过的因素;肾小管和集合管分泌的生理意义;尿液的浓缩和稀释的结构基础。

腔而形成原尿的过程,称为肾小球的滤过作用。微穿刺实验发现滤过液中除极少量的蛋白质外,各种晶体物质的成分和浓度与血浆非常接近(表10-2),证明原尿是血浆的超滤液。

表10-2 血浆、原尿和终尿中物质含量及每天的滤过量和排出量

物质	血浆/(g/L)	原尿/(g/L)	终尿/(g/L)	终尿/血浆(倍数)	滤过总量/L	排出量/g	重吸收率/(%)
Na^+	3.3	3.3	3.5	1.1	594	5.3	99
K^+	0.2	0.2	1.5	7.7	36	2.3	94
Cl^-	3.7	3.7	6.0	1.6	666	9.0	99
碳酸根	1.5	1.5	0.07	0.05	270	0.1	99
磷酸根	0.03	0.03	1.2	40	5.4	1.8	67
尿素	0.3	0.3	20	67	54	30	45
尿酸	0.02	0.02	0.5	25	3.6	0.75	79
肌酐	0.01	0.01	1.5	150	1.8	2.25	0
氨	0.001	0.001	0.4	400	0.18	0.6	0
葡萄糖	1.0	1.0	0	0	180	0	100*
蛋白质	80	0	0	0	微量	0	100*
水	900	980	960	1.1	180	1.5 L	99

*:几乎为100%。

知识拓展

微穿刺技术

微穿刺技术是利用显微操纵仪将外径6～10 μm的微细玻璃管插入肾小体的囊腔中。在与囊腔相接部位的近球小管内,注入石蜡油防止滤液进入肾小管。用微细玻璃管直接抽取囊腔中的液体进行微量化学分析。分析表明,除了蛋白质含量甚少之外,各种晶体物质如葡萄糖、氯化物、无机磷酸盐、尿素、尿酸和肌酐等的浓度都与血浆中的非常接近,而且渗透压及酸碱度也与血浆的相似,由此证明囊内液确是血浆的超滤液。

单位时间内(每分钟)两侧肾脏生成的超滤液量称为肾小球滤过率(glomerular filtration rate,GFR)。肾小球滤过率与肾血浆流量的比值称为滤过分数(filtration fraction,FF)。在体表面积为1.73 m^2个体,肾小球滤过率平均125 mL/min左右,故每昼夜两侧肾脏的肾小球滤过液总量可达180 L。经测算,肾血浆流量为660 mL/min,则滤过分数约为19%。由此表明,流经肾脏的血浆约有1/5在通过肾小球滤过时形成原尿。GRF和FF可作为衡量肾小球滤过功能的指标。

血液流经肾小球形成原尿时,须通过滤过膜,而且还需要有一定的滤过动力,即有效滤过压才能进行。

(一)滤过的结构基础

肾小球滤过的结构基础是滤过膜。电子显微镜下观察到,肾小球滤过膜是一种具有多种孔道的半透膜,由三层结构组成,每层都存在不同直径的小孔(图10-4)。①内层是肾小球毛细血管内皮细胞,细胞上有许多直径为70～90 nm的小孔,可阻止血细胞通过,对血浆中的物质几乎无阻挡作用;②中间层是基膜,为非细胞性结构,由水和凝胶形成的微纤维网,网孔直径为2～8 nm,可允许水分子和部分溶质通过,但限制蛋白质通过;③外层是肾小囊脏层上皮细胞,肾小囊脏层上皮细胞小孔直径4～11 nm,具有许多足样突起附着在基膜上,足突之间的裂隙上覆盖着一层裂隙膜,可限制血浆蛋白通过,它是滤过膜的最后一道屏障。此外,滤过膜的三层结构中,每层均覆盖着一层带负电荷的糖蛋白,可阻止带负电荷的蛋白质通过。三层结构的小孔组成机械屏障,负电荷的糖蛋白组成电荷屏障。机械屏障作用比电荷屏障作用明显。

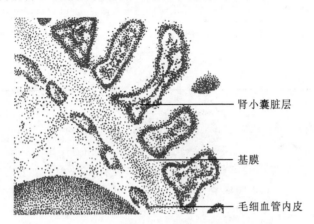

肾小囊脏层

基膜

毛细血管内皮

图 10-4 肾小球滤过膜示意图

血浆中的物质能否通过滤过膜,取决于被滤过物质的半径及所带的电荷。半径小于 1.8 nm、相对分子质量小于 6000 的带正电荷或呈中性的物质,如 Na^+、水、葡萄糖等,均可自由通过。半径等于或大于 3.6 nm、相对分子质量大于 69000 的物质,即使带正电荷,由于有机械屏障的存在,也难以通过。因此,一般以物质相对分子质量大于 70000 的完全不能通过。血浆白蛋白的相对分子质量 69000,半径为 3.5 nm,但由于带负电荷,不能通过电荷屏障,所以原尿中无蛋白质。血红蛋白相对分子质量为 64000,半径为 3.2 nm,可以通过,但正常情况下血中游离的血红蛋白很少,即使有些血红蛋白因红细胞破坏而释出,也被血浆中的结合珠蛋白结合成较大的复合物而不能滤过。当大量溶血时,血液中游离的血红蛋白增多,超过了结合珠蛋白的结合能力,血红蛋白可从尿中排出,形成血红蛋白尿。

(二)肾小球的有效滤过压

有效滤过压(effective filtration pressure,EFP)是指促进滤过的动力与阻止滤过的阻力之间的差值。滤过的动力包括肾小球毛细血管血压和肾小囊内液(超滤液)胶体渗透压。滤过的阻力包括肾小球毛细血管内的血浆胶体渗透压和肾小囊内的静水压(图 10-5)。由于肾小囊内液中蛋白质的浓度极低,其胶体渗透压可忽略不计。因此肾小球滤过的有效滤过压可用下式表示:

肾小球有效滤过压＝肾小球毛细血管血压－(血浆胶体渗透压＋肾小囊内压)

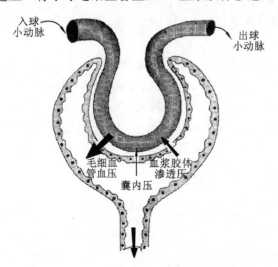

入球小动脉　出球小动脉

毛细血管血压　血浆胶体渗透压

囊内压

图 10-5 肾小球有效滤过压示意图

用微穿刺实验在某些动物体内直接测定表明,肾小球毛细血管的入球端和出球端血压几乎相等,而血浆胶体渗透压在毛细血管的出球端却明显升高,这是因为血浆流经肾小球毛细血管时,不断滤出超滤液,而血浆蛋白却不能滤过,因而使血浆胶体渗透压逐渐升高,有效滤过压则逐渐下降(表10-3)。

表10-3　肾小球入球端和出球端的有效滤过压[kPa(mmHg)]

部位	肾小球毛细血管血压	血浆胶体渗透压	肾小囊内压	有效滤过压
入球端	6.0(45)	3.3(25)	1.3(10)	1.4(10)
出球端	6.0(45)	4.7(35)	1.3(10)	0

据此得出:

入球小动脉端的有效滤过压:(45+0)-(25+10)=10(mmHg)

出球小动脉端的有效滤过压:(45+0)-(35+10)=0(mmHg)

以上计算结果表明,在肾小球毛细血管的全长上,只有前段才有滤过作用,越接近末端(出球端)滤过作用越小,当血浆胶体渗透压升高至 35 mmHg 时,有效滤过压降低到零,即达到滤过平衡,滤过停止。

(三)影响肾小球滤过的因素

1. 有效滤过压

(1)肾小球毛细血管血压:正常情况下,当血压在80~180 mmHg 范围内变动时,由于肾血流量的自身调节机制,肾小球毛细血管血压可保持相对稳定,故肾小球滤过率基本不变。若超出自身调节范围,肾小球毛细血管血压、有效滤过压和肾小球滤过率就会发生相应的改变。在血容量减少,剧烈运动,强烈的伤害性刺激或情绪激动等情况下,可使交感神经活动加强,入球小动脉收缩,导致肾血流量、肾小球毛细血管血压下降,从而使有效滤过压和肾小球滤过率降低。在高血压晚期,由于入球小动脉硬化,管腔狭窄,也可造成肾小球毛细血管血压明显下降,肾血流量和滤过率减少。

(2)血浆胶体渗透压:正常情况下,血浆胶体渗透压的变化不大。若静脉输入大量生理盐水使血浆稀释,或某些病理情况下使血浆蛋白浓度降低,胶体渗透压下降,有效滤过压和肾小球滤过率增加,尿量增加。

(3)囊内压:正常情况下囊内压比较稳定。当肾盂或输尿管结石、肿瘤压迫或任何原因引起输尿管阻塞时,导致囊内压升高,从而降低有效滤过压和肾小球滤过率。

2. 滤过膜的面积和通透性　正常情况下,滤过膜的通透性和面积比较稳定。正常人两肾总滤过面积在 1.5 m² 以上。在某些病理情况下,例如在急性肾小球肾炎时,由于一些肾小球的管腔变狭窄,使肾小球滤过面积减小,肾小球滤过率减小,可出现少尿甚至无尿。急性肾小球肾炎时,滤过膜上带负电荷的糖蛋白含量减少或消失,滤过膜的通透性增大,使血浆蛋白甚至是血细胞漏出,出现蛋白尿和血尿。

3. 肾血浆流量　肾血浆流量对肾小球滤过率的影响并非通过改变有效滤过压,而是改变滤过平衡点。当肾血浆流量增大时,肾小球毛细血管中血浆胶体渗透压上升速度减缓,滤过平衡点向出球小动脉端靠近,使滤过长度增加,肾小球滤过率增加;当肾血浆流量减少时,则出现相反的变化。当肾交感神经强烈兴奋引起入球小动脉阻力明显增加时,如剧烈运动、失血、缺氧和中毒性休克等,肾血浆流量明显减少,肾小球滤过率也显著降低。

二、肾小管和集合管的重吸收作用

重吸收是指肾小管上皮细胞将物质从肾小管液中转运至血液中的过程。

正常人两肾生成的超滤液每天达 180 L,而终尿量仅 1.5 L 左右,表明超滤液中的水分约 99% 被肾小管和集合管重吸收,超滤液中的其他物质被选择性重吸收。如滤过的葡萄糖和氨基酸可全部被重吸收,Na⁺、Ca²⁺ 和尿素等则不同程度地被重吸收。

(一)重吸收的部位

肾小管各段和集合管都有重吸收的功能,由于近端小管上皮细胞的管腔膜上有大量密集的微绒毛形成的刷状缘,使吸收面积达 $50\sim60\ m^2$;管腔膜对 Na^+、K^+、Cl^- 等的通透性大;上皮细胞内有大量的线粒体,代谢活跃,管腔膜上的载体数量多,因而近端小管重吸收的物质种类最多,数量最大,是各类物质重吸收的主要部位(图 10-6)。正常情况下,小管液中的葡萄糖、氨基酸等营养物质,几乎全部在近端小管重吸收。$80\%\sim90\%$ 的 HCO_3^-、$65\%\sim70\%$ 的水和 Na^+、K^+、Cl^- 等也在此重吸收,尿素被小部分吸收,肌酐则完全不被重吸收。余下的水和盐类绝大部分在髓袢细段、远曲小管和集合管重吸收,少量随尿排出。虽然远曲小管、集合管重吸收的量较近端小管的少,但由于它们分别受抗利尿激素和醛固酮的调节,因此与机体内水盐和酸碱平衡调节密切相关。

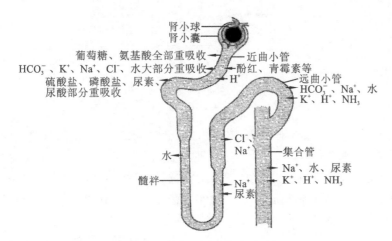

图 10-6　肾小管和集合管的重吸收及其分泌示意图

(二)重吸收的方式

肾小管和集合管的重吸收方式包括被动吸收和主动吸收。

被动重吸收是指小管液的物质顺电-化学差从管腔内转运到管周组织液并进入血液的过程。如尿素顺浓度差、Cl^- 顺电位差、水顺渗透压差被重吸收。

主动重吸收是指溶质逆电-化学差通过肾小管上皮细胞的过程。主动重吸收需要消耗能量,根据主动重吸收过程中能量来源不同,分为原发性和继发性主动重吸收。原发性主动重吸收所需能量由 ATP 分解直接提供,如 Na^+ 和 K^+ 的重吸收主要靠细胞管周膜上的钠泵分解 ATP 提供能量;继发性主动重吸收不是直接来自钠泵,而是同 Na^+ 的主动重吸收偶联进行的,其动力来自钠泵的顺电-化学差转运时释放的能量,是间接消耗能量。存在于细胞膜上的转运体有两种类型,即同向转运和逆向转运。两类转运体都可同时转运两种或两种以上物质,前者转运物质方向相同,称协同转运,如髓袢升支粗段的顶端膜上的 Na^+-K^+-$2Cl^-$ 同向转运体。后者转运物质的方向相反,称逆向转运,如在集合管发生的 Na^+-H^+ 交换。

(三)几种主要物质的重吸收

1. NaCl 和水的重吸收　在近端小管重吸收的 NaCl 占滤液的 $65\%\sim70\%$。Na^+ 的重吸收以主动转运为主,Cl^- 随 Na^+ 的重吸收所造成的电位差而被动重吸收,水则伴随盐的重吸收而被动重吸收。因此,近端小管中液体的重吸收为等渗性重吸收。近端小管对 NaCl 的重吸收包括前半段的跨细胞途径的主动重吸收和后半段经细胞旁路的被动重吸收过程,前者约占 NaCl 重吸收的 $2/3$,后者占 $1/3$。

近端小管重吸收 Na^+ 的机制,通常用"泵-漏模式"来解释。现已证明,钠泵存在于细胞膜的基侧膜管周间隙和细胞间隙,从而降低细胞内 Na^+ 浓度,使小管腔中的 Na^+ 顺浓度梯度和电位梯度从腔面膜不断扩散入细胞;同时,由于细胞间隙中 Na^+ 浓度升高,渗透压也升高,水也随之进入细胞间隙。这样,细胞间隙的静水压升高,促进 Na^+ 和水进入管周毛细血管;增高的静水压撑开细胞间隙靠近管腔侧的紧密连接,使一部分 Na^+ 和水通过细胞间连接的"漏洞"漏入小管腔(图

10-7)。因此,近端小管对 Na^+ 和水的实际重吸收量应等于其重吸收量减去漏量。

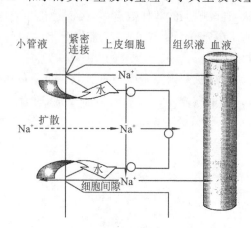

图 10-7 Na^+ 在近球小管重吸收示意图

空心圆形表示钠泵

在髓袢,肾小球滤过的 NaCl 有 20%～30% 被重吸收,水约 10% 被重吸收。髓袢降支细段对水有较高的通透性,但对 Na^+、K^+、尿素的通透性很低,因此,当小管液通过该段时,由于水被逐渐重吸收,小管液的溶质浓度逐渐升高,小管液的渗透压也逐渐升高。髓袢升支细段对 Na^+、Cl^- 和尿素都有通透性,而对水几乎无通透性,因而小管液溶质浓度和渗透压又逐渐降低。在升支细段中 NaCl 的重吸收主要是由于降支细段中形成的高 NaCl 浓度,从而导致升支细段中 NaCl 的被动扩散。该段吸收滤液中 5%～10% 的 NaCl。髓袢升支粗段对水的通透性仍较低,但对 NaCl 能进行主动重吸收,升支粗段是 NaCl 在髓袢重吸收的主要部位,通过髓袢升支粗段的顶端膜上的 Na^+-K^+-$2Cl^-$ 同向转运体进行,重吸收滤液中 15%～20% 的 NaCl,因而小管液的浓度和渗透压进一步降低,该段是小管液的主要"稀释段"。从整个髓袢来说,NaCl 的重吸收大于水的重吸收。它与近端小管不同,小管液重吸收是高渗透性的重吸收。这一特点与髓质高渗区的形成及尿液的浓缩和稀释机制有密切关系。

远曲小管初段对水的通透性很低,Na^+、Cl^- 通过远曲小管初段的 Na^+-Cl^- 同向转运体主动重吸收。在远曲小管后段和集合管含有两类细胞,即主细胞和闰细胞。主细胞重吸收 Na^+ 和水、分泌 K^+,闰细胞分泌 H^+。主细胞重吸收 Na^+ 主要通过管腔膜上的 Na^+ 通道,顺电化学梯度进入细胞,然后通过 Na^+ 泵被重吸收。远曲小管和集合管能主动重吸收滤液中 Na^+ 的 10%,重吸收水的 20% 左右。远曲小管和集合管重吸收的最大特点是 Na^+ 和水重吸收的分离。Na^+ 的重吸收受醛固酮的调节,而水的重吸收则受抗利尿激素的调节。远曲小管和集合管对 NaCl 和水的重吸收是根据机体的需要进行调节性的吸收,而其余各段则属于必然性吸收。

2. HCO_3^- 的重吸收   小管液中的 HCO_3^- 约有 85% 在近端小管中以 CO_2 的形式被重吸收,其余在髓袢、远曲小管和集合管被吸收。血液中的 $NaHCO_3$ 滤入小管液中后,解离为 Na^+ 和 HCO_3^-。Na^+ 被主动重吸收,而小管液中的 HCO_3^- 不易透过管腔膜,因此它先与小管细胞通过 Na^+-H^+ 交换分泌的 H^+ 形成 H_2CO_3,后者再解离为 H_2O 和 CO_2。CO_2 脂溶性高,可迅速通过管腔膜而扩散入细胞。在小管细胞内碳酸酐酶的作用下,CO_2 和 H_2O 形成 H_2CO_3,然后解离为 HCO_3^- 和 H^+,HCO_3^- 可随 Na^+ 重吸收回血液,H^+ 则分泌入小管腔(图 10-8)。可见肾小管上皮细胞分泌一个 H^+ 就可使一个 HCO_3^- 吸收入血,这对于体内酸碱平衡的调节起重要作用。

3. K^+ 的重吸收 K^+ 的重吸收量占滤过量的 94%。其中在近球小管重吸收的量占 65%～70%。终尿中的 K^+ 绝大部分是由集合管和远曲小管分泌的,其分泌量的多少取决于体内血 K^+ 浓度,并受醛固酮的调节。

4. 葡萄糖的重吸收   原尿中的葡萄糖浓度和血中的相等,但正常人终尿中几乎不含葡萄糖,说明葡萄糖全部被重吸收。实验证明,葡萄糖重吸收部位仅限于近端小管(主要在近曲小管),其余各段肾小管无重吸收葡萄糖的能力。

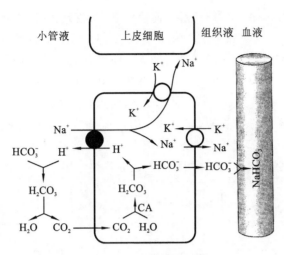

图 10-8 HCO₃⁻ 的重吸收示意图

CA:碳酸酐酶;实心圆形表示转动体;空心圆形表示钠泵

葡萄糖的重吸收是继发性主动重吸收。小管液中的葡萄糖和 Na^+ 与上皮细胞刷状缘上的转运体结合形成复合体后,引起其构型改变,使 Na^+ 易化扩散入细胞内,葡萄糖亦伴随进入。在细胞内,Na^+、葡萄糖和转运体分离,Na^+ 被泵入组织液,葡萄糖则和各处管周膜上的载体结合,易化扩散至管周组织液再入血。

近端小管对葡萄糖的重吸收有一定的限度。血糖浓度超过 $8.89 \sim 10.0$ mmol/L($1.6 \sim 1.8$ g/L)时,葡萄糖不能全部重吸收,尿中即开始出现葡萄糖。尿中开始出现葡萄糖的最低血糖浓度称为肾糖阈。当血糖浓度的增加到肾糖阈时,全部肾小管重吸收葡萄糖的能力均已达到极限,尿中葡萄糖的含量也将随血糖浓度的增加而平行增加,此值也称为葡萄糖重吸收的极限量。正常成人肾糖阈男性约为 2.08 mmol/min(375 mg/min),女性约为 1.67 mmol/min(300 mg/min)。

三、肾小管和集合管的分泌与排泄功能

肾小管和集合管上皮细胞将自身的代谢物质排到小管液的过程称为分泌,而将血液中的物质经肾小管和集合管上皮细胞排到小管液的过程称为排泄。由于两者都是在肾小管和集合管上皮细胞进行的,而且都将物质排到小管液中,因此一般没有严格区分,统称为分泌。肾小管和集合管主要分泌 H^+、K^+ 和 NH_3,在维持酸碱平衡中具有重要意义。

1. H^+ 的分泌 除髓袢细段外,肾小管的其他各段和集合管均有分泌 H^+ 的功能,但主要在近端小管。H^+ 的分泌与 HCO_3^- 的重吸收有关。H^+ 的分泌有两种机制:Na^+-H^+ 交换和 H^+ 泵主动分泌 H^+。以 Na^+-H^+ 交换为主。

Na^+-H^+ 交换是指肾小管上皮细胞内的 H^+ 和小管液中的 Na^+ 与细胞上的转运体结合,通过逆向转运,Na^+ 进入细胞,H^+ 被分泌到小管液中的过程(图 10-9)。与 H^+ 同时在细胞内生成的 HCO_3^- 和重吸收的 Na^+ 结合生成 $NaHCO_3$ 回到血液中。由此可见,近端小管每分泌一个 H^+ 就重吸收一个 Na^+ 和 HCO_3^-,而 $NaHCO_3$ 是体内的"碱储备",因此,这对维持体内酸碱平衡具有十分重要意义。

远曲小管和集合管亦分泌 H^+,该过程也是每分泌一个 H^+ 就重吸收一个 HCO_3^- 回血,但与 Na^+ 的重吸收无关。

2. K^+ 的分泌 小管液中的 K^+ 绝大部分在肾小管各段和集合管重吸收入血,只有极少部分从尿中排出。尿中 K^+ 主要在远曲小管和集合管分泌。

K^+ 的分泌量取决于血浆和肾小管细胞内 K^+ 的浓度,K^+ 浓度高则分泌多,K^+ 浓度低则分泌少。一般认为,K^+ 的分泌与 Na^+ 的重吸收密切相关。由于 H^+ 和 K^+ 的分泌都与 Na^+ 存在交换关系,因此,Na^+-K^+ 交换和 Na^+-H^+ 交换之间就存在着竞争性抑制。例如,在酸中毒时,肾小管上皮细胞内的碳酸酐酶的活性增强,H^+ 的生成增多,使 Na^+-H^+ 交换增多,相应的 Na^+-K^+ 交换

就减少,因而尿的酸度增加,而 K^+ 量减少,从而使血 K^+ 浓度增高。

3. NH_3 的分泌　远曲小管和集合管上皮细胞在代谢过程中不断产生 NH_3(主要由谷氨酰胺脱氨产生)。NH_3 的脂溶性高,容易通过细胞膜向 pH 值低的一侧扩散。NH_3 的分泌与 H^+ 的分泌密切相关(图 10-9)。一方面,H^+ 的分泌降低小管液中 pH 值而有利于 NH_3 的分泌;另一方面,进入小管液的 NH_3 与 H^+ 结合生成 NH_4^+ 而降低了小管液中 H^+ 的浓度,故又能促进 H^+ 的分泌。生成的 NH_4^+ 则与小管液中的强酸盐(如 $NaCl$)的负离子结合生成铵盐(如 NH_4Cl)随尿排出。强酸盐的 Na^+ 则通过 Na^+-H^+ 交换进入细胞,与 HCO_3^- 一起转运回血液,因此 NH_3 的分泌也能促进 H^+ 的分泌,对排酸保碱,维持机体酸碱平衡也起重要作用。

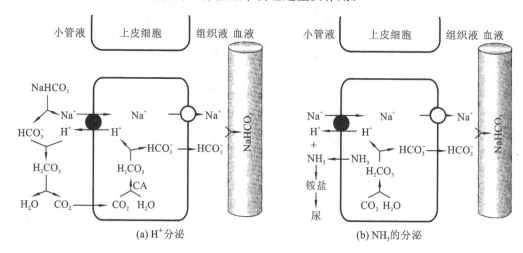

图 10-9　H^+ 和 NH_3 的分泌示意图

CA:碳酸酐酶;实心圆形表示转动体;空心圆形表示钠泵

4. 其他物质的排泄　肾小管、集合管除了能分泌 H^+、NH_3 和 K^+ 外,还可以将机体的代谢产物(如肌酐、对氨基马尿酸等)以及进入机体的药物(如青霉素、酚红、碘锐特等)直接转运到管腔。临床上常用酚红排泄试验来检查肾小管的排泄功能。

知识拓展

血浆清除率

　　血浆清除率是指在单位时间内,肾能将多少毫升血浆中某种物质完全清除出去,被清除了此物质的血浆体积称为血浆清除率。血浆清除率反映肾对不同物质的清除能力,对衡量肾的排泄功能有重要意义。

　　测定血浆清除率不仅可以了解肾的功能,还可以测定肾小球滤过率、肾血流量和推测肾小管转运功能。

四、尿液的浓缩和稀释

(一)尿液的渗透压

　　与血浆相比,尿液的渗透压变化幅度很大,最低可达 40~30 mOsm/L;最高可达 1200~1400 mOsm/L。尿液的渗透压(约 300 mOsm/L)与血浆渗透压大致相等时,称等渗尿;高于血浆渗透压时,称高渗尿;低于血浆渗透压时,称低渗尿。可见,肾有很强的浓缩和稀释尿液的能力,这在维持体液平衡和渗透压恒定中起重要作用。

(二)尿液的稀释和浓缩过程

　　实验研究发现,在近端小管的重吸收是等渗性重吸收,小管液流经近端小管后,其渗透压并未改变,表明尿液的浓缩和稀释是在近端小管以后,即在髓袢、远端小管和集合管内进行的。

尿液的稀释是由于肾小管和集合管对溶质的重吸收相对较多,而对水的重吸收相对较少所致。尿液稀释过程主要发生在髓袢升支粗段、远曲小管和集合管。当小管液流经髓袢升支粗段时,由于这段小管对水不能通透,而对 Na^+、Cl^- 和 K^+ 却能主动重吸收,因此,小管液的渗透压由内向外逐渐降低。到远曲小管时,小管液已变成低渗液。这种低渗液继续流到远曲小管和集合管时,如果抗利尿激素释放减少,致使远曲小管和集合管对水的通透性降低,水重吸收减少,加之 NaCl 和其他溶质的继续重吸收,因而小管液的渗透压可进一步降低。

尿液浓缩过程发生在远曲小管和集合管,这是因为小管液中的水被重吸收,而溶质仍保留在小管液中所形成的。尿液的浓缩除取决于远曲小管和集合管在抗利尿激素的作用下对水的调节性吸收外,还取决于肾髓质组织液的高渗环境,而且肾髓质组织液的渗透浓度从外向内逐渐增加,形成渗透梯度。当小管液在远曲小管、集合管内从肾皮质流向肾髓质时,在管内外渗透梯度的作用下,水逐渐被重吸收而使小管液的渗透压不断升高,此即尿液被浓缩的原理。

(三)肾髓质渗透压梯度的形成和保持

大量实验证明,肾皮质部组织液的渗透压与血浆渗透浓度之比为 1.0,表明皮质部组织液与血浆渗透压相等;髓质部组织液与血浆渗透浓度之比,随着由外髓质层向内髓质层深入而逐渐升高,分别为 2.0、3.0、4.0(图 10-10),表明肾髓质组织液是高渗的,而且越接近肾乳头部越高。肾髓质高渗梯度的形成与维持是尿浓缩的必要条件。目前,关于肾髓质高渗梯度的建立,可用逆流倍增作用来解释。

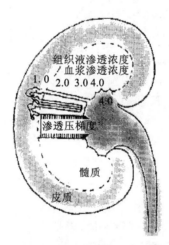

图 10-10 肾髓质渗透压梯度示意图

1. 肾髓质高渗梯度的建立 髓质高渗梯度是通过近髓肾单位的"U"形髓袢的逆流倍增作用实现的。近髓肾单位的髓袢和直小血管都呈"U"形,构成了复杂的逆流系统,是肾髓质高渗梯度形成和维持的结构基础。除此之外,髓质高渗梯度的形成还与肾小管各段及集合管的上皮细胞对水和溶质的通透性不同有关(表 10-4)。

表 10-4 各段肾小管和集合管的通透性

部 位	水	Na^+	尿 素
髓袢降支细段	易通透	不易通透	不易通透
髓袢升支细段	不易通透	易通透	中等通透
髓袢升支粗段	不易通透	Na^+ 主动重吸收 Cl^- 继发主动重吸收	不易通透
远曲小管	有抗利尿激素时易通透	分泌 K^+、Na^+-K^+ 交换	不易通透
集合管	有抗利尿激素时易通透	易通透	皮质和外髓质不易通透 内髓质易通透

在外髓质部，肾髓质的高渗梯度主要是由于髓袢升支粗段主动重吸收 NaCl 造成的。由于此段小管对水相对不通透，在小管液向皮质流动时，使小管液中的 NaCl 被逐渐向管外转运，小管液的 NaCl 浓度由下向上愈来愈低，而升支粗段周围组织液的渗透压逐渐升高，于是就形成了外髓质部的高渗梯度(图 10-11)。外髓质部高渗梯度是肾髓质组织液高渗梯度形成的主要动力。

在内髓质部，肾髓质的高渗梯度则是由尿素和 NaCl 共同形成的。由于髓袢升支粗段、远曲小管和集合管的皮质段及外髓质段对尿素的通透性很低，小管液流经这些部位时，在抗利尿激素作用下水分被重吸收，使小管液的尿素浓度逐渐升高，而集合管的内髓质段则对尿素有通透性，因而尿素向小管外扩散，使内髓质层组织中的尿素浓度增加而渗透压升高。髓袢升支细段也对尿素有通透性，集合管内髓质段扩散出来的尿素，一部分可以进入升支细段，随着小管液流入集合管的内髓质段，重新扩散入髓质间隙，形成尿素的再循环。此外，由于髓袢升支粗段小管液的 NaCl 浓度很高，因此 Na^+ 外移，也是造成内层高渗透压的原因(图 10-11)。

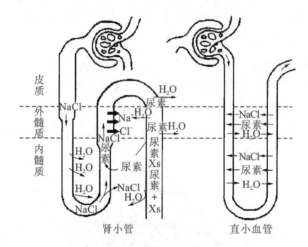

图 10-11　尿浓缩机制示意图

粗箭头表示升支粗段主动重吸收 Na^+ 和 Cl^-；X_S 表示未被重吸收的溶质
左：髓质渗透压梯度的形成；右：直小血管在渗透梯度保持中的作用

2. 肾髓质高渗梯度的维持　直小血管在维持肾髓质的高渗性中起着重要作用。直小血管也呈"U"形，伸入内髓质层，并与髓袢平行。其管壁对水和溶质的通透性都很高。血液流经直小血管的降支和升支时也是逆向流动的，两者也存在着逆流交换。当血液流经直小血管的降支时，由于周围组织液中的 NaCl 和尿素的浓度逐渐增加，于是这些溶质逐渐扩散入血管，而直小血管降支的水分则进入组织液，越向内髓质层，直小血管内的 NaCl 和尿素的浓度越高，到血管的弯曲部浓度达最高；血液流经升支时，由于血管中的 NaCl 和尿素浓度高于血管外，于是又逐渐扩散入髓质组织液，组织液中的水分则重新渗入升支(图 10-11)。这样，当血液流过直小血管时，并不会使髓质组织液中的溶质被大量带走，而只将重吸收的水分带回体循环，从而保持了肾髓质的高渗性。

知识拓展

高效能利尿剂呋塞米

临床上使用的强效利尿剂呋塞米，抑制髓袢升支粗段 Na^+-K^+-$2Cl^-$ 同向转运体，使NaCl 的主动重吸收减少，肾髓袢渗透梯度不能建立，肾脏稀释功能降低，NaCl 排出量增多，同时使肾髓质组织液渗透压降低，影响肾脏浓缩功能及减少集合管对水的重吸收，从而产生强大的利尿作用。临床用于治疗急性的肺水肿和脑水肿；心、肝、肾性水肿等各种水肿；急、慢性肾功能衰竭；以及加速某些毒物排泄。

第三节 尿生成的调节

尿生成的过程包括肾小球滤过、肾小管和集合管的重吸收和分泌。机体对尿生成的调节就是通过影响尿生成的这三个基本过程而实现的。在前已述及的有关影响肾小球滤过作用的因素中已明确,肾小球滤过率的改变虽可影响原尿的生成量,但正常生理条件下存在的球-管平衡机制,使尿量并不发生大幅度变化;而远曲小管以前的各段肾小管,对 Na^+ 和水的重吸收属必然性重吸收,故对尿量的影响不大;因此,尿量的多少主要取决于远曲小管和集合管,尤其是集合管对 Na^+ 和水的重吸收量。

本节主要讨论影响肾小管和集合管重吸收和分泌的因素,包括神经调节、体液调节和自身调节。

一、肾内自身调节

(一)小管液中溶质的浓度对肾小管功能的调节

小管液中溶质的渗透压是对抗肾小管重吸收水的力量。如果小管液中存在大量不能被重吸收的物质,致使溶质浓度增大,渗透压升高,就会阻碍水的重吸收,而使尿量增多。这种通过提高小管液中溶质浓度,增加小管液渗透压而引起的利尿作用称渗透性利尿。糖尿病患者或正常人进食大量葡萄糖后,肾小球滤过的葡萄糖量可超过近端小管对糖的最大转运率,造成小管液渗透压升高,结果将阻碍水和 NaCl 的重吸收,不仅尿中出现葡萄糖,而且尿量也增加。糖尿病患者出现多尿即由渗透性利尿所致。

临床上给患者静脉注射可通过肾小球自由滤过但不被肾小管重吸收的物质,如甘露醇、山梨醇等,也可产生渗透性利尿效应,达到利尿消肿的目的。

知识拓展

糖 尿 病

糖尿病是一组由遗传和环境因素相互作用而引起的临床综合征。因生理胰岛素绝对或相对分泌不足;胰高血糖素增高以及靶组织对胰岛素的敏感性降低,引起血糖、蛋白质、脂肪、水和电解质等一系列的代谢紊乱。以慢性高血糖为主要表现,久病可引起多个系统的损害,病情严重或应激时可发生急性代谢紊乱,如酮症酸中毒等。

糖尿病主要临床类型:①1 型糖尿病可发生在任何年龄,但多发于青少年。临床特点是起病急,多饮、多食、多尿而身体消瘦等症状较明显,有发生酮症酸中毒的倾向。②2 型糖尿病可发生在任何年龄,但多见于 40 岁以上的中老年人。大多数患者起病缓慢,临床症状相对较轻,无酮症酸中毒倾向,但在一定诱因作用下,也可发生酮症酸中毒或高渗性昏迷。

(二)球-管平衡

近端小管对溶质和水的重吸收量可随肾小球滤过率的变动而发生变化。当肾小球滤过率增大时,滤液中的 Na^+ 和水的总含量增加,使近端小管对 Na^+ 和水的重吸收率提高;反之重吸收率降低。这种不论肾小球滤过率增大还是减小,近端小管的重吸收率始终占肾小球滤过率的 65%～70% 的现象称为球-管平衡(glomerulo-tubular balance)。球-管平衡的生理意义在于使尿中排出的 Na^+ 和水不会随肾小球滤过率的增减而出现大幅度的变化,从而保持尿量和尿钠的相对稳定。

球-管平衡现象与近端小管对 Na^+ 的定比重吸收有关。其形成机制主要与肾小管周围毛细血管的血浆胶体渗透压的变化有关。在肾血流量不变的前提下,当肾小球滤过率增加时,流入近端小管旁毛细血管的血量就会减少,毛细血管血压下降,血浆蛋白的浓度相对增高,而血浆渗透压升高,近端小管旁组织液就能加速进入毛细血管,同时使组织间隙内静水压下降,因而通过紧密连接回漏至肾小管腔内的 Na^+ 和水也减少,结果导致 Na^+ 和水重吸收增加。当肾小球滤过率降低时,则发生相反的变化。因此,重吸收率始终随肾小球滤过率的增减而相应增减,保持在 $65\%\sim70\%$ 的比例。

球-管平衡在某些情况下可能被打乱,如渗透性利尿时。

二、神经调节

肾脏受交感神经支配,肾交感神经兴奋时,可通过下列方式影响肾脏的功能。①使入球小动脉和出球小动脉收缩,且前者收缩比后者明显。导致肾小球毛细血管血浆流量减少,毛细血管血压下降,肾小球滤过率下降。②通过激活 β 受体,使近球细胞释放肾素,导致血液循环中血管紧张素Ⅱ和醛固酮浓度增加。血管紧张素Ⅱ可直接促进近端小管重吸收 Na^+。醛固酮可使髓袢升支粗段、远端小管和集合管重吸收 Na^+,并促进 K^+ 的分泌。③可直接刺激近端小管和髓袢对 Na^+、Cl^- 和水的重吸收。肾交感神经活动受许多因素的影响,如血容量改变(通过心肺感受器反射)和血压改变(通过压力感受器反射)等均可引起肾交感神经活动改变,从而调节肾脏的功能。

三、体液调节

(一)抗利尿激素

1. 合成与分泌 抗利尿激素(antidiuretic hormone,ADH)又称血管升压素,是一种九肽激素。由下丘脑视上核和室旁核神经细胞合成,其分泌颗粒沿下丘脑-垂体束运输到神经垂体储存并释放入血。

2. 作用与作用机制 抗利尿激素的主要作用是提高远曲小管和集合管对水的通透性,从而增加水的重吸收,使尿液浓缩,尿量减少。此外,抗利尿激素还能增加髓袢升支粗段对 NaCl 的主动重吸收和内髓集合管对尿素的通透性,提高肾髓质的高渗梯度;并能使直小血管收缩,减少髓质血流量,有利于尿液的浓缩。

抗利尿激素的作用机制:与肾小管上皮细胞管周膜上的受体结合,激活了膜内腺苷酸环化酶,使细胞内 cAMP 增加,使胞浆内含水通道的囊泡转移至管腔膜上,增加了管腔膜对水的通透性。

正常人的尿量在很大程度上受血中抗利尿激素含量的影响。当抗利尿激素分泌增加时,远曲小管和集合管对水的重吸收增加,尿量减少;反之尿量增加。尿崩症患者由于下丘脑-垂体束功能发生障碍,抗利尿激素释放减少甚至缺乏,患者尿量将明显增多,每天尿量可达 $10\sim20$ L。

3. 抗利尿激素分泌和释放的调节 正常安静状态下,经常有少量抗利尿激素释放,以维持远曲小管和集合管对水的重吸收。血浆晶体渗透压和循环血量的变化均可调节抗利尿激素的分泌和释放。

(1)血浆晶体渗透压的改变:血浆晶体渗透压的改变是调节抗利尿激素分泌的最有效的刺激因素。在下丘脑视上核和室旁核周围区域有晶体渗透压敏感神经元,通常称渗透压感受器。它对其周围渗透压的改变非常敏感,只要血浆晶体渗透压改变 $1\%\sim2\%$,就可被感受。当体内失水(如大量出汗、呕吐、腹泻等),血浆晶体渗透压升高,对渗透压感受器的刺激加强,可使抗利尿激素合成和释放增加,从而使远曲小管和集合管对水的重吸收增加,尿量减少,保留机体内的水分,有利于恢复和维持机体内水平衡(图10-12)。反之,当大量饮入清水时,如正常人一次饮入1000 mL 清水,体内水分增加,血浆晶体渗透压降低,对渗透压感受器的刺激减弱,则抗利尿激素合成和释放减少,使水的重吸收减少,尿量在约 0.5 h 后开始增加,1 h 后达最高值,2～3 h 后恢复正

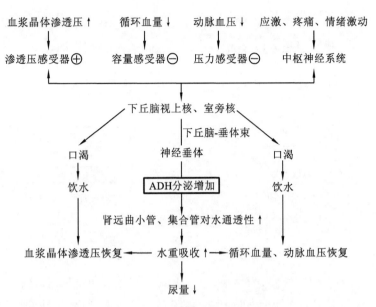

图 10-12 抗利尿激素分泌调节示意图

常,这种由于大量饮用清水而使尿量增加的现象称水利尿。临床上常利用水利尿来检测肾脏的稀释尿液的能力。如果饮用的是生理盐水,则排尿量不出现上述变化(图 10-13)。

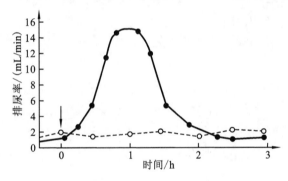

图 10-13 一次饮 1 L 清水(实线)和一次饮 1 L 等渗盐水(虚线)后的排尿率

箭头表示饮水时间

(2)循环血量的改变:循环血量的改变可以通过心房(主要是左心房)和胸腔内大静脉的容量感受器,反射性地影响抗利尿激素释放。循环血量过多可刺激容量感受器,反射性抑制抗利尿激素的合成和释放,从而使尿量增加,排出过多的水分。反之,当循环血量减少时,容量感受器所受刺激减弱,则抗利尿激素的合成和释放增多,肾小管对水的重吸收增加,尿量减少,以保留体内水分,有利于血容量和血压的恢复(图 10-14)。

(3)其他因素:动脉血压升高可通过压力感受器,反射性地抑制抗利尿激素的释放。疼痛、应激刺激、低血糖可刺激抗利尿激素分泌;某些药物,如尼古丁和吗啡也可刺激其分泌;寒冷刺激、乙醇可抑制其分泌,故饮酒后尿量可增加。此外,心房钠尿肽也可抑制其分泌。

(二)醛固酮

1.醛固酮的分泌部位 醛固酮是肾上腺皮质球状带分泌的一种激素。

2.作用与作用机制 醛固酮主要作用是促进远曲小管和集合管对 Na^+ 主动重吸收和 K^+ 的分泌,故有保钠排钾作用。Na^+ 重吸收的同时,Cl^-、HCO_3^- 和水也随之进行重吸收。另外,还可使 Na^+-H^+ 交换和 Na^+-K^+ 交换增加,使 K^+、H^+ 排出增多。因此,醛固酮对维持血浆 K^+、Na^+ 平衡和正常细胞外液量起着重要的作用。

醛固酮的作用机制:醛固酮进入远曲小管和集合管的上皮细胞后,与胞浆内的受体结合,形

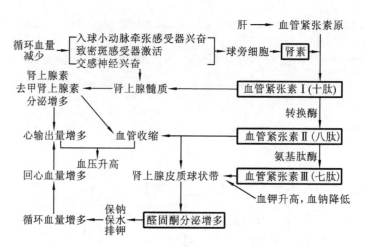

图 10-14 肾素-血管紧张素-醛固酮系统的生成和作用示意图

成激素-受体复合物,后者通过核膜,与核中 DNA 特异性结合点相互作用,调节特异性的 mRNA 转录,最终合成多种醛固酮诱导蛋白,进而使管腔膜对钠的通透性增大,线粒体内的 ATP 的合成和管周膜上钠泵活性增加,以及 Na^+-H^+ 交换和 Na^+-K^+ 交换过程增强。

肾上腺皮质功能亢进患者醛固酮分泌增多,可导致体内水钠潴留和低血钾,此外,因血容量增多还可引起高血压。反之,如果肾上腺皮质功能减退患者的醛固酮分泌减少,则水、钠大量丢失,可出现血容量减少或低血压现象。

3. 醛固酮分泌调节 醛固酮分泌调节主要受肾素-血管紧张素-醛固酮系统和血 K^+、Na^+ 浓度的调节。

(1)肾素-血管紧张素-醛固酮系统:肾素是一种酸性蛋白酶,由近球细胞合成、储存和释放。肾素作用于血浆中的血管紧张素原,生成十肽血管紧张素 Ⅰ(Ang Ⅰ),Ang Ⅰ 在血管紧张素转换酶(ACE)的作用下,生成血管紧张素 Ⅱ(Ang Ⅱ)。Ang Ⅱ 则可在 ACE2、氨基肽酶的作用下,生成七肽血管紧张素 Ⅲ(Ang Ⅲ)。血管紧张素 Ⅱ 和血管紧张素 Ⅲ 均有收缩血管和刺激醛固酮分泌的作用。但血管紧张素 Ⅱ 收缩血管的作用较强,血管紧张素 Ⅲ 主要刺激肾上腺皮质球状带分泌醛固酮。

肾素的分泌受多种因素调节。目前认为来自入球动脉处的牵张感受器和致密斑感受器的传入冲动是引起肾素分泌的最有效刺激。如图 10-14 所示,当循环血量减少,全身动脉血压下降超出肾血流量自身调节能力时,肾小球入球动脉血压也下降,导致肾血流量减少,入球小动脉处牵张感受器兴奋,肾素分泌增加;同时,肾血流量减少,肾小球滤过率将减少,Na^+ 的滤过量也将随之减少,流经致密斑的 Na^+ 量减少,使致密斑感受器兴奋,也使肾素分泌增多。此外,球旁细胞受交感神经支配,当全身动脉血压下降时,交感神经兴奋,同样也使肾素分泌增多。

(2)血 K^+ 和 Na^+ 浓度:血 K^+ 浓度升高或血 Na^+ 浓度降低,可直接刺激肾上腺皮质球状带使醛固酮分泌增加;反之,则醛固酮分泌减少。醛固酮的分泌对血 K^+ 浓度的改变较为敏感,血 K^+ 只要升高 0.5 mmol/L 就能引起醛固酮分泌,而血 Na^+ 浓度必须降低得较多时才能引起同样的反应。

(三)心房钠尿肽

心房钠尿肽(atrial natriuretic peptide,ANP)是心房肌合成的多肽激素。循环血容量增多使心房扩张和摄入钠过多时,刺激心房钠尿肽的释放。主要作用是促进 NaCl 和水的排出。对维持正常水盐平衡有重要作用。其作用机制包括:①通过抑制髓质集合管、远曲小管和髓袢对 NaCl 的重吸收;②抑制近球小管重吸收磷酸盐,增加肾小球滤过率;③抑制醛固酮的分泌;④抑制抗利尿激素的分泌而发挥利钠利尿效应;⑤抑制肾素的分泌。

第四节 尿液及其排放

一、尿量及其理化性质

（一）尿量

正常人每昼夜可排出尿量 1000～2000 mL，平均 1500 mL 左右。尿量的多与少取决于机体所摄入的水量及通过其他途径排出的水量。在异常情况下，24 h 的尿量长期保持在 2500 mL 以上则称为多尿，在 100～500 mL 范围内为少尿，在 100 mL 以下则称为无尿。正常人每日尿量不应少于 500 mL，否则不足以溶解需要排出的代谢终产物。故少尿或无尿会使代谢终产物在体内积聚，导致尿毒症。多尿会导致缺水，引起水、电解质平衡紊乱。

（二）理化特性

正常尿液呈淡黄色。尿的比重在 1.015～1.025 之间，最大变动范围为 1.001～1.035。当尿液减少而浓缩时颜色变深，当尿量增加而稀释时颜色变浅。如果尿比重长期在 1.010 以下，表示肾浓缩功能减退。

尿液中 95%～97% 是水，其余 3%～5% 为溶质。溶质包括有机物和无机物两大类。有机物主要是尿素，其余是肌酐、马尿酸、尿胆素等。无机物主要是氯化钠，还有硫酸盐、磷酸盐和钾、钙、镁、铵盐等。

正常人尿液一般呈酸性，pH 值在 5.0～7.0 之间。尿液的酸碱度随食物的性质而异，荤素杂食的人，尿液呈酸性，这是由于蛋白质的磷脂分解后产生的硫酸盐、磷酸盐等随尿排出所致。素食的人由于植物中所含植物酸均可在体内氧化，所以酸性产物较少，而碱排出相对较多，故呈碱性。

知识拓展

血 液 透 析

透析（hemodialysis），临床意义是指血液中的一些废物通过半透膜除去。血液透析是一种较安全、易行、应用广泛的血液净化方法之一。

用于医学上的透析大致分为三类：血液透析、腹膜透析、结肠透析。

血液透析，简称血透，通俗的说法也称之为人工肾、洗肾，是血液净化技术的一种。它利用半透膜原理，通过扩散、对流将体内各种有害以及多余的代谢废物和过多的电解质移出体外，达到净化血液的目的，并达到纠正水、电解质及酸碱平衡的目的。

腹膜透析是利用腹膜作为半渗透膜，利用重力作用将配制好的透析液经导管灌入患者的腹膜腔，这样，在腹膜两侧存在溶质的浓度梯度差，高浓度一侧的溶质向低浓度一侧移动（弥散作用）；水分则从低渗一侧向高渗一侧移动（渗透作用）。通过腹腔透析液不断地更换，以达到清除体内代谢产物、毒性物质达到纠正水、电解质平衡紊乱的目的。

结肠透析是通过向人体结肠注入过滤水，进行清洁洗肠，清除体内毒素，充分扩大结肠黏膜与药物接触面积，然后再注入专用药液，使药液在结肠内通过结肠黏膜吸附出体内各种毒素，并及时排出，最后再灌入特殊中药制剂，并予保留，在结肠中利用结肠黏膜吸收药物有效成分，起到对肾脏治疗作用，并可降逆泄浊，降低血肌酐和尿素氮、尿酸等尿毒症毒素。

二、尿的排放

尿液是连续不断生成的,由集合管、肾盏、肾盂经输尿管进入膀胱储存。尿液在膀胱内储存到一定量时,即可引起反射性排尿。膀胱的排尿是间断进行的。

(一)膀胱和尿道的神经支配

支配膀胱和尿道的神经有三种,即属于交感神经的腹下神经、副交感神经的盆神经和躯体神经的阴部神经。每种神经都含有传入和传出纤维。排尿反射的初级中枢即在脊髓腰骶部(图10-15)。

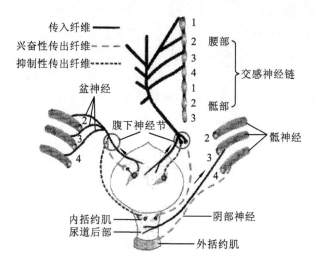

图10-15 膀胱和尿道的神经支配

1.腹下神经 起自腰段脊髓,兴奋时可使膀胱逼尿肌舒张,尿道内括约肌收缩和血管收缩,有利于尿液的储存。腹下神经含感觉传入纤维,可将引起痛觉的信号传入中枢。

2.盆神经 起自脊髓第2~4骶段,兴奋时可使膀胱逼尿肌收缩,尿道内括约肌舒张,促进排尿。盆神经中有传导膀胱充胀感的传入纤维。

3.阴部神经 起自骶段脊髓前角,支配膀胱外括约肌,兴奋时可使外括约肌收缩,阴部神经属躯体神经,故膀胱外括约肌的活动可随意控制,阻止排尿。排尿反射时可反射性抑制阴部神经的活动。含有传导尿道感觉的传入神经纤维。

(二)排尿反射

排尿反射(micturition reflex)是一种脊髓反射,受大脑皮层高位中枢控制,意识可促进或抑制其活动。

生理情况下,储存的尿量在400 mL以下时,膀胱内压无显著变化。当膀胱内尿量达到400~500 mL时,膀胱内压超过1.5 kPa以上,此时膀胱壁牵张感受器受刺激而兴奋,冲动沿盆神经传至脊髓骶段的排尿反射初级中枢,同时上传至大脑皮层的高位排尿反射中枢,而产生尿意。若环境不允许排尿,大脑皮层可暂时抑制脊髓排尿中枢的活动,不发生排尿反射。若环境许可时,骶髓排尿中枢的兴奋沿盆神经传出,可引起逼尿肌收缩,膀胱内括约肌舒张,尿液进入后尿道,刺激尿道感受器,冲动沿阴部神经再次传至脊髓排尿中枢,反射性抑制阴部神经使尿道外括约肌舒张,于是尿液被强大的膀胱内压驱出。尿液对尿道的刺激可进一步反射性地加强排尿中枢的活动,这一正反馈过程可反复进行,使逼尿肌收缩更强,尿道外括约肌更加松弛,直至膀胱内的尿液被排完为止。在排尿活动过程中,腹肌和膈肌的收缩可增加膀胱的压力,有助于排尿活动的完成。

三、排尿异常

如前所述,排尿是一个反射过程,但受高位中枢的随意控制。如果排尿反射弧的任何一个部位受损,或骶段脊髓排尿中枢与高位中枢失去联系,都将导致排尿异常。常见的排尿异常有尿频、尿潴留、尿失禁。

正常成人每次排出的尿量为200～400 mL,排尿次数在白天为3～5次,夜间为0～1次。若每昼夜排尿次数过多,而每次尿量不多称尿频,由于膀胱炎症或机械性刺激(如膀胱结石)可收起尿频。排尿时膀胱区和尿道有灼热感或疼痛称为尿痛,常见于尿路感染患者;若患者有尿意即要排尿,并常伴有主观上不能控制的感觉称为尿急。

如果支配膀胱的传出神经或骶段脊髓受损,排尿反射不能发生,膀胱变得松弛扩张,大量尿液滞留在膀胱内,导致尿潴留。若高位脊髓受损,骶部排尿中枢的活动不能得到高位中枢的控制,或处于昏迷状态的患者,可出现尿失禁。

小儿因大脑皮层发育尚未完善,对初级排尿反射中枢的控制能力弱,故排尿次数多,夜间也易发生遗尿。

综合测试题

A型选择题

1.正常成人每昼夜尿量在多少范围内称无尿?(　　)

A.<100 mL　　　　　　　　B.100～500 mL　　　　　　C.500～1000 mL

D.1000～1500 mL　　　　　E.1500～2500 mL

2.在解剖上不属于肾单位,但在功能上与肾单位有密切联系的结构是(　　)。

A.集合管　　　B.髓袢升支　　　C.髓袢降支　　　D.远球小管　　　E.近球小管

3.动脉血压在80～180 mmHg范围内变动时,肾小球滤过率的变化(　　)。

A.不变　　　　　　　　　　B.增加　　　　　　　　　　C.减少

D.先减少,后增加　　　　　E.先增加,后减少

4.当肾血流量不足或血钠降低时,可刺激肾脏近球细胞释放(　　)。

A.肾上腺素　　　B.肾素　　　C.抗利尿激素　　　D.醛固酮　　　E.促红细胞生成素

5.肾血流量的相对稳定主要靠(　　)。

A.神经调节　　　　　　　　B.体液调节　　　　　　　　C.肾血管自身调节

D.正反馈性调节　　　　　　E.神经-体液调节

6.肾小球的有效滤过压等于(　　)。

A.肾小球毛细血管血压－血浆胶体渗透压＋囊内压

B.肾小球毛细血管血压＋(血浆胶体渗透压－囊内压)

C.肾小球毛细血管血压－(血浆胶体渗透压＋囊内压)

D.肾小球毛细血管血压÷(血浆胶体渗透压－囊内压)

E.肾小球毛细血管血压×(血浆胶体渗透压－囊内压)

7.下列哪个因素与肾小球滤过率的大小无关?(　　)

A.有效滤过压　　　　　　　B.滤过膜　　　　　　　　　C.血浆胶体渗透压

D.肾血浆流量　　　　　　　E.血浆晶体渗透压

8.滤过分数的正常值是(　　)。

A.19%　　　B.29%　　　C.39%　　　D.49%　　　E.59%

9.肾小球肾炎患者出现蛋白尿的主要原因是(　　)。

A.血浆胶体渗透压下降　　　　　　　B.囊内压降低

C.滤过膜的负电荷减少　　　　　　　D.滤过膜的面积变大

E.滤过膜变厚

10.下列哪种情况,肾小球滤过率将增多?(　　)

A.滤过膜纤维化　　　　　　B.高血压晚期　　　　　　　C.输尿管结石

D. 慢性肝炎 　　　　　　　　E. 失血性休克

11. 静脉快速注射大量生理盐水引起尿量增多的原因是(　　)。

    A. 血浆胶体渗透压降低 　　　　B. 渗透性利尿 　　　　　　　　C. 水利尿

    D. 平均动脉血压升高 　　　　　　E. 肾小球毛细血管血压升高

12. 近端肾小管水的重吸收比例是超滤液的(　　)。

    A. 65%～70%　　B. 55%～60%　　C. 45%～50%　　D. 75%～80%　　E. 85%～90%

13. 葡萄糖的重吸收主要发生在(　　)。

    A. 近端小管　　　　B. 远端小管　　　C. 髓袢升支粗段　　D. 集合管　　　　E. 髓袢升支细段

14. 葡萄糖的重吸收机制属于(　　)。

    A. 单纯扩散 　　　　　　　　　B. 经通道扩散 　　　　　　　　C. 经载体扩散

    D. 继发性主动吸收 　　　　　　E. 原发性主动吸收

15. 肾小管和集合管分泌 NH_3 的意义是(　　)。

    A. 维持体机体水平衡 　　　　　B. 维持机体电解质平衡 　　　　C. 维持机体酸碱平衡

    D. 完成细胞代谢 　　　　　　　E. 抑制 Na^+-H^+ 交换

16. 尿液浓缩的过程发生在(　　)。

    A. 近端小管 　　　　　　　　　B. 髓袢升支细段 　　　　　　　C. 髓袢升支粗段

    D. 髓袢降支粗段 　　　　　　　E. 远曲小管和集合管

17. 肝功能受损时,尿量增加的原因是(　　)。

    A. 囊内压升高 　　　　　　　　　　　　B. 血浆晶体渗透压升高

    C. 血浆晶体渗透压降低 　　　　　　　　D. 毛细血管血压升高

    E. 血浆胶体渗透压降低

18. 当血糖浓度为以下哪项时,尿中开始出现葡萄糖?(　　)

    A. 180 mg/100 mL 　　　　　B. 150 mg/100 mL 　　　　　C. 200 mg/100 mL

    D. 170 mg/100 mL 　　　　　E. 160 mg/100 mL

19. 远曲小管和集合管对水进行调节性重吸收的主要调节物是(　　)。

    A. 醛固酮　　B. 肾素　　　C. 抗利尿激素　　D. 血管紧张素　　E. 心房钠尿肽

20. 肾外髓质高渗梯度形成的主要原因是(　　)。

    A. 尿素再循环 　　　　　　　　　　　　B. 髓袢升支粗段对 NaCl 的主动吸收

    C. 髓袢升支粗段对 NaCl 的被动吸收 　　D. 髓袢升支细段对 NaCl 的主动吸收

    E. 髓袢升支细段对 NaCl 的被动吸收

21. 肾内髓质高渗梯度形成的主要物质是(　　)。

    A. 尿素和氯化钠 　　　　　　　B. 尿素和氯化钾 　　　　　　　C. 尿素和氯化钙

    D. 氯化钠 　　　　　　　　　　E. 氯化钾

22. 静脉滴注山梨醇后尿量增加的原因是(　　)。

    A. 水利尿 　　　　　　　　　　B. 渗透性利尿 　　　　　　　　C. 醛固酮分泌减少

    D. 肾素分泌减少 　　　　　　　E. 肾素分泌增多

23. 引起抗利尿激素释放增多的主要因素是(　　)。

    A. 低血糖 　　　　　　　　　　B. 窒息 　　　　　　　　　　　C. 疼痛

    D. 血浆晶体渗透压升高 　　　　E. 循环血容量减少

24. 醛固酮的主要作用是(　　)。

    A. 促进 Na^+ 的分泌 　　　　　B. 促进 K^+ 的吸收 　　　　　C. 利尿

    D. 促进 Ca^{2+} 的吸收

    E. 促进 Na^+ 的吸收和 K^+ 的分泌,并增加水的重吸收

25. 以下哪项可调节醛固酮的分泌?(　　)

    A. 血 Ca^{2+} 浓度 　　　　　　B. 血 Cl^- 浓度 　　　　　　　C. H^+ 浓度

D. 血 Ca^{2+} 和血 K^+ 浓度　　　　　　E. HCO_3^- 浓度

26. 糖尿病患者多尿的主要原因是(　　)。

A. 神经垂体发生病变　　　　　　　　　B. 小管液溶质浓度升高

C. 血浆胶体渗透压降低　　　　　　　　D. 肾小球滤过率升高

E. 水利尿

27. 一次大量饮清水后,尿量增多的主要原因是(　　)。

A. 肾素分泌减少　　　　　　　　　　　B. 醛固酮分泌减少

C. 抗利尿激素分泌减少　　　　　　　　D. 血管紧张素Ⅱ分泌减少

E. 心房钠尿肽分泌减少

28. 多尿是指 24 h 尿量超过(　　)。

A. 2500 mL　　B. 1500 mL　　C. 2000 mL　　D. 1000 mL　　E. 3000 mL

29. 腰脊髓损伤时,排尿功能障碍的表现为(　　)。

A. 尿频　　　　B. 尿失禁　　　C. 尿急　　　　D. 尿潴留　　　E. 夜间遗尿

30. 盆神经损伤时,排尿功能障碍的表现为(　　)。

A. 尿频　　　　B. 尿失禁　　　C. 尿急　　　　D. 尿潴留　　　E. 夜间遗尿

(聂　萍)

第十一章　水盐代谢及酸碱平衡

 学习目标

掌握:水的摄入与排出及需要量;体液中电解质的分布特点及钾、钠、氯、钙、磷的含量、分布、摄入与排出,血钙与血磷;血液、肺、肾对酸碱平衡的调节。

熟悉:水、电解质的功能及微量元素的主要功能及代谢;钙磷代谢的调节;体内酸性、碱性物质的来源及判断酸碱平衡的生化指标及其临床意义。

了解:高血钾、低血钾;酸中毒与碱中毒的概念和特点及酸碱平衡与电解质的关系。

案例引导

患者,男性,35岁,因呕吐、全身乏力伴发热5天入院。5天前感冒,发热3天,口服"感冒冲剂"退热药好转,但食纳欠佳,伴有呕吐但无腹泻,及排尿异常等情况。2天后因四肢软弱无力、抬头困难、眩晕、恶心、呕吐、腹胀、神志淡漠、全身乏力,症状加重而入院。查体:脉搏86次/分,呼吸16次/分,血压120/70 mmHg,四肢软弱无力,两膝腱反射消失。实验室检查:血钾1.7 mmol/L,血pH 7.5,尿酸性。ECG:窦性心律,T波低平,U波明显,ST段压低。临床诊断:低血钾伴代谢性碱中毒。

思考问题

1.造成患者发生低血钾的病因是什么?诊断为低血钾的依据有哪些?

2.导致"恶心、呕吐、腹胀、神志淡漠、全身乏力、四肢软弱无力、两膝腱反射消失"的机制是什么?

3.用所学相关知识解释碱中毒的原因。

4.患者是否出现了脱水现象?为什么?

第一节　水与电解质平衡

重点和难点:

水的摄入与排出途径及需要量;钠、钾的功能及分布特点。

水与电解质是人体的重要组成成分,也是不可缺少的营养物质。水及溶于其中的无机盐、有机物构成的液体称为体液,约占体重的60%。体液分为细胞内液和细胞外液,细胞外液包括血浆和组织液。体液中的无机盐、某些小分子有机物和蛋白质等常以离子状态存在,故又称为电解质。机体细胞的正常代谢和功能活动均在体液中进行,并依赖于体液含量、分布和组成三方面的动态平衡。内外环境和疾病的剧烈变化,常会影响体液的平衡,从而导致水、电解质平衡的失调,这种失调如得不到及时纠正,可引起严重后果,甚至危及生命。掌握水、电解质的基础理论知识,对疾病的防治、护理有重要的指导意义。

一、水平衡

(一)水的生理功能

水是人体含量最多、最重要的成分,体内大部分水与蛋白质、多糖等物质结合,以结合水的形

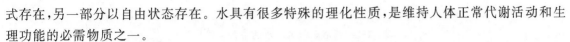

式存在,另一部分以自由状态存在。水具有很多特殊的理化性质,是维持人体正常代谢活动和生理功能的必需物质之一。

1. 促进并参与物质代谢 水是良好的溶剂,能使物质溶解,促进化学反应的发生。水的介电常数高,能促进各种电解质的解离,也能促进化学反应加速进行。水分子还能直接参与体内物质代谢反应(水解、水化、加水脱氢等),在代谢过程中起着重要作用。

2. 调节体温 水的比热大,1 g 水从 15 ℃升至 16 ℃时,需吸收 4.2 J(1 cal)热量,因而水能吸收较多的热量而本身的温度升高不多,使体温不致因机体产热或外界温度的变化而明显波动。水的蒸发热大,1 g 水在 37 ℃时,完全蒸发需吸收 2 415 J(575 cal)热量,故蒸发少量汗液就能散发大量热量,这在高温环境时尤为重要。水的流动性大,导热性强,能随血液循环使代谢产生的热在体内迅速均匀分布并通过体表散发。

3. 运输作用 由于水是一种良好的溶剂,且水黏度小、易流动,有利于运输营养物质和代谢产物。即使是某些难溶或不溶于水的物质(如脂类),也能与亲水性的蛋白质分子结合而分散于水中,通过血液循环运输至全身。

4. 润滑作用 唾液有利于咽部湿润及食物吞咽,泪液能防止眼球干燥,关节滑液有助于关节活动,胸腔与腹腔浆液、呼吸道与胃肠道黏液都有良好的润滑作用。

5. 维持组织的形态与功能 体内存在的结合水参与构成细胞的特殊形态,以保证一些组织具有独特的生理功能。如心肌含水约 79%,血液含水约 83%,两者相差无几,但心肌主要含结合水,可使心脏具有坚实的形态,保证心脏有力地推动血液循环。

(二)水的摄入和排出

1. 水的摄入 正常成人一般情况下每天所需的水量约为 2500 mL,主要来源如下。

(1)饮水:包括饮料、汤,饮水量随个人习惯、气候条件和劳动强度的不同而有较大差别。成人一般每天饮水约 1 200 mL。

(2)食物水:各种食物含水量不同,成人每天随食物摄入的水量约 1 000 mL。

(3)代谢水:糖、脂肪和蛋白质等营养物质在体内氧化分解过程中生成的水,又称内生水。成人每天体内生成的代谢水约 300 mL。

2. 水的排出 成人每天排出的水约 2 500 mL,途径如下。

(1)肺排水:肺呼吸时以水蒸气形式排出部分水分,肺排出水量取决于呼吸的深度和频率,如高热时呼吸加深、加快,排水量增多。一般成人每天由此挥发的水约 350 mL。

(2)皮肤排水有两种方式:①非显性出汗,即体表水分的蒸发。成人每天由此蒸发的水约 500 mL,因其中电解质含量甚微,故可将其视为纯水。②显性出汗,为皮肤汗腺活动分泌的汗液。出汗量与环境温度、湿度及活动强度有关。汗液属于低渗溶液,其中 Na^+ 为 40～80 mmol/L,Cl^- 为 35～70 mmol/L,K^+ 为 3～5 mmol/L,故高温作业或强体力劳动大量出汗后,除失水外也有 Na^+、K^+、Cl^- 等电解质的丢失。因此,大量出汗后,在补充水分的基础上还应注意电解质的补充。

(3)消化道排水:各种消化腺分泌进入胃肠道的消化液,平均每天约 8 L,其中含有大量水分和电解质。正常情况下,这些消化液绝大部分被胃肠道重吸收,只有 150 mL 左右随粪便排出。但在呕吐、腹泻、胃肠减压、肠瘘等情况下,消化液大量丢失,导致体内水、电解质平衡紊乱,故临床补液时应根据丢失消化液的性质决定其应补充的电解质种类。

(4)肾排水:肾排尿是体内排水的主要途径,正常成人每日尿量约为 1 500 mL,但尿量受饮水量和其他途径排水量的影响较大。成人每天约由尿排出至少 35 g 固体代谢废物,1 g 固体溶质至少需要 15 mL 水才能溶解,故成人每天至少需排尿 500 mL 才能将代谢废物排尽,因此 500 mL 称为最低尿量。尿量少于 500 mL 时,则称为少尿,此时代谢废物将在体内潴留引起中毒。

正常成人每日水的出入量大体相当,约为 2 500 mL(表 11-1)。每日摄入水量 2 500 mL 可满足正常生理需要,称为生理需水量。但在缺水或不能进水时,每日仍然要从肺、皮肤、消化道和肾丢失约 1 500 mL 水,称为水的必然丢失量。故成人每日最少应补充 1 200 mL 水(必然丢失量减去 300 mL 代谢水)才能维持水平衡,此量称为最低需水量,是临床补充水的依据。

表 11-1　正常成人每天水的摄入与排出量

水的摄入量/mL		水的排出量/mL	
饮水	1200	呼吸蒸发	350
食物水	1000	皮肤蒸发	500
代谢水	300	肠道排出	150
		肾排出	1500
总量	2500		2500

另外,对于儿童、孕妇和恢复期患者,须保留部分水作为组织生长、修复的需要,故他们的摄水量略大于排水量。婴幼儿新陈代谢旺盛,每天水的需要量按千克体重计算,比成人高 2～4 倍,但因其神经、内分泌系统发育尚不健全,调节水、电解质平衡的能力较差,所以比成人更容易发生水、电解质平衡失调现象。

知识拓展

水 的 衰 老

通常我们只知道动物和植物有衰老的过程,其实水也会衰老,而且衰老的水对人体健康有害。据科研资科表明,水分子是主链状结构,水如果不经常受到撞击,也就是说水不经常处于运动状态,而处于静止状态,则这种链状结构就会不断扩大、延伸,就变成俗称的"死水",这就是衰老了的老化水。许多桶装或瓶装的纯净水,从出厂到饮用,中间常常要存放相当长一段时间。桶装或瓶装的饮用水,被静止状态存放超过 3 天,就会变成衰老了的老化水,就不宜饮用了。未成年人如常饮用存放时间超过 3 天的桶装或瓶装水会使细胞的新陈代谢明显减慢,影响生长发育,而中老年人常饮用这类桶装或瓶装的老化水,就会加速衰老。专家研究提出,20 世纪末以来,许多地区食道癌及胃癌发病率增多,可能与饮用储存较长时间的水有关。研究表明,刚被提取的、处于经常运动、撞击状态的深井水,每升仅含亚硝酸盐 0.017 mg。但该水在室温下储存 3 天,就会上升到 0.914 mg,原来不含亚硝酸盐的水,在室温下存放一天后,每升水也会产生亚硝酸盐 0.0004 mg,3 天后可上升 0.11 mg,20 天后则高达 0.73 mg,而亚硝酸盐可转变为致癌物亚硝胺。有关专家指出:对桶装水想用则用,不用则长期存放,这种不健康的饮水习惯,对健康无益。

二、电解质平衡

人体内电解质主要是指无机盐,无机盐在人体的化学组成中含量并不多,总量占体重的 4%～5%。但种类很多,功能各异,有些无机盐含量甚微,却具有很重要的生理功能。

(一)电解质的生理功能

1.维持体液渗透压和酸碱平衡　Na^+ 和 Cl^- 是维持细胞外液渗透压的主要离子;K^+ 和 HPO_4^{2-} 是维持细胞内液渗透压的主要离子。这些电解质的浓度发生改变时,体液的渗透压亦将发生变化,从而影响体内水的分布。体液电解质中的阴离子(HCO_3^- 和 HPO_4^{2-} 等)与其相应的酸类可形成缓冲对,构成维持体液酸碱平衡的重要缓冲物质。此外,K^+ 可通过细胞膜与细胞外液的 H^+ 和 Na^+ 进行交换,以维持和调节体液的酸碱平衡。

2.维持神经、肌肉的兴奋性　神经、肌肉的兴奋性需要体液中各种电解质维持一定的浓度和比例,其关系如下:

$$神经、肌肉兴奋性 \propto \frac{[Na^+]+[K^+]+[OH^-]}{[Ca^{2+}]+[Mg^{2+}]+[H^+]}$$

从上式可见，Na^+、K^+和OH^-可提高神经、肌肉的兴奋性，Ca^{2+}、Mg^{2+}和H^+可降低神经、肌肉的兴奋性。低血钾患者常出现肌肉松弛、腱反射减弱或消失，严重者可导致肌肉麻痹、胃肠蠕动减弱、腹胀，甚至肠麻痹等；当体液 pH 值增高（如碱中毒）时，低血钙或低血镁者可出现手足抽搐。正常神经、肌肉兴奋性是各种离子综合影响的结果，如低血钾的同时伴有低血钙时，低血钾症状和低血钙抽搐均不出现，一旦低血钾被纠正，则可出现低钙性抽搐。

对于心肌，Ca^{2+}与K^+的作用恰好与上式相反：

$$心肌兴奋性 \propto \frac{[Na^+]+[Ca^{2+}]+[OH^-]}{[K^+]+[Mg^{2+}]+[H^+]}$$

血钾过高对心肌有抑制作用，心脏舒张期延长，心率减慢，严重时甚至可使心跳停止于舒张期。血钾过低则常出现心律失常，严重时可使心跳停止于收缩期。Na^+、Ca^{2+}可拮抗K^+对心肌的作用，维持心肌的正常应激状态，保证心脏的正常功能。

3. 构成组织细胞成分 所有组织中均有电解质成分，如钙、磷和镁是骨骼、牙齿组织中的主要成分；含硫酸根的蛋白多糖参与构成软骨、皮肤和角膜等组织。

4. 维持细胞正常的新陈代谢 某些无机离子是多种酶类的激活剂或辅助因子，如细胞色素氧化酶需要 Fe^{2+} 和 Cu^{2+}；Mg^{2+} 参与糖类、脂类、蛋白质、核酸的合成；Ca^{2+} 作为凝血因子参与机体内凝血过程；Cl^- 和 K^+ 分别是唾液淀粉酶和磷酸果糖激酶的激活剂，而 Na^+ 和 Ca^{2+}、Mg^{2+} 分别是丙酮酸激酶和醛缩酶的抑制剂等。血红蛋白中的铁、维生素 B_{12} 中的钴、甲状腺素中的碘也均与其生物活性密切相关。

（二）钠、氯代谢

1. 含量与分布 正常成人体内钠总量为 40～50 mmol/kg 体重，其中 50% 存在于细胞外液，是细胞外液的主要阳离子。约 40% 结合于骨骼的基质，10% 存在于细胞内液。血清钠浓度平均为 142 mmol/L。氯主要存在于细胞外液，血清氯浓度平均为 103 mmol/L。

2. 吸收与排泄 人体的钠与氯主要来自食盐（NaCl）。成人每天对 NaCl 的需要量为 4.5～9.0 g（相当 500～1 000 mL 生理盐水），其摄入量因个人饮食习惯不同而异。膳食中的 NaCl 几乎全部被消化道吸收，因而一般情况下不会引起钠和氯的缺乏。

Na^+ 和 Cl^- 主要经肾脏随尿排出。肾脏对排钠的调节能力很强，当血钠浓度高时，肾小管对钠的重吸收降低，过量的钠可以迅速通过肾脏排出体外；反之，血钠浓度低，重吸收增强，尿钠减少；当机体完全停止摄入钠时，肾排钠几乎为零。肾脏对排钠的高效调节能力可概括为"多吃多排，少吃少排，不吃不排"。体内氯随钠排出。此外，汗液和粪便亦可排出少量的 Na^+ 和 Cl^-。

（三）钾代谢

1. 含量与分布 人体内钾含量为 31～57 mmol/kg 体重。其中约 98% 分布于细胞内，是细胞内液的主要阳离子。约 2% 存在于细胞外液。血清钾浓度为 3.5～5.5 mmol/L，而细胞内液钾浓度则高达 150 mmol/L。

K^+ 在细胞内外的分布极不均匀，主要是由于细胞膜上的 Na^+-K^+-ATP 酶的作用。用同位素做静脉注射，大约需 15 h 才能使细胞内、外的 K^+ 达到平衡，在心脏病患者则需 45 h 左右才能达到平衡。在进行补钾时为防止高血钾的发生，临床上静脉补钾应遵循"四不宜"原则，即不宜过浓、不宜过多、不宜过快、不宜过早（注意观察尿量）。此外，钾在细胞内、外的分布还受物质代谢和体液酸碱平衡等方面的影响。

（1）糖代谢的影响：每合成 1 g 糖原需要 0.15 mmol K^+ 进入细胞内；而分解 1 g 糖原又可释放等量的 K^+ 到细胞外。因此，当大量补充葡萄糖时，细胞内糖原合成作用增强，K^+ 从细胞外进入细胞内，可引起血浆 K^+ 浓度降低，故应注意适当补钾，否则可导致低血钾。对于高血钾患者，可采用注射葡萄糖溶液和胰岛素方法，加速糖原合成，促使 K^+ 进入细胞内，以达到降低血钾浓度的目的。

(2)蛋白质代谢的影响:每合成 1 g 蛋白质,约需 0.45 mmol K^+ 进入细胞内;而分解 1 g 蛋白质,又可释放等量的 K^+ 到细胞外。因此,在组织生长或创伤恢复期等情况下,蛋白质合成代谢增强,可使血钾浓度降低,此时应注意钾的补充;而在严重创伤、感染、缺氧以及溶血等情况下,蛋白质分解代谢增强,细胞内 K^+ 释放到细胞外,如超过肾脏的排钾能力时,则可导致高血钾。

(3)细胞外液 H^+ 浓度的影响:酸中毒时细胞外液 H^+ 浓度增高,部分 H^+ 由血浆进入细胞内,细胞内的 K^+ 则移出细胞外与之进行交换,从而引起高血钾;碱中毒则可以引起低血钾。

2. 吸收与排泄 成人每天钾的需要量为 2～3 g。体内钾主要来自食物。蔬菜、果仁和肉类均含有丰富的钾,故一般食物即可满足钾的生理需要。食物中的钾 90% 被消化道吸收,其余未被吸收的部分则随粪便排出体外。正常情况下,80%～90% 的钾经肾脏由尿排出,肾脏对钾的排泄能力很强,特点是"多吃多排、少吃少排、不吃也排"。即使禁食钾 1～2 周,肾脏每天排钾仍可达 5～10 mmol。故对长期不能进食或大量失钾的患者(如严重腹泻、呕吐、肠瘘等),应注意及时补钾,防止发生低血钾。此外,汗液也可排出少量钾。

3. 钾代谢紊乱 钾代谢紊乱主要是指细胞外液中钾离子浓度的异常变化,包括低血钾与高血钾。

(1)低血钾:血钾浓度低于 3.5 mmol/L 时,称为低血钾。一般情况下,血清钾浓度低于 3.0 mmol/L 时即可出现全身软弱无力,腱反射减弱或消失,甚至呼吸肌麻痹而呼吸困难;低血钾时,心肌兴奋性和自律性增高,可导致心律失常,严重者心脏停跳于收缩期。

产生低血钾的原因主要有如下几点:①摄入过少,见于摄食障碍、禁食等;②丢失过多,见于严重腹泻、呕吐和排钾利尿剂过多应用等;③细胞内、外钾分布异常,见于治疗糖尿病酮症酸中毒时,应用大量胰岛素,促进血浆 K^+ 随葡萄糖进入细胞内,又未及时补钾。此外,碱中毒也促使钾过多转入细胞内,导致低血钾。

(2)高血钾:血钾浓度高于 5.5 mmol/L 时,称为高血钾。正常人血清钾浓度稍微升高时,肾很快可将过量的钾排出,所以一般只有在肾排钾障碍时,才容易发生高血钾。

产生高血钾的原因主要有:①输入钾过多,如输钾过多、过快或输入大量库存血液;②排泄障碍,常见于肾功能衰竭或肾上腺皮质功能低下;③细胞内钾外移,当大面积烧伤或呼吸障碍引起缺氧以及酸中毒时均可导致高血钾。

三、水和电解质平衡的调节

(一)神经系统的调节

中枢神经系统对水、电解质平衡的调节起着很重要的作用。例如,口渴需要喝水,喝水则可止渴,这是神经系统对摄水的调节作用;强烈的精神抑制可使肾脏减少排尿,而情绪紧张则可使尿量增多,这是神经系统对排水的调节作用。在神经系统调节中血浆渗透压具有重要意义,如大量出汗、失水过多或进食过多的食盐,都会使细胞外液晶体渗透压增高,细胞内的水外移至细胞间液,从而引起细胞失水,使唾液分泌减少而引起口渴反射;同时在细胞外液晶体渗透压升高时,下丘脑视前区的渗透压感受器受刺激,产生兴奋并传至大脑皮层,也可产生口渴感。口渴时补充饮水,则血浆等细胞外液的晶体渗透压下降,水自细胞外向细胞内转移,又重新恢复平衡。

(二)激素的调节

中枢神经系统除直接以产生口渴的感觉来调节饮水量外,还可通过激素的作用来调节水、电解质的平衡。激素对水、电解质平衡的调节是通过肾脏的排泄功能进行的。调节水和电解质代谢的主要激素有抗利尿激素和醛固酮。

1. 抗利尿激素的调节 详见第十章第三节。

2. 醛固酮的调节 详见第十章第三节。

3. 其他激素的调节 除抗利尿激素、醛固酮外,其他一些激素也参与水、电解质平衡的调节,如:雌激素促使 Na^+ 在体内潴留;甲状腺激素能增加 K^+ 移出细胞而从尿中排出;胰岛素可促使

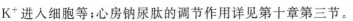

K^+进入细胞等;心房钠尿肽的调节作用详见第十章第三节。

当体内水、电解质变化范围超过一定限度,破坏了水、电解质的动态平衡时,就会出现水、电解质代谢的紊乱,以脱水最为常见。脱水是指水和钠从体内的丢失。根据水、钠丢失比例的不同,可将脱水分为三种类型。①高渗性脱水:又称缺水性脱水,是指体液中水的丢失多于盐的丢失,致使细胞外液渗透压高于正常。主要原因是进水不足或排水过多。②低渗性脱水:又称缺盐性脱水,是指体液中盐的丢失多于水的丢失,致使细胞外液渗透压低于正常。主要原因是在剧烈呕吐、腹泻、大面积烧伤或大量出汗等情况下,只补水而未及时补盐。③等渗性脱水,又称混合性脱水,是指体液中水和盐成比例地丢失,细胞外液渗透压基本正常。主要见于剧烈呕吐或腹泻等情况。

第二节 钙、磷及其代谢

一、钙、磷在体内的分布与功能

(一)钙、磷的分布

钙和磷是体内含量最丰富的无机元素,钙的含量仅次于碳、氢、氧及氮元素。正常成人体内钙含量约为 30 mol,磷约 19.4 mol。其中 99% 以上的钙和 86% 左右的磷以羟基磷灰石[$Ca_{10}(PO_4)_6(OH)_2$]的形式构成骨盐,存在于骨骼及牙齿中,其余部分存在于体液和软组织中(表 11-2)。

表 11-2 人体内钙、磷分布情况

部　位	钙		磷	
	含量/g	占总量比例/(%)	含量/g	占总量比例/(%)
骨及牙	1200	99.3	600	85.7
细胞内液	6	0.6	100	14.0
细胞外液	1	0.1	0.2	0.03

(二)钙、磷的生理功能

1. 构成骨盐 体内绝大部分的钙和磷参与构成骨骼组织的无机盐成分,即骨盐。骨盐的化学成分主要为羟基磷灰石,它牢固地结合在胶原纤维上,形成有机-无机复合材料,赋以骨骼硬度,使骨骼作为身体的支架,负荷体重;同时又可作为钙的储存库。

2. Ca^{2+}的功能 体液和软组织中的钙含量尽管只占体内总钙量的 0.3%,但它却与体内多种生理功能和代谢过程密切相关,发挥着重要作用。Ca^{2+}的主要功能如下:①增强心肌收缩力,它和促进心肌舒张的 K^+ 相拮抗,维持心肌的正常工作;②降低毛细血管及细胞膜的通透性,临床上常用钙制剂治疗荨麻疹等过敏性疾病,以减轻组织的渗透性病变;③降低神经、肌肉的兴奋性;④作为第二信使,在细胞信息传递中起重要作用;⑤是某些酶的激活剂或抑制剂,对物质代谢起调节作用;⑥参与血液凝固过程。

3. 磷的功能 ①参与辅酶的形成,它是 NAD^+、$NADP^+$、TPP、FMN、FAD 等多种辅酶的重要组成成分;②参与体内能量的生成、转移、储存及利用(如 ATP、ADP、$C\sim P$);③以磷酸基的形式参与体内许多物质代谢(如核苷酸、核酸、磷脂、3-磷酸甘油醛、6-磷酸葡萄糖等)过程;④血液中的磷酸盐构成缓冲体系,调节机体的酸碱平衡;⑤参与物质代谢的调节。

二、钙、磷的吸收与排泄

(一)钙、磷的吸收

1. 钙的吸收 因机体生长发育阶段不同,机体对钙的需要量和吸收量随年龄和生理状态的不同而有所差异(表 11-3)。

表 11-3　不同年龄及生理状态的人群每日钙的需要量

年龄及生理状态	需要量/(mg/d)
婴儿	360~540
儿童	800
青春期	1200
成人	800
孕妇或者乳母	1500

钙主要在酸度较大的小肠上段(十二指肠、空肠上段)主动吸收,在生理状况下,只有游离的 Ca^{2+} 才能被肠道吸收。钙的吸收率一般为 25%~40%,当机体缺钙或钙需要量增加时,钙吸收率可随之增加。钙的吸收受多种因素的影响。

(1)活性维生素 D($1,25$-$(OH)_2$-D_3):维生素 D_3 在体内经肝、肾羟化酶作用转变为其活性形式,可促进小肠对钙和磷的吸收,是影响钙吸收的最重要因素。

(2)食物成分及肠道 pH 值:凡能降低肠道 pH 值的食物成分均可促进钙的吸收,如乳酸,氨基酸,糖(主要是乳糖)及中、短链脂肪酸等。临床上补钙多用乳酸钙、葡萄糖酸钙等;食物中含钙量越丰富,越有利于钙的吸收,但含有过多的碱性磷酸盐、草酸、鞣酸和植酸等阴离子,因其可与钙结合生成难溶性的钙盐,从而阻碍钙的吸收;镁盐过多也会抑制钙的吸收。

(3)年龄:钙的吸收率与年龄成反比。婴儿对食物中的钙吸收率达 50% 以上,儿童可吸收 40%,成人约为 20%。40 岁以后,钙的吸收率明显下降,平均每增龄 10 岁,吸收率减少 5%~10%,女性比男性更显著,这是老年人易于缺钙而发生骨质疏松的原因之一。

2.磷的吸收　成人每日进食磷 1.0~1.5 g,食物中的磷大部分以磷酸盐、磷蛋白或磷脂的形式存在,有机磷酸酯需在消化液中磷脂酶的作用下,水解为无机磷酸盐后才能被吸收。磷的吸收部位及其影响因素与钙大致相同,若食物中 Ca^{2+}、Fe^{2+} 和 Mg^{2+} 过多,则易于磷酸根结合生成不溶性盐,从而影响磷的吸收。

(二)钙、磷的排泄

1.钙的排泄　正常成人每日摄入的钙,约 80% 经肠道排出,20% 经肾脏排出。肠道排出的钙主要是食物中未被吸收的以及消化液中未被重吸收的钙。肾排钙不受食物钙含量影响,而是随血钙水平升降而增减,这是因为钙在肾的重吸收取决于血钙的浓度。当血钙浓度低于 1.9 mmol/L(7.5 mg/dL)时,钙重吸收可达 100%,肾排钙量接近于零。成人每天进出体内的钙量基本相当,多吃多排,少吃少排,保持动态平衡。

2.磷的排泄　正常成人每日摄入的磷,60%~80% 由肾脏排出,20%~40% 随粪便排出。

三、血钙与血磷

(一)血钙

血液中的钙几乎全部存在于血浆中,称血钙。正常人血钙浓度为 2.25~2.75 mmol/L(9~11 mg/dL)。血钙存在形式有三种:

1.蛋白结合钙　蛋白结合钙是指与血浆蛋白(主要为清蛋白)结合的钙,不能透过半透膜,称为非扩散钙,约占血钙总量的 46%。

2.扩散结合钙　扩散结合钙是指与柠檬酸、乳酸、HCO_3^-、HPO_4^{2-}、Cl^- 等结合在一起,形成可溶性钙盐的钙。这种钙含量较少,易于解离,可透过半透膜。

3.游离钙　游离钙即钙离子(Ca^{2+}),约占总量的 47.5%,易透过半透膜。它与上述两种钙处于动态平衡,其含量与血液 pH 值有关。

当血浆 pH 值下降时,结合钙释放出 Ca^{2+},使 Ca^{2+} 浓度升高;当血浆 pH 值升高时,Ca^{2+} 与血浆清蛋白结合形成结合钙,使 Ca^{2+} 浓度下降。平均每增减 1 个 pH 单位,每 100 mL 血浆游离钙浓度相应改变 0.42 mmol(1.68 mg)。血浆中只有 Ca^{2+} 具有生理作用,当血浆中 Ca^{2+} 浓度降低时,神经、肌肉的兴奋性增强,当 Ca^{2+} 浓度降至 0.9 mmol/L(3.5 mg/dL)时,可出现手足搐搦;若 Ca^{2+} 浓度过高,则引起精神神经症状或者肌无力。

(二)血磷

血磷是指血浆无机磷酸盐中所含的磷。血浆无机磷酸盐主要以 HPO_4^{2-} 和 $H_2PO_4^-$ 的形式存在。正常成人血磷浓度为 1.1~1.3 mmol/L(3.5~4.0 mg/dL),婴儿较高,为 1.3~2.3 mmol/L。血磷不如血钙稳定,其浓度可受生理因素的影响而变动。随着年龄的增大,血磷缓慢降低,绝经后妇女却略有增高。

(三)血钙与血磷的关系

正常人血浆中钙和磷的浓度相当恒定,两者的浓度保持一定的数量关系。若以 mg/dL 表示两者浓度,则钙、磷乘积为 35~40 mg/dL。当两者乘积大于 40 mg/dL 时,促进钙、磷以骨盐的形式沉积于骨中;若钙、磷乘积小于 35 mg/dL,则提示骨的钙化将发生障碍,甚至骨盐溶解脱钙,影响正常的成骨作用,儿童可引起佝偻病,成人可患软骨病。该乘积在临床上常用来衡量体内钙、磷代谢及骨化程度,可作为佝偻病、软骨病临床诊断和判断疗效的参考指标。

四、钙、磷代谢的调节

体内调节钙、磷代谢的因素主要有三种,即 1,25-$(OH)_2$-D_3、甲状旁腺激素和降钙素,它们作用于肾脏、小肠和骨骼三个靶器官,维持血钙和血磷水平的恒定以及骨组织的正常生长。

(一)1,25-$(OH)_2$-D_3 的调节作用

体内的维生素 D_3 可直接从食物中获得,也可以胆固醇为原料合成。维生素 D_3 本身不具有生物活性,需在肝和肾脏经两次羟化转变成 1,25-$(OH)_2$-D_3 后才具有生物活性。

1,25-$(OH)_2$-D_3 在肾脏生成后,经血液循环运送到靶组织发挥作用,故可将其视为肾脏分泌的一种激素。1,25-$(OH)_2$-D_3 的靶器官为小肠、骨骼和肾脏。其生理作用如下。

1. 对小肠的作用 1,25-$(OH)_2$-D_3 促进小肠对钙、磷的吸收。这是因为 1,25-$(OH)_2$-D_3 与小肠黏膜细胞特异的胞质受体结合后,进入细胞核,刺激肠黏膜上皮细胞钙结合蛋白的合成,后者作为载体蛋白促进小肠对钙的吸收;还能加强肠黏膜细胞刷状缘上钙泵的活性。同时,可直接促进磷的吸收,提高血浆钙、磷的浓度。

2. 对骨的作用 1,25-$(OH)_2$-D_3 作用于骨组织,有溶骨和成骨的双重作用。一方面能增加破骨细胞的活性和数量,促进骨盐溶解;另一方面能促进小肠对钙、磷的吸收,升高血浆钙、磷浓度,促进骨骼钙化。因此,1,25-$(OH)_2$-D_3 的作用是促进钙和磷的周转利用。整体而言,它促进了溶骨和成骨两个对立的过程,促进骨代谢,使骨质在不断更新的同时维持血钙平衡。

3. 对肾的作用 促进肾近曲小管对钙和磷的重吸收,减少尿钙、尿磷的排出。

(二)甲状旁腺激素

甲状旁腺激素(parathyroid hormone,PTH)是由甲状旁腺主细胞合成和分泌的由 84 个氨基酸残基组成的多肽激素,其分泌受血钙浓度的调节。血钙浓度与 PTH 的分泌呈负相关,当血钙浓度升高时,PTH 的分泌减少;当血钙浓度降低时,PTH 的分泌增加。PTH 的主要靶器官为骨骼和肾脏,其次是小肠。

1. 对骨骼的作用 PTH 能促使骨组织中的间叶细胞转化为破骨细胞,又抑制破骨细胞转化为成骨细胞,使骨组织中破骨细胞的数量增多,活性增强,释放多种水解酶,使骨基质水解及骨盐溶解,其结果是骨组织中的钙和磷释放入血液,致血钙、血磷升高。

2. 对肾脏的作用 PTH 促进肾远曲小管对钙的重吸收,抑制近曲小管对磷的重吸收,使血钙升高、血磷下降。

3.对小肠的作用 由于 PTH 能激活肾中的 α-羟化酶,使 25-OH-D$_3$ 活化为 1,25-(OH)$_2$-D$_3$,因而促进小肠对钙、磷的吸收。

PTH 总的作用是升高血钙、降低血磷,促进溶骨和脱钙。

(三)降钙素

降钙素(calcitonin,CT)是甲状腺滤泡旁细胞(C 细胞)合成、分泌的,由 32 个氨基酸残基组成的多肽,其作用靶器官为骨骼和肾脏。CT 的分泌直接受血钙浓度调节,随着血钙浓度的升高而分泌增加,两者呈显著的正相关。

1.对骨骼的作用 CT 抑制间叶细胞转化为破骨细胞,并抑制破骨细胞的活性,阻止骨盐溶解及骨基质的分解;同时促进破骨细胞转化为成骨细胞,并增加其活性,促使钙、磷在骨中沉积,导致血浆钙、磷浓度降低。

2.对肾脏的作用 CT 能抑制近曲小管对钙和磷的重吸收,使尿钙、尿磷排出增加;抑制肾脏中 a-羟化酶活性,减少 1,25-(OH)$_2$-D$_3$ 的生成,间接抑制肠道对钙、磷的吸收和骨钙的释放。

CT 的主要作用是降低血钙和血磷浓度。

综上所述,血钙与血磷在 1,25-(OH)$_2$-D$_3$、PTH、CT 三者的协同作用下维持动态平衡(表 11-4)。

表 11-4 1,25-(OH)$_2$-D$_3$、PTH、CT 对钙、磷代谢的调节

激 素	小肠吸收钙	溶骨	成骨	尿钙	尿磷	血钙	血磷
1,25-(OH)$_2$-D$_3$	↑↑	↑	↑	↓	↓	↑	↑
PTH	↑	↑↑	↓	↓	↑	↑	↓
CT	↓	↓↓	↑	↑	↑	↓	↓

知识拓展

钙、磷代谢与佝偻病

佝偻病是婴幼儿常见的一种营养缺乏症,以钙、磷代谢失常和骨组织钙化不良为特征,重者引起骨骼畸形。患儿常出现神经、肌肉兴奋性增高,如烦躁不安、肌肉抽动及震颤、手足搐搦、爱哭闹;前囟门闭合延缓、出牙晚、方颅、肋缘外翻、鸡胸、"O"或"X"形腿等。生化检查:血清碱性磷酸酶活性增高,血钙、血磷浓度偏低。护理措施:补充维生素 D 和钙剂;向家长解释病因及预后,消除紧张情绪,鼓励母乳喂养;带儿童到户外活动。接受阳光照射是补充维生素 D 最经济、有效的措施。

第三节 微量元素代谢

重点和难点:
各微量元素在体内的功能及缺乏病。

微量元素是指体内含量小于体重 0.01% 的元素,主要包括有铁、锌、铜、硒、碘、钴、钼、氟、钒、铬、镍、锶、硅等。微量元素含量很少,总共只占人体总重量的 0.05%,但在人体内却具有十分重要的生理功能,越来越引起人们的重视。下面就其中的几种微量元素进行介绍。

一、铁的代谢

(一)含量与分布

铁是人体内含量最多的一种微量元素,正常成人含铁量约 40 mmol(3~5 g),或者 50 mg/kg 体重,女性约为 30 mg/kg 体重。体内 75% 的铁存在于血红蛋白、肌红蛋白和细胞色素系统、过氧

化物酶等含铁的化合物中,为功能性铁。25%以铁蛋白或含铁血黄素形式,储存于肝、脾、骨髓、肌肉和肠黏膜中,为储存铁。成年男性及绝经后的妇女每日需铁量约 1 mg,经期妇女每日平均失铁 $0.35\sim0.7$ mg,妊娠期妇女每日需要量约为 3.6 mg。

(二)吸收与排泄

铁的吸收部位主要在十二指肠和空肠上段。无机铁只有 Fe^{2+} 可以透过小肠黏膜细胞被吸收,血红素中的铁可直接被吸收。酸性环境、维生素 C 和谷胱甘肽可将 Fe^{3+} 还原为 Fe^{2+},有利于铁的吸收。植酸、鞣酸、草酸、无机磷酸、含磷酸的抗酸药等可与铁形成不溶性或者不能吸收的铁复合物,从而妨碍铁的吸收。从小肠黏膜吸收入血液的 Fe^{2+} 在铁氧化酶(又称铜蓝蛋白)的催化下氧化成 Fe^{3+} 后与运铁蛋白结合,大部分运至骨髓用于合成血红蛋白,小部分运至肝、脾等器官中储存。铁的主要储存形式是铁蛋白。

小肠黏膜上皮细胞的生命周期为 $2\sim6$ 天,存储于细胞内的铁蛋白随着细胞的脱落而排泄于肠腔。这几乎是体内铁排泄的唯一途径。尿、汗、消化液、胆汁中均不含铁。

(三)生理功能与缺乏病

铁是血红蛋白和肌红蛋白的组成成分,参与 O_2 和 CO_2 的运输,也是细胞色素系统、铁硫蛋白、过氧化酶及过氧化氢酶的组成成分,在生物氧化中起着重要作用。

铁缺乏可引起小细胞低色素性贫血。引起缺铁性贫血的原因不限于铁摄入不足,急性大量出血、慢性小量出血,以及儿童生长期和妇女妊娠、哺乳期得不到铁的额外补充,均可引起缺铁性贫血。

二、锌的代谢

(一)含量与分布

锌在体内的含量仅次于铁,为 40 mmol($1.5\sim2.5$ g)。正常成人需锌量为 $15\sim20$ mg/d,月经期妇女为 25 mg/d,孕妇或哺乳期妇女为 $30\sim40$ mg/d,儿童为 $6\sim10$ mg/d。锌广泛分布于所有组织,其中皮肤、毛发的含锌量约占全身总量的 20%,故测定头发含锌量既可反映体内含锌总量,又可反映膳食锌的供给情况。血锌浓度为 $0.1\sim0.15$ mmol/L。

(二)吸收与排泄

锌主要在小肠吸收。从小肠吸收的锌进入血液后,与清蛋白或运铁蛋白结合,将锌运至门静脉,再输送到全身各组织利用。人体中的锌 25%~30%储存在皮肤和骨骼内。锌主要随胰液和胆汁经肠道排出,部分锌可从尿和汗中排出。

(三)生理功能与缺乏病

锌的作用主要是通过含锌酶的功能来表达,目前已知的含锌酶达 80 多种。例如,碳酸酐酶、DNA 聚合酶、RNA 聚合酶、乳酸脱氢酶、谷氨酸脱氢酶、羧基肽酶 A 和 B 等都含锌。

锌缺乏可引起消化功能紊乱、生长发育滞后、智力发育不良、皮肤炎症、伤口愈合缓慢、脱发、神经精神障碍等;儿童可出现发育不良和睾丸萎缩。

三、铜的代谢

(一)含量与分布

正常成人总含铜为 2 mmol($80\sim110$ mg),分布于各组织细胞中,骨骼肌中约占 50%,10%存在于肝。成人每日需铜为 $1\sim3$ mg,孕妇和成长期的青少年略有增加。成人血清铜含量约 0.02 mmol/L。

(二)吸收与排泄

铜主要在十二指肠被吸收。血液中约 60%的铜与铜蓝蛋白紧密结合,其余的与清蛋白疏松

NOTE

结合或与组氨酸形成复合物。体内的铜主要随胆汁排出,少量由肾排出。

(三)生理功能与缺乏病

铜的生理功能有:①参与生物氧化和能量代谢。铜是细胞色素氧化酶的组成成分,起传递电子的作用;②形成血浆铜蓝蛋白,参与铁代谢;③参与胺氧化酶、抗坏血酸氧化酶、超氧化物歧化酶等的组成;④参与毛发和皮肤色素的代谢。

铜缺乏的特征性表现为小细胞低色素性贫血、白细胞减少、出血性血管改变、高胆固醇血症和神经性疾病等。铜摄入过多也会引起中毒现象,如蓝绿粪便、行动障碍等。

四、碘的代谢

(一)含量与分布

正常人体内总含碘量为 $30 \sim 50$ mg,约有 30% 集中在甲状腺内,其余分布在其他组织中。中国营养学会提出的人体每日膳食碘摄入量为:成人 150 μg/d,儿童 $90 \sim 150$ μg/d,孕妇和乳母 200 μg/d,在地方性甲状腺肿流行地区,应额外补充碘。

(二)吸收与排泄

小肠是碘吸收的主要部位,吸收后的碘,在血浆内与球蛋白结合,运至甲状腺、肺、骨骼肌、唾液腺、肾、乳腺等组织被利用。体内碘 85% 随尿排泄,其他由汗腺排出。

(三)生理功能与缺乏病

碘的主要生理功能是合成甲状腺激素,即甲状腺素和三碘甲腺原氨酸,以调节物质代谢,并促进儿童生长发育。碘的另一重要功能是抗氧化作用。碘可与活性氧竞争细胞成分和中和羟自由基,防止细胞遭受破坏。碘还可以与细胞膜多不饱和脂肪酸的双键接触,使之不易产生自由基。因此,碘在预防癌症方面有积极作用。

碘缺乏病在我国发病率较高,较常见的是成人缺碘导致的地方性甲状腺肿;婴儿缺碘可导致发育停滞、智力低下、生殖力丧失,甚至痴呆、聋哑,形成克汀病(或称呆小症)。防治的有效措施是供应碘化食盐或海产食品。

五、硒的代谢

(一)含量与分布

人体含硒量为 $14 \sim 21$ mg,肝、肾内含量较高。成人日需要量为 $30 \sim 50$ μg。

(二)吸收与排泄

食物硒主要在十二指肠吸收,维生素 E 可促进硒的吸收。吸收入血后与 α 和 β 球蛋白结合,小部分与 VLDL 结合运输。体内硒主要随尿、粪便及汗液排出体外。

(三)生理功能与缺乏病

硒主要作为谷胱甘肽过氧化酶的组成部分。硒还可加强维生素 E 的抗氧化作用,参与辅酶 Q 和辅酶 A 的组成;硒有拮抗和降低许多重金属毒性的作用。动物实验证明,硒可降低化学物质的致癌率,还有提高机体免疫功能的作用。

硒缺乏可引发多种疾病,如糖尿病、心血管疾病、神经变性疾病、某些癌症,以及被认为是地域性农作物含硒量低所致的克山病、大骨节病等。硒过多也会引起中毒症状。

知识拓展

硒与大骨节病

大骨节病是发生于儿童,以关节软骨、骺软骨和骺软骨板变性坏死为基本病变的地方性骨病,又称柳拐子病。病因至今不完全清楚。在本病流行区,硒含量与病情呈非常明显的负相关。大骨节病区的饮水中微量元素不足、过剩和失衡可能是引起营养不良性改变的因素。采用"吃粮、改水、讲卫生"的措施来预防大骨节病已取得良好效果。

六、氟的代谢

(一)含量与分布

成人体内含氟约 2.6 g,其中 90% 分布于骨、牙中,少量存在于指甲、毛发及神经、肌肉中。中国营养学会提出的成人每天膳食氟摄入量为 1.5 mg/d。

(二)吸收与排泄

天然的氟化物水溶性较高,故膳食氟的主要来源是水。饮水中的可溶性氟几乎全部被胃肠道吸收,食物中氟大部分可被吸收,以离子形式随血液运至各组织利用。体内氟大部分由肾随尿液排出,少部分可由粪便或汗腺排出。

(三)生理功能与缺乏病

氟与骨、牙的形成及钙、磷代谢密切相关。适量的氟能被牙釉质中的羟磷灰石吸附,形成坚硬质密的氟磷灰石表面保护层,有防龋作用。缺氟可致骨质疏松,易发生骨折;氟过多也可引起中毒,出现牙齿损害,表现为斑釉齿。

七、锰的代谢

(一)含量与分布

正常人体内锰含量为 12~20 mg。分布在身体各组织和体液中,其中骨、肝、胰、肾中锰浓度较高。成人每日需锰 2~5 mg。

(二)吸收与排泄

锰主要在小肠吸收,入血后大部分与血浆中的 γ-球蛋白和清蛋白结合而运输。锰几乎完全经肠道排泄,仅有微量经尿排出。

(三)生理功能与缺乏病

体内锰主要构成多种酶的组成成分和激活剂,是氧化还原、磷酸化等生化过程中不可缺少的因子。含锰的酶有精氨酸酶、丙酮酸羧化酶、谷氨酰胺合成酶和锰超氧化物歧化酶(Mn-SOD)、RNA 聚合酶等。体内锰对多种酶的激活作用可被镁替代。锰在体内正常免疫功能、血糖与细胞能量代谢调节、生殖、消化、骨骼生长、抗自由基等方面均发挥有作用。锰缺乏时生长发育会受到影响。锰摄入过量会引起中毒。

第四节　酸　碱　平　衡

人体内各部分体液必须具有适宜的酸碱度,这是维持正常生理活动的重要条件之一。组织细胞在进行物质代谢的过程中不断产生酸性和碱性物质,同时机体又不断地从食物中摄取一定数量的酸性和碱性物质。机体通过一系列的调节作用,最后将多余的酸性或者碱性物质排出体外,使体液 pH 值维持在恒定范围内,这一过程称为酸碱平衡。

机体内各部分体液的 pH 值不尽相同,细胞内液的 pH 值略低于血浆。正常情况下血浆的 pH 值维持在 7.35~7.45。因各体液间相互沟通,故血浆 pH 值可间接反映各部分体液的酸碱平衡状态。

重点和难点:
酸碱平衡的概念及调节途径。

一、体内酸碱性物质的来源

(一)酸性物质的来源

糖、脂肪、蛋白质在体内分解代谢最终产生 H_2O 和 CO_2,两者在红细胞内碳酸酐酶的催化下结合生成碳酸,碳酸随血循环运至肺部后重新分解成 CO_2 并呼出,故称碳酸为挥发性酸,它是体内酸性物质的主要来源。此外,体内物质在代谢的过程中还产生一些有机酸及无机酸,如丙酮酸、乳酸、乙酰乙酸、磷酸、硫酸等,由于这些酸均不能由肺呼出,故称为非挥发酸或固定酸。正常成人每天从固定酸解离出的 H^+ 为 $50\sim100$ mmol。

体内的酸性物质主要来自含糖、脂肪、蛋白质丰富的动物性和谷类食物,故将这些食物称为成酸性食物。食物中的醋酸、乳酸、柠檬酸,防腐剂中的苯甲酸,药物中的氯化铵、乙酰水杨酸、维生素 C 等,也是体内酸性物质的来源。

(二)碱性物质的来源

机体在物质代谢过程中可产生少量的碱性物质,如 NH_3、胆碱、胆胺等,但人体碱性物质的主要来源还是食物中蔬菜和水果中含有的有机酸盐,如苹果酸、柠檬酸的钠盐或钾盐。有机酸盐进入体内,其中的有机酸根与 H^+ 结合生成有机酸,后者可分解为 H_2O 和 CO_2,排出体外。剩余的 Na^+、K^+ 可与 HCO_3^- 结合为 $NaHCO_3$ 或者 $KHCO_3$,成为体内碱性物质的来源。所以,蔬菜、水果称为成碱性食物。

正常情况下,体内产生的酸性物质多于碱性物质,因此,机体对体内酸碱平衡的调节作用主要以对酸的调节为主。

二、体内酸碱平衡的调节

体液 pH 值的相对恒定,主要依靠血液的缓冲、肺的呼吸以及肾的排泄与重吸收三方面的协同作用来实现。

(一)血液的缓冲体系

无论是体内代谢产生的还是从外界摄入体内的酸性或碱性物质,都需经血液稀释并被血液的缓冲体系所缓冲,将较强的酸或碱变成较弱的酸或碱,以维持血液 pH 值的相对恒定。

血液中一些弱酸与其对应的盐构成缓冲系统,也称缓冲对或缓冲体系。血液缓冲体系分布于血浆和红细胞中,其中血浆中有 3 对,红细胞中有 5 对,它们分别是血浆中的 $NaHCO_3/H_2CO_3$,Na_2HPO_4/NaH_2PO_4,$Na\text{-}Pr/H\text{-}Pr$(Pr 为血浆蛋白)缓冲体系及红细胞内的 $KHCO_3/H_2CO_3$,K_2HPO_4/KH_2PO_4,$K\text{-}Hb/H\text{-}Hb$(Hb 为血红蛋白),$K\text{-}HbO_2/H\text{-}HbO_2$($HbO_2$ 为氧合血红蛋白),有机磷酸钾盐/有机磷酸缓冲体系。几种缓冲体系的缓冲能力见表 11-5。

表 11-5　几种缓冲体系的缓冲能力的比较

缓 冲 体 系	占全血缓冲能力/(%)
HbO_2 和 Hb	35
红细胞碳酸氢盐	18
血浆碳酸氢盐	35
血浆蛋白质	7
有机磷酸盐	3
无机磷酸盐	2

通过上表可见,在血浆缓冲体系中以碳酸氢盐缓冲体系最重要,在红细胞缓冲体系中以 Hb 及 HbO_2 缓冲体系最为重要。血浆 $NaHCO_3/H_2CO_3$ 缓冲体系之所以重要,是因为该体系缓冲能力强,且易于调节,其中 H_2CO_3 浓度可通过肺的呼吸调节,而 $NaHCO_3$ 浓度则可通过肾的调节作用维持相对恒定。

血浆 pH 值主要取决于 $NaHCO_3$ 与 H_2CO_3 浓度的比值。正常人血浆 $NaHCO_3$ 浓度为 24 mmol/L，H_2CO_3 浓度为 1.2 mmol/L，两者比值为 20：1。根据亨德森-哈塞巴（Henderson-Hassalbach）方程式计算：

$$pH = pK_a + lg\frac{[NaHCO_3]}{[H_2CO_3]}$$

其中的 pK_a 是碳酸解离常数的负对数，在 37 ℃时为 6.1。将数值代入上式得：

$$pH = 6.1 + lg20 = 6.1 + 1.3 = 7.4$$

由此可见，只要 $NaHCO_3$ 与 H_2CO_3 浓度的比值保持 20：1，血浆 pH 值即为 7.4。若一方浓度改变，而另一方浓度也随之作相应增减，使比值保持不变，则血浆 pH 值仍为 7.4。因此，机体酸碱平衡调节的实质，就在于调节 $NaHCO_3$ 和 H_2CO_3 的含量，使两者比值保持 20：1，从而维持血浆 pH 值相对恒定。$NaHCO_3$ 浓度可反映体内的代谢状况，受肾脏的调节，称为代谢性因素；H_2CO_3 浓度反映肺的通气状况，受呼吸作用的调节，称为呼吸性因素。

1. 对固定酸的缓冲作用 当固定酸（HA）进入血液时，首先由 $NaHCO_3$ 与之反应，生成固定酸钠盐和 H_2CO_3，在血液流经肺时，H_2CO_3 分解成 H_2O 和 CO_2，后者由肺呼出。

$$HA + NaHCO_3 \longrightarrow NaA + H_2CO_3$$
$$H_2CO_3 \longrightarrow CO_2 + H_2O$$

此外，Na-Pr 和 Na_2HPO_4 也能缓冲固定酸。

由于血浆中的 $NaHCO_3$ 主要用来缓冲固定酸，在一定程度上它代表血浆对固定酸的缓冲能力。因此习惯上把血浆 $NaHCO_3$ 称为碱储。碱储的多少可用 CO_2 结合力来表示。

2. 对挥发酸的缓冲作用 体内代谢产生的 CO_2 主要经红细胞内的血红蛋白缓冲体系缓冲，此过程与血红蛋白的运氧作用相偶联。

当血液流经组织时，由于组织细胞中的 CO_2 分压较高，CO_2 可迅速扩散入血浆，其中大部分进入红细胞。在红细胞内碳酸酐酶的作用下，CO_2 与 H_2O 结合生成 H_2CO_3，后者解离成 H^+ 和 HCO_3^-。H^+ 与 HbO_2 释放出 O_2 后的 Hb^- 结合生成 HHb（$HbO_2 \longrightarrow Hb^- + O_2 \longrightarrow H^+ + Hb^- \longrightarrow HHb$），使挥发性酸得以缓冲，红细胞内的 HCO_3^- 因浓度增高而向血浆扩散；因红细胞内阳离子（主要是 K^+）较难通过红细胞膜，不能随 HCO_3^- 溢出，故血浆中有等量的 Cl^- 进入红细胞以维持电荷平衡，这种通过红细胞膜进行的 HCO_3^- 与 Cl^- 交换的过程称为氯离子转移。这样就保证了红细胞内生成的 HCO_3^- 不断进入血浆生成 $NaHCO_3$。

当血液流经肺部时，由于肺泡中 O_2 分压高，CO_2 分压低，红细胞中的 HHb 解离成 H^+ 和 Hb^-，Hb^- 与 O_2 结合形成 HbO_2，H^+ 与 HCO_3^- 结合生成 H_2CO_3，并经碳酸酐酶催化分解成 CO_2 和 H_2O，CO_2 从红细胞扩散入血浆后，再扩散入肺泡而呼出体外。此时，红细胞中的 HCO_3^- 迅速下降，继而血浆中的 HCO_3^- 进入红细胞，与红细胞内的 Cl^- 进行又一次等量交换，最终使 H_2CO_3 得以缓冲。

3. 对碱性物质的缓冲作用 碱性物质进入血液后，主要被碳酸氢盐缓冲体系中的 H_2CO_3 缓冲。H_2CO_3 含量相对较少，但由于体内不断产生 CO_2，因此仍是对碱起缓冲作用的主要成分。缓冲后生成的碳酸氢盐可由肾排出体外。

$$Na_2CO_3 + H_2CO_3 \longrightarrow 2NaHCO_3$$
$$Na_2CO_3 + NaH_2PO_4 \longrightarrow NaHCO_3 + Na_2HPO_4$$
$$Na_2CO_3 + H\text{-}Pr \longrightarrow NaHCO_3 + Na\text{-}Pr$$

综上所述，血液缓冲体系在缓冲酸和碱中起着重要作用，缓冲固定酸时，消耗了 $NaHCO_3$ 生成 H_2CO_3，使 H_2CO_3 浓度升高；缓冲碱性物质时则使 H_2CO_3 被消耗，$NaHCO_3$ 浓度升高，从而导致血浆 $NaHCO_3$ 与 H_2CO_3 浓度的比值发生改变，造成血液 pH 值的改变。但在正常情况下，这样的改变是轻微的，原因是机体还可通过肺和肾的调节来保持 $NaHCO_3$ 与 H_2CO_3 浓度及比值不变。

（二）肺对酸碱平衡的调节

肺主要是通过呼吸运动调节血浆 H_2CO_3 的浓度来实现对酸碱平衡的调节作用。位于延髓的呼吸中枢调控着呼吸的深度和频率,从而加速或减慢 CO_2 的排出。呼吸中枢的兴奋性受二氧化碳分压(PCO_2)和 pH 值的影响,当 PCO_2 升高,pH 值降低时,呼吸中枢兴奋,呼吸加深、加快,CO_2 排出增多,使 H_2CO_3 浓度下降;反之,则呼吸变浅、变慢,CO_2 排出减少,H_2CO_3 浓度升高。肺通过呼出 CO_2 的多少来调节血浆 H_2CO_3 的浓度,从而维持血浆中 $NaHCO_3$ 与 H_2CO_3 浓度的正常比值,使血液的 pH 值保持在 7.35~7.45。

（三）肾脏对酸碱平衡的调节

肾主要通过排出过多的酸或碱以及对 $NaHCO_3$ 的重吸收来调节血浆 $NaHCO_3$ 的浓度。肾对酸碱平衡的调节作用强而持久。

1. $NaHCO_3$ 的重吸收（详见第十章第二节）。

2. 尿液的酸化 肾小管上皮细胞分泌至管腔中的 H^+ 还可与小管液中 Na_2HPO_4 解离出的 Na^+ 进行交换。交换的结果:小管液中的 Na_2HPO_4 转变为 NaH_2PO_4 随尿排出,而回到肾小管上皮细胞内的 Na^+ 则与细胞产生的 HCO_3^- 一起转运至血液,形成 $NaHCO_3$(图 11-1)。通过这种交换,使小管液中 Na_2HPO_4 与 NaH_2PO_4 浓度的比值由原尿的 4∶1 逐渐下降,至终尿(当小管液 pH 值至 4.8)时,此比值降至 1∶99,说明绝大部分的 Na_2HPO_4 转变为 NaH_2PO_4。以这种方式排出的 H^+ 每天大约可达 39 mmol/L。

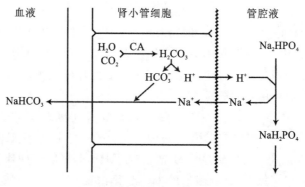

图 11-1　尿液的酸化

3. 泌 NH_3 作用（详见第十章第二节）。

经过尿液酸化和泌 NH_3 作用的方式转运入血液的 $NaHCO_3$ 与从肾小管液中重吸收者不同,它是由肾小管上皮细胞重新生成的,故也称为 $NaHCO_3$ 再生。通过上述过程既可排出过多的酸性物质,又可补充消耗的 $NaHCO_3$,因此,可有效地调节酸碱平衡。

（四）酸碱平衡与电解质的关系

1. 酸碱平衡与血钾浓度的关系 当肾功能正常时,酸碱平衡与血钾浓度的关系主要在于细胞内外 H^+ 与 K^+ 的交换和肾泌 H^+ 与泌 K^+ 的相互竞争。酸中毒时,H^+ 进入细胞内与 K^+ 交换,细胞外液 K^+ 浓度增加。同时,肾小管细胞 H^+-Na^+ 交换增强,K^+-Na^+ 交换减弱,尿排出 H^+ 增多,K^+ 减少,导致高血钾,尿液呈酸性;反之,碱中毒时造成低血钾。高血钾时,部分 K^+ 进入细胞内,而细胞内 H^+ 向外转移,使得细胞外液 H^+ 浓度增加。此时肾小管细胞 K^+-Na^+ 交换增强,H^+-Na^+ 交换减弱,尿 K^+ 排出增多,H^+ 排出减少,尿液呈碱性,血浆中 H^+ 浓度增加,出现酸中毒;反之,低血钾引起碱中毒。Na^+、K^+ 和 H^+ 的交换,除了在肾小管上皮细胞进行外,也见于肌肉、骨骼等细胞。通过细胞内外离子的交换起到了调节酸碱平衡的作用。

2. 酸碱平衡与血氯浓度的关系 体液中阳离子与阴离子的总摩尔电荷数相等,呈电中性。血浆中主要的阳离子是 Na^+,主要的阴离子是 Cl^- 和 HCO_3^-。当 Na^+ 浓度不变时,Cl^- 浓度的升高或降低必然伴随 HCO_3^- 浓度的降低或升高。例如,当胃幽门梗阻引起严重呕吐时,肾可通过 HCO_3^- 重吸收来弥补阴离子的不足,此时易引起低氯性碱中毒;当严重腹泻时,碱性消化液丢失过多,使血液中 HCO_3^- 浓度降低,则可出现高氯性酸中毒。

三、酸碱平衡紊乱

体内酸、碱过多或肺、肾的调节功能发生障碍时，均可使血浆中 $NaHCO_3$ 和 H_2CO_3 的浓度甚至比值发生改变，造成酸碱平衡失调。根据酸碱平衡失调原因的不同可将其分为四种基本类型。各种酸碱平衡失调又可根据血浆 pH 值是否正常，分为代偿性和失代偿性两类。

(一)酸碱平衡失调的基本类型

1.代谢性酸中毒 各种原因使血浆中 $NaHCO_3$ 浓度原发性降低而引起的 pH 值降低，称为代谢性酸中毒，是临床上最常见的类型。常见原因有：①酸性物质产生过多，如严重糖尿病并发酮症酸中毒、严重缺氧所致的乳酸性酸中毒等；②肾排酸功能障碍，如肾功能衰竭；③碱性物质丢失过多，如严重腹泻、肠瘘等。

代谢性酸中毒时，血浆中 H_2CO_3 浓度升高和 pH 值降低，刺激呼吸中枢兴奋性增强，使呼吸加深、加快，CO_2 排出增多；同时，肾的泌 H^+、泌 NH_3 及 $NaHCO_3$ 的重吸收作用加强。

2.代谢性碱中毒 各种原因使血浆中 $NaHCO_3$ 浓度原发性升高而引起的 pH 值升高，称为代谢性碱中毒。常见于胃液大量丢失(如剧烈呕吐、长期胃肠减压等)、大量使用利尿剂、低钾血症、$NaHCO_3$ 摄入过多等。

代谢性碱中毒时，血浆 pH 值升高，抑制呼吸中枢兴奋性，使呼吸变浅、变慢，CO_2 排出减少；肾的泌 H^+、泌 NH_3 作用减弱，$NaHCO_3$ 排出增多。

3.呼吸性酸中毒 各种原因引起呼吸功能障碍，CO_2 呼出减少，致使血浆中 H_2CO_3 浓度原发性升高引起的 pH 值降低，称为呼吸性酸中毒。常见于呼吸道梗阻(如喉痉挛、支气管异物等)、肺部疾病(如肺气肿、肺炎等)、胸部损伤(如创伤、气胸、胸腔积液等)、呼吸中枢抑制(如麻醉药使用过量)。

由于 H_2CO_3 浓度的升高，机体通过肾进行代偿调节，肾的泌 H^+、泌 NH_3 作用增强，使 $NaHCO_3$ 的重吸收增多。

4.呼吸性碱中毒 各种原因引起的肺通气过度，CO_2 排出过多，致使血浆中 H_2CO_3 浓度原发性降低引起的 pH 值升高，称为呼吸性碱中毒。可见于癔症、高热、手术麻醉时辅助呼吸过快、高山缺氧等。

呼吸性碱中毒时，肾泌 H^+、泌 NH_3 作用减弱，加强 $NaHCO_3$ 的排出。

(二)酸碱平衡的主要生化诊断指标

1.血浆 pH 值 正常人血浆 pH 值为 7.35～7.45，平均为 7.40。pH 值＞7.45 为失代偿性碱中毒，pH 值＜7.35 为失代偿性酸中毒。但血浆 pH 值不能区分酸碱平衡失调属于呼吸性还是代偿性。如果血浆 pH 值在正常范围，说明体内处于酸碱平衡，或有酸碱平衡失调但代偿良好，或有酸中毒合并碱中毒。

2.二氧化碳分压(PCO_2) 血浆 PCO_2 是指在物理状态下溶解在血液中的 CO_2 所产生的张力。正常人动脉血二氧化碳分压($PaCO_2$)为 4.5～6.0 kPa(35～45 mmHg)，平均 5.3 kPa(40 mmHg)，是反映呼吸因素的重要指标。$PaCO_2$＜4.5 kPa 时，表示肺通气过度，CO_2 排出过多，见于呼吸性碱中毒或代偿性代谢性酸中毒；当 $PaCO_2$＞6.0 kPa 时，表示肺通气不足，CO_2 积蓄，见于呼吸性酸中毒或代偿性代谢性碱中毒。

3.二氧化碳结合力(CO_2-CP) 血浆 CO_2-CP 是指在 25 ℃，PCO_2 为 5.3 kPa 时，每升血浆中以 $NaHCO_3$ 形式存在的 CO_2 毫摩尔数，正常参考范围为 23～31 mmol/L。代谢性酸中毒时，CO_2-CP降低；代谢性碱中毒时，CO_2-CP 升高。在呼吸性酸中毒和呼吸性碱中毒时由于肾的代偿，CO_2-CP 可有改变。

4.标准碳酸氢盐(SB)和实际碳酸氢盐(AB) SB 是指全血在标准条件下(即 37 ℃，PCO_2 为 5.3 kPa，血氧饱和度为 100%)测得的血浆中 $NaHCO_3$ 的含量。该指标不受呼吸因素影响，是判断代谢因素的指标。AB 是指在隔绝空气的条件下测得的血浆中 $NaHCO_3$ 的实际含量，受呼吸和代谢两方面因素的影响。

正常人 AB=SB，其正常值为 22～27 mmol/L，平均为 24 mmol/L。代谢性酸中毒时，AB=SB，且两者均降低；代谢性碱中毒，AB=SB，且两者均升高。若 AB<SB，说明 CO_2 呼出过多，为呼吸性碱中毒；若 AB>SB，为呼吸性酸中毒，表明有 CO_2 蓄积。

5. 碱过剩(BE)或碱欠缺(BD)　BE 或 BD 是指在标准条件下，用酸或碱滴定全血至 pH 值为 7.4 时所需的酸或碱的量。若用酸滴定，结果用"+"值表示；若用碱滴定，结果用"-"值表示。

血浆 BE 正常参考范围为 -3.0 mmol/L～3.0 mmol/L。BE 是判断代谢性因素的重要指标。BE>3.0 mmol/L，表明有碱过剩，见于代谢性碱中毒；BE<-3.0 mmol/L，说明体内有碱欠缺，见于代谢性酸中毒。

6. 阴离子间隙(AG)　阴离子间隙(anion gap，AG)是指血浆中未测定阳离子与未测定阴离子之间的差值，常用可测定阳离子与可测定阴离子的差值表示。血浆中主要阳离子是 Na^+，为可测定阳离子；主要阴离子是 Cl^- 和 HCO_3^-，为可测定阴离子。因此，AG=$[Na^+]-([Cl^-]+[HCO_3^-])$，正常值为 10～14 mmol/L，平均值为 12 mmol/L。AG 值增大可见于代谢性酸中毒，如糖尿病酮症酸中毒等。

酸碱平衡失调时血液主要生物化学诊断指标的变化见表 11-6。

表 11-6　酸碱平衡失调的类型及其生物化学诊断指标的改变

指　　标	代谢性酸中毒	呼吸性酸中毒	代谢性碱中毒	呼吸性碱中毒
原发性改变	$[NaHCO_3]\downarrow$	$[H_2CO_3]\uparrow$	$[NaHCO_3]\uparrow$	$[H_2CO_3]\downarrow$
pH 值	↓	↓	↑	↑
PCO_2	↓	↑	↑	↓
CO_2-CP	↓	↑	↑	↓
SB 与 AB	SB=AB，均↓	SB<AB	SB=AB，均↑	SB>AB
BE 与 BD	BE[负值]↑	—	BE[正值]↑	—

综合测试题

A 型选择题

1. 正常成人每天需水量为（　　）。

A. 500 mL　　　B. 1000 mL　　　C. 1500 mL　　　D. 2000 mL　　　E. 2500 mL

2. 既能降低神经肌肉兴奋性，又能提高心肌兴奋性的离子是（　　）。

A. Na^+　　　B. K^+　　　C. OH^-　　　D. Ca^{2+}　　　E. Mg^{2+}

3. 细胞间液与血液最主要的差异是（　　）。

A. Na^+ 含量　　B. K^+ 含量　　C. HCO_3^- 含量　　D. 有机酸含量　　E. 蛋白质含量

4. 关于铁代谢的叙述哪项是错误的？（　　）

A. 盐酸可促进铁游离有利于铁的吸收

B. 草酸可与铁结合成难溶沉淀不利于铁的吸收

C. Fe^{3+} 比 Fe^{2+} 溶解度大，故 Fe^{3+} 较易吸收

D. 溶解状态的铁才能被肠吸收

E. 由于铁的减少引起的贫血是小细胞低色素性贫血

5. 调节钙、磷代谢的活性维生素 D 形式是（　　）。

A. 25-OH-$VitD_3$　　　　　　B. 1,25-$(OH)_2$-$VitD_3$　　　　　　C. 1,24-$(OH)_2$-$VitD_3$

D. 1-OH-$VitD_3$　　　　　　E. $VitD_3$

6. 体内含量最多的元素是（　　）。

A. 钙、钾　　　B. 钠、钾　　　C. 钙、磷　　　D. 钾、氯　　　E. 钠、钙

7. 治疗原则为既要补水,又要补盐的缺水是(   )。

A. 高渗性缺水   B. 低渗性缺水   C. 等渗性缺水   D. 轻度缺水   E. 以上都不是

8. 肾脏主要通过调节下列哪种物质以维持血浆 pH 值的恒定?(   )

A. Cl^- B. HCO_3^- C. Hb^- D. $H_2PO_4^-$ E. H_2CO_3

9. 血浆 pH 值主要取决于下列哪个缓冲对的浓度比?(   )

A. $NaHCO_3/H_2CO_3$ B. Na_2HPO_4/NaH_2PO_4 C. Na-Pr/H-Pr

D. K-Hb/H-Hb   E. $K-HbO_2/H-HbO_2$

10. 代谢性酸中毒可出现(   )。

A. 碳酸氢钠升高   B. 二氧化碳结合力升高   C. 血浆 pH 值升高

D. 血钾升高   E. 细胞内 pH 值升高

（刘义成 袁 力）

第十二章 感觉器官

学习目标

> 掌握:眼的调节功能;眼的感光功能;声波的传导途径;内耳的感音功能。
> 熟悉:近视、远视、老视的原因及矫正;听觉感受器损伤的表现。
> 了解:嗅觉、味觉、皮肤感受器的功能;前庭器官的功能。

案例引导

患者,男,14 岁。近期总觉得眼部不适,极易疲劳,视远物模糊不清,视近物则没有问题。眼科检查:眼内压略高,眼球轻微突出。国际视力表检测:视远物能力减退,视近物能力正常。临床诊断:假性近视。

思考问题

1.近视眼为什么看远物模糊,看近物正常?

2.近视该佩戴哪种眼镜来矫正?

3.近视可能的致病原因有哪些? 如何预防近视发生?

第一节 概 述

重点和难点:
感受器的局部兴奋;感受器的适应现象。

一、感受器与感觉器官

感受器是指分布在体表或组织内部的一些专门感受机体内、外环境变化的结构或装置。感受器的形式是多种多样的,有的是外周感觉神经末梢,如体表或组织内部与痛觉感受有关的感受器;有的是裸露在神经末梢周围再包绕一些特殊的、由结缔组织构成的被膜样结构,如环层小体和肌梭。但是对于一些与机体生存密切相关的感觉来说,有一些结构和功能上都高度分化了的感受细胞,它们以类似突触的形式直接或间接同感觉神经末梢相联系,如视网膜中的视杆细胞和视锥细胞,耳蜗中的毛细胞等。这些感受细胞连同它们的非神经性附属结构,构成了专门传递某一特定感觉类型的器官,即感觉器官(sense organ)。高等动物中最重要的感觉器官,如眼、耳、鼻、舌等器官,都分布在头部,称为特殊感觉器官。

机体众多的感受器有不同的分类方法。如根据感受器的分布部位,可分为内感受器和外感受器;根据感受器所接受刺激的性质,可分为光感受器、机械感受器、温度感受器和化学感受器等;有的则根据结合刺激物和它们所引起的感觉或效应的性质来分类。所能区分出的人体的主要感觉类型和相应的感受器如表 12-1 所示。

表 12-1 中大多数感受器通常能引起中枢产生主观感觉,而有些感受器一般只是向中枢神经系统提供内、外环境中某些信息,引起各种调节性反应,但在主观上并不产生特定的感觉。

表 12-1　人体的主要感觉类型

感 觉 类 型	感 受 器	感 觉 类 型	感 受 器
视觉	视杆细胞和视锥细胞	关节位置和运动觉	神经末梢
听觉	毛细胞	肌肉长度	神经末梢(肌梭)
嗅觉	嗅神经元	肌肉张力	神经末梢(腱器官)
味觉	味感受细胞	动脉血压	神经末梢
旋转加速度	毛细胞(三个半规管)	肺扩张	神经末梢
直线加速度	毛细胞(椭圆囊和球囊)	头部血液温度	下丘脑某些神经元
触-压觉	神经末梢	动脉氧分压	神经末梢
温度觉	神经末梢	脑脊液 pH 值	延髓腹外侧感受器
冷觉	神经末梢	血浆葡萄糖	下丘脑某些细胞
痛觉	游离神经末梢	血浆渗透压	下丘脑前部某些细胞

二、感受器的一般生理特性

(一)感受器的适宜刺激

各种感受器的一个共同功能特点是各有自己最敏感、最容易接受的刺激形式,这就是说,用某种形式的刺激作用于特定感受器时,只需要极小的强度就能引起相应的感觉。这一刺激形式或种类,就称为该感受器的适宜刺激(如一定波长的电磁波是视网膜光感受细胞的适宜刺激,一定频率的机械震动是耳蜗毛细胞的适应刺激等)。正因为如此,机体内、外环境中所发生的各种形式的变化,总是先作用于和它们相对应的那种感受器。这一现象的存在,是由动物在长期的进化过程中逐步形成的,这使得它们有可能对内、外环境中某些有意义的变化进行灵敏的感受和精确的分析。不同动物所处的生活环境和条件不同,因此在进化中会形成一些异于人体的特殊感受装置,这早已引起人们极大的兴趣和注意,而研究这些动物的特殊感受装置,不仅对理解感受器活动的一般规律有帮助,而且还有很大的仿生学意义。

(二)感受器的换能作用

感受器在功能上的另一个共同特点,是能把作用于它们的各种刺激形式转变成为相应的信号传到神经末梢,或传入感受细胞,形成动作电位反应。传到神经末梢的电位变化又称为发生器电位,传入感受细胞的电位变化则称为感受器电位,这种现象实际上是传入神经纤维的细胞膜或感受细胞的细胞膜进行了跨膜信号传递或信号转换的结果。和体内一般细胞类似,感受器细胞能对外来不同刺激信号进行换能传递,如声波振动的感受与毛细胞将声波振动信号转换为频率相一致的电位(即微音器电位)传递给中枢;视杆细胞和视锥细胞则是由于视网膜上存在有受体蛋白(如视紫红质),它们在吸收光子后,通过特殊的化学作用,使视锥细胞和视杆细胞出现感受器电位。由此可见,感受性神经末梢和感受器细胞出现电位变化主要是通过跨膜信号转换,把不同能量形式的外界刺激都转换成跨膜电位进行传递的结果。

感受器电位同终板电位一样,是一种过渡性慢电位,只在局部兴奋。只有当这些过渡性电位变化最终触发分布在该感受器的传入神经纤维上产生"全或无"式的可作远距离传导的动作电位序列时,才标志着这一感受器或感觉器官作用的完成。主观感受的产生、对外界刺激信号的精细分析以及最后引起整个机体出现应答性反应和信息储存等过程,则是传入神经纤维所输入的神经信号到达各级脑中枢以后的反应。

(三)感受器的编码作用

感受器在把外界刺激转换成神经动作电位时,不仅仅是发生了能量形式的转换,更重要的是把刺激所包含的环境变化的信息,也转移到了新的电信号系统即动作电位的序列之中,即编码作用。编码一词,本是工程通讯理论中的一个概念,是指一种信号系统(如莫尔斯电码)如何把一定的信息内容(如电文内容)包含在少量特定信号的排列组合之中。因此,感受器将外界刺激转变成神经动作电位的序列时,同时也实现了编码作用;中枢就是根据这些电信号序列才获得对外在世界的认识。但外界刺激的质和量以及其他属性,是如何编码在特有的电信号序列中的,有很多问题尚待进一步的讨论,在此不做过多阐述。

(四)感受器的适应现象

当刺激作用于感受器时,有时虽然刺激仍在继续作用,但传入神经纤维的冲动频率和强度已开始下降,这一现象称为感受器的适应。适应是所有感受器的一个功能特点,但它出现的快慢在不同感受器有很大的差别,通常可把它们区分为快适应感受器和慢适应感受器两类。快适应感受器以皮肤触觉感受器为代表,当它们受刺激时只在刺激开始后的短时间内有传入冲动发放,以后刺激仍然在起作用,但传入冲动频率可以逐渐降低到零;慢适应感受器以肌梭、颈动脉窦压力感受器为代表,它们在刺激持续作用时,一般只是在刺激开始以后不久出现一次冲动频率的某些下降,但以后可以在较长时间内维持在这一水平,直至刺激撤除为止。感受器适应的快慢各有其生理意义,如触觉的作用一般在于探索新异的物体或障碍物,它的快适应感受器有利于感受器及中枢再接受新事物的刺激;慢适应感受器则有利于机体对某些功能状态如姿势、血压等进行长期持续的监测,有利于对它们可能出现的波动进行随时调整。

感受器的适应现象,有的发生在刺激引起发生器电位这一阶段,有的发生在发生器电位诱发神经动作电位这一阶段,而适应发生的快慢与感受末梢所具有的附属结构有关。在人体的主观感受方面,也常常体验到感觉适应现象,如到香味环境中较久后,会逐渐闻不到香味。感觉的适应除了与感受器的适应现象有关外,还与传导途径中的突触传递及感觉中枢的某些功能改变有关。

第二节 视 觉 器 官

重点和难点:

人眼看近物时的三种调节方式;折光系统异常的矫正方法;视锥细胞和视杆细胞产生视觉的特点。

人的视觉器官是眼,视觉感受器是存在于视网膜上的视锥细胞和视杆细胞。视觉功能是通过视觉器官、视神经和视觉中枢的共同活动来完成的。眼内与产生视觉直接有关的结构是眼的折光系统和感光系统。人眼的适宜刺激是波长 380～760 nm 的电磁波;在这个可见光谱的范围内,人脑通过接受来自视网膜的传入信息,可以分辨出不同亮度和色泽,因而可以看清视野内发光物体与反光物质的轮廓、形状、颜色、大小、远近和表面细节等情况。自然界形形色色的物体以及文字、图形等,通过视觉系统在人脑得到反映。在人脑获得的全部信息中,有 80% 以上来自视觉系统,因而眼无疑是人体最重要的感觉器官。

一、眼的折光与成像

(一)眼的折光系统

人眼的基本结构如图 12-1 所示。除了控制眼球运动的眼外肌和起保持、营养作用的巩膜、脉络膜等结构外,眼内与视觉传入信息产生直接有关的功能结构,是位于眼球正中线上的折光系统和位于眼球后部的视网膜。由角膜经房水、晶状体、玻璃体直至视网膜的前表面,都是一些透明而无血管分布的组织,它们构成了眼内的折光系统,使来自眼外的光线发生折射,最后成像在视网膜上。视网膜具有同神经组织类似的复杂结构,其中包含有对光刺激高度敏感的视杆细胞和视锥细胞,能将外界光刺激所包含的视觉信息转变成为电信号,并在视网膜内进行初步处理,最后以视神经纤维动作电位的形式传向大脑。因此,学习眼的功能首先要了解眼的光学特性,知道折光系统怎样能把不同远近的物体成像在视网膜上并且调整物像的清晰程度。

根据光学原理,每一物体的表面,都可认为是由无数的发光点或反光点组成,而由每一个点

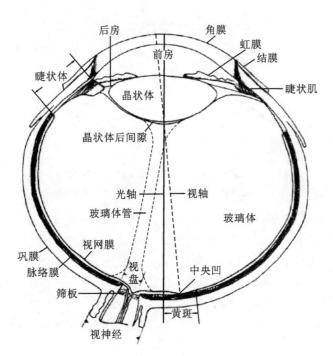

图 12-1 右眼的水平切面图

发出的光线都是辐射散开的。只有当这些点和相应的折射面的距离趋于无限大时,由这些点到达折射面的光线才能接近于平行,而平行光线经折射后在平面上的某一点可形成物像。在现实中这是一个不可能达到的理想状态,对人眼和一般光学系统来说,来自 6 m 以外物体的各光点的光线,都可以认为是近于平行的,可以在视网膜上形成物像,而不需要人眼的折光系统做太多调整。例如,人眼可以看清楚月亮(或其他更远的星体)和它表面较大的阴影,但不能看清楚月球表面更小的物体或特征。这是因为如果来自某物体的光线过弱,或它们在空间传播时被散射或吸收,那么它们到达视网膜时已减弱到不足以兴奋感光细胞的程度,这样就不可能被感知;另外,如果物体过小或它们离眼的距离过远,则它们在视网膜上形成的像将会小于视网膜分辨能力的限度以下,因而也不能感知。

（二）眼的调节

平静状态下人眼的折光能力正好把 6 m 以外的物体成像在视网膜上,而小于 6 m 处物体的光线在折射后的成像位置将在视网膜之后,此时由于光线到达视网膜时尚未聚焦,因而只能引起一个模糊的视觉形象。但正常眼在看近物时仍然十分清楚,这是由于眼在看近物时已进行了调节,使得进入眼内的光线经过较强的折射处理后成像在视网膜上。人眼看近处物体时眼的调节分三方面,分别为晶状体调节、瞳孔调节、两眼会聚。

1. 晶状体调节 人眼的调节主要是靠晶状体形状的改变,其过程为:当模糊的视觉形象出现在视区皮层时,由一系列神经调节引起连接晶状体囊的悬韧带放松,促使晶状体由于其自身的弹性而向前方和后方凸出(以前凸较为明显),使眼的总折光能力较安静时增大。图 12-2 表示调节前后晶状体形状的改变。很明显,物体距眼球愈近,到达眼的光线辐散程度愈大,因而也需要晶状体做更大程度的凸向变形。

人眼看近物时,晶状体的调节能力是有一定限度的,这取决于晶状体变凸的最大限度。眼的最大调节能力可用它所能看到物体的最近距离来表示,这个距离称为近点。近点越近,晶状体的弹性越好,人眼看近物的能力也越强。随着年龄的增加,晶状体自身的弹性将下降,因而调节能力也降低,这一现象称作老视,俗称老花眼。例如,10 岁左右的儿童的近点平均约 8.3 cm,20 岁左右的成人近点约为 11.8 cm,而 60 岁时近点可增大到 80 cm 以上。当 60 岁的老年人看 80 cm 之内的近物时,就会因晶状体调节困难而难以看清,需要佩戴矫正用的老花眼镜来帮助看清近物。

NOTE

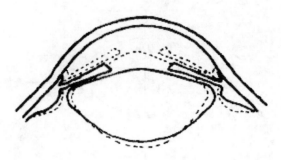

图 12-2 眼调节前后睫状体位置和晶状体形状的改变
实线为安静时的情况，虚线为看近物经过调节后的情况，注意晶状体的前凸比后凸明显

2. 瞳孔调节 瞳孔是指虹膜中间的开孔，是光线进入眼内的门户，它可随外界光线强弱的变化缩小或放大，瞳孔的大小可以控制进入眼内的光线强度。虹膜由平滑肌构成，在瞳孔周围的是环形肌层，收缩时使瞳孔缩小，故又称瞳孔括约肌；虹膜的外周部分是辐散状肌纤维，收缩时使瞳孔散大，故又称瞳孔散大肌。一般人瞳孔的直径可变动于 1.5～8.0 mm 之间。瞳孔的大小随入射光线强弱的改变而变化的现象称为瞳孔对光反射，这种反射的中枢位于中脑，感受器就是视网膜，调节的效应是双侧性的，即光照任何一侧眼睛，两眼瞳孔都同时做出一致的调节，临床常用于判断麻醉深度和病情危重程度。

人眼看近物时，除晶状体的变化外，同时还出现瞳孔缩小，意义在于减少进入眼内光线的量（因物体移近时将有较强光线到达眼球）和减少折光系统的球面像差、色像差，使成像更清晰。

3. 两眼会聚 在看近物时与瞳孔缩小一同出现的调节反射还有两眼向中线视轴的会聚，意义在于两眼同时看同一近物时，物像仍可落在两眼视网膜对称的对应位置。

事实上，人眼在不同的亮度情况下是靠视网膜中不同的感光细胞来接受光刺激的，在暗处起作用的视杆细胞对光的敏感程度要比在亮处起作用的视锥细胞强得多，因此在暗处只需进入眼内的光量适当增加即可看清。

（三）眼的折光异常

正常眼的折光系统在无需进行调节的情况下，就可使平行光线聚焦在视网膜上，可看清远处的物体；经过调节的眼，只要物体的距离不小于近点的距离，也能在视网膜上形成清晰的像被看清，这两种正常成像都称为正视眼。若眼的折光能力异常，或眼球的形态异常，使平行光线不能在安静未调节的眼的视网膜上成像，则称为非正视眼，主要包括近视、远视、散光和老视（图12-3），老视前面已经描述，下面不再赘述。

1. 近视 近视大多由于眼球的前后径过长（轴性近视），致使来自远方物体的平行光线在视网膜前即已聚焦，此后光线又开始分散，到视网膜时形成扩散开的光点，以致看远物时物像模糊或有叠影。近视眼看近物时，近物发出的是辐散光线，故无需进行调节或进行较小程度的调节，就可在视网膜上成像。因此近视能看清近物，且近点和远点都比正常眼要近。纠正近视眼的方法是在眼前增加一个定焦的凹透镜片，使入眼的平行光线适当辐散，以便聚焦位置后移，正好能成像在视网膜上，这样使远物可以看清，而视近物则像正常眼一样，依靠眼睛自身的调节能力。近视也可由于眼的折光能力超过正常，使平行光线成像在位置正常的视网膜之前，这种近视特称为屈光近视。

2. 远视 远视由于眼球前后径过短（轴性远视），或折光系统的能力太弱（屈光远视），使成像的位置实际在视网膜之后，这样入眼的平行光线在到达视网膜时尚未聚焦，只形成一个模糊的像，引起模糊的视觉。远视眼在看远物时就需要调节眼的折光能力，看近物时则需要更大程度的调节，因而近点距离较正常人大，视近物能力差。远视眼纠正的方法是眼前佩戴适当焦度的凸透镜，使看远时不需晶状体的调节亦能在视网膜上成像，看近物只需一般调节就可以看清了。

3. 散光 正常眼的折光系统的各折光面都是正球面的，球表面任何一点的曲率半径都是相等的。如果由于某些原因，折光面在某一方位上曲率半径变小（聚焦视网膜前方），而在与之相垂

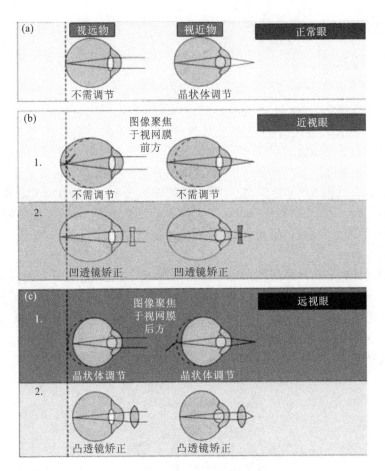

图 12-3 眼的折光异常

直的方位上曲率半径变大(聚焦于视网膜后方),这种异常情况常见于角膜和晶状体表面,通过角膜或晶状体表面不同方位的光线在眼内不能同时聚焦,会造成物像变形和视物不清,属于规则散光,可用适当的柱面镜纠正。

其实,影响眼内部折光系统的因素很多,其中房水及眼内压的相对稳定,对保持眼球形态特别是角膜的折光能力有重要的意义。房水也对它所接触的无血管组织如角膜和晶状体起着营养的作用。房水循环障碍时会造成眼内压过高,临床上称为青光眼,可导致角膜、晶状体以及虹膜等结构的代谢障碍,严重时造成角膜混浊、视力丧失。

知识拓展

预防近视眼

1. 养成良好的用眼习惯,阅读和书写时保持端正的姿势,眼与书本应保持 30 cm 左右的距离,不在走路、乘车或卧床时看书。

2. 学习和工作环境照明要适度,照明应无眩光或闪烁,黑板不反光,不在阳光照射或暗光下阅读或写字。

3. 定期检查视力,对验光确诊的近视应佩戴合适的眼镜以保持良好的视力及正常调节。

4. 加强体育锻炼,注意营养,增强体质。

二、眼的感光功能

(一)视网膜的基本结构

作为感受器,视网膜的基本功能是把感受到的光刺激转换成视神经纤维上的生物电信号(信号中包含了视网膜所形成的像的基本信息),并传入高级中枢对应的感受区,产生视觉。人眼视网膜的厚度只有 0.1~0.5 mm,但结构十分复杂,主要的细胞层次有四层,从外到内依次是色素细胞层、感光细胞层、双极细胞层和神经节细胞层(图 12-4)。

色素细胞层对视觉的引起有重要作用,临床上见到的视网膜剥离也常发生在此层与其他层之间。此层细胞含黑色素颗粒和维生素 A,对同它相邻的感光细胞起着营养和保护作用,可以吸收巩膜侧的散射光线,在强光照射视网膜时可以伸出伪足样突起,包被视杆细胞外段,使其相互隔离,少受其他来源的光刺激;在暗光条件下,伪足样突起缩回到胞体,视杆细胞外段被暴露,从而可以充分接受光刺激。

感光细胞层的细胞分为视杆细胞和视锥细胞两种,是真正的光感受器细胞。视杆细胞和视锥细胞外形不同,所含感光色素也不同,视杆细胞外段呈长杆状,视锥细胞外段呈圆锥状。两种感光细胞都是通过终足和双极细胞层内的双极细胞形成突触联系,双极细胞再和神经节细胞联系。视网膜中除了这种纵向的细胞间联系外,还存在横向的联系,可以在水平方向传递信息,使视网膜在不同区域之间有可能相互影响。视网膜也和神经组织一样,各级细胞之间存在着复杂的联系,视觉信息最初在感光细胞层换能变成电信号后,将在视网膜的神经元网络中被处理和改变,传向中枢的信息已经是经过初步加工和处理过的。

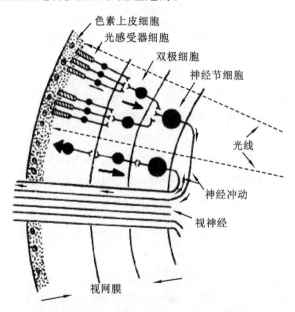

图 12-4　视网膜的主要细胞层次及其联系模式图

需要注意的是,由神经节细胞层发出的神经轴突群在视网膜表面聚合成一整束在视网膜表面形成视神经乳头,并通过视网膜从眼球后端出眼。在视神经乳头的范围内,实际上没有视网膜特有的细胞结构,落于该处的光线或视网膜像的组成部分将无法被识别感知,称为生理盲点,两侧视神经乳头在视网膜内黄斑或中央凹鼻侧的 3 mm 处,但人们用两眼看物,一侧盲点可以被对侧视觉补偿,所以不会觉察到自己的视野盲区。

(二)视网膜的两种感光换能系统

1. 视杆系统　视杆细胞和与它们相联系的双极细胞和神经节细胞等共同组成视杆系统,其功能特点是,对光的敏感度较高,能在昏暗的环境中感受弱光刺激而引起视觉;但该系统视物时不能分辨颜色,只能辨别明暗,分辨率较低,视物时精细程度较差,由于视杆系统的主要功能是在暗光下视物,故称为晚光觉系统(或暗视觉系统)。

2. 视锥系统 视锥细胞和与它们有关的传递细胞等成分共同组成视锥系统,其功能特点是,对光线的敏感性较差,只有在类似白昼的强光环境下才能被刺激;该系统视物时可辨别颜色,且对物体表面的细节和轮廓境界都能看得很清楚,有高分辨能力,因该系统的主要功能是白昼视物,故视锥系统又称昼光觉系统(或明视觉系统),视锥细胞主要的吸收光谱为红、绿、蓝三种波长的可见光。

视杆细胞中只含有一种感光色素,即视紫红质(由维生素 A 转化而来),而视锥细胞却因所含感光色素的吸收光谱不同,分别有对红、蓝、绿光较敏感的三种分型,因而视杆系统无色觉而视锥系统有色觉(图 12-5)。实际上,人视网膜中视杆细胞和视锥细胞在空间上的分布是不均匀的,愈近视网膜周边部,视杆细胞愈多而视锥细胞愈少;愈近视网膜中心部,视杆细胞愈少而视锥细胞愈多;在黄斑中心的中央凹处,感光细胞全部是视锥细胞而无视杆细胞;与上述细胞分布相对应,人眼视觉的特点正是中央凹在亮光处有最高的视敏度和色觉,在暗处则中心视力较差;相反,视网膜周边部则能感受弱光的刺激,但这时无色觉而清晰度较差。

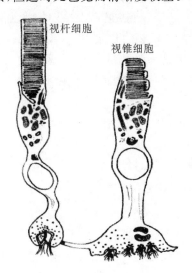

视杆细胞

视锥细胞

图 12-5 视杆细胞与视锥细胞

知识拓展

视锥系统的辨色功能障碍,即临床所谓色盲和色弱,可以用视觉三原色学说来解释。红色盲也称第一色盲,被认为是由于缺乏对较长波长光线敏感的视锥细胞所致;此外还有绿色盲,也称第二色盲,蓝色盲也称第三色盲,都是由于缺乏相应的特殊视锥细胞所致。红色盲和绿色盲较为多见,在临床上常统称为红绿色盲,蓝色盲则极少见。红绿色盲患者主要表现为不能区分红、绿色同时出现或介于两者之间的颜色;蓝绿色盲表现为不能区分绿、蓝同时出现,或介于蓝与绿之间的颜色。有些色觉异常的人,只是对某种颜色的识别能力差一些,这种情况有别于真正的色盲,称为色弱。色盲和色弱除了极少数可以由于视网膜后天病变引起外,绝大多数是由遗传因素决定的。

三、与视觉有关的几种生理现象

(一)视力

眼对物体细小结构的分辨能力称作视力或视敏度,主要与视锥系统有关。一般认为,眼睛能分辨的物体越小,视力越好。

视力的好坏由视网膜视锥细胞分辨影像能力的大小决定,当眼的屈光介质(如角膜、晶状体、玻璃体等)变得混浊或存在屈光不正(包括近视、远视、散光等)时,即使视网膜功能良好,视力仍会下降。眼的屈光介质混浊,可以使用手术来治疗,而屈光不正则需要用透镜来加以矫正。表达视力的标准是人眼能辨认的最小字符对人眼的张角,正常人的眼睛视力为 1.0 左右,通常所说的视力是指眼睛的最小可分辨力而不是最小可见能力,所以视力表反映被检者注视目标两点分开来的最小视角。

民间常认为只要视力能达到 1.0 以上就算是正常了,实际上 1.0 的视力只能说明人的部分视力正常,严格地说,视力正常的标准还包括以下内容。

1. 中心视力　中心视力即人们通常查看视力表所确定的视力,包括远视力(在 5 m 或 6 m 以外看视力表)和近视力(在 30 cm 处看视力表)。远视患者的表现为远视力比近视力好;近视患者则相反。散光患者的远视力和近视力均不好。当远、近视力达到 0.9 以上时,才能说明其中心视力正常。

2. 周围视力　当眼睛注视某一目标时,非注视区所能见得到的范围是大还是小,这就称周围视力,也即人们常说的"眼余光"。一般来说,正常人的周围视力范围相当大,两侧达 90°,上方为 60°,下方为 75°。近视、夜盲患者的周围视力比较差,一些眼底病也可致周围视力丧失。

3. 立体视力　立体视力是一类最高级的视力,即在两眼中心视力正常的基础上,通过大脑两半球的调和,使自己感觉到空间各物体之间的距离关系。有些人中心视力正常,但立体视力却异常,这在医学上称之为立体盲。

虽然我们通常只是检查中心视力,但在医学上,只有当中心视力、周围视力和立体视力都符合生理要求时,才能算作视力正常。

若远视力不及 1.0 者,应作针孔视力检查,即让被检者通过一个具有 1~2 mm 圆孔的黑片复查视力,如针孔视力较裸眼测试有进步,则表示是由屈光不正引起视力变差,需戴眼镜矫正。

(二)视野

单眼固定地注视前方一点时,该眼所能看到的空间范围称为视野。视野的最大界限应以它和视轴(单眼注视外界某一点时,此点的像正好在视网膜黄斑中央凹处,连接这两点的假想线即视轴)所成夹角的大小来表示。在同一光照条件下,用不同颜色的目标物测得的视野大小不一样,白色视野最大,其次为黄、蓝色,再次为红色,而以绿色视野为最小。

(三)暗适应和明适应

人从亮处进入暗处时,最初看不清楚任何东西,经过一定时间,视觉敏感度才逐渐升高,恢复了在暗处的视力,这称为暗适应。暗适应是人眼对光的敏感度在暗光处逐渐提高的过程,产生机制与视网膜中感光色素在暗处时合成增加,或色素未分解造成的积累有关。暗适应的第一阶段主要是视锥细胞色素积累;第二阶段主要与视杆细胞中视紫红质的合成增强有关。

相反,从暗处来到亮处,最初感到一片耀眼的亮光,不能看清物体,只有稍待片刻才能恢复视觉,这称为明适应。明适应反应较快,约 1 min 即可完成。耀眼的光感主要是由于在暗处蓄积起来的合成状态的视紫红质在进入亮处时先迅速分解,它对光的敏感性比视锥细胞中的感光色素高,只有在较多的视杆细胞色素迅速分解之后,对光较不敏感的视锥细胞色素才能在亮光环境中感受光刺激。

(四)双眼视觉和立体视觉

人的双眼都在面部前方,视物时两眼视野相似部分的像会各循自己特有的神经通路传向中枢并产生两个像,但实际上人体主观感受上只产生一个"物"的感觉,这是因为物体同一部分的光线刚好成像在两侧视网膜的对称、对应点上。如果成像落在各自视网膜不对应、不对称的点上,就会产生两个像的叠影,即复视现象,这种现象可以通过神经中枢的筛选和屏蔽而纠正。

第三节　听觉器官

　　听觉的外周感受器官是耳,耳的适宜刺激是一定频率范围内的声波振动。耳由外耳、中耳和内耳结构中的耳蜗部分组成。由声源振动引起空气产生的疏密波通过外耳道、鼓膜和听骨链的传导,引起耳蜗中淋巴和基底膜的振动,使耳蜗螺旋器中的毛细胞产生兴奋。螺旋器(也称柯蒂器)和其中所含的毛细胞,是真正的声音感受装置,外耳和中耳等结构只是收集并辅助振动波到达耳蜗的传音装置。听神经纤维就分布在毛细胞下方的基底膜中,振动波的机械能在这里转变为听神经纤维上的神经冲动,并以神经冲动的不同频率和组合形式对声音信息进行编码,信息传送到大脑皮层听觉中枢后产生听觉。听觉对人类适应环境有重要的意义,而且有声的语言是互通信息、交流思想的重要工具。

重点和难点:
　声音传导的两种途径。

一、外耳与中耳的传音功能

　　耳的适宜刺激是空气振动的疏密波,但振动的频率必须在一定的范围内,并且达到一定强度,才能被耳蜗所感受引起听觉。通常人耳能感受的振动频率在 $20\sim2000$ Hz。对于每一种频率的声波,都有一个刚好能引起听觉的最小强度,称为听阈。当振动强度在听阈以上继续增加时,听觉的感受也相应增强,但当振动强度增加到某一限度时,它引起的将不单是听觉,同时还会引起鼓膜的疼痛感觉,这个限度称为最大可听阈。由于对每一个振动频率都有自己的听阈和最大可听阈,因而就能绘制出表示人耳对振动频率和强度的感受范围的坐标图,如图 12-6 所示。其中下方曲线表示不同频率振动的听阈,上方曲线表示最大可听阈,两者所包含的面积则称为听域。由听域图可看出,人耳最敏感的频率在 $1000\sim3000$ Hz,而日常语言的频率较此略低,语音的强度则在听阈和最大可听阈之间的中等强度处。

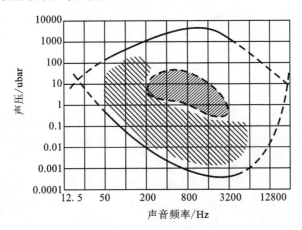

图 12-6　人的正常听阈

中心斜线区:通常语言区　下方斜线区:次要语言区

(一)外耳的组成及功能

　　外耳由耳廓和外耳道组成。人耳耳廓的运动能力已经退化,但前方和侧方来的声音可直接进入外耳道,且耳廓的形状有利于声波能量的聚集,引起较强的鼓膜振动;同样的声音如来自耳廓后方,则可被耳廓遮挡,音感较弱。因此,稍稍转动头的位置,根据这时两耳声音强弱的轻微变化,可以判断音源的位置。外耳道是声波传导的通路,一端开口于耳廓中心,一端终止于鼓膜。通过对不同波长的声波起不同的共振作用,使其强度增大。

(二)中耳的组成及功能

　　中耳包括鼓膜、鼓室、听骨链和咽鼓管等主要结构,其中鼓膜、听骨链和内耳卵圆窗之间的关

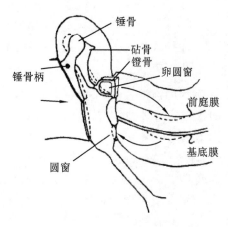

图 12-7 中耳和耳蜗关系模式

虚线表示鼓膜向内侧振动时各有关结构的移动情况

系如图 12-7 所示,它们构成了声音由外耳传向耳蜗的最有效通路。声波在到达鼓膜时,空气为振动介质;由鼓膜经听骨链到达卵圆窗膜时,振动介质变为固相的生物组织。由于介质不同,理论上当振动在这些介质之间传递时,能量会衰减极大。但由于由鼓膜到卵圆窗膜之间传递系统的特殊力学特性,振动经中耳传递时发生了增压效应,补偿了能量耗损。

1. 鼓膜 鼓膜呈椭圆形,面积 $50 \sim 90 \ mm^2$,厚度约 0.1 mm。它不是一个平面膜,呈顶点朝向中耳的漏斗形。其内侧连锤骨柄,后者位于鼓膜的纤维层和黏膜层之间,自前上方向下,终止于鼓膜中心处。鼓膜很像电话机受话器中的振膜,是一个压力承受装置,具有较好的频率响应和较小的失真度,而且它的形状有利于把振动传递给位于漏斗尖顶处的锤骨柄。据观察,当频率在 2400 Hz 以下的声波作用于鼓膜时,鼓膜都可以复制外加振动的频率,而且鼓膜的振动与声波振动同始同终,很少残余振动。

2. 听骨链 听骨链由锤骨、砧骨及镫骨依次连接而成。锤骨柄附着于鼓膜,镫骨脚板和卵圆窗膜相接,砧骨居中,将锤骨和镫骨连接起来,使三块听小骨形成一个两臂之间呈固定角度的杠杆。锤骨柄为长臂,砧骨长突为短臂。该杠杆系统的特点是支点刚好在整个听骨链的重心上,因而在能量传递过程中惰性最小,效率最高。鼓膜振动时,如锤骨柄内移,砧骨的长突和镫骨也和锤骨柄做同方向的内移,如图 12-7 中虚线所示。

与中耳传音功能有关的,还有中耳内的两条小肌肉,其中鼓膜张肌收缩时,可使锤骨柄和鼓膜内向牵引,增加鼓膜紧张度;镫骨肌收缩时,使镫骨脚板向外后方移动。强烈的声响气流经过外耳道,以及角膜和鼻黏膜受到机械刺激时,都可以反射性地引起这两块小肌肉的收缩,其结果是使鼓膜紧张,使各听小骨之间的缝隙更为紧凑,导致听骨链传递振动的幅度减小,阻力加大,总的效果是使中耳的传音效能有所减弱。这一反应可以阻止较强的振动传到耳蜗,对感音装置起到某种保护作用。

3. 咽鼓管 咽鼓管亦称耳咽管,它连通鼓室和鼻咽部,在正常情况下其鼻咽部开口常处于闭合状态,在吞咽、打呵欠或喷嚏时由于腭帆张肌等肌肉的收缩,可使管口暂时开放。咽鼓管的主要功能是调节鼓室内压力,使之与外界大气压保持平衡,这对于维持鼓膜的正常位置、形状和振动性能有重要意义。如炎症等原因导致咽鼓管阻塞时,鼓室气体将被吸收,使鼓室内压力下降,引起鼓膜内陷,产生耳鸣、听力下降等。

正常时听觉的引起,是由于声波经外耳道引起鼓膜的振动,再经听骨链和卵圆窗膜进入耳蜗,这一条声音传导的途径,称为气传导。此外,声波还可以直接引起颅骨的振动,再引起位于颞骨骨质中的耳蜗内淋巴的振动,称为骨传导。正常情况下以气传导为主。临床上常通过检查患者气传导和骨传导受损的情况,判断听觉异常的产生部位和原因。

二、内耳耳蜗的感音功能

内耳又称迷路,由耳蜗和前庭器官组成。耳蜗是一条骨质的管道围绕一个骨轴盘旋近 3 周而成。在耳蜗管的横断面上可见到两个分界膜,一为斜行的前庭膜,一为横行的基底膜,此两膜将管道分为三个腔,分别称为前庭阶、鼓阶和蜗管(图 12-8)。蜗管是一个盲管,其中内淋巴浸浴着位于基底膜上的螺旋器表面部分。螺旋器的构造极为复杂;在蜗管的横断面上的靠蜗轴一侧,可看到有一行内毛细胞纵向排列;在蜗管的靠外一侧,有 $3 \sim 5$ 行外毛细胞纵向排列;此外还有其他的支持细胞和存在于这些细胞间的较大的间隙,包括内、外隧道和间隙,这些间隙中的液体在成分上和外淋巴一致,它们和蜗管中的内淋巴不相交通,但可通过基底膜上的小孔与鼓阶中的外淋巴相交通。这样的结构使得毛细胞的顶部与蜗管中的内淋巴相接触,而毛细胞的周围和底部则和外淋巴相接触。每一个毛细胞的顶部表面,都有上百条排列整齐的纤毛,其中较长的一些埋植在盖膜的冰胶状物质中,有些则只和盖膜接触。盖膜在内侧连耳蜗轴,外侧游离在内淋巴中。

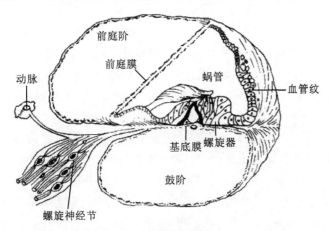

图 12-8　蜗管横断面结构图

当声波振动通过听骨链到达卵圆窗膜时,压力变化立即传给蜗内液体和膜性结构。如果卵圆窗膜内移,前庭膜和基底膜将下移,鼓阶的外淋巴会压迫卵圆窗膜外移;相反,当卵圆窗膜外移时,整个耳蜗内结构又做反方向的移动并形成振动。在正常气传导的过程中,卵圆窗膜实际起着缓冲耳蜗内压力变化的作用,是耳蜗内结构发生振动的必要条件。基底膜的振动是以行波的方式进行的,即内淋巴的振动首先是靠近卵圆窗处引起基底膜的振动,此波动再以行波的形式沿基底膜向耳蜗的顶部方向传播,就像人在抖动一条绸带时,有行波沿绸带向远端传播一样。不同频率的声音引起的行波都从基底膜的底部靠近卵圆窗膜处开始传播,但频率不同时,行波传播的远近和最大振幅的出现部位不同。声波频率越低,行波传播越远,最大行波振幅出现的部位越靠近基底膜顶部,行波最大振幅出现后很快消失,不再传播。相反,高频率声音引起的基底膜振动,仅靠近于卵圆窗附近。

不同频率的声音引起的不同形式的基底膜的振动,是耳蜗能区分不同声音频率的基础。临床案例表明,耳蜗底部受损伤主要影响高频听力,耳蜗顶部受损伤时主要影响低频听力。当耳蜗接受声音刺激时,在耳蜗及其附近结构还可记录到一种特殊的电波动,称为微音器电位。这是一种交流性质的电变化,在一定的刺激强度范围内,它的频率和幅度与声波振动完全一致,正如人类使用电话机打电话时,向电话机的受话器或麦克风(即微音器)发出声音振动,可将声音振动转变为类似波形音频的电信号一样。微音器电位将声音信号转化为生物电信号,传递到听觉中枢,产生听觉。

三、前庭器官的功能

内耳除耳蜗外,还有椭圆囊、球囊和三个半规管,它们合称为前庭器官,是人体对自身运动状态和所处空间位置的感受器,帮助人体及时纠正失衡的身体姿态,维持身体正常姿势,便于进行各项活动。

(一)前庭器官的感受细胞与适宜刺激

前庭器官的感受细胞都称为毛细胞,这些毛细胞通常在顶部有 60~100 条纤细的毛,按一定的形式排列。有些纤毛很长,位于细胞顶端的一侧边缘处,称为动毛,其余的毛较短,占据了细胞顶端的大部分区域,称静毛。在正常情况下,由于各前庭器官中毛细胞的所在位置和附属结构的不同,使得不同形式的变速运动都能以特定的方式改变毛细胞纤毛的倒向,使相应的神经纤维的冲动发放频率发生改变,把机体运动状态和头在空间位置的信息传送到中枢,引起特殊的运动觉和位置觉,并出现各种躯体和内脏功能的反射性改变。

三个半规管的形状大致相同,但各处于一个平面上,这三个面又互相垂直。每个半规管约占

2/3 个圆周,一端有一个相对膨大的壶腹,内有壶嵴,在壶嵴中有一排毛细胞面对管腔,毛细胞顶部的纤毛都埋植在一种胶质性的圆顶形终帽之中。毛细胞上动毛和静毛的相对位置是固定的,当充满管腔的内淋巴由管腔向壶腹的方向移动时,正好能使壶嵴中毛细胞顶部的静毛向动毛一侧弯曲,于是引起该侧壶腹的传入神经向中枢发放大量的神经冲动。半规管的结构特点是它能感受人体以身体长轴为轴所做的旋转变速运动。旋转开始时,由于管腔中内淋巴的惯性作用,它的启动将晚于人体和半规管本身的运动,因此当人体向左旋转时,左侧水平半规管中的内淋巴将压向壶腹的方向,使该侧毛细胞兴奋而产生较多的神经冲动;与此同时,右侧水平半规管中的内淋巴压力作用方向正好是离开壶腹,于是由该侧壶腹传向中枢的冲动减少。人脑正是根据来自两侧水平半规管传入信号的不同,"判定"人体是否开始旋转和向何方旋转的。当旋转变为匀速旋转时,管腔中内淋巴与整个管同步运动,于是两侧壶腹中的毛细胞都处于不受力状态,中枢获得的信息与不进行旋转时无异。但当人体停止旋转时,内淋巴运动的停止又由于惯性作用晚于半规管本身,于是两侧壶腹中的毛细胞又有受力情况的改变,其受力方向和冲动发放情况正好与旋转开始时相反。内耳中共有三对半规管,可以各自接受和它们所处平面方向一致的旋转变速运动的刺激。

在椭圆囊和球囊,毛细胞存在于囊斑结构中,其纤毛则埋植在一种称为耳石膜的结构内。耳石膜是一块胶质板,内含耳石,主要由蛋白质和碳酸钙所组成,比重大于内淋巴,因而也有较大的惯性。椭圆囊和球囊的不同,在于其中囊斑所在的平面和人体的相对关系不一样。人体在直立位时,椭圆囊中囊斑所处平面呈水平,囊斑表面分布的毛细胞顶部朝上,耳石膜在纤毛上方;球囊与此不同,其中囊斑所处平面在人体直立时位置和地面垂直,毛细胞由囊斑表面向水平方向伸出,耳石膜悬在纤毛外侧,与囊斑相平行。仔细检查两个囊斑平面上分布着的各毛细胞顶部静毛和动毛的相对位置关系时,发现这在每一个毛细胞几乎都不相同。毛细胞纤毛的这种配置,使得它们有可能分辨人体在囊斑平面所做的各种方向的直线变速运动。例如,当人体在水平方向以任何角度做直线变速运动时,由于耳石膜的惯性,在椭圆囊中囊斑上总会有一些毛细胞由于它们的静毛和动毛的独特的方位,正好能发生静毛向动毛侧的最大弯曲,于是引起某些特定的传入神经纤维的冲动发放增加,使得机体产生某种方向的直线变速运动的感觉。球囊囊斑上的毛细胞,则由于类似的机制,可以感受头在空间位置和重力作用方向之间的差异,因而可以"判断"头以重力作用方向为参考点的相对位置变化。

(二)前庭反应和眼震颤

来自前庭器官的传入冲动,除引起运动觉和位置觉的改变外,还引起各种姿势调节的反射和自主性神经功能的改变。人体在前庭器官受到刺激时,也会出现一些躯体调节反应,如人在乘车时车突然加速,会因背肌紧张增强而背离行驶方向往后仰,车突然减速时又有相反的情况;当电梯突然上升时,肢体伸肌抑制而屈曲,下降时伸肌紧张加强而伸直等。

前庭反应中最特殊的是躯体旋转运动时出现的眼球的特殊运动,称为眼震颤,常被用来判断前庭功能是否正常。眼震颤主要由半规管的刺激引起,而且眼震颤的方向也由于受刺激半规管的不同而不同。当人体头部前倾 30°而围绕人体垂直轴旋转时,主要是两侧的水平半规管壶嵴毛细胞有刺激强度的改变,这时出现的也是水平方向的眼震颤。具体情况是,当旋转开始时,如果是向左侧旋转,则是左侧壶嵴的毛细胞受刺激增强而右侧正好相反,这时出现两侧眼球缓慢向右侧移动,这称为眼震颤的慢动相;当慢动相使眼球移动到两眼裂的右侧端而不能再移时,又突然返回到眼裂正中,这称为眼震颤的快动相;此后再出现新的慢动相和快动相,如此反复,这就是眼震颤(图 12-9)。当旋转变为匀速运动时,旋转虽在继续,但由于两则壶嵴所受压力一样,于是眼球不再震颤而居于眼裂正中。只有当旋转停止而出现减速时,内淋巴又由于惯性作用而不能立刻停止运动,于是两侧壶嵴又出现所受压力的不同,但情况正好与旋转开始时相反,于是又引起一阵由方向相反的慢动相和快动相组成的眼震颤。临床和特殊从业人员常进行眼震颤试验以判断前庭功能是否正常。在同样条件下眼震颤时间过长或过短,说明前庭功能有过敏或减弱,前庭器官受到过强或过长刺激,或刺激未过量而前庭功能过敏时,常会引起恶心、呕吐、眩晕、皮肤苍白等现象,称为前庭自主神经性反应,具体表现为晕 3D 电影、晕船、晕车和航空晕机病等。

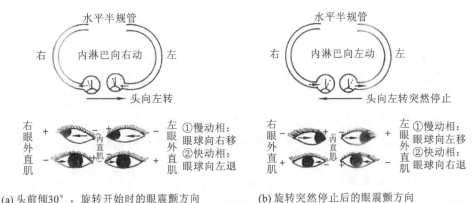

(a) 头前倾30°,旋转开始时的眼震颤方向   (b) 旋转突然停止后的眼震颤方向

图 12-9 眼震颤示意图

第四节 其他感觉器官

一、嗅觉感受器

嗅觉感受器位于上鼻道及鼻中隔后上部的嗅上皮,两侧总面积约 5 cm²。由于它们的位置较高,平静呼吸时气流不易到达。因此在嗅不太明显的气味时,要用力吸气,使气流上冲,才能到达嗅上皮。嗅上皮含有三种细胞,即主细胞、支持细胞和基底细胞。主细胞也称嗅细胞(图 12-10),呈圆瓶状,细胞顶端有 5～6 条短的纤毛,细胞的底端有长突,它们组成嗅丝,穿过筛骨直接进入嗅球。嗅细胞的纤毛受到空气中的物质分子刺激时,有神经冲动传向嗅球,进而传向更高级的嗅觉中枢,引起嗅觉。

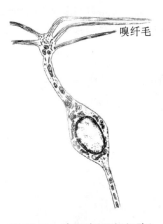

嗅纤毛

图 12-10 嗅细胞(双极细胞)

人们对不同的气味物质的敏感程度不同,人与人之间也存在个体差异。目前认为,人类可以分辨的气味大致有 4000 种,而自然界主要有 7 种基本气味,其他气味都是由这 7 种气味按各种比例组合而成。7 种基本气味有:樟脑味、麝香味、花草味、薄荷味、乙醚味、辛辣味和腐腥味。大多数具有同样气味的物质,具有共同的分子结构,有相似的受体蛋白,气味分子与这些受体结合可引起第二信使类物质的产生,最后导致膜上某种离子通道开放,引起离子的跨膜移动,在嗅细胞的细胞膜上产生去极化的感受器电位,引起不同频率的动作电位并沿神经通路传入嗅觉感受中枢。每一个嗅细胞只对一种或两种特殊的气味比较敏感,因而嗅球中不同部位的细胞只对某种特殊的气味起反应。嗅觉系统与其他感觉系统类似,不同性质的气味刺激有其相对专用的感受位点和传输线路,非基本气味则由于它们在不同线路上引起的不同数量冲动的组合,在中枢会引起特有的主观嗅觉感受,这些感受与产生感受者本人后天接触过的气味记忆有一定关系。

知识拓展

人的嗅觉非常灵敏。大约每次吸气只要有 8 个以上的分子抵达嗅上皮,即可达到嗅觉阈值,引起人的感觉。某些动物的嗅觉更加灵敏,比如猪和狗对醋酸气味的敏感度比人类高 1000 万倍。嗅觉的适应性发生也较快,当一种可引起明显感觉的气味出现时,即便这种气味的分子仍然存在,但感觉会很快衰减甚至消失。

二、味觉感受器

味觉的感受器是味蕾(图 12-11),主要分布在舌背部表面和舌缘,口腔和咽部黏膜的表面也有散在的味蕾存在。人舌部的味蕾一般平均为 5000 个左右,儿童味蕾较成人多,随着年龄增长,味蕾因萎缩而逐渐减少。每一味蕾由味觉细胞和支持细胞组成,味觉细胞顶端有纤毛,称为味毛,由味蕾表面的味孔伸出,是味觉感受的关键部位。

人的味觉系统可以感受和区分出多种味道,但众多的味道是由四种基本的味觉组合而成的,这就是酸、甜、苦和咸,不同物质的味道与它们的分子结构形式有关。通常氯化钠能引起典型的咸味,甜味的引起与葡萄糖的主体结构有关,而奎宁和一些有毒植物的生物碱结构能引起典型的苦味。有趣的是,这 4 种基本味觉的换能或跨膜信号的转换机制并不一样,如咸和酸的刺激要通过特殊化学门控通道,甜味的引起要通过受体、G-蛋白和第二信使系统,而苦味则由于物质结构不同而通过上述两种形式换能。和前面讲过的嗅觉刺激的编码过程类似,中枢可能通过来自传导四种基本味觉的专用神经通路上的神经信号和不同组合来"认知"这些基本味觉以外的多种味觉。辛辣其实不是味觉感受,而是此类物质对黏膜或上皮细胞的刺激性产生的灼伤感和刺痛感。

舌表面各部分对不同化学物质刺激的敏感程度不一样。人一般是舌尖部对甜味比较敏感,舌两侧对酸味比较敏感。舌两侧前部对咸味比较敏感,而软腭和舌根部对苦味比较敏感。味觉的敏感度往往受食物或刺激物本身温度的影响,在 20~30 ℃之间味觉的敏感度最高。另外,味觉的辨别能力也受血液化学成分的影响。因此味觉的功能不仅在于辨别不同的味道,而且与营养物的摄取和内环境恒定的调节也有关系。

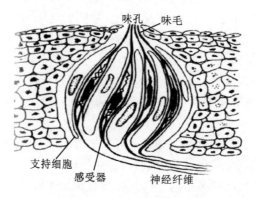

图 12-11 味蕾的结构

三、皮肤感觉感受器

皮肤内分布着多种感受器,能产生多种感觉。一般认为皮肤感觉主要有四种,即机械刺激引起的触-压觉,热量刺激引起的冷觉和热觉及伤害性刺激引起的痛觉。用不同性质的点状刺激仔细检查人的皮肤感觉时发现,不同感觉的感受区在皮肤表面呈互相独立的点状分布。如用纤细的毛轻触皮肤表面时,只有当某些特殊的点被触及时,才能引起触觉。用类似的方法,可找到冷觉点、热点和痛点等。皮肤中有大量游离的感觉神经末梢和种种特殊形式的感觉小体,所以皮肤的感觉是比较灵敏的。

触觉是机械刺激兴奋了皮肤浅层的触觉感受器引起的,压觉是指较强的机械刺激导致深部组织变形时引起的感觉,两者在性质上类似,可统称为触-压觉。触点在皮肤表面的分布密度和该部位对触觉的敏感程度成正比,如颜面、口唇、指尖等处密度较大,触觉阈值最低;手背、足部密度较小,触觉阈值较高。皮肤在接受 40 次/秒的机械振动刺激时,还可引起振动觉。

冷觉和热觉合称温度感觉,是由两种感受范围不同的温度感受器产生的。皮肤上的冷点和热点分布密度远比触-压点少得多,所以温度感觉一般需要有较大皮肤面积来感受刺激。冷感受器在皮肤温度低于 30 ℃时开始引起冲动发放,用 15 ℃的刺激可以很快找到冷点;热感受器在超过 30 ℃时开始引起冲动发放,超过 40 ℃时敏感度极高,神经冲动发放频率极快。一般皮肤表面冷点较热点多 4～10 倍,有时一些化学物质本身或者化学物质引起的热量变化也会引起温度感觉。

痛觉是由各种性质的伤害性刺激所引起的,感受器是游离神经末梢,它们除引起不愉快的痛苦感觉外,尚伴有强烈的情绪反应,有时痛觉会发生牵涉痛位移,或者钝痛而难以精确定位。

综合测试题

A 型选择题

1.下列哪一项不是视锥细胞产生视觉时的特点?(　　)

A.具有较高分辨率

B.能分辨红、蓝、绿三原色

C.能分辨物体细微的轮廓

D.对光线强度要求不高,弱光下也可被激活

E.对光的敏感性较差

2.瞳孔对光反射中枢在(　　)。

A.延髓　　　　B.脑桥　　　　C.中脑　　　　D.下丘脑　　　　E.大脑皮层

3.视近物时眼的调节过程是(　　)。

A.晶状体变扁平,瞳孔扩大,两眼会聚　　　　B.晶状体变凸,瞳孔缩小,两眼会聚

C.晶状体变凸,瞳孔扩大,两眼会聚　　　　D.晶状体扁平,瞳孔缩小,两眼会聚

E.晶状体变扁平,瞳孔缩小,两眼会聚

4.视觉器官中可调节眼折光力的是(　　)。

A.角膜　　　　B.房水　　　　C.晶状体　　　　D.玻璃体　　　　E.眼球前后径

5.视紫红质的合成需要(　　)。

A.维生素 A　　　B.B 族维生素　　　C.维生素 C　　　D.维生素 D　　　E.维生素 E

6.维生素 A 长期缺乏会引起(　　)。

A.色盲　　　　B.色弱　　　　C.老视　　　　D.近视　　　　E.夜盲症

7.下列有关视锥细胞描述错误的是(　　)。

A.白天视物　　　　B.能辨色　　　　C.视物精确度高

D.分布在中央凹　　　　E.对光的敏感性高

8.听觉感受器位于(　　)。

A.鼓膜　　　　B.前庭膜　　　　C.盖膜　　　　D.基底膜　　　　E.卵圆窗

9.声音传向内耳的主要途径是(　　)。

A.外耳—鼓膜—听骨链—圆窗—内耳　　　　B.颅骨—耳蜗内淋巴

C.外耳—鼓膜—听骨链—卵圆窗—内耳　　　　D.外耳—鼓膜—鼓室—圆窗—内耳

E.外耳—鼓膜—鼓室—卵圆窗—内耳

(张晓宇)

第十三章 神经系统的功能

 学习目标

掌握:神经元与突触的类型、突触传递过程及其特点;神经纤维传导兴奋的特点及其原理;中枢抑制的类型及其机制;两种感觉投射系统的组成特点及其功能;牵张反射的概念、类型及其机制;自主神经的结构与功能特征及其对内脏活动的调节;两种睡眠时相的特点及其意义。

熟悉:神经递质与受体的概念、分类及其作用;胆碱能和肾上腺素能神经纤维的概念、递质、受体和功能;神经反射活动的规律。反射弧、中枢神经元的联系方式;大脑皮层、基底神经节、小脑对躯体运动的调节;脑干对肌紧张和姿势的调节;低位脑干和下丘脑对内脏活动的调节。

了解:神经元的基本结构与功能,神经纤维的分类与传导兴奋的速度;轴浆运输和神经营养性作用;神经胶质细胞的功能;非化学性突触传递和电突触传递;大脑皮层感觉区和运动区的定位及其功能特征;脑的高级神经活动和脑电活动。

 案例引导

患者,男,58岁,间断性右侧肢体活动障碍1天。自述早晨醒来,右侧肢体活动障碍,但很快恢复,下午又出现相同症状故前来就诊。既往出现过类似情况,可自行缓解,经常头痛,常年服用"脑清片"。查体:BP为160/100 mmHg,伸舌右偏,CT显示左侧基底节区大面积低密度阴影。诊断:脑梗死。

思考问题

1.与本病相关的正常人体功能知识有哪些?

2.结合与本病相关的正常人体结构和功能知识,解释患者的临床表现。

3.该患者在饮食上有哪些需要注意的事项?

4.试提出该患者的治疗方案并分析可能出现的精神心理问题及护理对策。

神经系统是人体内起主导作用的功能调节系统。控制着全身其他各系统的功能活动,使机体成为一个有序的整体,以适应各种内外环境的变化,实现和维持着正常生命活动的进行。神经系统包括中枢神经系统和周围神经系统两部分。前者一般指脑和脊髓,后者则指脑和脊髓以外的部分。在人类漫长的生物进化过程和生活及劳动中,神经系统尤其是大脑皮层,不仅感觉和运动功能更趋完善,而且形成了语言,使人能够进行复杂的认知和抽象的思维活动,从而使人脑远胜于其他动物。本章重点介绍中枢神经系统的生理功能。

第一节　神经元与反射活动的一般规律

一、神经元和神经纤维

(一)神经元的一般结构与功能

神经元即神经细胞，是神经系统结构与功能的基本单位。虽然神经元形态与功能多种多样，但从结构上大致都可分成胞体和突起两部分，突起又分树突和轴突两种。不同神经元的树突数目多寡不一，但轴突通常只有一个。树突由胞体向外延伸呈现树枝状分支，在分支上存在大量多种形态的树突棘。轴突往往很长，由胞体的轴丘发出，其直径均匀，开始一段称为始段，离开细胞体若干距离后开始获得髓鞘，成为神经纤维。轴突的末端有许多分支，每个分支末梢的膨大部分称为突触小体，它与另一个神经元相接触形成突触。

神经元结构的各部分从功能上来说各不相同。胞体和树突通常是接受和整合信息的部位，轴突始段是产生动作电位的部位，轴突是传导动作电位的部位，突触末梢是将信息从一个神经元传递给另一个神经元或效应细胞的部位。

(二)神经纤维及其功能

轴突和感觉神经元的长树突两者统称轴索，轴索外面包有髓鞘或神经膜便成为神经纤维。根据髓鞘的有无，把神经纤维分为有髓纤维与无髓纤维两种，实际上所谓无髓纤维也有一薄层髓鞘，并非完全无髓鞘。神经纤维的末端称为神经末梢。神经纤维的主要功能是传导兴奋，同时还具有轴浆运输和营养的功能。

1.神经纤维的分类　神经纤维常用的分类方法有两种(表 13-1)。

(1)根据电生理学的特性分类：主要是根据传导速度(复合动作电位内各波峰出现的时间)和后电位的差异，将哺乳类动物的周围神经纤维分为 A、B、C 三类。

A 类：包括有髓鞘的躯体传入和传出纤维，根据其平均传导速度又进一步分为 α、β、γ、δ 四类。B 类：有髓鞘的自主神经节前纤维。C 类：无髓鞘的躯体传入纤维(drC)及自主神经节后纤维(sC)。

(2)根据纤维的直径及来源分类：将传入纤维分为 Ⅰ、Ⅱ、Ⅲ、Ⅳ 四类，Ⅰ类纤维中包括 Ⅰa 和 Ⅰb 两类。

目前对传出纤维采用第一种分类法，对传入纤维则采用第二种分类法。

表 13-1　周围神经纤维的分类

按电生理学分类	传导速度/(m/s)	直径/μm	来　　源	按直径及来源分类
A 类				
α	70～120	12～22	肌梭、腱器官传入纤维，梭外肌传出纤维	Ⅰ
β	30～70	8～13	皮肤触-压觉传入纤维	Ⅱ
γ	15～30	4～8	梭内肌传出纤维	
δ	12～30	1～4	皮肤痛温度觉传入纤维	Ⅲ
B 类	3～15	1～3	自主神经节前纤维	
C 类				
sC	0.7～2.3	0.3～1.3	自主神经节后纤维	
drC	0.6～2.0	0.4～1.2	脊髓后根痛觉传入纤维	Ⅳ

2.神经纤维的功能　神经纤维的功能主要有兴奋传导、轴浆运输和营养作用。

1)兴奋传导:在神经纤维上传导着的兴奋或者动作电位称为神经冲动,简称冲动。

(1)神经纤维传导兴奋的特征:①完整性,神经纤维在结构和功能上都是完整的才能传导兴奋;如果神经纤维被切断或局部受麻醉药作用而丧失了完整性,则因局部电流不能很好通过断口或麻醉区而发生传导阻滞。②绝缘性,一条神经干中包含着许多条神经纤维,每条纤维在传导冲动时基本上互不干扰,表现为传导的绝缘性。③双向性,实验条件下,刺激神经纤维的任何一点引发冲动时,冲动可向两端传导,表现为传导的双向性。④相对不疲劳性,连续刺激神经纤维十几个小时,神经纤维仍然能够传导兴奋。

(2)神经纤维传导的速度:用电生理方法记录神经纤维的动作电位,可以精确地测定各种神经纤维的传导速度,不同种类的神经纤维具有不同的传导速度(表 13-1)。一般地说,神经纤维的直径越大,其传导速度也越快,这是因为直径大时神经纤维的内阻就小,局部电流的强度和空间跨度就大;有髓纤维较无髓纤维传导速度快,因为有髓纤维的兴奋传导呈跳跃式;神经纤维的传导速度还与温度有关,温度降低则传导速度减慢甚至造成传导阻滞。

经测定,人的上肢正中神经的运动神经纤维和感觉神经纤维的传导速度分别为 58 m/s 和 65 m/s。当周围神经发生病变时传导速度减慢。因此测定传导速度有助于诊断神经纤维的疾病和估计神经损伤的预后。

2)轴浆运输:神经元轴突内的胞浆称为轴浆。轴浆运输是指借助于轴突内轴浆的流动而进行物质的运输。根据运输方向的不同,可将轴浆运输分为两类:①顺轴浆运输:从胞体向轴突末梢的轴浆运输,包括快速轴浆运输与慢速轴浆运输。快速轴浆运输主要运输具有膜结构的细胞器,如线粒体、突触囊泡和分泌颗粒。运输速度为 300~400 mm/d,主要是通过一种类似于肌球蛋白的驱动蛋白而实现的;慢速轴浆运输是指轴浆内可溶性成分随微管、微丝等结构不断向前延伸发生的移动,速度慢,为 1~12 mm/d。②逆轴浆运输:从轴突末梢向胞体的轴浆运输。主要运输被轴突末梢摄取的物质,如营养因子、狂犬病病毒、破伤风毒素等,在入胞后由轴突末梢逆向运输到胞体,对神经元的活动产生影响。其运输速度约为 205 mm/d,由动力蛋白来完成。

3)神经的营养性作用:神经能使所支配的组织在功能上发生变化,如引起肌肉收缩、腺体分泌等,这称为神经的功能性作用。同时,神经末梢还能经常释放一些营养性因子,持续地调整所支配组织的内在代谢活动,影响其持久性的结构、生化和生理的变化,这个作用称为神经的营养性作用。实验证明,神经的营养性作用与神经冲动关系不大,在一般正常情况下不易被觉察,但当神经被切断后即可明显表现出来,它所支配的肌肉内糖原合成减慢、蛋白质分解加速、肌肉逐渐萎缩。

二、神经元间的信息传递

人类大脑皮层的神经元大约有 140 亿个,它们之间的联系方式构成了神经系统进行信息传递的基本结构。而神经元与神经元之间最重要的联系方式是突触。

(一)突触

1. 经典突触　神经元与神经元之间相互接触并进行信息传递的部位称为突触。经典的突触最常发生于突触前末梢与突触后神经元的树突和胞体处,形成轴突-树突式和轴突-胞体式突触,突触前末梢也可与突触后神经元的轴突相接触而形成轴突-轴突式突触。在电子显微镜下观察到,经典突触的接触处有两层膜,轴突末梢的膜称之为突触前膜,与前膜相对的胞体膜或突起膜则称为突触后膜,这两层膜均比一般神经元膜稍厚,约 7.5 nm,两膜之间为突触间隙,宽度为 20~40 nm。一个突触即由突触前膜、突触间隙和突触后膜三部分组成(图 13-1)。在突触小体的轴浆内,含有较多的线粒体和大量聚集的囊泡(突触小泡),囊泡的直径为 20~80 nm,它们含有高浓度的递质。不同突触内含的囊泡大小和形状不完全相同,递质种类也不相同。

2. 突触的分类　根据神经元接触的部位不同,突触组成可分为三类:①轴突-胞体突触;②轴突-树突突触;③轴突-轴突突触(图 13-2)。根据对突触后神经元的作用不同,分为兴奋性突触和

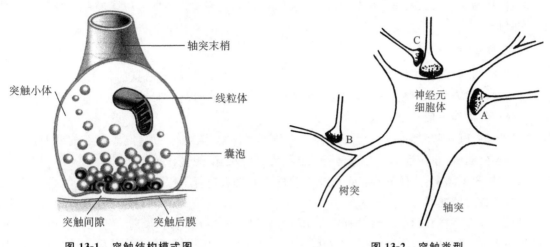

图 13-1 突触结构模式图

图 13-2 突触类型

抑制性突触两种,兴奋性突触的前膜释放兴奋性递质,它对突触后膜的作用是产生兴奋性突触后电位;抑制性突触的前膜释放抑制性递质,它对突触后膜的作用是产生抑制性突触后电位。根据对突触后神经元的作用方式不同,分为化学突触和电突触。

3. 电突触 神经元之间除了经典突触联系外,还存在电突触。电突触的结构基础是缝隙连接,是两个神经元膜紧密接触的部位。两层膜间的间隔只有 2~3 nm,连接部位的神经元膜没有增厚,其周围轴浆内无突触小泡存在。连接部位存在沟通两细胞胞浆的通道,带电离子可通过这些通道而传递电信号,这种电信号传递一般是双向的。因此,这种连接部位的信息传递是一种电传递,与经典突触的化学递质传递完全不同。电突触的功能可能是促进不同神经元产生同步性放电。电传递的速度快,几乎不存在潜伏期。电突触可存在于树突与树突、胞体与胞体、轴突与胞体、轴突与树突之间。

4. 非突触性化学传递 目前已明确除了经典的突触能进行化学传递外,还存在非突触性化学传递。在交感神经肾上腺素能神经元上进行实验观察到,肾上腺素能神经元的轴突末梢有许多分支,在分支上有大量的念珠状曲张体。曲张体内含有大量的小泡,是递质释放的部位。一个神经元的轴突末梢可以具有 20000 个曲张体,因此一个神经元具有大量的递质释放部位。曲张体并不与效应细胞形成经典的突触联系,而是处在效应细胞附近,称为非定向突触。当神经冲动抵达曲张体时,递质从曲张体释放出来,通过弥散作用到效应细胞的受体,使效应细胞发生反应。由于这种化学传递不是通过经典的突触进行的,因此称为非突触性化学传递。在中枢神经系统内,也有这种传递方式存在。在黑质中,多巴胺能纤维也有许多的曲张体,且绝大多数也进行非突触性化学传递。中枢内 5-羟色胺能纤维也能进行非突触性化学传递。因此,单胺类神经纤维都能进行非突触性化学传递。

(二)突触传递

突触传递是指突触前神经元的信息,通过传递,引起突触后神经元活动的过程。突触前神经元兴奋,突触前膜去极化,前膜的电压门控式 Ca^{2+} 通道打开,胞外 Ca^{2+} 进入突触前膜,神经递质释放,递质在突触间隙内扩散,与后膜上的特异性受体结合,后膜上某些离子通道开放,某些离子进入胞内,突触后膜去极化或超极化。

1. 兴奋性突触后电位 在递质作用下,突触后膜的膜电位发生去极化改变,使突触后神经元的兴奋性升高,这种电位变化称为兴奋性突触后电位(excitatory postsynaptic potential,EPSP)。兴奋性突触传递是由突触前膜释放某种兴奋性递质,提高突触后膜对 Na^+ 和 K^+(尤其是 Na^+)的通透性,从而引起去极化,出现兴奋性突触后电位。

2. 抑制性突触后电位 在递质作用下,突触后膜的膜电位产生超极化改变,使突触后神经元兴奋性下降,这种后电位变化称为抑制性突触后电位(inhibitory postsynaptic potential,IPSP)。抑制性突触传递是由突触前神经元兴奋,引起突触前膜去极化,释放抑制性递质与突触后膜特殊受体结合,提高突触后膜对 K^+ 和 Cl^-(尤其是 Cl^-)的通透性,Cl^- 内流,后膜局部超极化从而使兴奋性降低。

（三）神经递质

神经递质是指能在神经元之间或者神经元与效应细胞之间传递信息的化学物质,它是化学性突触传递最重要的物质基础。根据存在的部位不同,分为外周性神经递质和中枢性神经递质。

1. 外周性神经递质

(1)乙酰胆碱:副交感神经节后纤维都是释放乙酰胆碱作为递质的;交感神经的节前纤维的递质也是乙酰胆碱;躯体运动纤维也是胆碱能纤维,释放乙酰胆碱作为递质。

(2)去甲肾上腺素:交感神经节后纤维释放的递质是去甲肾上腺素。

2. 中枢性神经递质

(1)乙酰胆碱:在脊髓前角运动神经元,丘脑后部腹侧的特异感觉投射神经元,脑干网状结构上行激动系统,尾状核,边缘系统的梨状区、杏仁核、海马内某些神经元等,释放的递质是乙酰胆碱。乙酰胆碱几乎参与了神经系统所有的功能,包括感觉与运动、学习与记忆、觉醒与睡眠和内脏活动等。

(2)胺类:胺类递质是指多巴胺、去甲肾上腺素、肾上腺素和5-羟色胺。脑内的多巴胺主要由黑质合成,多巴胺递质系统主要包括三部位:黑质-纹状体部分、中脑边缘系统部分和结节、漏斗部分,主要参与对躯体运动、精神情绪活动、垂体内分泌功能以及心血管活动等的调节。去甲肾上腺素系统比较集中,绝大多数的去甲肾上腺素能神经元位于低位脑干,尤其是中脑网状结构、脑桥的蓝斑以及延髓网状结构的腹外侧部分,主要参与心血管活动、情绪、体温、摄食和觉醒等的调节。肾上腺素能神经元胞体主要分布于延髓,参与心血管的调节活动。5-羟色胺能神经元胞体主要集中在低位脑干的中缝核内,参与痛觉、情绪反应、睡眠、体温、垂体内分泌等功能的调节。

(3)氨基酸类:氨基酸类递质主要包括谷氨酸、门冬氨酸、甘氨酸和γ-氨基丁酸。甘氨酸和γ-氨基丁酸均是中枢抑制性递质,甘氨酸主要分布于脊髓和脑干中;γ-氨基丁酸则在大脑皮层浅层和小脑皮层浦肯野细胞层含量较高。谷氨酸和门冬氨酸是兴奋性递质,谷氨酸在大脑皮层和脊髓背侧部分含量较高;门冬氨酸则在视皮层的锥体细胞中含量较高。

(4)其他递质:脑内具有吗啡样活性的多肽,称为阿片样肽,包括β-内啡肽、脑啡肽和强啡肽三类。

（四）突触传递的抑制现象

在任何反射活动中,中枢内既有兴奋活动又有抑制活动。某一反射进行时,某些其他反射即受抑制,例如吞咽时呼吸停止、屈肌反射进行时伸肌即受抑制。反射活动之所以能协调,就是因为中枢内既有兴奋活动又有抑制活动;如果中枢抑制受到破坏,则反射活动就不可能协调。例如,用士的宁破坏脊髓抑制活动后,任何一个弱刺激都会导致四肢出现强烈的痉挛性收缩,失去了反射活动的协调性。根据中枢抑制产生机制的不同,抑制可分为突触后抑制和突触前抑制两类。

1. 突触后抑制 突触后抑制是通过中枢内抑制性中间神经元释放抑制性递质而引起的发生在突触后膜上的超极化抑制。由这一抑制性神经元释放的递质,能使所有与其发生突触联系的其他神经元都发生抑制,产生抑制性突触后电位。

根据抑制性神经元的功能和联系方式的不同,突触后抑制可分为传入侧支性抑制和回返性抑制(图 13-3)两种。

(1)传入侧支性抑制:在一个感觉传入纤维进入脊髓后,一方面可直接兴奋某一中枢的神经元,另一方面可发出侧支兴奋一个抑制性中间神经元,然后通过抑制性神经元的活动而抑制另一中枢的神经元。例如,伸肌的肌梭传入纤维进入中枢后,直接兴奋伸肌的 α 运动神经元,同时发出侧支兴奋一个抑制性神经元,转而抑制屈肌的 α 运动神经元,导致伸肌收缩而屈肌舒张,这种抑制曾被称为交互抑制。这种抑制能使不同中枢之间的活动协调起来。

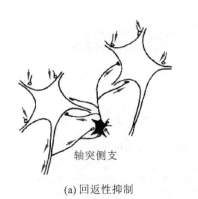

(a) 回返性抑制　　　　　(b) 传入侧支性抑制(黑色神经元代表抑制性神经元)

图 13-3　两类突触后抑制

(2)回返性抑制:某一中枢的神经元兴奋时,其冲动沿轴突外传,同时又经轴突侧支去兴奋另一抑制性中间神经元,该抑制性神经元兴奋后,经其轴突反过来作用于原先发动兴奋的神经元及同一中枢的其他神经元。脊髓前角运动神经元与闰绍细胞之间的联系,就是回返性抑制。回返性抑制的结构基础是神经元之间的环路式联系。该抑制是一种负反馈,意义是防止神经元过度和过久的兴奋,使同一中枢的许多神经元之间相互制约和协调一致。

例如,闰绍细胞轴突末梢释放的递质是甘氨酸,甘氨酸是一种抑制性递质,其作用是,它能被士的宁和破伤风毒素所破坏,回返性抑制被阻断,导致骨骼肌痉挛。

2. 突触前抑制 突触前抑制是指由于中间神经元的活动,导致兴奋性突触前末梢释放的递质量减少而发生在突触前膜的一种去极化抑制(图 13-4)。

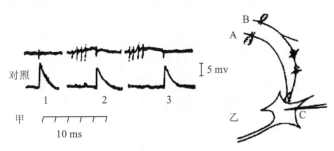

图 13-4　突触前抑制示意图

如图 13-4 所示,轴突 A 可与另一神经元的轴突 B 构成轴-轴突触,这种突触是突触前抑制的结构基础。轴突 A 与神经元 C 之间构成轴-体突触。当刺激轴突 A 时,可使神经元 C 产生 10 mV 的兴奋性突触后电位。如果在刺激轴突 A 之前预先刺激轴突 B,则可通过 A、B 之间的轴-轴突触使神经元 C 发生的兴奋性突触后电位明显减小,只有 5 mV,这说明轴突 B 的活动能够降低轴突 A 的兴奋作用,从而出现抑制作用。突触前抑制产生的机制:因轴突 B 末梢释放递质使轴突 A 末梢去极化,即跨膜静息电位减小,导致轴突 A 兴奋时其末梢的动作电位幅度变小,使其释放的兴奋性递质减少,从而使运动神经元 C 的兴奋性突触后电位减小。

突触前抑制在中枢神经系统内广泛存在,尤其多见于感觉传入途径,对调节感觉传入活动有重要作用。

三、中枢神经元的联系方式

神经元以其在反射弧中所处地位的不同可分为传入神经元、中间神经元和传出神经元三类,其数量巨大,人体中枢神经系统的传出神经元的数目总计为数十万,传入神经元较传出神经元多 1~3 倍,而中间神经元的数目最大,这说明了中间神经元具有重要的生理作用,它们相互之间的联系非常复杂,归纳起来主要有单线式联系、辐散式联系、聚合式联系、链锁式联系和环式联系等(图 13-5)。

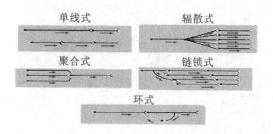

图 13-5　中间神经元的联系形式

1. 单线式联系　单线式联系是指一个突触前神经元仅与一个突触后神经元发生突触联系。如视网膜中央凹处的一个视锥细胞通常只与一个双极细胞形成突触联系，而该双极细胞也只与一个神经节细胞形成突触联系，这种联系方式可以使视锥细胞具有较高的分辨能力。

2. 辐散式联系　辐散式联系是指一个神经元的轴突可以通过分支与许多神经元建立突触联系。这种联系方式可使一个神经元的兴奋引起许多神经元同时兴奋或抑制，从而扩大突触前神经元的作用范围。这种联系方式多见于感觉传入系统。

3. 聚合式联系　聚合式联系是指多个神经元的轴突与一个神经元建立的突触联系。它使许多不同神经元的兴奋和抑制在同一个神经元上发生整合，导致后者出现兴奋或者抑制。在运动传出通路上多见。

4. 链锁式联系　链锁式联系是指神经元之间通过侧支依次连接，形成传递信息的链锁，这种方式可以扩大神经元在空间上的作用范围。

5. 环式联系　环式联系是指一个神经元通过轴突侧支与中间神经元相连，中间神经元反过来再与该神经元发生突触联系，构成闭合环路。环式联系可引起正反馈（加速或延续）或负反馈（兴奋及时终止）。

四、中枢兴奋传布的特征

在反射活动中兴奋还必须通过反射弧的中枢部分。反射弧中枢部分兴奋的传布，明显不同于神经纤维上的冲动传导，根本原因在于反射弧中枢部分的兴奋传布必须经过一次以上的突触接替，且许多突触为化学性突触，其特征主要表现为以下几个方面。

1. 单向传递　在反射活动中，兴奋经化学性突触传递，只能从突触前末梢传向突触后神经元，这种现象称为单向传递（one-way conduction）。这是由突触传递的性质决定的，因为递质通常由突触前膜释放，受体主要位于突触后膜。单向传递的重要意义在于它限定了神经兴奋传导所携带的信息只能沿着指定的路线运行。

2. 中枢延搁　兴奋通过中枢部分比较缓慢，称为中枢延搁。这主要是因为兴奋越过突触要耗费比较长的时间，这里包括突触前膜释放递质和递质扩散发挥作用等环节所需的时间。根据测定，兴奋通过一个突触所需时间为 0.3～0.5 ms。因此，反射进行过程通过的突触数愈多，中枢延搁所耗时间就愈长。中枢延搁就是突触延搁。

3. 兴奋的总和　在中枢内，由单根传入纤维的单一冲动，一般不能引起反射性传出效应。如果多个传入纤维同时传入冲动至同一神经中枢，则这些冲动的作用协同起来发生传入效应，这一过程称为兴奋的总和。如果在同一神经纤维上有许多神经冲动相继传入，或者许多传入神经纤维的冲动同时传到同一个神经元上，则每个神经冲动所产生的兴奋性突触后电位就能叠加，如果达到阈电位，就能使突触后神经元发生一次兴奋。前者为时间性总和，后者为空间性总和。中枢神经元之间的聚合式联系就是空间总和的结构基础。

4. 兴奋节律的改变　在一反射活动中，如同时分别记录传入与传出的冲动频率，则可测得两者的频率是不同的。因为传出神经的兴奋节律来自传出神经元，而传出神经元的兴奋节律除取决于传入冲动的节律外，还取决于中间神经元和传出神经元的功能状态。

5. 后放（后发放）　在一反射活动中，刺激停止后，传出神经仍可在一定时间内继续发放冲动,这种现象称为后放。后放的原因是多方面的,中枢神经元的环状联系是产生后放的原因之一。

6.对内环境变化的敏感性和易疲劳性 在反射活动中,突触部位是反射弧中最易疲劳的环节。同时,因突触间隙与细胞外液相通,因此也最易受内环境变化的影响,缺氧、二氧化碳、麻醉剂等因素均可改变突触部位的传递活动。

第二节 神经系统的感觉功能

感觉是客观物质世界在脑的主观反映,是机体赖以生存的重要功能活动之一。体内外各种刺激首先作用于不同的感受器和感觉器官,然后被转换为电信号,以神经冲动的形式通过专用的神经通路传至大脑皮层的特定区域进行整合或分析处理,产生相应的感觉。在感觉产生的过程中,中枢神经系统各部分的功能是不同的。

重点和难点:
中枢神经系统各部分在感觉产生过程中的作用及结构基础。

一、脊髓的感觉传导功能

脊髓是重要的感觉传导通路。由脊髓上传到大脑皮层的感觉传导路径可分为两类:浅感觉传导路径和深感觉传导路径。浅感觉传导路径传导的是痛觉、温度觉和轻触觉,其传入纤维由后根的外侧部进入脊髓,然后在后角更换神经元,再发出纤维在中央管前进行交叉到对侧,分别经脊髓丘脑侧束(痛觉、温度觉)和脊髓丘脑前束(轻触觉)上行抵达丘脑。深感觉传导路径传导肌肉本体感觉和深部压觉,其传入纤维由后根的内侧部进入脊髓后,其分支在同侧后索上行,抵达延髓下部薄束核和楔束核后更换神经元,再发出纤维进行交叉到对侧,经内侧丘系至丘脑。皮肤触觉中的辨别觉,其传导路径和深感觉传导路径一致。

综上所述,浅感觉传导路径是先交叉再上行,而深感觉传导路径则是先上行再交叉。在脊髓半离断的情况下,浅感觉障碍发生在离断的对侧,而深感觉发生在离断的同侧(图 13-6)。临床上脊髓空洞症患

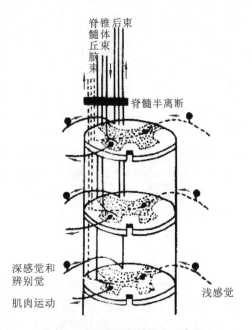

图 13-6 脊髓半离断效应示意图

者,中央管部分有空腔形成,破坏了在中央管前进行交叉的浅感觉传导路径,造成浅感觉障碍,由于痛觉、温度觉传入纤维进入脊髓后,在进入水平的 1~2 个节段内更换神经元交叉到对侧,而轻触觉传入纤维进入脊髓后分成上行与下行纤维,分别在多个节段内更换神经元交叉至对侧,因此较局限地破坏中央管前交叉的浅感觉传导路径,仅使相应节段双侧皮肤的痛、温度觉发生障碍,而轻触觉基本不受影响,造成脊髓空洞症患者出现痛觉、温度觉和触觉障碍的分离现象。

二、丘脑感觉投射系统

丘脑是除嗅觉外的各种感觉传入通路的重要中继站,并能对感觉传入进行初步的分析与综合。

(一)丘脑的细胞群

根据我国神经生理学家张香桐的意见,丘脑的各种细胞群大致可以分为三大类(图 13-7)。

1.第一类细胞群 这类细胞群称为特异感觉接替核,它们接受第二级感觉投射纤维,并经过

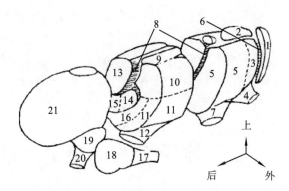

图 13-7　右侧丘脑主要核团示意图

1.网状核(大部分已除去,只显示前面一部分);2.前核;3.前腹核;4.苍白球传入和传出纤维;
5.外侧腹核;6.外髓板;7.小脑传入和传出纤维;8.内髓板及髓板内核群;9.背外侧核;
10.后外侧核;11.后外侧腹核;12.内侧丘系;13.背内核;14.中央中核;15.束旁核;
16.后内侧腹核;17.视束;18.外侧膝状体;19.内侧膝状体;20.外侧丘系;21.丘脑枕

换元进一步投射到大脑皮层特定感觉区。例如腹后核的外侧与内侧部分(分别称为腹后外侧核和腹后内侧核)、内侧膝状体、外侧膝状体等。腹后外侧核为脊髓丘脑束与内侧丘系的换元站,同躯干、肢体感觉的传导有关;腹后内侧核为三叉丘系的换元站,与头面部感觉的传导有关;腹后核发出的纤维向大脑皮层感觉区投射。内侧膝状体是听觉传导通路的换元站,发出纤维向大脑皮层听区投射。外侧膝状体是视觉传导通路的换元站,发出纤维向大脑皮层视区投射。因此,上述细胞群是所有特定的感觉冲动(除嗅觉外)传向大脑皮层的换元接替部位,称为特异感觉接替核。

2.第二类细胞群　这类细胞群称为联络核,它们接受丘脑特异感觉接替核和其他皮层下中枢传来的纤维(但不直接接受感觉的投射纤维),经过换元,投射到大脑皮层的某一特定区域。例如,丘脑前核、丘脑枕等,这些细胞群投射到大脑皮层的联络区,在功能上与各种感觉在丘脑和大脑皮层水平的联系协调有关,总称为联络核。

3.第三类细胞群　这类细胞群称为髓板内核群,即非特异性投射核,是指靠近丘脑中线的内髓板以内各种结构,包括中央中核、束旁核、中央外侧核等。这些细胞群可以间接地通过多突触接替换元后,然后弥散地投射到整个大脑皮层,起着维持大脑皮层兴奋状态的重要作用。

(二)丘脑的感觉投射系统

丘脑作为各种感觉(嗅觉除外)的换元总站,根据各部分向大脑皮层投射特征的不同,可分为特异投射系统和非特异投射系统(图 13-8)。

1.特异投射系统　特异投射系统是指丘脑特异感觉接替核及其投射至大脑皮层的神经通路。它们投向大脑皮层的特定区域,与大脑皮层具有点对点的投射关系。特异投射系统投射纤维进入大脑皮层的第四层后,激发大脑皮层发放神经冲动,引起特定的感觉。

2.非特异投射系统　非特异投射系统是指丘脑非特异投射核及其投射至大脑皮层的神经通路。它们弥散地投射到大脑皮层的广泛区域,不具有点对点的投射关系。这类投射系统起源于脑干,上述经典感觉传导通路的纤维经过脑干时,发出许多侧支与脑干网状结构的神经元发生突触联系,经过多次换元到达髓板内核群,由此发出纤维,弥散投射到大脑皮层广泛区域。其投射纤维进入大脑皮层后反复分支,广泛终止于各层细胞。非特异投射系统的功能是维持和改变大脑皮层的兴奋状态。

在脑干网状结构内具有上行唤醒作用的功能系统,称为脑干网状结构上行激动系统。目前认为,上行激动系统主要通过丘脑非特异投射系统而发挥作用,其意义就在于维持与改变大脑皮层的兴奋状态。由于这一系统是一个多突触接替的上行系统,因此易于受药物的影响而发生传导阻滞。例如,巴比妥类催眠药物可能就是由于阻断了上行激动系统的传导;一些全身麻醉药(如乙醚)也可能是首先抑制了上行激动系统和大脑皮层的活动而发挥麻醉作用的。

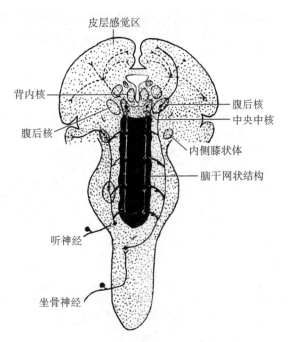

图 13-8 感觉投射系统示意图

黑色区代表脑干网状结构 实线代表丘脑特异投射系统 虚线代表丘脑非特异投射系统

（图中标注：皮层感觉区、背内核、腹后核、腹后核、中央中核、内侧膝状体、脑干网状结构、听神经、坐骨神经）

三、大脑皮质的感觉分析功能

大脑皮层是感觉分析的最高级中枢。各种感觉传入的冲动，最后到达大脑皮层，通过精细分析、综合而产生相应的感觉。

（一）大脑皮层的结构特点与分区

人类大脑皮层内神经元的数量极大，其类型也很多，神经元之间具有复杂的联系。各种神经元在皮层中的分布是具有严格层次的。大脑半球内侧面的古皮层比较简单，一般只有三层：①分子层；②锥体细胞层；③多形细胞层。大脑半球外侧面等处的新皮层，具有六层：①分子层；②外颗粒层；③外锥体细胞层；④内颗粒层；⑤内锥体细胞层；⑥多形细胞层。根据神经元成分与结构特征，可以把大脑皮层分成 52 个区（图 13-9）。

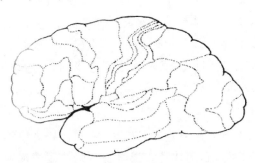

图 13-9 人类大脑皮层分区（大脑半球外侧面）

大脑体表感觉区皮层细胞的纵向柱状排列构成大脑皮层的最基本功能单位，称为感觉柱。这种柱状结构的直径为 200～500 μm，垂直走向脑表面，贯穿整个六层。同一柱状结构内的神经元都具有同一种功能，每个柱都参与一种特定的感觉处理。

（二）躯体感觉区（体表感觉）

中央后回主要是全身体表感觉的投射区域，称为第一体表感觉区。此区产生的感觉定位明确而清晰，感觉投射规律如下：①投射纤维左右交叉，但头面部感觉纤维的投射是双侧性的；②投射区域的大小与不同体表部位的感觉分辨精细程度有关，感觉灵敏度高的大拇指和食指的皮层代表区大,而感觉迟钝的背部皮层代表区小;③投射区域的空间分布是倒置的,下肢代表区在皮层顶部,上肢代表区在中间部,头面部代表区在底部,总的安排是倒置的,然而头面部代表区内部安排是正立的(图13-10)。

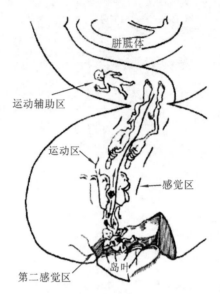

图 13-10　大脑皮层体表感觉与躯体运动功能代表区示意图

中央后回是第一感觉区所在部位,在人脑中央前回与岛叶之间还有第二感觉区。对感觉作比较粗糙的分析。第二感觉区面积远比第一感觉区小,其投射也有一定的分布安排,空间分布属于正立而不倒置。投射具有双侧性;第二感觉区与痛觉有较密切的关系,它可能接受痛觉传入的投射。

（三）感觉运动区

中央前回(4区)是运动区,体表感觉区与运动区基本重合在一起,称为感觉运动区。此区域既是体表感觉和肌肉本体感觉的代表区,又是运动区。在人脑,刺激中央沟周围皮层时发现,产生运动反应的机会有20%发生在中央后回,而80%发生在中央前回,所以总的来说运动区主要是在中央前回,在灵长类动物,关节和肌梭感觉传入可投射到运动区。

（四）内脏感觉区

内脏感觉在皮层也有代表区。混杂在躯体第一感觉区中,人脑的第二感觉区和运动辅助区也与内脏感觉有关。人脑电刺激的研究发现,第二感觉区和运动辅助区都与内脏感觉有关。刺激第二感觉区及其邻近部位会产生味觉、恶心或排便感等,刺激运动辅助区会产生心悸、脸发热感等。此外,边缘系统的皮层部位也是内脏感觉的投射区域。

（五）视觉区

枕叶皮层内侧面的距状裂上下是视觉投射区域,左侧枕叶皮层接受左眼的颞侧视网膜和右眼的鼻侧视网膜的传入纤维投射,右侧枕叶皮层接受右眼的颞侧视网膜和左眼的鼻侧视网膜的传入纤维投射。视网膜上半部传入纤维投射到距状裂的上缘,下半部传入纤维投射到它的下缘;视网膜中央的黄斑区投射到距状裂的后部,视网膜周边区投射到距状裂的前部。

（六）听觉区

听觉皮层代表区位于颞叶的颞横回和颞上回(41、42区)。听觉的投射是双侧性的,即一侧皮层代表区与双侧耳蜗感受功能有关。

（七）嗅觉区和味觉区

嗅觉在大脑皮层的投射区边缘叶的前底部区域包括梨状区皮层的前部、杏仁核的一部分。味觉区在中央后回头面部感觉区的下侧。

四、痛觉

疼痛是最常见的临床症状之一,是人体受到伤害性刺激时产生的一种不愉快感觉,常伴有情绪变化和防御反应。

(一)皮肤痛觉与传导通路

1.痛觉感受器及其刺激 痛觉感受器是游离神经末梢,引起痛觉不需要特殊的适宜刺激,任何形式的刺激只要达到一定强度有可能或已造成组织损伤时,都能引起痛觉。游离神经末梢的分布广泛,在皮肤、肌肉、关节、内脏器官等都有分布。易感受化学物质的刺激,致痛物质常见有 ATP、H^+、K^+、5-HT、组胺、乙酰胆碱、蛋白溶解酶、缓激肽等。

2.皮肤痛觉 伤害性刺激作用于皮肤时,可先后出现两种性质不同的痛觉,即快痛和慢痛。快痛是一种尖锐而定位清楚的"刺痛",它在刺激时很快发生,撤除刺激后很快消失;慢痛是一种定位不明确的"烧灼痛",它在刺激后过 0.5～1.0 s 才能被感觉到,痛感强烈而难以忍受,撤除刺激后还持续几秒钟,并伴有情绪反应及心血管和呼吸等方面的变化。在外伤时,这两种痛觉相继出现,不易区分。

不同的痛觉,其传导纤维不同,传导速度也不同。传导快痛的外周神经纤维主要是有髓鞘的 A 类纤维,其兴奋阈较低;传导慢痛的外周神经纤维主要是无髓鞘的 C 类纤维,其兴奋阈较高。

(二)内脏痛与牵涉痛

1.内脏痛 内脏痛是伤害性刺激作用于内脏器官引起的疼痛,是临床常见的症状之一。内脏痛与皮肤痛相比较有下列特征。①缓慢、持续、定位不清楚和对刺激的分辨能力差。②对机械牵拉、痉挛、缺血、炎症等刺激敏感,对切割、烧灼不敏感。内脏痛的传入神经主要是交感神经干内的传入纤维,它通过后根进入脊髓,然后和躯体神经基本上走行于同一上行途径。但食管、气管的痛觉是通过迷走神经干内的传入纤维进入中枢而上传的;部分盆腔器官(如直肠、膀胱三角区、前列腺、子宫颈等)的痛觉传入神经纤维是沿盆神经进入骶髓的。

2.牵涉痛 内脏疾病往往引起身体远隔的体表部位发生疼痛或痛觉过敏的现象,称为牵涉痛。例如,心肌缺血时,可发生心前区、左肩和左上臂的疼痛;胆囊病变时,右肩区会出现疼痛;阑尾炎时,常感上腹部或脐区有疼痛(表 13-2)。

表 13-2 常见内脏疾病牵涉痛的部位和压痛区

患病器官	心	胃、胰	肝、胆囊	肾结石	阑尾炎
体表疼痛部位	心前区 左臂尺侧	左上腹 肩胛间	右肩胛	腹股沟区	上腹部或脐区

发生牵涉痛的部位与真正发生痛觉的患病内脏部位有一定的解剖关系,它们都受同一脊髓节段的后根神经所支配,即患病内脏的传入神经纤维和被牵涉皮肤部位的传入神经纤维由同一后根进入脊髓。产生牵涉痛的原因,有易化学说和会聚学说(图 13-11)。

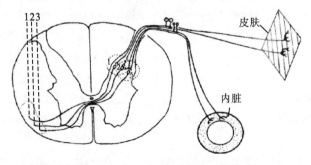

图 13-11 牵涉痛产生机制示意图

1.传导体表感觉的后角细胞;2.传导体表和内脏感觉共用的后角细胞;3.传导内脏感觉的后角细胞

知识拓展

针灸与疼痛生理

中医认为，各种原因导致的脏腑经络气血运行不畅，或淤滞不行，或产生逆乱，或气机升降失常等气血运行障碍的病理改变，引起疼痛症状，即"不通则痛"的病机。针灸治疗通过对穴位的刺激和温煦起到疏通经脉，行气活血的作用，改善了病变部位的气血运行状态，从而改善了病痛处营养状态，恢复其正常的生理活动，即经络通畅，脏腑恢复相对阴阳平衡。

现代研究认为：中枢神经系统除了有痛觉中枢外，在中枢各级水平还有"痛觉调制系统"，可抑制痛觉向中枢传递。针刺信号进入中枢系统后，激发了从脊髓、脑干到大脑各个层次许多神经元的活动，激活了机体自身的镇痛系统，使镇痛物质如5-羟色胺、乙酰胆碱、内源性阿片样物质等分泌增加，从而产生明显的镇痛效应。

近年来通过多学科的通力协作，对针灸治病原理、经络实质、针刺手法等进行深入的研究，证实针灸对机体各系统功能具有调整作用，能增强机体的抗病能力。针灸镇痛原理已深入到神经细胞、电生理学和神经递质如脑啡肽等分子水平。西方科学家在研究针灸镇痛的实验中，认为针灸可以激发自然止痛物质的释放，从而缓解疼痛。针灸止痛的效果有一个迟缓发作效应，它们缓慢增加，甚至当取针后，才会感到它的止痛效果。治疗几次后效果会更明显。这种效果在停止针灸治疗一段时间后会消失。此外，针灸还有抗炎、止痛、解痉、抗休克和抗麻痹的作用。

第三节　神经系统对躯体运动的调节

躯体运动是以骨骼肌的收缩和舒张活动为基础。人体的躯体运动可以是某些不受意志控制的固定的反射活动，但大多数是在大脑皮层控制下按一定目标进行的骨骼肌活动，这个过程非常复杂，是由脊髓、脑干、皮层下核团及大脑皮层共同配合完成的。

一、脊髓对躯体运动的调节

脊髓是躯体运动的最基本中枢。通过脊髓能完成一些简单的躯体运动反射。

（一）脊髓的运动神经元和运动单位

在脊髓的前角中，存在大量运动神经元（α和γ运动神经元），它们的轴突经前根离开脊髓后直达所支配的肌肉。

1.α运动神经元　α运动神经元的胞体较大，神经纤维较粗。其轴突末梢在肌肉中分成许多小支，每一小支支配一根骨骼肌纤维。因此，在正常情况下，当它发生兴奋时，兴奋可传导到受它支配的许多肌纤维，引起其收缩。由一个α运动神经元及其支配的全部肌纤维所组成的功能单位，称为运动单位。运动单位的大小，取决于神经元轴突末梢分支数目的多少，一般是肌肉愈大，运动单位也愈大。例如，一个眼外肌运动神经元只支配6～12根肌纤维，而一个肢肌（如三角肌）的运动神经元所支配的肌纤维数目可达2000根。前者有利于肌肉进行精细的运动，后者有利于产生巨大的肌张力。

2.γ运动神经元　γ运动神经元的胞体分散在α运动神经元之间，其胞体较α运动神经元为小。γ运动神经元的轴突也经前根离开脊髓，支配骨骼肌的梭内肌纤维。在一般情况下，当α运动神经元活动增加时，γ运动神经元也相应增加，从而调节着肌梭对牵拉刺激的敏感性。

（二）屈肌反射与交叉伸肌反射

在皮肤受到伤害性刺激时，受刺激一侧的肢体出现屈肌收缩而伸肌弛缓，肢体屈曲，这称为屈肌反射。屈肌反射具有保持性意义。屈肌反射的强度也与刺激强度有关，例如足部的较弱刺激只引起踝关节屈曲；刺激强度加大，则膝关节及髋关节也可发生屈曲；如刺激强度更大，则可出现同侧肢体屈曲的同时对侧肢体伸直，称为交叉伸肌反射。对侧肢体伸直以支持体重，防止歪倒，具有维持姿势的作用，是一种姿势反射。它属于多突触反射，其反射弧传出部分可通向许多关节的肌肉。

（三）牵张反射

有神经支配的骨骼肌受到外力牵拉而伸长时，反射性地引起受牵拉的同一肌肉收缩，此称为牵张反射。

1. 牵张反射的类型　牵张反射有两种类型，一种为腱反射，另一种为肌紧张。

（1）腱反射：腱反射是指快速牵拉肌腱时发生的牵张反射。例如，叩击膝关节下的股四头肌腱使之受到牵拉，则股四头肌发生一次收缩，这称为膝反射；叩击跟腱使之受到牵拉，则腓肠肌发生一次收缩，这称为跟腱反射。这些反射统称为腱反射。腱反射为单突触反射，传入神经纤维经背根进入脊髓灰质后，直达前角与运动神经元发生突触联系，它的中枢只涉及 1～2 个脊髓节段，所以反应的范围仅限于受牵拉的肌肉。正常情况下腱反射受高位中枢的下行控制。临床上常用测定腱反射的方法来了解神经系统的功能状态。腱反射减弱或消失，常提示反射弧的传入、传出通路受脊髓反射中枢的损害或中断；而腱反射亢进，则常提示高位中枢的病变。

（2）肌紧张：肌紧张是指缓慢持续牵拉肌腱时发生的牵张反射，其表现为受牵拉肌肉能发生紧张性收缩，阻止被拉长。肌紧张是维持躯体姿势最基本的反射活动。例如，由于重力影响，支持体重的关节趋向于被重力所弯曲，关节弯曲必使伸肌肌腱受到持续牵拉，从而产生牵张反射引起该肌的收缩，对抗关节的屈曲，维持站立姿势。肌紧张可能是多突触反射，肌紧张的反射收缩力量并不大，只是抵抗肌肉被牵拉，因此不表现明显的动作。这可能是因为在同肌肉内的不同运动单位进行交替性的收缩而不是同步性收缩，所以肌紧张能持久维持而不易疲劳。

2. 牵张反射的反射弧　牵张反射的感受器是肌肉中的肌梭，中枢主要在脊髓，传入和传出神经都包含在支配该肌肉的神经中，效应器就是这块肌肉的肌纤维。牵张反射反射弧的显著特点是感受器和效应器在同一块肌肉中。

肌梭呈梭形，是一种感受肌肉长度变化或感受牵拉刺激的特殊的感受装置，外层为一结缔组织膜，膜内一般含有 6～12 根肌纤维，称为梭内肌纤维；而膜外的一般肌纤维则称为梭外肌纤维（图 13-12）。整个肌梭附着于肌腱或梭外肌纤维上，并与其平行排列呈并联关系。梭内肌纤维的收缩成分位于两端，而感受装置位于其中间部，两者呈串联关系。因此，当梭外肌纤维收缩时，感受装置所受的牵拉刺激将减少；而当梭内肌纤维收缩时，则感受装置对牵拉刺激的敏感度增高。肌梭的传入神经支配有两类。Ⅰ类传入纤维较粗，Ⅱ类传入纤维较细。

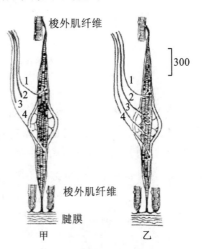

图 13-12　两类肌纤维示意图

腱器官与梭外肌纤维呈串联关系，其功能与肌梭不同，是感受肌张力变化的装置。当梭外肌纤维发生等长收缩时，腱器官的传入冲动发放频率不变，肌梭的传入冲动频率减少；当肌肉受到被动牵拉时，腱器官和肌梭的传入冲动发放频率均增加。因此，腱器官是一种张力感受器。

（四）脊休克

在实验中将动物脊髓与延髓的联系切断，用以研究脊髓本身具有的功能，这种动物称为脊动物。当脊髓与高位中枢突然离断时，可使损伤面以下的脊髓暂时丧失反射活动的能力，进入无反

NOTE

应状态,此时躯体与内脏反射活动均减退甚至消失,在横断面以下的脊髓所支配的骨骼肌紧张性减低甚至消失,外周血管扩张,发汗反射不出现,直肠和膀胱中粪尿潴留,这种现象称为脊休克。以后,一些以脊髓为中枢的反射活动可以逐渐恢复。其恢复的快慢,与动物种类有密切关系,低等动物如蛙在脊髓离断后数分钟内反射即恢复,在犬则需几天,而在人类则需数周甚至数月(人类由于外伤等原因也可出现脊休克)。显然,反射恢复的速度与不同动物脊髓反射依赖于高位中枢的程度有关。反射恢复过程中,首先是引起比较简单、比较原始的反射先恢复,如屈肌反射、腱反射等;然后才是比较复杂的反射逐渐恢复,如对侧伸肌反射等。

脊休克产生的原因是由于离断的脊髓突然失去了高位中枢的调节,这里主要指大脑皮层、前庭核和脑干网状结构的下行纤维对脊髓的易化作用。

二、脑干对肌紧张的调节

(一)脑干网状结构抑制区和易化区

脑干网状结构中具有抑制肌紧张及肌运动的区域,称为抑制区;还有加强肌紧张及肌运动的区域,称为易化区。抑制区位于延髓网状结构的腹内侧部分。易化区分布于广大的脑干中央区域,包括延髓网状结构的背外侧部分、脑桥的中央灰质及被盖;此外下丘脑和丘脑中线核群等部位也具有对肌紧张和肌运动的易化作用,因此也包括在易化区概念之中(图 13-13)。从活动的强度来看,易化区的活动比较强,抑制区的活动比较弱;因此在肌紧张的平衡调节中,易化区略占优势。网状结构易化区下行的作用主要是使 γ 运动神经元活动提高,转而发生肌紧张加强。

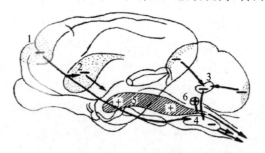

图 13-13　猫脑干网状结构下行抑制和易化系统示意图
＋表示易化区;—表示抑制区。
1.大脑皮层;2.尾状核;3.小脑;4.网状结构抑制区;5.网状结构易化区;6.延髓前庭核

(二)去大脑僵直

在中脑四叠体(上、下丘)之间切断脑干的动物,称为去大脑动物。去大脑动物由于脊髓与低位脑干相连接,因此不出现脊休克现象,很多躯体和内脏的反射活动可以完成,血压不下降;而在肌紧张活动方面反而出现亢进现象,动物四肢伸直,头尾昂起,脊柱挺硬,称为去大脑僵直。去大脑僵直主要是伸肌(抗重力肌)紧张性亢进,四肢坚硬如柱(图 13-14)。在去大脑动物中,由于切断了大脑皮层运动区和纹状体等部位与网状结构的功能联系,造成抑制区活动减弱而易化区活动增强,使易化区的活动占有明显的优势,以致肌紧张过度增强而出现去大脑僵直。人是直立的动物。人类的去大脑僵直,有时可在中脑具有疾病时出现,表现为头后仰,上下肢僵硬伸直,上臂内旋,手指屈曲。临床上如见到患者出现去大脑僵直现象,往往表明病变已严重地侵犯了脑干,是预后不良的信号。

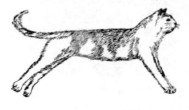

图 13-14　去大脑僵直

三、小脑对躯体运动的调节

小脑对于维持姿势、调节肌紧张、协调随意运动均有重要的作用。根据小脑的传入、传出纤维的联系,可以将小脑划分为三个主要的功能部分,即前庭小脑、脊髓小脑和皮层小脑(图 13-15)。

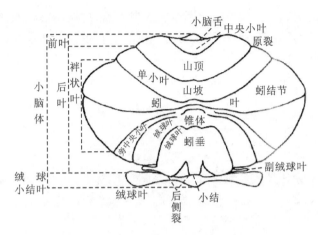

图 13-15 灵长类动物小脑分叶平展示意图

（一）前庭小脑

前庭小脑主要由绒球小结叶构成，与身体平衡功能有密切关系。实验观察到，切除绒球小结叶的猴，由于平衡功能失调而不能站立，只能躲在墙角里依靠墙壁而站立；但其随意运动仍然很协调，能很好地完成吃食动作。在第四脑室附近出现肿瘤的患者，由于肿瘤压迫损伤绒球小结叶，患者站立不稳，但其肌肉运动协调仍良好。绒球小结叶的平衡功能与前庭器官及前庭核活动有密切关系，其维持身体平衡的反射途径为：前庭器官→前庭核→绒球小结叶→前庭核→脊髓运动神经元→肌肉。

（二）脊髓小脑

脊髓小脑是由小脑前叶和后叶的中间带区构成。这部分小脑主要接受脊髓小脑传入纤维的投射，其感觉传入冲动主要来自肌肉与关节等本体感受器；但是，前叶还接受视觉、听觉的传入信息，而后叶的中间带区还接受脑桥纤维的投射。

前叶与肌紧张调节有关。前叶蚓部抑制肌紧张的作用，可能是通过延髓网状结构抑制区转而改变脊髓前角运动神经元活动的。小脑前叶两侧部有加强肌紧张的作用；其作用可能是通过网状结构易化区转而改变脊髓前角运动神经元活动的。因此，小脑前叶对肌紧张的调节既有抑制又有易化的双重作用。在进化过程中，前叶的肌紧张抑制作用逐渐减弱，而肌紧张的易化作用逐渐占主要地位。

后叶中间带也有控制肌紧张的功能，刺激该区能使双侧肌紧张加强。由于后叶中间带还接受脑桥纤维的投射，并与大脑皮层运动区之间有环路联系，因此它在执行大脑皮层发动随意运动方面有重要作用。当切除或损伤这部分小脑后，随意动作的力量、方向及限度将发生很大紊乱，同时肌张力减退，表现为四肢乏力。受损害动物或患者不能完成精巧动作，肌肉在完成动作时抖动而把握不住动作的方向，尤其在精细动作的终末期出现震颤，称为意向性震颤；行走摇晃呈酩酊蹒跚状，沿直线行走更显不稳；患者不能进行肢体轮替快复动作（例如上臂不断交替进行内旋与外旋），如动作越迅速则协调障碍也越明显，但当静止时则看不出肌肉有异常的运动。因此说明，这部分小脑是对肌肉在运动进行过程中起协调作用的。以上这些动作协调障碍，称为小脑性共济失调。

（三）皮层小脑

皮层小脑指后叶的外侧部，它不接受外周感觉的传入信息，仅接受由大脑皮层广大区域（感觉区、运动区、联络区）传来的信息。皮层小脑与运动区、感觉区、联络区之间的联合活动、运动计划的形成及运动程序的编制有关。精巧运动是逐步在学习过程中形成并熟练起来的。在开始学习阶段，大脑皮层通过锥体系所发动的运动不是协调的，这是因为小脑尚未发挥其协调功能。在学习过程中，大脑皮层与小脑之间不断进行着联合活动，同时小脑不断接受感觉传入冲动的信息并纠正运动过程中所发生的偏差，使运动逐步协调起来。在这一过程中，皮层小脑参与了运动计划的形成和运动程序的编制。当精巧运动逐渐熟练完善后,皮层小脑中就储存了一整套程序;当大脑皮层要发动精巧运动时,首先通过下行通路从皮层小脑中提取储存的程序,并将程序回输到大脑皮层运动区,再通过锥体束发动运动。这时候所发动的运动可以非常协调而精巧,而且动作快速几乎不需要思考。例如,学习打字运动或演奏动作都是这样一个过程。

知识拓展

小 脑 萎 缩

　　小脑萎缩是一种以损害脊髓及小脑为主、慢性、进行性脑部疾病,多为家族遗传。由于病灶范围和发展过程不尽相同,小脑萎缩的临床征群亦有多种类型,其主要症状为走路不稳、动作不灵、握物无力、言语不清,有的患者头晕、头重、头胀、头痛,伴有复视或视物模糊,吞咽发呛,书写颤抖,大小便障碍等。小脑萎缩的主要表现是共济失调,因此护理上主要是协助患者多进行肢体锻炼、改善平衡能力、延缓共济失调性残疾。

　　目前,虽尚不能完全揭示该病的病因并提出有效的治疗方法,但全世界学者仍在不断探索该病病因,积极寻找治疗方法。我国中医理论认为:此病病变部位在脑但定位在肾,治疗的关键在于补肾、益气、活血、健脑、豁痰、开窍。

　　共济失调:由于小脑调节作用缺失,患者站立不稳,摇晃、步态蹒跚,左右摇摆,为醉汉步态,双上肢屈曲前伸如将跌倒之状。并足站立困难。一般不能用一只足站立,但睁眼或闭眼对站立的稳定性影响不大。笔迹异常亦是臂、手共济失调的一种表现,字迹不规则,笔画震颤。一般写字过大,而震颤麻痹多为写字过小。

四、基底神经节对躯体运动的调节

(一)基底神经节的运动调节功能

基底神经节是大脑皮层下的一些神经核团,包括尾(状)核、壳核、苍白球。尾状核、壳核和苍白球统称为纹状体,其中苍白球是较古老的部分,称为旧纹状体,而尾状核和壳核则进化较新,称为新纹状体。此外,丘脑底核和中脑黑质在功能上与基底神经节密切相关,也被纳入基底神经节的范畴。

基底神经节是皮层下与皮层构成神经回路的重要脑区之一,有重要的运动调节功能,它对随意运动的稳定、肌紧张的控制、本体感觉传入信息的处理都有关系。

(二)基底神经节损伤

临床上基底神经节损伤的主要表现可分为两大类:一类是运动过多而肌紧张降低的综合征,另一类是具有运动过少而肌紧张过强的综合征。前者的实例是舞蹈病与手足徐动症等,后者的实例是震颤麻痹(帕金森病)。临床病理的研究指出,舞蹈病与手足徐动症的病变主要位于纹状体,而震颤麻痹的病变主要位于黑质。

震颤麻痹患者的症状:全身肌紧张增高、肌肉强直、随意运动减少、动作缓慢、面部表情呆板。此外,患者常伴有静止性震颤,此种震颤多见于上肢(尤其是手部),其次是下肢及头部;震颤节律每秒钟 4~6 次,静止时出现,情绪激动时增强,自主运动时减少,入睡后停止。近年来,通过对中枢递质的研究,已明确中脑黑质是多巴胺能神经元存在的主要部位,其纤维上行可抵达纹状体,震颤麻痹患者的黑质有病变,故多巴胺递质会明显下降,中脑黑质的多巴胺能神经元功能被破坏是震颤麻痹产生的主要原因。

舞蹈病患者的主要临床表现为不自主的上肢和头部的舞蹈样动作,并伴有肌张力降低等。舞蹈病病变主要是纹状体内的胆碱能和 γ-氨基丁酸能神经元功能减退,而黑质多巴胺能神经元功能相对亢进,这和震颤麻痹的病变正好相反。

五、大脑皮层对躯体运动的调节

大脑皮层是运动调控的最高级也是最复杂的中枢部位。它接受感觉信息的传入，并根据机体对环境变化的反应和意愿，策划和发动随意运动。

（一）大脑皮层的主要运动区

大脑皮层的某些区域与躯体运动功能有比较密切的关系。中央前回的4区和6区是控制躯体运动的运动区。运动区功能特征如下。①交叉支配：一侧皮层主要支配对侧躯体的肌肉。但是，头面部肌肉的支配多数是双侧性的，如咀嚼运动、喉运动的肌肉支配是双侧性的，而面神经支配的下部面肌及舌下神经支配的舌肌却主要受对侧皮层控制。因此，在一侧内囊损伤后，产生所谓上运动神经元麻痹时，头面部多数肌肉并不完全麻痹，但对侧下部面肌及舌肌发生麻痹。②具有精细的功能定位：一定部位皮层支配一定部位的肌肉。③功能代表区的大小与运动的精细复杂程度有关：运动愈精细而复杂的肌肉，其代表区也愈大，手与五指所占的区域几乎与整个下肢所占的区域大小相等。④运动代表区功能定位总体安排是倒置的，即下肢代表区在皮层顶部，上肢肌肉代表区在中间部，头面部肌肉代表区在底部，但头面部代表区内部安排是正立的。

（二）椎体系

皮层的躯体运动调节功能，是通过锥体系和锥体外系下传而完成的。锥体系一般是指由皮层发出经延髓锥体而后下达脊髓的传导系（即锥体系或称皮层脊髓束）；由皮层发出抵达脑神经神经运动核的纤维（皮层脑干束），虽不通过延髓锥体，也应包括在锥体系的概念之中。因为，二者在功能上是相似的，都是由皮层运动神经元（上运动神经元）下传抵达支配肌肉的下运动神经元（脊髓前角运动神经元和脑神经核运动神经元）的最直接通路。

上下运动神经元之间多数存在中间神经元的接替，仅有10％～20％上下运动神经元之间的联系是直接的，亦即属于单突触联系。这种单突触直接联系在前肢运动神经元比后肢运动神经元多，而且在肢体远端肌肉的运动神经元又比近端肌肉的运动神经元多。由此可见，运动愈精细的肌肉，大脑皮层对其运动神经元的支配具有愈多的单突触直接联系。从进化来看，猫和犬没有这种直接的单突触联系；浣熊的前掌有一定灵巧性，已证明其锥体束有单突触联系；大多数灵长类的锥体束有单突触联系，而以人的单突触联系数量为最大。锥体束可分别控制α运动神经元和γ运动神经元的活动，前者在于发动肌肉运动，后者在于调整肌梭的敏感性以配合运动，两者协调配合共同控制着肌肉的收缩。

锥体系的主要功能是执行大脑皮层运动区的命令，分别管理头面部、躯干、四肢肌肉的随意运动。简单地说就是对四肢远端肌肉活动的精细调节。

（三）锥体外系

锥体外系是指锥体系以外与躯体运动有关的各种下行传导通路。皮层下的某些核团（尾状核、壳核、苍白球、黑质、红核等）有下行通路控制脊髓的运动神经元活动，由于它们的通路在延髓锥体之外，因此称为锥体外系。后来发现这些核团不仅直接接受大脑皮层下行纤维的联系，而且还接受锥体束下行纤维侧支的联系，同时还经过丘脑对大脑皮层有上行纤维的联系。由大脑皮层下行通过皮层并通过皮层下核团接替转而控制脊髓运动神经元的传导系统，称为皮层起源的锥体外系；由锥体束侧进入皮层下核团转而控制脊髓运动神经元的传导系统，称为旁锥体系。

锥体外系的皮层起源比较广泛，几乎包括全部大脑皮层，但主要是来自额叶和顶叶的感觉区、运动区和运动辅助区。因此，皮层的锥体系和锥体外系的起源是相互重叠的。皮层锥体外系的细胞一般属于中、小型锥体细胞，它们的轴突较短，离开大脑皮层后终止于皮层下基底神经节、丘脑、脑桥和延髓的网状结构，锥体外系对脊髓反射的控制常是双侧性的，其功能主要与调节肌紧张、肌群的协调性运动有关。

临床上把涉及锥体系损伤的一系列表现称为锥体系综合征（上运动神经元麻痹）。它包括随意运动的丧失，肌紧张加强，腱反射亢进甚至阵挛，巴宾斯基征阳性，部分浅反射减退或消失等。

肌紧张加强或腱反射亢进,都是牵张反射亢进的表现。

上运动神经元损伤和下运动神经元损伤的临床表现是不同的,具体见表 13-3。

表 13-3　上、下运动神经元麻痹的区别

表　现	上运动神经元麻痹 (硬瘫、痉挛性瘫、中枢性瘫)	下运动神经元麻痹 (软瘫、萎缩性瘫、周围性瘫)
损害部位	皮层运动区或锥体束	脊髓前角运动神经元或运动神经
麻痹范围	常为广泛的	常为局限的
肌紧张	张力过强、痉挛	张力减退、松弛
腱反射	增强	减弱或消失
浅反射	减弱或消失	减弱或消失
病理反射	巴宾斯基征阳性	无
肌萎缩	不明显	明显(肌肉失去了神经的营养性作用)

第四节　神经系统对内脏活动的调节

重点和难点:

自主神经的结构与功能特征及其对内脏活动的调节。

一、自主神经系统的主要功能

自主神经系统是指调节内脏功能活动的神经系统,也可称为植物性神经系统或内脏神经系统。实际上,自主神经系统还是接受中枢神经系统的控制的,并不是完全独立自主的。习惯上,自主神经系统仅指支配内脏器官的传出神经,而不包括传入神经。自主神经包括交感神经和副交感神经两部分(图 13-16),它们分布在内脏、心血管和腺体,并调节这些器官的功能。

(一)交感和副交感神经的结构特征

自主神经由节前神经元和节后神经元组成。节前神经元胞体位于中枢内,发出的神经纤维称为节前纤维。节前纤维在抵达效应器官前必须先进入外周神经节,由节内神经元再发出纤维支配效应器官。由节内神经元发出的纤维称为节后纤维。交感神经节离效应器官较远,因此节前纤维短而节后纤维长;副交感神经节离效应器官较近,有的神经节就在效应器官壁内,因此节前纤维长而节后纤维短。

交感神经起自脊髓胸腰段(胸 1～腰 3)的灰质侧角,副交感神经的起源比较分散,其一部分起自脑干的缩瞳核、上唾液核、下唾液核、迷走背核、疑核,另一部分起自脊髓骶部相当于侧角的部位。交感神经全身分布广泛,几乎所有内脏器官都受它支配;而副交感神经分布较局限,某些器官不具有副交感神经支配。例如,皮肤和肌肉内的血管、一般的汗腺、竖毛肌、肾上腺髓质、肾就只受交感神经支配。

刺激交感神经的节前纤维,反应比较弥散,而刺激副交感神经的节前纤维,则反应比较局限,这是因为一根交感神经节前纤维往往和多个节内神经元发生突触联系,而副交感神经则不同。交感神经节后纤维并不都是支配效应器官细胞的,在心脏和膀胱中,少量交感神经节后纤维支配器官壁内的神经节细胞;在胃和小肠中,多数交感神经节后纤维支配器官壁内的神经节细胞。由此看来,交感和副交感神经的相互作用,可以发生在器官壁内神经节细胞水平上,而不一定发生在效应器官细胞水平上。

(二)交感和副交感神经系统的功能特征

1.紧张性支配　自主神经对效应器的支配,一般具有持久的紧张性作用,例如,切断支配心

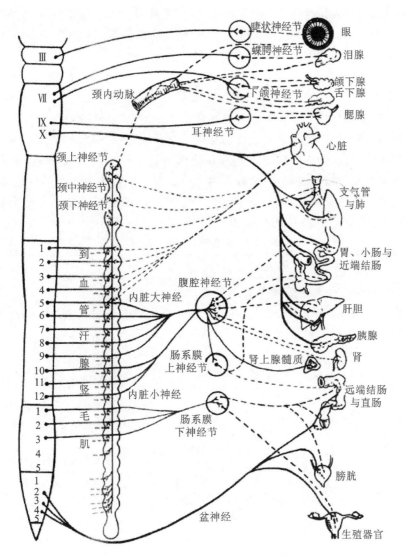

图 13-16 自主神经分布示意图

脏的迷走神经,则心率增加,说明心迷走神经本来有紧张性冲动传出,对心脏具有持久的抑制作用;切断心交感神经,则心率变慢,说明心交感神经也有紧张性冲动传出。又如,切断支配虹膜的副交感神经,则瞳孔散大;切断其交感神经,则瞳孔缩小,也说明自主神经的活动具有紧张性。

2. 双重支配 除少数器官外,一般组织器官都接受交感和副交感的双重支配。但是皮肤和肌肉内的血管、一般的汗腺、竖毛肌、肾上腺髓质、肾就只受交感神经支配。

3. 功能相互拮抗 交感和副交感神经的作用往往具有拮抗的性质。例如,对于心脏,迷走神经具有抑制作用,而交感神经具有兴奋作用;对于小肠平滑肌,迷走神经具有增强其运动的作用,而交感神经却具有抑制作用。这种拮抗性使神经系统能够从正反两个方面调节内脏的活动,拮抗作用的对立统一是神经系统对内脏活动调节的特点。

4. 作用的意义不同 交感神经系统的活动一般比较广泛,常以整个系统参与反应。例如,当交感神经系统发生反射性兴奋时,除心血管功能亢进外,还伴有瞳孔散大、支气管扩张、胃肠活动抑制等反应。交感神经系统的主要作用在于促使运动机体能适应环境的急剧变化。在剧烈肌肉运动、窒息、失血或冷冻等情况下,机体出现心率加速、皮肤与腹腔内脏血管收缩、血液储存库排出血液以增加循环血量、红细胞计数增加、支气管扩张、肝糖原分解加速以及血糖浓度上升、肾上腺素分泌增加等现象,这些现象大多是由于交感神经系统活动亢进所造成的。所以,交感神经系统在环境急骤变化的条件下,可以动员机体许多器官的潜在力量,以适应环境的急变。

副交感神经系统的活动,不如交感神经系统的活动那样广泛,而是比较局限的。其整个系统的活动主要在于保护机体、休整恢复、促进消化、积蓄能量以及加强排泄和生殖功能等方面。例如,心脏活动的抑制,瞳孔缩小避免强光的进入,消化道功能增强以促进营养物质吸收和能量补给等,这些都是副交感神经积蓄能量和保护机体的例子。

自主神经系统的功能在于调节心肌、平滑肌和腺体(消化腺、汗腺、部分内分泌腺)的活动(表13-4)。除少数器官外,一般组织器官都接受交感和副交感的双重支配。在具有双重支配的器官中,交感和副交感神经的作用往往具有拮抗的性质。在一般情况下,交感神经中枢的活动和副交感神经中枢的活动是对立的,也就是说当交感神经系统活动相对加强时,副交感神经系统活动就处于相对减退的地位,而在外周作用方面却表现协调一致。但是,在某些情况下,也可出现交感和副交感神经系统活动都增强或都减退,然而两者间必有一个占优势。在某些外周效应器上,交感和副交感神经的作用是一致的,例如唾液腺的交感神经和副交感神经支配都有促进唾液分泌的作用,但两者的作用也有差别,前者的唾液黏稠,后者的唾液稀薄。

表 13-4　自主神经的主要功能

器　官	交 感 神 经	副交感神经
循环器官	心跳加快、加强;腹腔内脏血管、皮肤血管以及分布于唾液腺与外生殖器官的血管均收缩,脾包囊收缩,肌肉血管可收缩(肾上腺素能)或舒张(胆碱能)	心跳减慢,心房收缩减弱;部分血管(如软脑膜动脉与分布于外生殖器的血管等)舒张
呼吸器官	支气管平滑肌舒张	支气管平滑肌收缩,促进黏膜腺分泌
消化器官	分泌黏稠唾液,抑制胃肠运动,促进括约肌收缩,抑制胆囊活动	分泌稀薄唾液,促进胃液、胰液分泌,促进胃肠运动和使括约肌舒张,促进胆囊收缩
泌尿生殖系统	促进肾小管的重吸收,使逼尿肌舒张和括约肌收缩,使有孕子宫收缩、无孕子宫舒张	使膀胱逼尿肌收缩和尿道括约肌舒张
眼	使虹膜辐射肌收缩,瞳孔扩大,使睫状体辐射状肌收缩,睫状体增大,使上眼睑平滑肌收缩	使虹膜环形肌收缩,瞳孔缩小使睫状体环形肌收缩,睫状体环缩小,促进泪腺分泌
皮肤	竖毛肌收缩,汗腺分泌	—
代谢	促进糖原分解,促进肾上腺髓质分泌	促进胰岛素分泌

(三)自主神经的递质和受体

自主神经对内脏器官的作用是通过神经末梢释放神经递质来实现的,递质与其相应受体结合而发挥调节作用。

1. 自主神经末梢的神经递质

(1)乙酰胆碱:乙酰胆碱是发现最早分布最广泛的神经递质。凡神经末梢能释放乙酰胆碱作为神经递质的神经纤维称为胆碱能纤维。胆碱能纤维包括交感和副交感神经节前神经纤维、副交感神经节后神经纤维、躯体运动神经纤维以及支配汗腺的交感神经节后神经纤维和支配骨骼肌的交感舒血管神经纤维。

(2)去甲肾上腺素:去甲肾上腺素是外周神经末梢释放的神经递质。神经末梢能释放去甲肾上腺素作为神经递质的神经纤维称为肾上腺素能纤维。大部分交感神经节后神经纤维属于肾上腺素能纤维。

2. 自主神经的受体

1)胆碱能受体:胆碱能受体是指存在于突触后膜或者效应器细胞膜上,能与乙酰胆碱结合而发挥生理作用的特殊蛋白质。分为毒蕈碱受体及烟碱受体两类。

(1)毒蕈碱受体:这类受体能与毒蕈碱相结合,产生乙酰胆碱与之结合相类似的效应,称为毒蕈碱受体(muscarinic receptor,M 受体),而乙酰胆碱与之结合所产生的效应称为毒蕈碱样作用

（M 样作用）（如心脏活动抑制、支气管平滑肌的收缩、胃肠平滑肌的收缩、膀胱逼尿肌的收缩、虹膜环形肌的收缩、消化腺分泌的增加等）。M 受体主要分布在副交感神经节后神经纤维支配的效应器细胞膜上。目前，M 受体已分出 M_1、M_2 和 M_3 三种亚型。M_1 受体主要分布在神经组织中；M_2 受体主要分布在心脏，在神经和平滑肌上也有少量分布；M_3 受体主要分布在外分泌腺上，神经和平滑肌也有少量分布。阿托品是 M 受体阻断剂，它仅能和 M 受体结合，从而阻断乙酰胆碱的 M 样作用。

（2）烟碱受体：这类受体能与烟碱相结合，产生与乙酰胆碱结合时相似的效应，因此称为烟碱受体（nicotinic receptor，N 受体），而乙酰胆碱与之结合所产生的效应称为烟碱样作用（N 样作用）。N 受体存在于交感和副交感神经节神经元的突触后膜和神经-肌肉接头的终板膜上，当乙酰胆碱与这类受体结合后就产生兴奋性突触后电位和终板电位，导致节后神经元和骨骼肌兴奋。目前，N 受体可分出 N_1 和 N_2 两种亚型。神经节神经元突触后膜上的受体为 N_1 受体，终板膜上的受体为 N_2 受体。筒箭毒碱能阻断 N_1 和 N_2 受体的功能，六烃季铵主要阻断 N_1 受体的功能，十烃季铵主要阻断 N_2 受体的功能，从而阻断了乙酰胆碱的 N 样作用。

2）肾上腺素能受体：肾上腺素能受体是指能与儿茶酚胺（包括多巴胺、去甲肾上腺素、肾上腺素等）结合的受体。分为两类，一类为 α 型肾上腺素能受体（简称 α 受体），另一类为 β 型肾上腺素能受体（简称 β 受体）。

儿茶酚胺与 α 受体结合产生的平滑肌效应主要是兴奋性的，包括血管收缩、子宫收缩、虹膜辐射状肌收缩等；但也有抑制性的，如小肠舒张。儿茶酚胺与 β 受体结合后产生的平滑肌效应是抑制性的，包括血管舒张、子宫舒张、小肠舒张、支气管舒张等；但产生的心肌效应却是兴奋性的。有的效应器仅有 α 受体，有的仅有 β 受体，有的 α 和 β 受体均有。目前知道，心肌细胞上除有 β 受体外，也有 α 受体，但受体的作用不明显。例如，心肌 α 受体兴奋可导致收缩力加强，但其作用比 β 受体兴奋的作用要弱；而且心肌 β 受体兴奋可导致心率加快，而 α 受体却不能加快心率。

α 受体和 β 受体，能分别被特异的受体阻断剂所阻断。α 受体阻断剂酚妥拉明用于治疗高血压。心绞痛患者应用 β 受体阻断剂普萘洛尔可以降低心肌的代谢和减少心肌的活动，从而得到治疗的效果。

二、中枢对内脏活动的调节

在中枢神经系统的各级水平上都存在调节内脏活动的神经核团，较简单的内脏反射通过脊髓即可完成，而较为复杂的内脏反射则需要延髓以上的中枢参与。

（一）脊髓对内脏活动的调节

脊髓是内脏反射活动的初级中枢。在脊髓颈第五节段以上离断的动物，脊休克过后，血压可以上升恢复到一定水平，说明脊髓中枢可以完成基本的血管张力反射，以维持血管的紧张性，保持一定的外周阻力；同时还可具有反射性排尿和排粪的能力，说明基本的排尿反射与排便反射可以在脊髓中枢内完成。在脊髓高位离断的患者，脊休克过后，也可见到血管张力反射、发汗反射、排尿反射、勃起反射的恢复。但是，这种反射调节功能是初级的，不能很好适应生理功能的需要。

（二）低位脑干对内脏活动的调节

由延髓发出的自主神经传出纤维支配头部的所有腺体、心、支气管、喉头、食管、胃、胰腺、肝和小肠等；同时，脑干网状结构中存在许多与内脏活动功能有关的神经元，其下行纤维支配脊髓，调节脊髓的自主神经功能。因此，许多基本生命现象（如循环、呼吸等）的反射调节在延髓水平已能初步完成。临床观察和动物实验观察证明，延髓由于受压等原因受损时，可迅速造成死亡，所以称延髓为基本生命中枢。此外，脑桥有呼吸调整中枢、角膜反射中枢；中脑有瞳孔对光反射中枢。

（三）下丘脑对内脏活动的调节

1.体温调节 调节体温的中枢在下丘脑。体温调节中枢内有些部位能感知温度，当体温超过或低于一定水平时,即可通过调节产热和散热活动使体温保持相对稳定。体温调节中枢内的另一些部位对温度变化不敏感,但在温度敏感区的作用下,发出传出冲动以改变与产热和散热有关器官的活动,从而保持体温的相对稳定。因此下丘脑的体温调节中枢,包括温度感受部分和控制产热和散热功能的整合作用部分。

2. 摄食行为调节 下丘脑外侧区存在摄食中枢,刺激该区,可引起动物多食,而破坏此区后,则动物食欲增大而逐渐肥胖。在腹内侧核存在饱中枢,可以抑制摄食中枢活动。用微电极分别记录下丘脑外侧区和腹内侧核的神经元放电,观察到动物在饥饿时,前者放电频率较高而后者放电频率较低;静脉注入葡萄糖后,则前者放电频率减少而后者放电频率增多。说明摄食中枢与饱中枢的神经元活动具有相互制约的关系,而且这些神经元对血糖敏感,血糖水平的高低可能调节着摄食中枢和饱中枢的活动。

3. 水平衡调节 水平衡包括水的摄入与排出两个方面,人体通过渴觉引起摄水,而排水则主要取决于肾的活动。损坏下丘脑可引起烦渴与多尿,说明下丘脑与水的摄入和排出有关系。下丘脑控制排水的功能是通过改变抗利尿激素的分泌来完成的,下丘脑控制摄水的区域与控制抗利尿激素分泌的核团在功能上是有联系的,两者协同调节着水平衡。

4. 对腺垂体激素分泌的调节 下丘脑内有些神经元(神经分泌小细胞)能分泌调节腺垂体激素的肽类物质,这些肽类物质经垂体门脉系统到达腺垂体,促进或抑制某种腺垂体激素的分泌,从而对人体的内分泌功能的调节发挥作用。

5. 对情绪生理反应的影响 情绪是人类一种心理现象,但伴随着情绪活动也发生一系列生理变化。这些客观的生理变化,称为情绪生理反应。自主神经系统的情绪反应,可以表现为交感神经系统活动相对亢进的现象,例如猫对疼痛刺激产生情绪反应时,可以出现心率加速、血压上升、胃肠运动抑制、脚掌出汗、竖毛、瞳孔散大、血糖浓度上升,同时呼吸往往加深加快等。人类在发怒情况下,也可见到类似的现象。

自主神经系统的情绪反应,在某些情况下也可表现为副交感神经系统活动相对亢进的现象。例如,食物性嗅觉刺激可引起消化液分泌增加和胃肠运动加强,动物发生性兴奋时则生殖器官血管舒张;人类焦急不安可引起排尿排便次数增加,忧虑可引起消化液分泌加多,悲伤则流泪,某些人受惊吓会出现心率减慢。因此,情绪生理反应主要是交感和副交感神经系统活动两者对立统一的改变。持久的情绪活动会造成自主神经系统功能的紊乱。下丘脑内存在防御反应区,它主要位于下丘脑近中线两旁的腹内侧区。电刺激该区还可出现防御性行为。此外,电刺激下丘脑外侧区可导致动物出现攻击、厮杀行为,电刺激下丘脑背侧区则出现逃避性行为。可见,下丘脑与情绪生理反应的关系很密切。人类下丘脑的疾病也往往伴随着不正常的情绪生理反应。

6. 对生物节律的控制 机体内的各种活动常按一定的时间顺序发生变化,这种变化的节律称为生物节律。根据周期的长短可分为日节律、月节律、年节律等,人体的许多生理功能都有日周期节律,例如血细胞数、体温、促肾上腺皮质激素分泌等。据研究,下丘脑的视交叉上核可能是生物节律的控制中心。

（四）大脑皮层对内脏活动的调节

大脑皮层是内脏活动最高级的调节和整合中枢,使机体能够适应复杂、多变的内外环境变化,并保持内环境的稳定。与内脏活动关系密切的皮层结构是大脑的新皮层和边缘系统的某些区域。刺激这些部位可调节呼吸、胃肠、瞳孔、膀胱等的活动,它们还参与情绪、食欲和防御等活动的调节。

重点和难点:
两种睡眠时相的特点及其意义。

第五节 脑的高级功能

人的大脑不仅能够产生感觉、调节躯体运动和内脏活动,还具有学习、记忆、思维、语言等更为复杂和高级的功能活动,这些功能称为脑的高级功能。

一、人类大脑皮层的活动特征

(一)条件反射原理

条件反射是人出生以后在生活过程中逐渐形成的后天性反射,是在非条件反射的基础上,经过一定的过程,在大脑皮层参与下完成的,是一种高级的神经活动,是高级神经活动的基本方式。

1.条件反射的形成 最常见的条件反射是食物唾液分泌条件反射。给狗进食会引起唾液分泌,这是非条件反射;食物是非条件刺激。给狗听铃声不会引起唾液分泌,铃声与唾液分泌无关,称为无关刺激。但是,如在每次给狗进食之前,先给听铃声,这样经多次结合后,当铃声一出现,狗就有唾液分泌。这时,铃声已成为进食(非条件刺激)的信号,称为信号刺激或条件刺激。由条件刺激(铃声)的单独出现所引起的唾液分泌,称为食物唾液分泌条件反射。可见,条件反射是后天获得的。形成条件反射的基本条件是非条件刺激与无关刺激在时间上的结合,这个过程称为强化。任何无关刺激与非条件刺激多次结合后,当无关刺激转化为条件刺激时,条件反射也就形成了。

如果无关刺激(声、光等)与引起动物躯体运动的非条件刺激(如机械、电刺激肢体皮肤等)多次结合,则可形成防御运动条件反射。有的条件反射较复杂,它要求动物完成一定的操作。例如,大鼠在实验箱内由于偶然踩在杠杆上而得到食物,如此重复多次,则大鼠学会自动踩杠杆而得食。在此基础上进一步训练,只有当某种信号(如灯光)出现时踩杠杆,才能得到食物。这样多次训练强化后,动物见到特定的信号(灯光),就去踩杠杆而得食。这种条件反射称为操作式条件反射。它的特点是,动物必须通过自己的某种运动或操作才能得到强化。

2.条件反射的泛化、分化和消退 条件反射建立之后,受试者学会对某个刺激做特定的反应时,不仅可以由原有的刺激引起,还可以由类似的刺激引起,称为条件反射的泛化。如果这种近似刺激得不到非条件刺激的强化,该近似刺激就不再引起条件反射,称为条件反射的分化。条件反射建立之后,如果反复应用条件刺激而不给予非条件刺激强化,条件反射就会逐渐减弱,最后完全不出现称为条件反射的消退。例如,铃声与食物多次结合应用,使狗建立了条件反射;然后,反复单独应用铃声而不给予食物(不强化),则铃声引起的唾液分泌量会逐渐减少,最后完全不能引起分泌。条件反射的消退是由于在不强化的条件下,原来引起唾液分泌的条件刺激,转化成了引起大脑皮层发生抑制的刺激。条件反射的消退并不是条件反射的丧失,而是从原先引起兴奋(有唾液分泌)的条件反射转化成为引起抑制(无唾液分泌)的条件反射。

在机体生活过程中,条件反射可以不断建立,而由于环境的改变,一些条件反射发生了消退,又有一些新的条件反射建立,这样使动物对环境的变化能更好地适应。

(二)大脑皮层的语言中枢

人类大脑皮层一定区域的损伤,可以引起特有的语言活动功能障碍。临床发现,损伤布洛卡三角区(中央前回底部前方),会引起运动失语症。患者可以看懂文字与听懂别人谈话,但自己却不会讲话,不能用词语来口头表达,而其与发音有关的肌肉却并不麻痹,就是不能用"词"来表达自己的意思。损伤额中回后部接近中央前回手部代表区的部位,则患者可以听懂别人的谈话,看懂文字,自己也会讲话,但不会书写;而其手部的其他运动并不受影响,这种情况称为失写症。颞上回后部的损伤,会引起感觉失语症,患者可以讲话及书写,也能看懂文字,但听不懂别人的谈话;事实上,患者能听到别人的发音,就是不懂其含义。角回损伤时其视觉良好,其他的语言活动功能仍健全,但无法看懂文字的含义,这种情况称为失读症(alexia),因此,语言活动的完整功能是与广大皮层区域的活动相关的,各区域的功能是密切相关的(图 13-17)。严重的失语症可同时出现上述四种语言活动功能的障碍。

(三)优势半球

人类大脑左、右半球的功能基本相同,但各有特化倾向。通常,与从事语言文字等方面的特

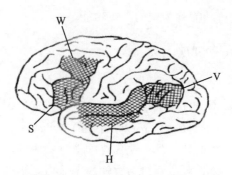

图 13-17　人大脑皮层语言功能的区域

V 区障碍,不能认识词义 ;H 区障碍,不能听懂话;S 区障碍,不能讲话;W 区障碍,不能书写

化功能有关的称为优势半球;与从事空间感觉、美术、音乐等方面的特化功能有关的称为非优势半球。优势半球多数为左半球。优势半球有说话、听话、书写和阅读四个语言区:运动性语言中枢(说话中枢),听觉性语言中枢(听话中枢),书写中枢,视觉性语言中枢(阅读中枢)。

最新研究发现:人类大脑左半球对大范围拓扑性质的知觉占优势,右半球对局部几何性质的知觉占优势。语言活动的中枢常集中在一侧大脑半球,称为语言中枢的优势半球。临床实践证明,惯用右手的人,其优势半球在左侧,这虽与遗传有关,但主要是在后天生活实践中逐渐形成的,与人类惯用右手劳动密切相关。优势半球形成于发育成年之前,在 12 岁之前左半球优势还未完全建立牢固,如此时左半球受损,在右半球还可能再建立语言中枢。成年之后,左半球优势已完全形成,这时如果左半球受损,则右半球就很难再建立语言中枢了。在运用左手劳动为主的人中,左右两侧半球都有可能成为语言活动的中枢。

语言活动功能虽以左侧大脑半球占优势,但非语词性认识功能,例如对空间的辨认、音乐的欣赏分辨等,却以右侧大脑半球占优势。但是,这种优势是相对的,左半球有一定的非语词性认识功能,而右半球也有简单的语词活动功能。

二、学习与记忆

学习和记忆是两个相联系的神经过程。学习指人和动物从外界环境获取新信息的过程。记忆指大脑将获取的信息进行编码、储存及提取的过程。学习是记忆的前提,记忆是学习的结果。学习和记忆是脑的高级功能,是一切认知活动的基础。

(一)学习的形式

1. 非联合型学习　非联合型学习又称简单学习,这种学习不需要在刺激和反应之间形成某种明确的联系。习惯化和敏感化属于这种类型的学习。习惯化是指当一个不产生伤害性效应的刺激重复作用时,机体对该刺激的反射反应逐渐减弱的过程,例如人们对有规律而重复出现的强噪音逐渐不再对它产生反应。敏感化是指反射反应加强的过程,例如一个弱伤害性刺激仅引起弱的反应,但在强伤害性刺激作用后弱刺激的反应就明显加强。在这里,强刺激与弱刺激之间并不需要建立什么联系。

2. 联合型学习　联合型学习是两种刺激或者一种行为与一种刺激之间在时间上很接近地重复发生,最后在脑内逐渐形成联系的过程。这是人类学习的主要方式。经典条件反射和操作式条件反射均属于联合型学习。

条件反射是在后天生活中形成的。形成条件反射的基本条件是无关刺激与非条件刺激在时间上的结合,这个过程称为强化。任何无关刺激与非条件刺激结合应用,都可以形成条件反射。

(二)记忆的过程

外界通过感觉器官进入大脑的信息量是很大的,但估计仅有 1% 的信息能被较长期地储存记忆,而大部分却被遗忘。能被长期储存的信息都是对个体具有重要意义的,而且是反复作用的信息。因此,在信息储存过程中必然包含着对信息的选择和遗忘两个因素。信息的储存要经过多个步骤,但简略地可把记忆划分为两个阶段,即短时程记忆和长时程记忆。在短时性记忆中,信息的储存是不牢固的,例如,对于一个电话号码,当人们刚刚看过但没有经过反复运用时,很快就会遗忘。但如果经过较长时间的反复运用,则所形成的痕迹将随每一次的使用而加强起来,最后可形成一种非常牢固的记忆,这种记忆不易受干扰而发生障碍。

人类的记忆过程可以细分为四个阶段(图13-18),即感觉性记忆、第一级记忆、第二级记忆和第三级记忆。前两个阶段相当于上述的短时程记忆,后两个阶段相当于长时程记忆。感觉性记忆是指通过感觉系统获取的外界信息在脑的感觉区内短暂储存的过程,这个阶段时间很短,一般不超过1 s,没有经过加工和处理的信息很快就会消失,人们往往感觉不到。如果大脑在这阶段将上述传入信息进行加工处理,把不持续、先后传入的信息进行整合,就可以从短暂的感觉性记忆转入第一级记忆。信息在第一级记忆中停留的时间仍然很短暂,平均约几秒钟。通过反复运用学习,信息便在第一级记忆中循环,从而延长了信息在第一级记忆中停留的时间,这样就可使信息容易转入第二级记忆之中。第二级记忆是一个大而持久的储存系统。发生在第二级记忆内的遗忘,似乎是由于先前的或后来的信息的干扰所造成的,这种干扰分别称为前活动性干扰和后活动性干扰。有些记忆的痕迹,如自己的名字和每天都在进行操作的手艺等,通过长年累月的运动,是不易遗忘的,这一类记忆是储存在第三级记忆中的。

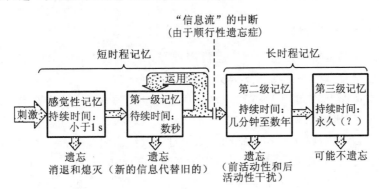

图 13-18 从感觉性记忆至第三级记忆的信息流图解

(三)记忆障碍

临床上把记忆障碍分为两类,即顺行性遗忘症和逆行性遗忘症。顺行性遗忘症是指患者不能再形成新的记忆,而已经形成的记忆则不受影响。患者对于一个感觉性信息虽能作出合适的反应,但只限于该刺激出现时,一旦该刺激物消失,患者在数秒钟就失去作出正确反应的能力,所以患者易忘近事,而远的记忆仍存在。本症多见于慢性酒精中毒者。本症的发生可能是由于信息不能从第一级记忆转入第二级记忆,这种障碍与海马的功能损坏有关。逆行性遗忘症是指患者不能回忆发生记忆障碍之前一段时间的经历,但仍然可以形成新的记忆。一些非特异性脑疾病(脑震荡、电击等)和麻醉均可引起本症。例如,车祸造成脑震荡的患者在恢复后,不能记起发生车祸前一段时期内的事情,但自己的名字等仍能记得,所以,发生本症的机制可能是第二级记忆发生了紊乱,而第三级记忆却不受影响。

(四)学习和记忆的机制

1.从神经生理角度看学习和记忆的机制 从神经生理的角度来看,感觉性记忆和第一级记忆主要是神经元生理活动的功能表现。神经元活动具有一定的后作用,在刺激作用过去以后,活动仍存留一定时间,这是记忆的最简单的形式,感觉性记忆的机制可能属于这一类;在神经系统中,神经元之间形成许多环路联系,环路的连续活动也是记忆的一种形式,第一级记忆的机制可能属于这一类。例如,海马环路的活动就与第一级记忆的保持以及第一级记忆转入第二级记忆有关(图13-18)。

近年来对突触传递过程的变化与学习记忆的关系进行了许多研究。习惯化的发生是由于突触传递出现了改变,突触前末梢的递质释放量减少导致突触后电位减少,从而使反射反应逐渐减弱;敏感化的机制是突触传递效能的增强,突触前末梢的递质释放量增加。在高等动物中也观察到突触传递具有可塑性。在麻醉兔中,记录海马齿状回颗粒细胞的电活动观察到,如先以一串电脉冲刺激海马的传入纤维,再用单个电刺激来测试颗粒细胞电活动改变,则兴奋性突触后电位和锋电位波幅增大,锋电位的潜伏期缩短。这种易化现象持续时间可长达 10 h 以上,并被称为长时程增强。把长时程增强与学习记忆联系起来,它可能是学习记忆的神经基础。在训练大鼠进行旋转平台的空间分辨学习过程中,记忆能力强的大鼠海马长时程增强反应大,而记忆能力差的大鼠长时程增强反应小。

2. 从神经生化角度看学习和记忆的机制 从神经生化的角度来看,较长时性的记忆必然与脑内的物质代谢有关,尤其是与脑内蛋白质的合成有关。人类的第二级记忆可能与这一类机制关系较大。在逆行性遗忘症中,可能是由于脑内蛋白质合成代谢受到了破坏,导致前一段时间的记忆丧失。

3. 从神经解剖角度看学习和记忆的机制 从神经解剖的角度来看,持久性记忆可能与新的突触联系的建立有关。动物实验中观察到,生活在复杂环境中的大鼠,其大脑皮层的厚度大,而生活在简单环境中的大鼠,其大脑皮层的厚度小;说明学习记忆活动多的大鼠,其大脑皮层发达,突触的联系多。人类的第三级记忆的机制可能属于这一类。

三、大脑皮层的电活动

本节内容讲述的脑电活动是指大脑皮层许多神经元的集群电活动,不是单个神经元的电活动。脑的电活动包括自发脑电活动和皮层诱发电位两种形式。

在无明显刺激情况下,大脑皮层的神经元具有生物电活动,因此大脑皮层经常有持续的节律性电位改变,称为自发脑电活动。临床上在头皮用双极或单极记录法来观察皮层的电位变化,记录到的脑电波称为脑电图(图 13-19)。把动物颅骨打开或给患者进行脑外科手术时,直接在皮层表面引导的电位变化,称为皮层电图。此外,在感觉传入冲动的激发下,脑的某一区域可以产生较为局限的电位变化,称为皮层诱发电位。

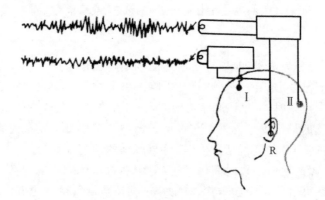

图 13-19 脑电图记录示意图
无关电极放置在耳壳(R),由额叶(Ⅰ)电极导出的脑电波振幅低,由枕叶(Ⅱ)导出的脑电波振幅高,频率较慢

(一)脑电图的波形

脑电图的波形分类,主要是依据其频率的不同来划分的。在不同条件下,波形频率的快慢可有显著的差别,每秒 0.5～3 次的波称为 δ 波,4～7 次的波称为 θ 波,8～13 次的波称为 α 波,14～30 次的波称为 β 波。一般来说,频率慢的波其波幅常比较大,而频率快的波其波幅比较小。例如,在成年人头上皮上引导时,δ 波可有 20～200 μV,α 波有 20～100 μV,而 β 波只有 5～20 μV(图 13-20)。

各种波都可在皮层的不同区域引得,但枕叶区域其 α 波活动比较显著,而 β 波在额叶与顶叶比较显著。有时,β 波与 α 波同时在一个部位出现,而 β 波重合在 α 波的上面。人类 α 波在清醒、安静并闭眼时即出现。α 波出现时,在枕叶部位最大,并可具有时大时小的变化,即波幅先由小逐

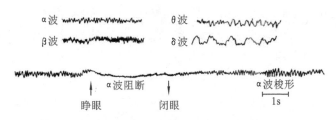

图 13-20 正常脑电图的各种波形

渐变大，然后又由大变小，接着又由小变大，如此反复，形成α波的梭形，每一梭形持续1~2 s。睁开眼睛或接受其他刺激时，α波立即消失而呈现快波，这一现象称为α波阻断，如果被试者又安静闭眼时，则α波又重现。在困倦时，一般可见θ波。成人清醒状态下，几乎没有θ波，但在睡眠期间皮层脑电图可出现δ波。如将睡者唤醒，δ波即转成快波。因此，一般认为快波是新皮层处在紧张活动状态时的主要脑电活动表现，α波是皮层处在安静状态时的主要表现，慢波是睡眠状态下的主要表现。在幼儿时期，脑电波频率比成人慢，一般常见到θ波，到10岁后才出现明确的α波；在婴儿时期，脑电波频率更慢，常见到δ波。此外δ波在成年人极度疲劳时及麻醉状态下也可出现。

癫痫患者，脑电图可出现棘波、尖波、棘慢综合波等，棘波的时程在80 ms以下，幅度为50~150 μV。尖波的时程为80~200 ms，幅度为100~200 μV。棘慢综合波指的是棘波后跟随出现一个慢波，慢波时程达200~500 ms；一般棘慢综合波出现时，多数为每秒3次左右。在皮层具有占位性病变（肿瘤等）的区域，即使患者处于清醒状态时，亦可引出θ波或δ波。因此，临床上可以借这些脑电波改变的特点，并结合临床资料，来诊断癫痫或探索肿瘤的所在部位。

（二）脑电波形成的机制

脑电波的波形是一种近似于正弦波的电位变化，因而与神经干上见到的动作电位不一样。应用微电极记录皮层神经元细胞内电位变化，见到皮层表面出现类似α波节律的电位变化时，细胞内记录到的突触后电位变化也出现节律相一致的改变。由此认为，皮层表现的电位变化主要是由突触后电位变化形成的，也就是说由细胞体和树突的电位变化形成的。单一神经元的突触后电位变化是不足以引起皮层表面的电位改变的，必须有大量的神经组织同时发生突触后电位变化，才能产生同步变化引起皮层表面出现电位改变。从皮层的神经元组成来看，锥体细胞的分布排列比较整齐，其顶树突相互平行并垂直于皮层表面，因此其电活动在同步时易于总和而形成强大的电场，从而改变皮层表面的电位。

四、觉醒和睡眠

觉醒和睡眠都是生理活动过程，两者昼夜交替而形成觉醒-睡眠周期。只有在觉醒状态下，人体才能进行劳动和其他活动；而通过睡眠，可以使人体的精力和体力得到恢复，于睡眠后保持良好的觉醒状态。成年人一般每天需要7~9 h的睡眠，儿童需要睡眠的时间比成年人长，而老年人需要睡眠的时间则比较短。与觉醒对比，睡眠时许多生理功能发生了变化，一般表现为如下几点：①嗅、视、听、触等感觉功能暂时减退；②骨骼肌反射运动和肌紧张减弱；③伴有一系列自主神经功能的改变。例如，血压下降、心率减慢、瞳孔缩小、尿量减少、体温下降、代谢率减低、呼吸变慢等。

（一）觉醒状态的维持

觉醒状态包括脑电觉醒状态和行为觉醒状态两种。目前认为，脑干网状结构上行激动系统可能是乙酰胆碱递质系统，因此静脉注射阿托品能阻断脑干网状结构对脑电的唤醒作用。行为觉醒的维持可能是黑质多巴胺递质系统的功能。蓝斑上部去甲肾上腺素递质系统与脑电觉醒的维持也有关系，其作用是持续的紧张性作用；而上行激动系统（乙酰胆碱递质系统）的作用是时相性作用，它调制去甲肾上腺素递质系统的脑电觉醒作用。

（二）睡眠的时相

通过对整个睡眠过程的仔细观察，发现睡眠具有两种不同的时相状态。其一是脑电波呈现同步化慢波的时相，其二是脑电波呈现去同步化的时相。前者是一般熟知的状态，常称为慢波睡眠（slow wave sleep，SWW）。后者的表现与慢波睡眠不同，称为异相睡眠（paradoxical sleep，PS）或快波睡眠、快速眼球运动（rapid eye movements，REM）睡眠。异相睡眠期间，各种感觉功能进一步减退，骨骼肌反射运动和肌紧张进一步减弱，肌肉几乎完全松弛；脑电波呈现去同步化快波。这些表现是异相睡眠期间的基本表现。此外，在异相睡眠期间还会有间断性的阵发性表现，例如眼球出现快速运动、部分躯体抽动，在人类还观察到血压升高和心率加快，呼吸加快而不规则。

慢波睡眠与异相睡眠是两个相互转化的时相。成年人睡眠一开始首先进入慢波睡眠，慢波睡眠持续80～120 min后，转入异相睡眠；异相睡眠持续20～30 min后，又转入慢波睡眠；以后又转入异相睡眠。整个睡眠期间，这种反复转化需4～5次，越接近睡眠后期，异相睡眠持续时间逐步延长。在成年人，慢波睡眠和异相睡眠均可直接转为觉醒状态，但觉醒状态只能进入慢波睡眠，而不能直接进入异相睡眠。在异相睡眠期间，如将其唤醒，被试者往往会报告他正在做梦。据统计，在191例被试者异相睡眠期间唤醒后，报告正在做梦的有152例，占80%左右；在160例被试者慢波睡眠期间唤醒后，报告正在做梦的只有11例，占7%左右。因此一般认为，做梦是异相睡眠的特征之一。

垂体前叶生长素的分泌与睡眠的不同时相有关。在觉醒状态下，生长素分泌较少；进入慢波睡眠后，生长素分泌明显升高；转入异相睡眠后，生长素分泌又减少。看来，慢波睡眠对促进生长、促进体力恢复是有利的。

异相睡眠具有一定的生理意义。曾观察到，如几天内被试者在睡眠过程中一出现异相睡眠就将其唤醒，使异相睡眠及时阻断，则被试者会出现易激动等心理活动的扰乱。然后，又让被试者能自然睡眠而不予唤醒，开始几天异相睡眠增加，以补偿前阶段异相睡眠的不足；在这种情况下异相睡眠可直接出现在觉醒之后，而不需经过慢波睡眠阶段。异相睡眠期间脑内蛋白质合成加快。异相睡眠与幼儿神经系统的成熟有密切关系；异相睡眠有利于建立新的突触联系而促进学习记忆活动。看来，异相睡眠对促进精力的恢复是有利的。但是，异相睡眠会出现间断性的阵发性表现，这可能与某些疾病在夜间发作有关，例如心绞痛、哮喘、阻塞性肺气肿缺氧发作等。有人报导，患者在夜间心绞痛发作前常先做梦，梦中情绪激动，伴有呼吸加快、血压升高、心率加快，以致心绞痛发作而觉醒。

知识拓展

做 梦

随着现代心理学的进展，对梦的研究越来越深入，千百年笼罩在梦境中的神秘面纱被渐渐撩开，"有梦睡眠有助于大脑健康"，就是最近的研究结论之一。

做梦是人体一种正常、必不可少的生理和心理现象。人入睡后，一小部分脑细胞仍在活动，这就是梦的基础。据研究，人们的睡眠是由正相睡眠和异相睡眠两种形式交替进行的，在异相睡眠中被唤醒的人有80%正在做梦，在正相睡眠中被唤醒的人有7%正在做梦。一个人每晚的梦境可间断持续1.5 h左右。由于梦相伴睡眠周期循环规律，所以在异相睡眠中醒来的人，感觉梦多，而在正相睡眠中醒来的人，感觉梦少。此外，人能记住的梦多在快进入觉醒时，而刚入睡的梦早就消逝得无影无踪了，这也是人们感觉梦多或少的另一原因。

无梦睡眠不仅质量不好，而且还是大脑受损害或有病的一种征兆。临床医生发现，有些患有头痛和头晕的患者，常诉说睡眠中不再有梦或很少做梦，经诊断检查，证实这些患者脑内轻微出血或长有肿瘤。医学观察表明，痴呆儿童有梦睡眠明显地少于同龄的正常儿童，患慢性脑综合征的老人，有梦睡眠明显少于同龄的正常老人。

最近的研究成果亦证实了这个观点,即梦是大脑调节中心平衡机体各种功能的结果,梦是大脑健康发育和维持正常思维的需要。倘若大脑调节中心受损,就形成不了梦,或仅出现一些残缺不全的梦境片断,如果长期无梦睡眠,应值得人们警惕了。当然,若长期噩梦连连,也常是身体虚弱或患有某些疾病的预兆。

做梦是很正常的事情,不要因为这影响你的生活。

(三)睡眠发生的机制

睡眠是由于中枢内发生了一个主动过程而造成的,中枢内存在着产生睡眠的中枢,有人认为,在脑干尾端存在能引起睡眠和脑电波同步化的中枢。这一中枢向上传导可作用于大脑皮层(有人称之为上行抑制系统),并与上行激动系统的作用相对抗,从而调节着睡眠与觉醒的相互转化。

由于中枢性神经递质研究的进展,已把睡眠的发生机制与不同的中枢递质系统功能联系了起来。慢波睡眠可能与脑干内 5-羟色胺递质系统有关,异相睡眠可能与脑干内 5-羟色胺和去甲肾上腺素递质系统有关。

综合测试题

一、A 型选择题

1. 神经系统实现其调节功能的基本方式是( )。

A. 反应   B. 反射   C. 反馈   D. 记忆与思维

2. 下列关于神经纤维传导冲动的特征叙述错误的是( )。

A. 生理完整性   B. 绝缘性   C. 单项传导   D. 相对不疲劳性

3. 有髓神经纤维的传导速度( )。

A. 不受温度的影响   B. 与直径成正比   C. 与刺激强度有关   D. 与髓鞘的厚度无关

4. EPSP 的产生是由于突触后膜提高了对下列哪种离子的通透性?( )

A. Na^+、K^+,尤其是 Na^+ B. Ca^{2+} 和 K^+

C. Na^+、K^+,尤其是 K^+ D. Na^+、K^+、Cl^-,尤其是 Cl^-

5. 神经冲动抵达末梢时,引起递质释放主要是由于哪种离子的内流?( )

A. Cl^- B. Na^+ C. K^+ D. Ca^{2+}

6. 为保证神经冲动传递的灵敏性,递质释放后( )。

A. 不必移除或灭活   B. 保持较高浓度

C. 必须迅速移除或灭活   D. 保持递质恒定

7. 总和的结构基础是( )。

A. 辐散式联系   B. 聚合式联系   C. 链锁状式联系   D. 环状联系

8. 关于外周性神经递质的释放,下列哪项是错误的?( )

A. 副交感神经节前纤维末梢释放乙酰胆碱   B. 交感神经节前纤维末梢释放乙酰胆碱

C. 副交感神经节后纤维末梢释放乙酰胆碱   D. 交感神经节后纤维末梢释放去甲肾上腺素

9. 突触前抑制的产生是由于( )。

A. 突触前轴突末梢超极化

B. 突触前膜去极化引起兴奋性突触释放递质量减少

C. 突触前轴突末梢释放抑制性递质

D. 以上都不对

10. 传入侧支性抑制的形成是由于( )。

A. 兴奋性递质释放量减少   B. 轴突末梢去极化

C.兴奋抑制性中间神经元   D 兴奋递质破坏过多

11.去甲肾上腺素存在于(　　)。

A.自主神经节前纤维   B.神经-肌肉接头

C.副交感神经节后纤维末梢   D.大部分交感神经节后纤维末梢

12.副交感神经节后纤维的递是(　　)。

A.乙酰胆碱   B.去甲肾上腺素   C.5-羟色胺   D.多巴胺

13.M 受体的阻断剂是(　　)。

A.阿托品   B.美洲箭毒   C.六羟季铵   D.酚妥拉明

14.交感神经和副交感神经节前纤维释放的递质是(　　)。

A.乙酰胆碱   B.肾上腺素

C.去甲肾上腺素   D.乙酰胆碱和去甲肾上腺素

15.关于感觉的特异性投射系统,下列哪项错误?(　　)

A.除嗅觉外,均经丘脑接替核换元   B.具有点对点的投射关系

C.产生具体感觉   D.维持大脑皮层兴奋状态

16.非特异性投射系统损伤时,表现为(　　)。

A.昏睡状态   B.共济失调   C.异常兴奋   D.运动瘫痪

17.关于内脏痛的叙述,下列哪项是错误的?(　　)

A.对缺血、痉挛、炎症敏感   B.对刺激分辨能力强

C.发生缓慢,持续时间长,定位不清   D.常伴牵涉痛

18.心绞痛时,牵涉痛的部位在(　　)。

A.腹股沟区   B.上腹部或脐区   C.右下腹   D.心前区和左臂尺侧

19.牵涉痛是指(　　)。

A.内脏疾病引起相邻脏器的疼痛

B.手术牵拉脏器引起的疼痛

C.按压体表引起部分内脏疼痛

D.内脏疾病引起体表某一部位的疼痛或痛觉过敏

20.躯体运动的最基本中枢在(　　)。

A.脊髓   B.脑干   C.小脑   D.基底神经节

二、B 型选择题

A.身体平衡功能有关   B.调节肌紧张有关   C.调节随意运动有关

D.内脏运动有关   E.内脏感觉有关

1.脊髓小脑后叶中间带及皮层小脑主要与(　　)。

2.前庭小脑主要与(　　)。

3.脊髓小脑与(　　)。

A.去甲肾上腺素 B.乙酰胆碱   C.肾上腺素   D.多巴胺   E.5-羟色胺

4.心迷走神经末梢释放的递质是(　　)。

5.心交感神经末梢释放的递质是(　　)。

6.副交感神经节前纤维释放的递质是(　　)。

7.交感舒血管纤维末梢释放的递质是(　　)。

A.M 受体   B.N_1受体   C.N_2受体   D.α受体   E.β受体

8.副交感神经节后纤维支配的效应器存在(　　)。

9.骨骼肌神经肌接头的终板存在(　　)。

10.自主神经节神经元的突触后膜存在(　　)。

A.筒箭毒   B.心得安   C.六烃季胺   D.十烃季胺   E.酚妥拉明

11.N_1受体的阻断剂是(　　)。

12. N_2受体的阻断剂是（　　）。

13. α受体的阻断剂是（　　）。

14. β受体的阻断剂是（　　）。

15. N_1和N_2受体的阻断剂是（　　）。

（宋云梅）

第十四章　内　分　泌

▶▶　▶

学习目标 ▏…

掌握：下丘脑、腺垂体、甲状腺、肾上腺髓质、胰岛所分泌的激素功能。
熟悉：垂体、甲状腺、肾上腺髓质、胰岛分泌激素异常会导致的疾病。
了解：甲状旁腺、肾上腺皮质分泌激素的作用；激素的协同作用。

案例引导

　　患者，男，15岁。幼年时生活在交通封闭的山区农村，身材矮小，声音沙哑，因智力发育一直滞后于同龄人，走路形态异于常人，家人送来入院就诊。检体：无阴毛、无腋毛、无胡须；生殖器短小近幼稚型；面部皮肤褶皱、黏液性水肿，鼻扁平；四肢骨骼短小且有畸形。临床诊断：呆小症。
　　思考问题
　　1.与本病相关的人体内分泌腺有哪些？
　　2.结合与本病相关的正常人体结构和功能知识，解释患者的临床表现。
　　3.该患者可能的致病原因有哪些？
　　4.试提出预防该患者此类症状的措施。

第一节　概　　述

重点和难点：
　　激素作用的原理及激素作用的特征。

　　内分泌系统是由内分泌腺和内分泌细胞组成的一个体内信息传递系统，它与神经系统的调节活动密切联系，相互配合，共同调节机体的各种功能活动，维持内环境的相对稳定。内分泌与外分泌的区别是：外分泌活动所分泌的物质需从腺体由专门的管道运输至某些特定场所，如体表或者体腔才能发挥作用，如消化道腺体（口腔唾液腺、胃腺、胰腺等）；而大多数内分泌细胞产生的物质经血液或其他体液运输主要在体内发挥调节作用。需要注意的是，某些多功能器官的腺体，如胰腺是外分泌腺，而胰岛是内分泌腺，它们都属于胰脏的一部分。
　　人体内主要的内分泌腺有下丘脑、垂体、甲状腺、甲状旁腺、肾上腺、胰岛、性腺、松果体和胸腺，散在于组织器官中的内分泌细胞比较广泛，如消化道黏膜、心、肾、肺、皮肤、胎盘等部位均存在各种各样的内分泌细胞。此外，在中枢神经系统内，特别是下丘脑存在兼有内分泌功能的神经细胞。由内分泌腺或散在内分泌细胞所分泌的高效能的生物活性物质，经组织液或血液传递而发挥其调节作用，此种化学物质称为激素，也称荷尔蒙。
　　激素从分泌细胞经血液运输至远距离的靶细胞而发挥作用，这种方式称为远距分泌；某些激素可不经血液运输，仅由组织液扩散而作用于邻近细胞，这种方式称为旁分泌；如果内分泌细胞所分泌的激素在局部扩散而又返回作用于该内分泌细胞而发挥反馈作用，这种方式称为自分泌。另外，下丘脑有许多具有内分泌功能的神经细胞，这类细胞既能产生和传导神经冲动，又能合成和释放激素，故称神经内分泌细胞，它们产生的激素称为神经激素。神经激素可沿神经细胞轴突借轴浆流动运送至末梢而释放，这种方式称为神经分泌（图14-1）。

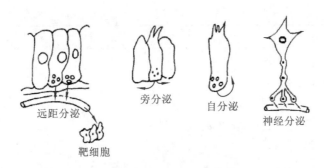

远距分泌　旁分泌　自分泌　神经分泌

靶细胞

图 14-1　激素传递方式

一、激素的分类

激素的种类繁多,来源复杂,按其化学性质可分为如下两大类(表14-1)。

(一)含氮激素

1.肽类和蛋白质激素　肽类和蛋白质激素主要有下丘脑调节肽、神经垂体激素、腺垂体激素、胰岛素、甲状旁腺激素、降钙素以及胃肠激素等。这类激素种类繁多,分布广泛。遵循蛋白质合成的一般规律,先合成激素前体分子,再经酶切加工生成激素。其分泌调节的作用环节主要在于其分泌机制,而不在合成过程。

2.胺类激素　胺类激素多为氨基酸的衍生物,生成过程比较简单。包括肾上腺素、去甲肾上腺素和甲状腺激素。

(二)类固醇(甾体)激素

类固醇激素是由肾上腺皮质和性腺分泌的激素,如皮质醇、醛固酮、雌激素、孕激素以及雄激素等。另外,胆固醇的衍生物 1,25-二羟维生素 D_3 也被作为激素看待。

此外,前列腺素广泛存在于许多组织之中,由花生四烯酸转化而成,主要在组织局部释放,可对局部功能活动进行调节,因此可将前列腺素看作一类局部激素。

表 14-1　激素的分类

主 要 来 源	激　素
下丘脑	促甲状腺激素释放激素
	促性腺激素释放激素
	生长素释放抑制激素(生长抑素)
	生长素释放激素
	促肾上腺皮质激素释放激素
	促黑(素细胞)激素释放因子
	促黑(素细胞)激素释放抑制因子
	催乳素释放因子
	催乳素释放抑制因子
	升压素(抗利尿激素)
	催产素
腺垂体	促肾上腺皮质激素
	促甲状腺素皮质激素
	卵泡刺激素
	黄体生长素(间接细胞刺激素)
	促黑(素细胞)激素

续表

主 要 来 源	激　　素
	生长素
	催乳素
甲状腺	甲状腺素(四碘甲腺原氨酸)
	三碘甲腺原氨酸
甲状腺 C 细胞	降钙素
甲状旁腺	甲状旁腺激素
胰岛	胰岛素
	胰高血糖素
	胰多肽
肾上腺皮质	糖皮质激素(如皮质醇)
	盐皮质激素(如醛固酮)
肾上腺髓质	肾上腺素
	去甲肾上腺素
睾丸:间质细胞	睾酮
支持细胞	抑制素
卵巢、胎盘	雌二醇
	雌三醇
	孕酮
胎盘	绒毛膜促性腺激素
消化道、脑	胃泌素
	胆囊收缩素-促胰酶素
	促胰液素
心房	心房利尿钠肽
松果体	褪黑素
胸腺	胸腺激素

二、激素的作用机制

激素作为信息物质,与靶细胞上的受体结合后,引起信号转导过程并最终产生生物效应,这一调节过程至少包括三个环节:①激素与受体的互相识别与结合;②激素受体复合物的信号转导;③转导信号进一步引起生物效应。

随着分子生物学的发展,关于激素作用机制的研究获得了迅速进展,不断丰富与完善了关于激素作用机制的理论学说。

(一)含氮激素的作用机制(第二信使学说)

第二信使学说是 Sutherland 学派于 1965 年提出来的。第二信使学说主要内容包括:①激素是第一信使,它可与靶细胞膜上具有立体构型的专一性受体结合;②激素与受体结合后,激活膜上的腺苷酸环化酶系统;③腺苷酸环化酶促使 ATP 转变为 cAMP(第二信使),从而使信息由第一信使传递给第二信使;④cAMP 能使无活性的蛋白激酶(PKA)激活,催化细胞内多种蛋白质发生磷酸化反应,从而引起靶细胞各种生理生化反应,如腺细胞分泌,肌细胞收缩,细胞膜通透性改变以及细胞内各种酶促反应等(图 14-2)。

以 cAMP 为第二信使学说的提出,推动了激素作用机制的研究工作迅速深入发展。近年来

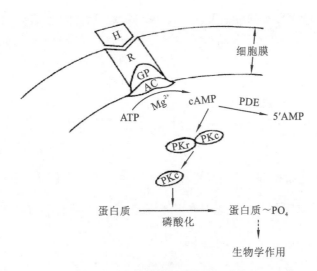

图 14-2　含氮激素作用机制示意图

H.激素；R.受体；GP.G 蛋白；AC.腺苷酸环化酶；PDE.磷酸二酯酶；

RKr.蛋白激酶调节亚单位；PKc.蛋白激酶催化亚单位

的研究资料表明，cAMP 并不是唯一的第二信使，可能作为第二信使的化学物质还有 cGMP、三磷酸肌醇、二酰甘油、Ca^{2+} 等。另外，关于细胞表面受体调节、腺苷酸环化酶活化机制、蛋白激酶 C 的作用等方面的研究都取得了很大进展。

（二）类固醇激素作用机制（基因表达学说）

因类固醇激素的分子小（相对分子质量仅为 300 左右），呈脂溶性，因此可透过细胞膜进入细胞。在进入细胞之后，经过两个步骤影响基因表达而发挥作用，故把此种作用机制称为二步作用原理，或称为基因表达学说。

第一步是激素与胞浆受体结合，形成激素-胞浆受体复合物。在靶细胞胞浆中存在着类固醇激素受体，它们是蛋白质，与相应激素结合的特点是专一性强、亲和性大。例如，子宫组织胞浆的雌二醇受体能与 17β-雌二醇结合，而不能与 17α-雌二醇结合。激素与受体的亲和性大小与激素的作用强度是平行的。而且胞浆受体的含量也随靶器官的功能状态的变化而发生改变。当激素进入细胞内与胞浆受体结合后，受体蛋白发生构型变化，从而使激素-胞浆受体复合物获得进入核内的能力，由胞浆转移至核内。第二步是与核内受体相互结合，形成激素-核受体复合物，从而激发 DNA 的转录过程，生成新的 mRNA，诱导蛋白质合成，引起相应的生物效应（图 14-3）。

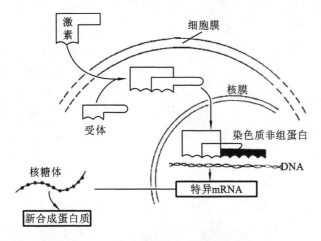

图 14-3　类固醇激素作用机制示意图

近年来由于基因工程技术的发展与应用，不少类固醇激素的核内受体的结构已经清楚。它们是特异地对转录起调节作用的蛋白质，其活性受类固醇激素的控制。核受体主要有三个功能结构域：激素结合结构域、DNA 结构域和转录增强结构域。一旦激素与受体结合，受体的分子构象发生改变,暴露出隐蔽于分子内部的 DNA 结合结构域及转录增强结构域,使受体 DNA 结合,从而产生增强转录的效应。在 DNA 结合结构域还有一个特异序列的氨基酸片断,它起着介导激素受体复合物与染色质中特定的部位相结合,发挥核定位信号的作用。

甲状腺激素虽属含氮激素,但其作用机制却与类固醇激素相似,它可进入细胞内,但不经过与胞浆受体结合即进入核内,与核受体结合调节基因表达。

应该指出,含氮激素可作用于转录与翻译阶段而影响蛋白质的合成;反过来,类固醇激素也可以作用于细胞膜。

三、激素作用的一般特征

激素虽然种类很多,作用复杂,但它们在对靶细胞、靶组织或靶器官发挥调节作用的过程中,具有某些共同的特点。

(一)激素的信息传递作用

激素是一种信使物质,它携带着某种特定含义的信号,仅起传递某种信息的作用。不论是哪种激素,它只能通过加强或减弱对靶细胞的生理生化过程来调节其功能活动。例如,生长素促进生长发育,甲状腺激素增强代谢过程,胰岛素降低血糖等。在这些作用中,激素既不能添加成分,也不能提供能量,仅仅起着"信使"的作用,将生物信息传递给靶细胞,发挥增强或减弱靶细胞内原有的生理、生化反应的作用。

(二)激素作用的相对特异性

激素释放进入血液被运送到全身各个部位,虽然他们与各处的组织、细胞有广泛接触,但有些激素只作用于某些器官、组织和细胞,这称为激素作用的特异性。被激素选择作用的器官、组织和细胞,分别称为靶器官、靶组织和靶细胞。有些激素专一性地作用于某一内分泌腺,称为激素的靶腺。激素作用的特异性与靶细胞上存在的能与该激素发生特异性结合的受体有关。肽类和蛋白质激素的受体存在于靶细胞膜上,而类固醇激素与甲状腺激素的受体则位于细胞质或细胞核内。激素与受体相互识别并发生特异性结合,经过细胞内复杂的反应,从而激发出一定的生理效应。有些激素作用的特异性很强,只作用于某一靶腺,如促甲状腺激素只作用于甲状腺,促肾上腺皮质激素只作用于肾上腺皮质,垂体促性腺激素只作用于性腺等。有些激素没有特定的靶腺,其作用比较广泛,如生长素、甲状腺激素等,它们几乎对全身组织细胞的代谢过程都发挥调节作用,但是,这些激素也是与细胞的相应受体结合而起作用的。

(三)激素的高效能生物放大作用

激素在血液中的浓度都很低,一般在纳摩尔(nmol/L)甚至在皮摩尔(pmol/L)数量级。虽然激素的含量甚微,但其作用显著。如一个分子的促甲状腺激素释放激素可使腺垂体释放 10 万个分子的促甲状腺激素。0.1 μg 的促肾上腺皮质激素释放激素,可引起腺垂体释放 1 μg 促肾上腺皮质激素,后者能引起肾上腺皮质分泌 40 μg 糖皮质激素,此作用被放大了 400 倍。激素与受体结合后,在细胞内发生一系列酶促放大作用,逐级增大效果,形成一个效能极高的生物放大系统。因而血中的激素浓度虽低,但其作用却非常强烈,人体体液中激素浓度维持相对稳定,对激素发挥正常调节作用极为重要。

(四)激素间的相互作用

当多种激素共同参与某一生理活动的调节时,激素与激素之间往往存在着协同作用或拮抗作用,这对维持其功能活动的相对稳定起着重要作用。例如,生长素、肾上腺素、糖皮质激素及胰高血糖素,虽然使用的环节不同,但均能提高血糖浓度,在升糖效应上有协同作用;相反,胰岛素则降低血糖,与上述激素的升血糖效应相拮抗。甲状旁腺激素与 1,25-二羟维生素 D_3 对血钙的调节是相辅相成的,而降钙素则有拮抗作用。激素之间的协同作用与拮抗作用的机制比较复杂,可以发生在受体水平,也可以发生在受体后信息传递过程,或者是细胞内酶促反应的某一环节。

另外,有的激素本身并不能直接对某些器官、组织或细胞产生生理效应,但是,当它存在时,可使另一种激素的作用明显增强,即对另一种激素的调节起支持作用,这种现象称为允许作用。糖皮质激素的允许作用是最明显的,它对心肌和血管平滑肌并无收缩作用,但是,必须有糖皮质激素的存在,儿茶酚胺才能很好地发挥其对心血管的调节作用。

第二节 下丘脑与垂体

下丘脑与垂体在结构与功能上密切联系,形成下丘脑-垂体功能单位,包括下丘脑-腺垂体系统和下丘脑-神经垂体系统两部分。下丘脑内的一些神经元兼有神经元和内分泌细胞的功能,可以汇集和整合不同来源的信息,将神经活动的电信号转变为激素分泌的化学信号,协调神经调节与体液调节的关系,广泛参与机体功能调节。因此,下丘脑-垂体功能单位不仅是内分泌系统的调控中枢,也是神经内分泌功能的高级中枢。

重点和难点:
生长素、催乳素、升压素与催产素的生理作用。

一、下丘脑的内分泌功能

下丘脑能调节内脏活动和内分泌活动,是人体生理活动内分泌调节和神经调节的中心。

下丘脑的一些神经元既具有内分泌细胞的作用,又保持典型神经细胞的功能。它们可将大脑或中枢神经系统其他部位传来的神经信息,转变为激素的信息,起着换能神经元的作用;以下丘脑为枢纽,把神经调节与体液调节紧密联系起来。

下丘脑促垂体区肽能神经元分泌的肽类激素,主要作用是调节腺垂体的活动,因此称为下丘脑调节肽(hypothalamus regulatory peptide,HRP)。近 20 多年来,从下丘脑组织提取肽类激素获得成功,并已能人工合成。1968 年 Guillemin 实验室从 30 万只羊的下丘脑中成功地分离出几毫克的促甲状腺激素释放激素(TRH),并在一年后确定其化学结构为三肽。在这一成果鼓舞下,Schally 实验室致力于促性腺激素释放激素(GnRH)的提取工作。1971 年他们从 16 万头猪的下丘脑中提纯出 GnRH,又经过 6 年的研究,阐明其化学结构为十肽。此后,生长素释放抑制激素(GHIH)、促肾上腺皮质激素释放激素(CRH)与生长素释放激素(GHRH)相继分离成功,并确定了它的化学结构,此外,还有四种对腺垂体催乳素和促黑激素的分泌起促进或抑制作用的激素。下丘脑调节肽除调节腺垂体功能外,它们几乎都具有垂体外作用,而且它们也不仅仅在下丘脑"促垂体区"产生,还可以在中枢神经系统其他部位及许多组织中找到它们踪迹。

(一)促甲状腺激素释放激素

促甲状腺激素释放激素(TRH)是三肽,主要作用于腺垂体,以促进促甲状腺激素(TSH)的释放。TRH 除了刺激腺垂体释放 TSH 外,也促进催乳素的释放。

除了下丘脑有较多的 TRH 外,在下丘脑以外的中枢神经部位,如大脑和脊髓,也发现有TRH 存在,其作用可能与神经信息传递有关。

(二)促性腺激素释放激素

促性腺激素释放激素(GnRH)是十肽激素,能促进腺垂体合成与释放促性腺激素。下丘脑释放 GnRH 成脉冲式,因而造成血中黄体生成素(LH)与卵泡刺激素(FSH)浓度也呈现脉冲式波动,发挥其激素调节作用。

在人的下丘脑,GnRH 主要集中在弓状核、内侧视前区与室旁核。除下丘脑外,在脑的其他区域如间脑、边缘叶,以及松果体、卵巢、睾丸、胎盘等组织中,也存在着 GnRH。

(三)生长抑素与生长素释放激素

1. 生长抑素(somatostatin,SS) 生长抑素是由 116 个氨基酸的大分子肽裂解而来的十四肽,是作用比较广泛的一种神经激素,它的主要作用是抑制垂体生长素(GH)的基础分泌,也抑制腺垂体对多种刺激所引起的 GH 分泌反应,包括运动、进餐、应激、低血糖等。另外,生长抑素还可抑制 LH、FSH、TSH、PRL 及 ACTH 的分泌。

除下丘脑外,其他部位如大脑皮层、纹状体、杏仁核、海马,以及脊髓、交感神经、胃肠、胰岛、肾、甲状腺与甲状旁腺等组织广泛存在生长抑素。生长抑素的垂体外作用比较复杂,它在神经系统可能起递质或调质的作用,对胃肠运动与消化道激素的分泌均有一定的抑制作用。它还抑制胰岛素、胰高血糖素、肾素、甲状旁腺激素以及降钙素的分泌。

2.生长素释放激素(GHRH)   GHRH 在下丘脑中的含量极少,呈脉冲式释放,从而导致腺垂体的 GH 分泌也呈现脉冲式。一般认为,GHRH 是 GH 分泌的经常性调节者,而 SS 则是在应激刺激 GH 分泌过多时,才显著地发挥对 GH 分泌的抑制作用。GHRH 与 SS 相互配合,共同调节腺垂体 GH 的分泌。

(四)促肾上腺皮质激素释放激素

促肾上腺皮质激素释放激素(CRH)为四十一肽,其主要作用是促进腺垂体合成与释放促肾上腺皮质激素(ACTH)。

分泌 CRH 的神经元主要分布在下丘脑室旁核,其轴突多投射到正中隆起。在下丘脑以外部位,如杏仁核、海马、中脑,以及松果体、胃肠、胰腺、肾上腺、胎盘等处组织中,均发现有 CRH 存在。下丘脑 CRH 以脉冲式释放,并呈现昼夜周期节律,其释放量在 6—8 点达高峰,在 0 点最低。这与 ACTH 及皮质醇的分泌节律同步。机体遇到的应激刺激,如低血糖、失血、剧痛以及精神紧张等,作用于神经系统不同部位,最后将信息汇集于下丘脑 CRH 神经元,然后通过 CRH 引起垂体-肾上腺皮质系统反应。

(五)催乳素释放抑制因子与催乳素释放因子

下丘脑对腺垂体催乳素(PRL)的分泌有抑制和促进两种作用,但平时以抑制作用为主。

(六)促黑(素细胞)激素释放因子与抑制因子

促黑(素细胞)激素释放因子与抑制因子(MRF 与 MIF)是催产素裂解出来的两种小分子肽。MRF 促进 MSH 的释放,而 MIF 则抑制 MSH 的释放。

二、下丘脑与垂体的功能关系

下丘脑和垂体位于大脑基底部,两者在结构和功能上有着密切联系。腺垂体是腺组织,通过垂体门脉接受来自下丘脑的激素信息,组成下丘脑-腺垂体系统。神经垂体是神经组织,接受下丘脑视上核、室旁核发出的神经纤维,组成下丘脑-神经垂体系统(图 14-4)。

三、腺垂体

腺垂体是人体内最重要的内分泌腺。它由不同的腺细胞分泌七种激素:由生长素细胞分泌生长素(GH);由促甲状腺激素细胞分泌促甲状腺激素(TSH);由促肾上腺皮质激素细胞分泌促肾上腺皮质激素(ACTH)与促黑(素细胞)激素(MSH);由促性腺激素细胞分泌卵泡刺激素(FSH)与黄体生成素(LH);由催乳素细胞分泌催乳素(PRL)。本节主要介绍生长素和催乳素。

在腺垂体分泌的激素中,TSH、ACTH、FSH 与 LH 均有各自的靶腺,分别形成:①下丘脑-垂体-甲状腺轴;②下丘脑-垂体-肾上腺皮质轴;③下丘脑-垂体-性腺轴。腺垂体的这些激素是通过调节靶腺的活动而发挥作用的,而 GH、PRL 与 MSH 则不通过靶腺,分别直接调节个体生长、乳腺发育与泌乳、黑素细胞活动等。所以,腺垂体激素的作用极为广泛而复杂。

(一)生长素

生长素(growth hormone,GH)化学结构与催乳素近似,故生长素有弱催乳素作用,而催乳素有弱生长素作用。不同种类动物的生长素,其化学结构与免疫性质等有较大差别,除猴的生长素外,其他动物的生长素对人无效。

1.生长素的作用   GH 的生理作用是促进物质代谢与生长发育,对机体各个器官与各种组织

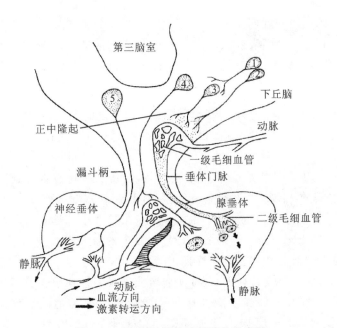

图 14-4 下丘脑-垂体功能单位示意图
1 为单胺能神经元,2、3、4、5 为下丘脑各类肽能神经元

均有影响,尤其是骨骼、肌肉及内脏器官的作用更为显著。

(1)促进生长作用:机体生长受多种激素的影响,而 GH 是起关键作用的调节因素。人幼年时期 GH 缺乏,将出现生长停滞,身材矮小,称为侏儒症;如 GH 幼年时分泌过多则患巨人症。人成年后 GH 过多,由于长骨骨骺已经钙化,长骨不再生长,只能使软骨成分较多的手脚肢端短骨、面骨及其软组织生长异常,以致出现手足粗大、鼻大唇厚、下颌突出等症状,称为肢端肥大症。正常成年男子在空腹安静状态下,血浆中 GH 浓度不超过 5 μg/L,成年女子不超过 10 μg/L。而巨人症与肢端肥大症患者血中 GH 浓度可明显增高。

GH 的促生长作用是由于它能促进骨、软骨、肌肉以及其他组织细胞分裂增殖,蛋白质合成增加。GH 主要诱导肝产生一种具有促生长作用的肽类物质,称为生长介素(SM),因其化学结构与胰岛素近似,所以又称为胰岛素样生长因子(IGF)。生长介素主要的作用是促进软骨生长,它除了可促进硫酸盐进入骨髓组织外,还促进氨基酸进入软骨细胞,增强 DNA、RNA 和蛋白质的合成,促进软骨组织增殖与骨化,使长骨加长。血液中的生长介素,绝大部分与生长介素结合蛋白结合,被运送到全身各处,除肝外,肌肉、肾、心与肺等组织也能产生生长介素,可能以旁分泌的方式,在局部起作用。

(2)促进代谢作用:GH 可通过生长介素促进氨基酸进入细胞,加速蛋白质合成,包括软骨、骨、肌肉、肝、肾、心、肺、肠、脑及皮肤等组织的蛋白质合成增强;GH 促进脂肪分解,增强脂肪酸氧化,抑制外周组织摄取与利用葡萄糖,减少葡萄糖的消耗,提高血糖水平。

血液中的生长介素可对 GH 分泌有负反馈调节作用,能刺激下丘脑释放 GHIH,从而抑制 GH 的分泌,并可通过下丘脑和垂体两个水平对 GH 分泌进行负反馈调节。

2.影响生长素分泌的因素

(1)睡眠的影响:人在觉醒状态下,GH 分泌较少,进入慢波睡眠后,GH 分泌明显增加,在 60 min 左右,血中 GH 浓度达到高峰。转入快波睡眠后,GH 分泌又减少。在慢波睡眠时 GH 分泌增多对促进生长和体力恢复是有利的。50 岁以后,GH 这种分泌峰消失。

(2)代谢因素的影响:血中糖、氨基酸与脂肪酸均能影响 GH 的分泌,其中以低血糖对 GH 分泌的刺激作用最强。当静脉注射胰岛素使血糖降至 500 mg/L 以下时,经 30~60 min,血中 GH 浓度增加 2~10 倍。相反,血糖升高可使 GH 浓度降低。有人认为,在血糖降低时,下丘脑 GHRH 神经元兴奋性提高,释放 GHRH 增多,GH 分泌增加,可减少外周组织对葡萄糖的利用,而脑组织对葡萄糖的利用可基本不受影响。血中氨基酸与脂肪酸增多可引起 GH 分泌增加,有利于机体对这些物质的代谢与利用。

此外,运动、应激刺激、甲状腺激素、雌激素与睾酮都能促进 GH 分泌。在青春期,血中雌激素或睾酮浓度增高,可明显地增加 GH 分泌,促进青年人快速生长发育。

（二）催乳素

催乳素(prolactin,PRL)是含 199 个氨基酸并有 3 个硫键的多肽,相对分子质量为 22000。在血中还存在着较大分子的 PRL,成人血浆中的 PRL 浓度<20 μg/L。其作用主要有以下几个方面。

1. 对乳腺的作用　PRL 引起并维持泌乳,故名催乳素。在女性青春期乳腺的发育中,雌激素、孕激素、生长素、皮质醇、胰岛素、甲状腺激素及 PRL 起着重要的作用。到妊娠期,PRL、雌激素与孕激素分泌增多,使乳腺组织进一步发育,具备泌乳能力却不泌乳,原因是此时血中雌激素与孕激素浓度过高,抑制 PRL 的泌乳作用。分娩后,血中的雌激素和孕激素浓度大大降低,PRL 才能发挥其始动和维持泌乳的作用。在妊娠期 PRL 的分泌显著增加,可能与雌激素刺激垂体催乳素细胞的分泌活动有关。妇女授乳时,婴儿吸吮乳头能反射性地引起 PRL 大量分泌。

2. 对性腺的作用　PRL 对卵巢功能也有一定的影响,随着卵泡的发育成熟,卵泡内的 PRL 含量逐渐增加,在颗粒细胞上出现 PRL 受体,PRL 与其受体结合,可刺激 LH 受体生成,LH 与其受体结合后,促进排卵、黄体生成及孕激素与雌激素的分泌。少量的 PRL 对卵巢激素与孕激素的合成起允许作用,而大量的 PRL 则有抑制作用。临床上患闭经溢乳综合征的妇女,表现特征为闭经、溢乳与不孕,患者一般都存在无排卵与雌激素水平低落,而血中 PRL 浓度却异常增高。

男性在睾酮存在的条件下,PRL 促进前列腺及精囊腺的生长,还可以增强 LH 对间质细胞的应用,使睾酮的合成增加。

3. 其他作用　PRL 有时可参与应激反应,在应激状态下,血中 PRL 浓度升高,而且往往与 ACTH 和 GH 浓度的增高一同出现,刺激停止数小时后才逐渐恢复到正常水平。PRL、ACTH 及 GH 为应激反应中腺垂体分泌的三大激素。

腺垂体 PRL 的分泌受下丘脑 PRF 与 PIF 的双重控制,前者促进 PRL 分泌,而后者则抑制其分泌。多巴胺通过下丘脑或直接对腺垂体 PRL 分泌有抑制作用。吸吮乳头的刺激引起传入神经冲动,经脊髓上传至下丘脑,使 PRF 神经元发生兴奋,PRF 释放增多,促使腺垂体分泌 PRL 增加,这是一个典型的神经内分泌反射。

四、神经垂体

神经垂体不含腺细胞,不能合成激素。所谓的神经垂体激素是指在下丘脑视上核、室旁核产生而储存于神经垂体的血管升压素(抗利尿激素,VP 或 ADH)与催产素,在适宜的刺激作用下,这两种激素由神经垂体释放进入血液循环。

（一）抗利尿激素

生理情况下,血浆中抗利尿激素浓度很低,仅 1.0～1.5 ng/L,抗利尿作用十分明显,而对血压却几乎无调节作用。大剂量的抗利尿激素有收缩血管、使血压升高作用,因此也称为血管升压素(vasopressin,VP)。在大失血情况下,血中抗利尿激素浓度显著升高时,才表现出缩血管作用,对维持血压有一定的意义。

抗利尿激素的作用与分泌的调节,已在第十章中详述,故在此不再赘述。

（二）催产素

催产素具有促进乳汁排出、刺激子宫收缩的作用。

1. 对乳腺的作用　哺乳期乳腺不断分泌乳汁,储存于腺泡中,在腺泡周围具有收缩性的肌上皮细胞,当腺泡内压力增高,可使乳汁从腺泡经输乳管由乳头射出。射乳是典型的神经内分泌反射。乳头含有丰富的感觉神经末梢,吸吮乳头的感觉信息经传入神经传至下丘脑,使分泌催产素的神经元发生兴奋,神经冲动经下丘脑-垂体束传送到神经垂体,使储存的催产素释放入血,并作用于乳腺中的肌上皮细胞使之产生收缩,引起乳汁排出。在射乳反射的基础上,很容易建立条件反射,如母亲见到婴儿或听到其哭声均可引起条件反射性射乳。催产素除引起乳汁排出外,还有维持哺乳期乳腺不致萎缩的作用。

2.对子宫的作用 催产素促进子宫肌收缩,但此种作用与子宫的功能状态有关。催产素对非孕子宫的作用较弱,而对妊娠子宫的作用较强,雌激素的允许作用能增加子宫对催产素的敏感性,而孕激素则相反。分娩过程中,胎儿刺激子宫颈可反射性引起催产素释放,形成正反馈调节机制,使子宫进一步收缩。

第三节 甲状腺与甲状旁腺

重点和难点:
甲状腺激素的生理作用;甲状旁腺激素与降钙素的生理作用及相互关系。

一、甲状腺

甲状腺是人体最大的内分泌腺体,主要功能是合成甲状腺激素,调节机体代谢。

甲状腺激素合成的原料有碘和甲状腺球蛋白,在甲状腺球蛋白的酪氨酸残基上发生碘化,并合成甲状腺激素。人每天从食物中摄碘 $100 \sim 200~\mu g$,占全身碘量的 90%。因此,甲状腺与碘代谢的关系极为密切。

(一)甲状腺激素的合成

1.甲状腺腺泡聚碘 由肠黏膜吸收的碘,以离子形式存在于血液中,浓度为 $250~\mu g/L$,甲状腺内碘离子浓度比血液高 $20 \sim 25$ 倍,碘离子从血液转运进入甲状腺上皮细胞内,必须逆着电-化学梯度进行主动转运,并消耗能量。在甲状腺腺泡上皮细胞底面的膜上,可能存在转运蛋白,它依赖 Na^+-K^+-ATP 酶活动提供能量来完成碘离子的主动转运。用同位素($Na^{131}I$)示踪法观察甲状腺对放射性碘的摄取,发现在正常情况下有 $20\% \sim 30\%$ 的碘被甲状腺摄取,因此临床常用摄取放射性碘的能力来检查与判断甲状腺的功能状态。

知识拓展

同位素示踪法

同位素示踪法是利用放射性核素作为示踪剂对研究对象进行标记的微量分析方法。

放射性核素或稀有稳定核素的原子、分子及其化合物,与普通物质的相应原子、分子及其化合物具有相同的化学、生物学性质,但放射性核素能不断地发射具有一定特征的射线,通过放射性探测方法,可以随时追踪含有放射性核素的标记物在体内或体外的位置及其数量的运动变化情况。如果用稳定核素原子作为标记,则通过探测该原子的特征质量的方法追踪。

在放射性同位素实验中,所引用的放射性标记化合物的化学量是极微量的,它对体内原有的相应物质的重量改变是微不足道的,体内生理过程仍保持正常的平衡状态,获得的分析结果符合生理条件,更能反映客观存在的事物本质。放射性同位素示踪法也存在缺陷,如从事放射性同位素工作的人员要受一定的专门训练,要具备相应的安全防护措施和条件,在目前个别元素(如氧、氮等)还没有合适的放射性同位素,等等。在作示踪实验时,还必须注意到示踪剂的同位素效应和放射效应问题。所谓同位素效应是指放射性同位素(或是稳定性同位素)与相应的普通元素之间存在着化学性质上的微小差异所引起的个别性质上的明显区别,对于轻元素而言,同位素效应比较严重。因为同位素之间的质量判别是倍增的,如 ^3H 质量是 ^1H 的三倍,^2H 是 ^1H 的两倍,当用氚水

($^{3}H_2O$)作示踪剂时,它在普通$^{1}H_2O$中的含量不能过大,否则会使水的理化性质发生改变。

2. 碘离子的活化 摄入腺泡上皮细胞的I^-,在过氧化酶的作用下被活化,I^-的活化是碘得以取代酪氨酸残基上氢原子的先决条件。如某种原因使得I^-不能活化,将使甲状腺激素合成发生障碍。

3. T_3与T_4的碘化及合成 在腺泡上皮细胞粗面内质网的核糖体上,可形成一种由四个肽链组成的大分子糖蛋白,即甲状腺球蛋白(TG)。碘化过程就是发生在甲状腺球蛋白的酪氨酸残基上,10%的酪氨酸残基可被碘化,碘化过程发生在甲状腺腺泡上皮细胞微绒毛与腺泡交界处。

在甲状腺球蛋白的分子上常含有T_4及T_3。在一个甲状腺球蛋白分子上,T_4与T_3之比为20∶1,这种比值常受碘含量的影响,值得注意的是,T_3比T_4活性强3～5倍。当甲状腺内碘化活动增强时,二碘酪氨酸(DIT)增多,T_4含量也相应增加,在缺碘时,一碘酪氨酸(MIT)增多,则T_3含量明显增加。

以上碘的活化、酪氨酸残基碘化及碘化酪氨酸的耦联都是在过氧化酶的催化下完成的,因此能抑制过氧化酶活性的药物,如硫尿嘧啶,有抑制甲状腺激素合成的作用,可用于治疗甲状腺功能亢进。

(二)甲状腺激素的功能

1. 储存 在甲状腺球蛋白上形成的甲状腺激素,在腺泡腔内以胶质的形式储存。甲状腺激素储存有两个特点:一是储存于细胞外(腺泡腔内);二是储存的量很大,可供机体利用50～120天之久,在激素储存的量上居首位,所以应用抗甲状腺药物时,用药时间需要较长才能奏效。

2. 释放 当甲状腺受到TSH刺激后,腺泡上皮细胞通过入胞作用将腺泡腔内的甲状腺球蛋白吞入细胞内,在溶酶体蛋白水解酶的作用下,将T_4、T_3以及MIT和DIT水解下来。甲状腺球蛋白分子较大,一般不易进入血液循环,而MIT和DIT的分子虽然较小,但很快受脱碘酶的作用而脱碘,脱下来的碘大部分储存在甲状腺内以供再利用,另一小部分从腺泡上皮细胞释出,进入血液。T_4和T_3对腺泡上皮细胞内的脱碘不敏感,可迅速进入血液。

3. 运输 T_4与T_3释放入血之后,以两种形式在血液中运输,一种是与血浆蛋白结合,另一种则呈游离状态,两者之间可互相转化,维持动态平衡。T_3主要以游离形存在,血液中含量甚少,浓度为1.2～3.4 nmol/L,正是这些游离的激素才能进入细胞发挥作用。T_4主要以结合型存在,结合型的T_4是没有生物活性的,正常成年人血清T_4浓度为51～142 nmol/L,临床上可通过测定T_3、T_4含量了解甲状腺的功能。

4. 代谢 血浆T_4半衰期为7天,T_3半衰期为1.5天,20%的T_4与T_3在肝内降解,与葡萄糖醛酸或硫酸结合后,经胆汁排入小肠随粪便排出。其余80%的T_4在外周组织脱碘酶的作用下,产生T_3(占45%)与rT_3(占55%)。T_3经脱碘酶失活,脱下的碘由尿排出,T_4脱碘变成T_3是T_3的主要来源。

(三)甲状腺激素的主要作用

甲状腺激素作用广泛,主要作用是促进物质与能量代谢,促进生长和发育过程。

1. 对代谢的影响

1)产热效应:甲状腺激素可提高绝大多数组织耗氧率,增加产热量。1 mg T_4可使组织产热增加,提高基础代谢率28%。T_3的生热作用比T_4强3～5倍,但持续时间较短。注射T_4或T_3后,心、肝、骨骼肌和肾等组织耗氧率明显增加,但另一些组织,如脑、肺、性腺、脾、淋巴结和皮肤等组织的耗氧率则不受影响。在胚胎期胎儿大脑组织可受甲状腺激素的作用而增加耗氧率,但出生后,大脑组织就失去了这种反应能力。甲状腺激素也能促进脂肪酸氧化,产生大量的热能。

甲状腺功能亢进时,产热量增加,基础代谢率升高,患者喜凉怕热,极易出汗;而甲状腺功能低下时,产热量减少,基础代谢率降低,患者喜热恶寒。可见两种情况都不能很好地适应环境温度的变化。

2)对蛋白质、糖和脂肪代谢的影响

(1)蛋白质代谢：T_4 或 T_3 可加速蛋白质与各种酶的生成。肌肉、肝与肾的蛋白质合成明显增加，细胞数量增多，体积增大，尿氮减少，表现为正氮平衡。甲状腺激素分泌不足时，蛋白质合成减少，但组织间的黏蛋白增多，可结合大量的正离子和水分子，引起黏液性水肿。甲状腺分泌过多时，则加速蛋白质分解，特别是促进骨骼肌蛋白质大量分解，出现肌肉收缩无力。

(2)糖代谢：甲状腺激素促进小肠黏膜对糖的吸收，增强糖原分解，抑制糖原合成，并能增强肾上腺素、胰高血糖素、皮质醇和生长素的生糖作用，因此，甲状腺激素有升血糖的趋势；但是，由于 T_4 与 T_3 还可加强外周组织对糖的利用，也有降低血糖的作用。但总的来说，升血糖作用大于降血糖作用，因此甲状腺功能亢进时，血糖常升高，有时出现尿糖。

(3)脂肪代谢：甲状腺激素促进脂肪酸氧化，增强儿茶酚胺与胰高血糖素对脂肪的分解作用。T_4 与 T_3 既促进胆固醇的合成，又可通过肝加速胆固醇的降解，而且分解的速度超过合成。所以，甲状腺功能亢进患者血中胆固醇含量低于正常。

2. 对生长与发育的影响 甲状腺激素是维持正常生长发育不可缺少的激素，特别是对骨和脑的发育尤为重要。甲状腺功能低下的儿童，表现为智力发育迟缓、身材矮小为特征的呆小症（又称克汀病）。在胚胎期缺碘造成甲状腺激素合成不足，或出生后甲状腺功能低下，脑的发育明显障碍，脑各部位的神经细胞变小，轴突、树突与髓鞘均减少，胶质细胞数量也减少。神经组织内的蛋白质、磷脂以及各种重要的酶与递质的含量都降低。甲状腺激素刺激骨化中心发育，软骨骨化，促进长骨和牙齿的生长。值得提出的是，在胚胎期胎儿骨的生长并不必需甲状腺激素，所以患先天性甲状腺发育不全的胎儿，出生后身长可以基本正常，但脑的发育已经受到程度不同的影响。在出生后数周至 3～4 个月后，就会表现出明显的智力迟钝和长骨生长停滞。所以，在缺碘地区预防呆小症的发生，应在妊娠期注意补充碘，治疗呆小症必须抓时机，应在生后 3 个月之内补给甲状腺激素，过迟则难以奏效或疗效很差，有些患者甚至丧失智力及生殖系统发育成熟的机会。

3. 对神经系统的影响 甲状腺激素不但影响中枢系统的发育，对已分化成熟的神经系统活动也有作用。甲状腺功能亢进时，中枢神经系统的兴奋性增高主要表现为注意力不易集中、过度疑虑、多愁善感、喜怒失常、烦躁不安、睡眠不好而且多梦等。相反，甲状腺功能低下时，中枢神经系统兴奋性降低，出现记忆力减退，说话和行动迟缓，淡漠无情与终日思睡状态。此外，甲状腺激素对心脏的活动有明显影响。T_4 与 T_3 可使心率增快，心肌收缩力增强，心输出量与心功能增加。甲状腺功能亢进患者心动过速，心肌可因过度耗竭而致心力衰竭。

(四)甲状腺功能活动的调节

甲状腺功能活动主要受下丘脑与垂体的调节，下丘脑、腺垂体和甲状腺三个方面紧密联系，组成下丘脑-腺垂体-甲状腺轴。此外，甲状腺还可进行一定程度的自身调节。

腺垂体分泌的促甲状腺激素（TSH）是调节甲状腺功能的主要激素。TSH 的作用是促进甲状腺激素的合成与释放。TSH 的长期效应是刺激甲状腺细胞增生，腺体增大，这是由于 TSH 刺激腺泡上皮细胞核酸与蛋白质合成增强的结果。切除垂体之后，血中 TSH 迅速消失，甲状腺发生萎缩，甲状腺激素分泌明显减少。有些甲状腺功能亢进患者，血中可出现一些免疫球蛋白物质，其中之一是人类刺激甲状腺免疫球蛋白（HTSI），其化学结构与 TSH 相似，它可与 TSH 竞争甲状腺细胞膜上的受体刺激甲状腺，这可能是引起甲状腺功能亢进的原因之一。

血液中游离的 T_4 与 T_3 浓度的升降，对腺垂体 TSH 的分泌起着经常性反馈调节作用。当血中游离的 T_4 与 T_3 浓度增高时，抑制 TSH 分泌。

除了下丘脑-腺垂体对甲状腺进行调节以及甲状腺激素的反馈调节外，甲状腺本身还具有适应碘的供应变化，调节自身对碘的摄取以及合成与释放甲状腺激素的能力，在缺乏 TSH 或 TSH 浓度不变的情况下，这种调节仍能发生，称为自身调节。它是一个有限度的缓慢的调节系统。血碘浓度增加时,T_4 与 T_3 的合成有所增加,但碘量超过一定限度后,T_4 与 T_3 的合成在维持一高水平之后,旋即明显下降,当血碘浓度超过 1 mmol/L 时,甲状腺摄碘能力开始下降,若血碘浓度达到 10 mmol/L 时,甲状腺聚碘作用完全消失,即过量的碘可产生抗甲状腺效应,称为碘阻滞效应(wolff-chaikoff effect)。相反,当血碘含量不足时,甲状腺将出现碘转运机制增强,并加强甲状腺激素的合成。

二、甲状旁腺

甲状旁腺分泌的甲状旁腺激素(PTH)与甲状腺 C 细胞分泌的降钙素(CT)共同调节钙磷代谢,维持血浆中钙和磷的稳定。

PTH 是调节血钙水平的最重要激素,它有升高血钙和降低血磷含量的作用。如果外科切除甲状腺时不慎误将甲状旁腺摘除,可引起严重的低血钙。钙离子对维持神经和肌肉组织正常兴奋性起重要作用,血钙浓度降低时,神经和肌肉的兴奋性异常增高,可发生低血钙性手足搐搦,严重时可引起呼吸肌痉挛而造成窒息。

(一)PTH 的生理作用

1. 对骨的作用 骨是体内最大的钙储存库,PTH 动员骨钙入血,使血钙浓度升高,其作用包括快速效应与延缓效应两个时相。

(1)快速效应:在 PTH 作用后数分钟即可发生,是将位于骨和骨细胞之间的骨液中的钙转运至血液中。在骨膜与骨质之间含有少量骨液,骨液中含有 Ca^{2+}(只有细胞外流入的 1/3),PTH 能迅速提高骨细胞膜对 Ca^{2+} 的通透性,使骨液中的 Ca^{2+} 进入细胞,进而使骨细胞膜上的钙泵活动增强,将 Ca^{2+} 转运到细胞外液中。

(2)延缓效应:在 PTH 作用后 2~14 h 出现,通常在几天甚至几周后达高峰,这一效应是通过刺激破骨细胞活动增强而实现的。PTH 既加强已有的破骨细胞的溶骨活动,又促进破骨细胞的生成。破骨细胞向周围骨组织伸出绒毛样突起,释放蛋白水解酶与乳酸,使骨组织溶解,钙与磷大量入血,使血钙浓度长时间升高。PTH 的两个效应相互配合,能使血钙长时间维持在一定水平。

2. 对肾的作用 PTH 促进肾远曲小管和集合管对钙的重吸收,使尿钙减少,血钙升高,同时还抑制近端小管和远端小管对磷的重吸收,增加尿磷酸盐的排出,使血磷降低。

(二)PTH 分泌的调节

PTH 主要受血浆钙浓度变化的调节。血浆钙浓度轻微下降时,就可使甲状旁腺分泌 PTH 迅速增加。血钙浓度降低可直接刺激甲状旁腺细胞释放 PTH,PTH 动员骨钙入血,使肾重吸收钙的能力增强,结果使已降低了的血钙浓度迅速回升。相反,血钙浓度升高时,PTH 分泌减少。长时间的高血钙,可使甲状旁腺发生萎缩,而长时间的低血钙,则可使甲状旁腺增生。

PTH 的分泌还受其他一些因素的影响,如血磷升高可使血钙降低而刺激 PTH 的分泌。血 Mg^{2+} 浓度很低时,可使 PTH 分泌减少。另外,生长抑素也能抑制 PTH 的分泌。

(三)降钙素

正常人血清中降钙素浓度为 10~20 ng/L,血浆半衰期小于 1 h,主要在肾降解并排出。降钙素的主要作用是降低血钙和血磷,其主要靶器官是骨,对肾也有一定的作用。

1. 对骨的作用 降钙素抑制破骨细胞活动,减弱溶骨过程,这一反应发生很快,大剂量的降钙素在 15 min 内便可使破骨细胞活动减弱 70%。在给降钙素 1 h 左右,出现成骨细胞活动增强,持续几天之久。这样,降钙素减弱溶骨过程,增强成骨过程,使骨组织释放的钙磷减少,钙磷沉积增加,因而血钙与血磷含量下降。

成人降钙素对血钙的调节作用较小,PTH 的作用完全可以超过降钙素的效应。另外,成人的破骨细胞每天只能向细胞外液提供 0.8 g 钙,因此,抑制破骨细胞的活动对血钙的影响是很小的。儿童骨的更新速度很快,破骨细胞活动每天可向细胞外液提供 5 g 以上的钙,相当于细胞外液总钙量的 5～10 倍,因此,降钙素对儿童血钙的调节十分明显。

2.对肾的作用 降钙素能抑制肾小管对钙、磷、钠及氯的重吸收,使这些离子从尿中排出增多。

降钙素的分泌主要受血钙浓度的调节。当血钙浓度升高时,降钙素的分泌亦随之增加,降钙素与 PTH 对血钙的作用相反,共同调节血钙浓度的相对稳定。比较降钙素与 PTH 对血钙的调节作用,有两个主要的差别:①降钙素分泌启动较快,在 1 h 内即可达到高峰,而 PTH 分泌则需几个小时;②降钙素只对血钙水平产生短期调节作用,其作用很快被有力的 PTH 作用所克服,后者对血钙浓度发挥长期调节作用,由于降钙素的作用快速而短暂,所以,对高钙饮食引起的血钙升高恢复到正常水平起着重要作用。进食可刺激降钙素的分泌。这可能与几种胃肠激素如胃泌素、促胰液素以及胰高血糖素的分泌有关,它们都有促进降钙素分泌的作用,其中以胃泌素的作用最强。

第四节 肾上腺内分泌

肾上腺包括中央部的髓质和周围部的皮质两个部分,两者在发生、结构与功能上均不相同,实际上是两种内分泌腺,但是由于髓质的血液供应来自皮质,两者在功能上有一定的联系。

一、肾上腺皮质

肾上腺皮质分泌的皮质激素分为三类,即盐皮质激素(醛固酮)、糖皮质激素(皮质醇)和性激素。肾上腺皮质由外向内依次分为球状带、束状带和网状带,各类皮质激素是由肾上腺皮质不同层上皮细胞所分泌的,球状带细胞分泌盐皮质激素,主要是醛固醇;束状带细胞分泌糖皮质激素,主要是皮质醇;网状带细胞主要分泌性激素,如脱氢雄酮和雌二醇,也能分泌少量的糖皮质激素。肾上腺皮质激素属于类固醇(甾体)激素。胆固醇是合成肾上腺皮质激素的原料,主要来自血液。

(一)糖皮质激素的生理功能

人体血浆中糖皮质激素主要为皮质醇,其次为皮质酮,但皮质酮的含量仅为皮质醇的 1/20～1/10。

1.对物质代谢的影响 糖皮质激素对糖、蛋白质和脂肪代谢均有作用。

(1)糖代谢:糖皮质激素是调节机体糖代谢的重要激素之一,它促进糖异生,升高血糖,这是由于它促进蛋白质分解,有较多的氨基酸进入肝,同时增强肝内与糖异生有关酶的活性,致使糖异生过程大大加强。此外,糖皮质激素又有抗胰岛素作用,促进血糖升高。如果糖皮质激素分泌过多(或服用此类激素药物过多)可引起血糖升高,甚至出现糖尿;相反,肾上腺皮质功能低下患者(如阿狄森病患者),则可出现低血糖。

(2)蛋白质代谢:糖皮质激素促进肝外组织,特别是肌肉组织蛋白质分解,加速氨基酸转移至肝生成肝糖原。糖皮质激素分泌过多时,由于蛋白质分解增强,合成减少,将出现肌肉消瘦、骨质疏松、皮肤变薄、淋巴组织萎缩、免疫球蛋白抑制等。

(3)脂肪代谢:糖皮质激素促进脂肪分解并重新分布,增强脂肪酸在肝内氧化过程,有利于糖异生作用。肾上腺皮质功能亢进时,糖皮质激素对身体不同部位的脂肪作用不同,四肢脂肪组织分解增强,而腹、面、肩及背部脂肪合成有所增加,造成面圆(满月脸)、背厚(水牛背)、躯干部发胖而四肢消瘦的"向心性肥胖"体形。

2.对水盐代谢的影响 皮质醇有较弱的储钠排钾作用,即对肾远端小管及集合管重吸收钠和排钾有弱的促进作用。此外,皮质醇还可以降低肾小球入球血管阻力,增加肾小球血浆流量而使肾小球滤过率增加,有利于水的排出。皮质醇对水的快速排出有一定的作用,肾上腺皮质功能不足患者,排水能力明显降低,严重时可出现"水中毒",如补充适量的糖皮质激素即可得到缓解,而补充盐皮质激素则无效。

3.对血细胞的影响 糖皮质激素可使血中红细胞、血小板和中性粒细胞的数量增加,而使淋巴细胞和嗜酸性粒细胞减少,其原因各有不同。红细胞和血小板的增加,是由于骨髓造血功能增强;中性粒细胞的增加,是由于附着在小血管壁边缘的中性粒细胞进入血液循环增多所致;至于淋巴细胞减少,则是糖皮质激素使淋巴细胞 DNA 合成过程减弱,抑制胸腺与淋巴组织的细胞分裂所致。此外,糖皮质激素还能促进淋巴细胞与嗜酸性粒细胞破坏。

4.对循环系统的影响 糖皮质激素对维持正常血压是必需的,这是由于:①糖皮质激素能增强血管平滑肌对儿茶酚胺的敏感性(允许作用),这可能是由于糖皮质激素能使血管平滑肌细胞膜上的儿茶酚胺受体数量增加以及调节受体介导的细胞内的信息传递过程所致;②糖皮质激素能抑制具有血管舒张作用的前列腺素的合成;③糖皮质激素能降低毛细血管的通透性,有利于维持血容量。肾上腺皮质功能低下时,血管平滑肌对儿茶酚胺的反应性降低,毛细血管扩张,通透性增加,血压下降,补充皮质醇后可恢复。

5.在应激反应中的作用 当机体受到各种有害刺激,如缺氧、创伤、手术、饥饿、疼痛、寒冷以及精神紧张和焦虑不安等,血中 ACTH 浓度立即增加,糖皮质激素也相应增多。能引起 ACTH 与糖皮质激素分泌增加的各种刺激称为应激刺激,而产生的反应称为应激反应。在这一反应中,除垂体-肾上腺皮质系统参加外,交感-肾上腺髓质系统也参加,所以,在应激反应中,血中儿茶酚胺含量也相应增加。

应激反应可能从以下几个方面调节机体对不良环境的耐受能力:①减少应激刺激引起的一些物质(缓激肽、蛋白水解酶及前列腺素等)的产生量及其不良作用;②使能量代谢以糖代谢为中心,保持葡萄糖对重要器官(如脑和心)的供应;③在维持血压方面起允许作用,增强儿茶酚胺对血管的调节作用。应该指出,在应激反应中,除了 ACTH、糖皮质激素与儿茶酚胺的分泌增加外,β-内啡肽、生长素、催乳素、抗利尿激素、胰岛素及醛固酮等均可增加,说明应激反应是多种激素参与并使机体抵抗力增强的非特异性反应。

糖皮质激素的作用广泛而复杂,以上仅简述了它们的主要作用。此外,还有多方面的作用,如促进胎儿肺表面活性物质的合成,增强骨骼肌的收缩力,提高胃腺细胞对迷走神经与胃泌素的反应性,增加胃酸与胃蛋白酶原的分泌,抑制骨的形成而促进其分解等。临床上使用大剂量的糖皮质激素及其类似物,可用于抗炎、抗过敏、抗毒、抗休克和器官移植抗排异。

(二)糖皮质激素分泌的调节

肾上腺皮质分泌皮质激素处于腺垂体 ACTH 的经常性控制之下,无论是糖皮质激素的基础分泌,还是在应激状态下的分泌,都受 ACTH 的调控。ACTH 的分泌呈现日节律波动,入睡后 ACTH 分泌逐渐减少,午夜最低,随后又逐渐增多,至觉醒起床前进入分泌高峰,白天维持在较低水平,入睡时再减少。由于 ACTH 分泌的日节律波动,促糖皮质激素的分泌也出现相应的波动。ACTH 分泌的这种日节律波动,是由下丘脑 CRH 节律性释放所决定的。

二、肾上腺髓质

肾上腺髓质起源于外胚层,细胞质内含有可被铬盐染成黄色的嗜铬颗粒,称为嗜铬细胞。嗜铬细胞合成分泌去甲肾上腺素和肾上腺素。两者都是儿茶酚胺的单胺类化合物,统称为儿茶酚胺。合成髓质激素的原料为酪氨酸,其合成过程为,酪氨酸→多巴→多巴胺→去甲肾上腺素→肾上腺素。各个步骤分别在特异酶,如酪氨酸羟化酶、多巴脱羟酶、多巴胺 β-羟化酶及 PNMT 的作用下完成。

肾上腺素与去甲肾上腺素一起储存在髓质细胞内的囊泡里,以待释放。髓质中肾上腺素与去甲肾上腺素的比例大约为 4:1,以肾上腺素为主。在血液中去甲肾上腺素除由髓质分泌外,主要来自肾上腺素能神经纤维末梢,而血中肾上腺素主要来自肾上腺髓质。

(一)肾上腺髓质激素的生物学作用

肾上腺髓质与交感神经系统组成了交感-肾上腺髓质系统,所以,髓质激素的作用与交感神经紧密联系。生理学家 Cannon 认为,机体遭遇特殊情况时,包括畏惧、剧痛、失血、脱水、缺氧、爆冷爆热以及剧烈运动等,这一系统将立即调动起来,儿茶酚胺的分泌量大大增加。儿茶酚胺作用于中枢神经系统,提高其兴奋性,使机体处于警觉状态,反应灵敏;呼吸加强加快,肺通气量增加;心跳加快,心肌收缩力增强,心输出量增加。血压升高,血液循环加快,内脏血管收缩,骨骼肌血管舒张同时血流量增多,全身血液重新分配,以利于应急时重要器官得到更多的血液供应;肝糖原分解增加,血糖升高,脂肪分解加强,血中游离脂肪酸增多,葡萄糖与脂肪酸氧化过程增强,以适应在应急情况下对能量的需要。总之,上述一切变化都是在紧急情况下,通过交感-肾上腺髓质系统发生的适应性反应,称之为应急反应。实际上,引起应急反应的各种刺激,也是引起应激反应的刺激,当机体受到这些刺激时,同时引起应急反应与应激反应,两者相辅相成,共同维持机体的适应能力。

(二)肾上腺髓质激素分泌的调节

1. 交感神经 肾上腺髓质激素受交感神经胆碱能节前纤维支配,交感神经兴奋时,节前纤维末梢释放乙酰胆碱,作用于髓质嗜铬细胞上的 N 受体,引起肾上腺素与去甲肾上腺素的释放。若交感神经兴奋时间较长,则合成儿茶酚胺所需要的酪氨酸羟化酶、多巴胺 β-羟化酶以及 PNMT 的活性均增强,从而促进儿茶酚胺的合成。

2. ACTH 与糖皮质激素 ACTH 有促进髓质合成儿茶酚胺的作用,主要通过糖皮质激素,也可直接作用。肾上腺皮质的血液经髓质后才流回循环系统,这一解剖特点有利于糖皮质激素直接进入髓质,调节儿茶酚胺的合成。

3. 自身反馈调节 去甲肾上腺素或多巴胺在髓质细胞内的量增加到一定数量时,可抑制酪氨酸羟化酶。同样,肾上腺素合成增多时,也能抑制 PNMT 的作用,当肾上腺素与去甲肾上腺素从细胞内释放入血液后,胞浆内含量减少,解除了上述的负反馈抑制,儿茶酚胺的合成随即增加。

第五节 胰岛内分泌

胰岛为胰腺的内分泌部,是呈小岛状散在分布于外分泌腺泡之间的内分泌细胞团。人类的胰岛细胞按其染色和形态学特点,主要分为 A 细胞、B 细胞、D 细胞及 PP 细胞。A 细胞约占胰岛细胞的 20%,分泌胰高血糖素(glucagon);B 细胞占胰岛细胞的 60%~70%,分泌胰岛素(insulin);D 细胞占胰岛细胞的 10%,分泌生成抑素(somatostatin,SS);PP 细胞数量很少,分泌胰多肽(pancreatic polypeptide,PP)。

重点和难点:
胰岛素与胰高血糖素的作用对比。

一、胰岛素

胰岛素是含有 51 个氨基酸的小分子蛋白质,相对分子质量为 6000。正常人空腹状态下血清胰岛素浓度为 35~145 pmol/L。胰岛素在血中的半衰期只有 5 min,主要在肝灭活,肌肉与肾等组织也能使胰岛素失活。

(一)胰岛素的生理作用

胰岛素是促进合成代谢、调节血糖稳定的主要激素。

1. 对糖代谢的调节 胰岛素促进组织、细胞对葡萄糖的摄取和利用,加速葡萄糖合成为糖原,储存于肝和肌肉中,并抑制糖异生,促进葡萄糖转变为脂肪酸,储存于脂肪组织,导致血糖水平下降。

胰岛素缺乏时,血糖浓度升高,如超过肾糖阈,尿中将出现糖,引起糖尿病。

2. 对脂肪代谢的调节 胰岛素促进肝合成脂肪酸,然后转运到脂肪细胞储存。在胰岛素的作用下,脂肪细胞也能合成少量的脂肪酸。胰岛素还促进葡萄糖进入脂肪细胞,除了用于合成脂肪酸外,还可转化为 α-磷酸甘油,脂肪酸与 α-磷酸甘油形成甘油三酯,储存于脂肪细胞中,同时,胰岛素还抑制脂肪酶的活性,减少脂肪的分解。

胰岛素缺乏时,出现脂肪代谢紊乱,脂肪分解增强,血脂升高,加速脂肪酸在肝内氧化,生成大量酮体,由于糖氧化过程发生障碍,不能很好地处理酮体,以致引起酮血症与酸中毒。

3.对蛋白质代谢的调节 胰岛素促进蛋白质合成过程,其作用可发生在蛋白质合成的各个环节上:①促进氨基酸通过膜的转运进入细胞;②可使细胞核的复制和转录过程加快,增加 DNA和 RNA 的生成;③作用于核糖体,加速翻译过程,促进蛋白质合成;另外,胰岛素还可抑制蛋白质分解和肝糖异生。

由于胰岛素能增强蛋白质的合成过程,所以,它对机体的生长也有促进作用,但胰岛素单独作用时,对生长的促进作用并不很强,只有与生长素共同作用时,才能发挥明显的效应。

（二）胰岛素分泌的调节

1.血糖的作用 血糖浓度是调节胰岛素分泌的最重要因素,当血糖浓度升高时,胰岛素分泌明显增加,从而促进血糖降低。当血糖浓度下降至正常水平时,胰岛素分泌也迅速恢复到基础水平。从而维持血糖水平相对稳定。

2.氨基酸和脂肪酸的作用 许多氨基酸都有刺激胰岛素分泌的作用,其中以精氨酸和赖氨酸的作用最强。在血糖浓度正常时,血中氨基酸含量增加,只能对胰岛素的分泌有轻微的刺激作用,但如果在血糖升高的情况下,过量的氨基酸则可使血糖引起的胰岛素分泌加倍增多。另外,脂肪酸和酮体大量增加时,也可促进胰岛素分泌。

3.激素的作用 影响胰岛素分泌的激素主要有以下几种。①胃肠激素,如胃泌素、促胰液素、胆囊收缩素和抑胃肽都有促胰岛素分泌的作用。②生长素、皮质醇、甲状腺激素以及胰高血糖素可通过升高血糖浓度而间接刺激胰岛素分泌,因此长期大剂量应用这些激素,有可能使 B 细胞衰竭而导致糖尿病。③胰岛 D 细胞分泌的生长抑素至少可通过旁分泌作用,抑制胰岛素和胰高血糖素的分泌,而胰高血糖素也可直接刺激 B 细胞分泌胰岛素。

4.神经调节 胰岛受迷走神经与交感神经支配。刺激迷走神经,可通过乙酰胆碱作用于 M受体,直接促进胰岛素的分泌;迷走神经还可通过刺激胃肠激素的释放,间接促进胰岛素的分泌。交感神经兴奋时,则通过去甲肾上腺素作用于 α_2 受体,抑制胰岛素的分泌。

知识拓展

胰岛素的人工合成

1965 年,我国生化学家首先人工合成了具有高度生物活性的结晶牛胰岛素,成为人类历史上第一次人工合成生命物质（蛋白质）的创举。此后,因胰岛素的工业化人工制造技术越来越成熟,成本也越来越低,另外动物胰岛素提纯技术也已成熟,这种蛋白质类激素已作为常见药物出现在世界各地。随着临床使用案例增多,发现了一些人对牛胰岛素过敏的情况,所以在临床上还可见到猪胰岛素、羊胰岛素等,以备患者过敏时替换使用。

二、胰高血糖素

人的胰高血糖素是由 29 个氨基酸组成的直链多肽,其相对分子质量为 3485,它是由一个大分子的前体裂解而来。胰高血糖素在血清中的浓度为 50～100 ng/L,在血浆中的半衰期为 5～10 min,主要在肝灭活,肾也有降解作用。

（一）胰高血糖素的生理作用

与胰岛素的作用相反,胰高血糖素是一种促进分解代谢的激素。胰高血糖素具有很强的促进糖原分解和糖异生作用,使血糖明显升高,胰高血糖素还可激活脂肪酶,促进脂肪分解,同时又能加强脂肪酸氧化,使酮体生成增多。胰高血糖素产生上述代谢效应的靶器官是肝,切除肝或阻断肝血流,这些作用便消失。

另外,胰高血糖素可促进胰岛素和胰岛生长抑素的分泌。药理剂量的胰高血糖素可使心肌细胞内 cAMP 含量增加,心肌收缩增强。

(二)胰高血糖素分泌的调节

影响胰高血糖素分泌的因素很多,血糖浓度是重要的因素。血糖降低时,胰高血糖素分泌增加;血糖升高时,则胰高血糖素分泌减少。氨基酸的作用与葡萄糖相反,能促进胰高血糖素的分泌。蛋白餐或静脉注入各种氨基酸均可使胰高血糖素分泌增多。血中氨基酸增多一方面促进胰岛素释放,可使血糖降低,另一方面还能同时刺激胰高血糖素分泌,这对防止低血糖有一定的生理意义。

胰岛素可通过降低血糖间接刺激胰高血糖素的分泌,但 B 细胞分泌的胰岛素和 D 细胞分泌的生长抑素可直接作用于邻近的 A 细胞,抑制胰高血糖素的分泌。

第六节 其他内分泌腺

一、松果体与褪黑素

松果体细胞是由神经细胞演变而来的,它分泌的激素主要有褪黑素和肽类激素。来自颈上交感神经节后神经末梢与松果体细胞形成突触联系,通过释放去甲肾上腺素控制松果体细胞的活动。

1959 年 Lerner 从牛松果体提取物中分离出一种能使青蛙皮肤褪色的物质,并命名为褪黑素。松果体褪黑素的分泌有明显的昼夜节律变化,白天分泌减少,而黑夜分泌增加,这个节律性可以参与人体多种昼夜节律性的生理活动。褪黑素对下丘脑-垂体-性腺轴与下丘脑-垂体-甲状腺活动均有抑制作用。松果体在青春期有抗性腺功能作用,正常妇女血中褪黑素在月经周期的排卵前夕最低,随后在黄体期逐渐升高,月经来潮时达到顶峰,提示妇女月经周期的节律与松果体的节律关系密切。褪黑素有抗自由基作用及调节免疫作用,可在一定程度上延缓衰老进程。

二、前列腺与前列腺素

前列腺素(PG)是由一类不饱和脂肪酸组成的具有多种生理作用的活性物质。最早发现存在于人的精液中,当时以为这一物质是由前列腺释放的,因而定名为前列腺素。现已证明精液中的前列腺素主要来自精囊,除此之外,全身许多组织细胞都能产生前列腺素。前列腺素(PG)在体内由花生四烯酸所合成,按其结构,前列腺素分为 A、B、C、D、E、F、G、H、I 等类型。不同类型的前列腺素具有不同的功能,如前列腺素 E 能舒张支气管平滑肌,降低通气阻力;而前列腺素 F 的作用则相反。前列腺素的半衰期极短($1\sim2$ min),除前列腺素 I_2 外,其他的前列腺素经肺和肝迅速降解,故前列腺素不像典型的激素那样,通过循环影响远距离靶组织的活动,而是在局部产生和释放,对产生前列腺素的细胞本身或对邻近细胞的生理活动发挥调节作用。前列腺素对内分泌、生殖、消化、血液、呼吸、心血管、泌尿和神经系统均有作用。由于前列腺素能引起子宫强烈地收缩,故应用于足月妊娠的引产、人工流产以及避孕等方面,取得了一定的效果。前列腺素治疗哮喘、胃肠溃疡病、休克、高血压及心血管疾病,可能有一定疗效,因而引起人们的重视。前列腺素还可参与炎症反应,引起红肿热痛的炎性症状。

综合测试题

A 型选择题

1.能称为第二信使的物质是下列哪一项？（　　）

A.肾上腺素　　　B.去甲肾上腺素　C.乙酰胆碱　　　D.环磷酸腺苷　　E.三磷酸腺苷

2.下列不属于激素作用一般特性的是（　　）。

A.信息传递作用　　　　　　　　B.高效能作用　　　　　　　　C.相对饱和性

D.允许作用　　　　　　　　　　E.协同和拮抗作用

3.下列有关生长素作用的叙述,错误的是（　　）。

A.促进蛋白质合成　　　　　　　B.促进软骨发育　　　　　　　C.促进脂肪分解

D.过量生长素分泌会使血糖升高　E.促进脑发育

4.对脑的发育影响最大的激素是（　　）。

A.生长素　　　　B.肾上腺素　　　C.醛固酮　　　D.甲状腺激素　　E.胰岛素

5.关于甲状腺激素的生理作用的叙述,错误的是（　　）。

A.提高产热量

B.生理剂量甲状腺激素促进蛋白质分解,过量则促进蛋白质合成

C.维持机体生长发育

D.提高中枢神经系统的兴奋性

E.可使心跳加快加强,心输出量增大

6.甲状腺功能亢进的患者,不会出现下列哪个变化？（　　）

A.心率加快,心肌收缩力加强　　　B.血中胆固醇升高　　　　　　C.基础代谢率升高

D.易失眠,注意力不集中　　　　　E.怕热喜凉,极易出汗

7.肾上腺皮质球状带分泌的盐皮质激素,主要成分是（　　）。

A.脱氧皮质酮　　B.脱氢异雄酮　　C.醛固酮　　　D.丙酮　　　　　E.睾酮

8.人体在应激状态下能大量分泌（　　）。

A.醛固酮　　　　　　　　　　　　B.皮质醇　　　　　　　　　　C.胰岛素

D.甲状旁腺激素　　　　　　　　　E.甲状腺激素

9.下列关于胰岛素生理作用的叙述,错误的是（　　）。

A.促进糖原的合成与组织对葡萄糖的利用　　　B.促进葡萄糖转化为脂肪

C.促进蛋白质合成　　　　　　　　　　　　　D.促进脂肪分解

E.抑制糖原分解与糖异生

10.调节胰岛素分泌最重要的因素是（　　）。

A.血氨　　　　　B.血脂　　　　　C.血糖　　　　D.自主神经　　　E.胃肠激素

11.糖皮质激素本身无血管收缩作用,但能加强去甲肾上腺素的缩血管作用称为（　　）。

A.直接作用　　　B.拮抗作用　　　C.允许作用　　D.协同作用　　　E.反馈作用

12.下列哪个激素不能促进蛋白质合成？（　　）

A.生长素　　　　B.雌激素　　　　C.胰岛素　　　D.雄激素　　　　E.糖皮质激素

（张晓宇）

第十五章 生殖与衰老

学习目标

掌握：男性生殖系统功能；女性生殖系统功能，月经周期。
熟悉：睾丸功能调节；妊娠与分娩。
了解：人体衰老的表现与机制。

案例引导

患者，女，14岁。下腹部钝痛两天，休息不能缓解，伴手脚冰凉，无发热，无胃肠炎症状。超声检查：膀胱无异常。妇科：第二性征正常，无月经史，处女膜完好，阴道少量出血。临床诊断：月经初潮伴痛经。

思考问题

1.女性月经是正常的生理现象吗？

2.造成月经期间阴道出血现象的原因是什么？

3.该患者在饮食、生活上有哪些需要注意的事项？

生物体生长发育到一定阶段后，能够产生与自己相似的子代个体，这种功能称为生殖。任何生物个体的寿命都是有限的，必然要走向衰老，最终死亡。人类也会衰老、死亡，所以要通过产生新个体来延续种系，因而生殖是人类绵延和繁殖种系的重要生命活动。在高等动物，生殖是通过两性生殖器官的活动来实现的，生殖过程包括生殖细胞（精子和卵子）的形成过程，交配和受精过程以及胚胎发育等重要环节。

第一节 男性生殖

男性主要生殖器官为睾丸，此外还有附睾、输精管、精囊腺、前列腺、尿道球腺、阴茎等附属性器官（图15-1）。

一、睾丸的功能

（一）睾丸的生精功能

睾丸由曲细精管与间质细胞组成。曲细精管上皮又由生精细胞和支持细胞构成。原始的生精细胞为精原细胞，紧贴于曲细精管的基膜上。男性从青春期开始，精原细胞分阶段发育形成精子，精子生成的过程为：精原细胞→初级精母细胞→次级精母细胞→精子细胞→精子。在曲细精管管壁中，各种不同发育阶段的生精细胞是顺次排列的，即由基膜至管腔，分别为精原细胞、初级精母细胞、次级精母细胞、精子细胞、分化中的精子，直至成熟精子脱离支持细胞进入管腔，从精原细胞发育成为精子约需两个半月。一个精原细胞经过大约7次分裂可产生近百个精子，1 g睾丸组织每天可生成上千万个精子。

重点和难点：
雄激素（睾酮）对人体的生理作用。

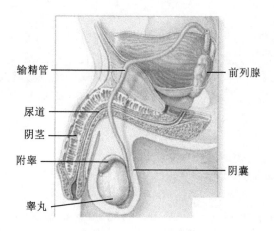

图 15-1　男性生殖器官

支持细胞为各级生殖细胞提供营养，并起着保护与支持作用，为生精细胞的分化发育提供合适的微环境，支持细胞形成的血睾屏障防止生精细胞的抗原物质进入血液循环而引起免疫反应。

精子的生成需要适宜的温度，阴囊内温度较腹腔内温度低 2 ℃左右，适于精子的生成。在胚胎发育期间，由于某种原因睾丸不降入阴囊而停留在腹腔内或腹股沟内，称隐睾症，则曲细精管不能正常发育，也无精子产生。如果对发育成熟的动物睾丸进行加温处理，或施行实验性隐睾术，则可观察到生精细胞退化萎缩。

新生的精子释入曲细精管管腔内，本身并没有运动能力，而是靠小管外周肌样细胞的收缩和管腔液的移动运送至附睾内。在附睾内停留约 24 h 后，精子进一步成熟，并获得运动能力。附睾内可储存少量的精子，大量的精子则储存于输精管及其壶腹部。在性活动中，通过输精管的蠕动把精子运送至尿道。精子与附睾、精囊腺、前列腺和尿道球腺的分泌物混合形成精液，在性高潮时射出体外。正常男子每次射出精液 3～6 mL，每毫升精液含二千万到四亿个精子，少于二千万个精子，不易使卵子受精。

（二）睾丸的内分泌作用

睾丸间质细胞分泌雄激素（androgen），主要包括睾酮（testosterone，T）、脱氢表雄酮（dehydroepiandrosterone，DHEA）、雄烯二酮（androstenedione）和雄酮（androsterone）等。在这些雄激素中，睾酮的生物活性最强，其余的生物活性不及睾酮的 1/5。

1. 睾酮的合成与代谢　睾酮是类固醇激素。正常男性在 20～50 岁，睾丸每日分泌 4～9 mg 睾酮，血浆睾酮浓度为 22.7±4.3 nmol/L。50 岁以上随年龄增长，睾酮的分泌量逐渐减少。男性血浆睾酮水平还会有年节律、日节律及脉冲式分泌的现象，个体差异较大。男性血液中 97%～99% 的睾酮与血浆蛋白结合，只有 1%～3% 睾酮是游离的。睾酮主要在肝脏被灭活，以类固醇结合型由尿排出，少量经粪便排出。

2. 睾酮的生理作用　睾酮主要有以下方面的作用：①维持生精作用，与生精细胞的雄激素受体结合，促进精子的生成；②刺激生殖器官的生长发育，促进男性第二性征出现并维持其正常状态；③维持正常的性欲；④促进蛋白质合成，特别是肌肉和生殖器官的蛋白质合成，同时还能促进骨骼生长与钙磷沉积和红细胞生成等。

二、睾丸功能的调节

睾丸曲细精管的生精过程和间质细胞的睾酮分泌均受下丘脑-腺垂体的调节。下丘脑分泌的促性腺激素释放激素（GnRH）经垂体门脉到达腺垂体，促进腺垂体促性腺激素细胞合成和分泌卵泡刺激激素（follicle-stimulating hormone，FSH）和黄体生成素（luteinizing hormone，LH）。LH 主要作用于间质细胞，而 FSH 主要作用于生精细胞与支持细胞。动物实验证明，幼年动物摘除垂体后，导致睾丸及附性器官不能发育成熟，呈幼稚状态。把成年雄性动物垂体摘除后，睾丸会发生萎缩,生精细胞和间质细胞发生退变,数量减少,生精过程停止,睾酮分泌减少,附性器官也发生萎缩。给切除垂体的动物及早补充促性腺激素,则上述现象可以避免或逆转。毁损下丘脑GnRH 神经元所在部位,或下丘脑病变涉及这些区域,可使睾丸萎缩,功能丧失。

睾丸间质细胞膜上存在 LH 受体。LH 与间质细胞膜上的 LH 受体结合,激活腺苷酸环化酶,促进细胞内 cAMP 的生成,cAMP 再激活依赖 cAMP 的蛋白激酶,促进蛋白质磷酸化过程,从而使胆固醇进入线粒体内合成睾酮,所以 LH 又称间质细胞刺激素(interstitial cell stimulating hormone,ICSH)。当睾酮达到一定浓度后,便可作用于下丘脑和垂体,抑制 GnRH 分泌,进而抑制 LH 的分泌,产生负反馈调节作用,可使血中睾酮浓度稳定在一定水平。

LH 与 FSH 对生精过程都有调节作用,LH 的作用是通过睾酮实现的。生精过程受 FSH 与睾酮的双重控制。FSH 起着始动生精的作用,而睾酮则有维持生精的效应。支持细胞膜上存在FSH 受体,FSH 与受体结合后,经 cAMP-蛋白激酶系统,促进支持细胞蛋白质合成,这些蛋白质中,有启动精子生成的成分。在 FSH 作用下,促进支持细胞分泌雄激素结合蛋白(ABP),ABP 与睾酮和双氢睾酮结合转运至曲细精管内,提高曲细精管内雄激素的局部浓度有利于生精过程。FSH 能刺激支持细胞分泌抑制素,而抑制素对腺垂体的 FSH 分泌有负反馈调节作用。此外,FSH 还可激活支持细胞内的芳香化酶,促进睾酮转变为雌二醇,雌二醇对睾丸的活动也有调节作用,它可降低腺垂体对 GnRH 的反应性,并可能作用于间质细胞,在局部调节睾酮的分泌。

综上所述,一方面,下丘脑-垂体调节睾丸的功能;另一方面,睾丸分泌的激素又能反馈调节下丘脑和垂体的分泌活动。下丘脑、垂体、睾丸在功能上密切联系,互相影响,上下统一,称为下丘脑-垂体-睾丸轴。此外,睾丸支持细胞与间质细胞之间,还能以旁分泌的方式进行局部调节。

第二节 女性生殖

女性的主要生殖器官是卵巢,此外还有输卵管、子宫、阴道及外阴等附属性器官。

重点和难点:
女性月经周期根据卵巢变化和子宫内膜变化的分期及主要特征。

一、卵巢的功能

卵巢的主要功能是产生卵子和分泌激素。卵巢是一对扁椭圆形的器官,成年女性的卵巢大小约为 4 cm×3 cm×1 cm,双侧卵巢重 10~20 g。新生儿卵巢约有 60 万个原始卵泡,到青春期减少到 30 万~40 万个,绝经期仅存几百个。从青春期开始,每月有 15~20 个原始卵泡同时开始生长发育,但通常每月只有 1~2 个可发育成优势卵泡并最终成熟,其余卵泡随后退化为闭锁卵泡凋亡消失。每个女性一生可形成 400 个左右的成熟卵子。

卵巢分泌的雌激素主要为雌二醇(estradiol,E_2),孕激素主要为孕酮(progesterone,P)。此外,卵巢还分泌少量的雄激素。雌二醇、孕酮都是类固醇激素。

(一)雌激素

雌激素主要的作用是促进并维持女性生殖器官的发育和第二性征,对代谢也有明显的影响。

1. 对生殖器官的作用 雌激素与卵巢、输卵管、子宫以及阴道黏膜上靶细胞受体结合,促进细胞分裂与生长发育,并维持其正常功能。如在青春期前雌激素过少,则生殖器官不能正常发育;雌激素过多,则会出现早熟现象。

(1)卵巢:雌激素可协同 FSH 促进卵泡发育,诱导排卵前 LH 峰的出现而诱发排卵,是卵泡发育、成熟、排卵不可缺少的调节因素。

(2)输卵管:雌激素促进输卵管上皮细胞增生,分泌细胞、纤毛细胞与平滑肌细胞活动增强促进输卵管运动,有利于精子与卵子的运行。

(3)子宫:雌激素促进子宫发育,使内膜发生增生期的变化。雌激素也促进子宫肌的增生,使肌细胞内肌纤蛋白和肌凝蛋白的含量增加。在雌激素的作用下,子宫肌的兴奋性增高,并对催产素的敏感性增强,子宫颈分泌大量清亮、稀薄的黏液,其中的黏蛋白沿子宫纵行排列,有利于精子穿行。

(4)阴道:雌激素可使阴道黏膜基底细胞分裂周期缩短,上皮细胞增生,糖原含量增加,表浅细胞角化,黏膜增厚并出现皱褶。糖原分解使阴道呈酸性(pH 4~5),有利于阴道乳酸菌的生长,从而排斥其他微生物的繁殖,所以雌激素能增强阴道的抵抗力。

2.对乳腺和第二性征的影响 雌激素刺激乳腺导管和结缔组织增生,促进乳腺发育,并使全身脂肪和毛发分布具有女性特征,骨盆宽大,臀部肥厚。

3.对代谢的作用 雌激素对代谢的作用比较广泛,主要有以下三点。①雌激素刺激成骨细胞的活动,而抑制破骨细胞的活动,加速骨的生长,促进钙盐沉积,并能促进骨骺软骨的愈合,因而在青春早期女孩的生长较男孩为快;②雌激素可降低血浆胆固醇与某些脂蛋白含量;③雌激素可使体液向组织间隙转移,由于血容量减少而引起醛固酮分泌,促进肾小管对水和钠的重吸收,可导致水钠潴留。

(二)孕激素

孕激素主要作用于子宫内膜和子宫肌,适应孕卵着床和维持妊娠。由于孕酮受体含量受雌激素调节,因此孕酮的绝大部分作用都必须在雌激素作用的基础上才能发挥。

1.子宫 孕酮促使在雌激素作用下增生的子宫内膜进一步增厚,并发生分泌期的变化,有利于孕卵在子宫腔的生存和着床。着床后,孕酮促进子宫基质细胞转化为蜕膜细胞。蜕膜细胞体积较大,胞浆富含糖原颗粒,为胚泡提供丰富的营养物质。孕酮能使子宫肌细胞膜发生超极化,对刺激的阈值升高,兴奋性降低,并使子宫肌对催产素的敏感性降低,防止子宫收缩,保持胚胎生长的环境,并可抑制母体的免疫排斥反应,因而不致将胎儿排出子宫。

孕酮使宫颈黏液减少而变稠,黏蛋白分子弯曲,交织成网,使精子难以通过。

2.乳腺 在雌激素作用的基础上,孕激素主要促进乳腺腺泡发育,并在妊娠后为泌乳做好准备。

3.产热作用 女性基础体温在排卵前先出现短暂降低,而在排卵后升高 0.5 ℃左右,并在黄体期一直维持在此水平上,临床上常将这一基础体温的双相变化,作为判定排卵的标志之一。妇女在绝经或卵巢摘除后,这种双相的体温变化消失,如果注射孕酮则可引起基础体温升高,因此认为基础体温的升高与孕酮有关。

(三)雄激素

女子体内有少量的雄激素,是由卵泡内膜细胞和肾上腺皮质网状带细胞产生。适量的雄激素配合雌激素可刺激阴毛及腋毛的生长,女子雄激素过多时,可引起男性化与多毛症。雄激素能增强女子的性欲,维持性快感,这可能由于它促进阴蒂的发育并提高其敏感性,或是由于它对中枢神经系统的作用。

二、月经周期

女性在青春期前,卵巢激素的分泌量虽然不大,但由于下丘脑 GnRH 神经元对卵巢激素反馈抑制作用的敏感性较高,而且 GnRH 神经元尚未发育成熟,所以 GnRH 的分泌很少,腺垂体 FSH 与 LH 分泌以及卵巢的功能也相应处于低水平状态。至青春期,下丘脑 GnRH 神经元发育成熟,对卵巢激素的反馈抑制作用的敏感性也明显降低,GnRH 的分泌增加,FSH 和 LH 分泌也随之增加,卵巢功能开始活跃,呈现周期性变化,表现为卵泡的生长发育、排卵与黄体形成、凋亡,周而复始。在卵巢激素周期性分泌的影响下,女性子宫内膜发生周期性剥落,产生流血现象,称为月经(menstruation),所以女性生殖周期又称为月经周期(menstrual cycle),且因激素影响,月经周期多伴有体温的周期性变化(图 15-2)。

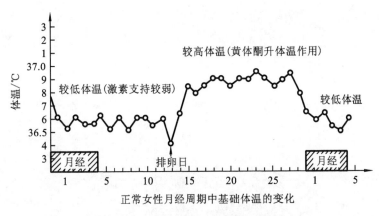

图 15-2　女性月经周期基础体温变化

知识拓展

　　月经周期如果按子宫内膜变化分期,可分为增生期、分泌期、月经期。一次月经结束后,子宫内膜随激素变化而增生、增厚,即增生期。经过 14~18 天,成熟卵泡破裂,卵子进入输卵管,即分泌期,又称排卵期,此时子宫内膜为受精卵着床做好最佳准备,松软并富有营养物质;若卵子未能受精而凋亡,则在黄体退化成白体后,子宫内膜因失去激素支持而脱落,形成月经,即月经期。一个正常女性的月经周期,大约为 28 天,因个体差异,有时可能为 20~40 天,每次月经出血阶段持续 3~5 天。

　　掌握月经周期的规律,可以为避孕提供理论依据。民间俗称的安全期,主要指上次月经干净后的 8 天之内和下次月经来潮之前的 7 天,此时因距离推算中的排卵期较远,相对不易受孕,故称安全期。也有人把接近排卵期的几天称作危险期,在危险期过性生活极易受孕。但这类推算只是理想状态下的假设,不能包括意外情况或者特殊体质女性的情况,在临床上甚至有正处在月经期的女性过性生活后怀孕的案例。因为排卵是一个受多种因素影响的生理过程,不能简单依靠时间规律推算,还需要结合血液激素水平化验、超声卵巢检查、宫颈黏液检查等手段辅助检测才会比较准确。

　　卵巢产生卵子是成熟女性最基本的生殖功能。卵巢与子宫的周期性变化,是在下丘脑-垂体-卵巢轴的调控下完成的。卵巢的周期性变化是月经周期形成的基础,习惯上将卵巢周期分为卵泡期、排卵期与黄体期三个阶段(图 15-3)。

(一)卵泡期

　　卵泡期是卵泡发育并成熟的阶段。卵泡的生成发育从原始卵泡开始,女性每个月经周期通常只有一个原始卵泡在激素的调控下发育成熟,原始卵泡经初级卵泡与次级卵泡期,最后发育为排卵前卵泡(成熟卵泡)。原始卵泡发育到初级卵泡的早期,不受垂体促性腺激素的控制,其发育取决于卵泡本身的内在因素。到初级卵泡发育晚期,颗粒细胞上出现了 FSH 受体,内膜细胞上出现了 LH 受体。到次级卵泡期,颗粒细胞上出现的 FSH 受体数量进一步增加,FSH 在雌激素的协同作用下,诱导颗粒细胞出现 LH 受体,并随着卵泡发育成熟,颗粒细胞与内膜细胞上的 LH 受体不断增加。从初级卵泡发育阶段开始,卵泡接受垂体促性腺激素的控制,促使其发育成熟。

　　卵泡期开始时,血中雌激素与孕激素浓度均处于低水平,对垂体 FSH 与 LH 分泌的反馈抑制作用较弱,血中 FSH 表现逐渐增高的趋势,1~2 天后 LH 也有所增加。排卵前一周左右,卵泡分泌的雌激素明显增多,血中的浓度迅速上升,血中 FSH 的水平有所下降,值得指出的是 FSH 浓度暂时处于低水平,但雌激素浓度并不因此而减少,却反而持续增加,其原因是雌激素可加强内膜细胞的分化与生长,可使 LH 受体数量增加,从而加强合成雄激素及转变为雌激素的过程。

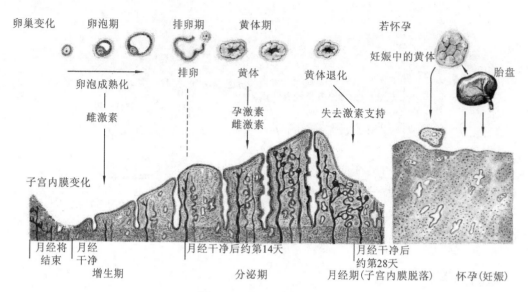

图 15-3　月经周期示意图

至排卵前一天左右,血中雌激素浓度达到顶峰,在其作用下,下丘脑增强 GnRH 分泌,GnRH 经垂体门脉转运至腺垂体,刺激 LH 与 FSH 的分泌,以 LH 的分泌增加最为明显,形成 LH 高峰。LH 高峰是由雌激素高峰所诱导出现的,雌激素的这种促进 LH 大量分泌的作用,称为雌激素的正反馈效应。

卵泡期初级卵母细胞分裂为次级卵母细胞(即成熟卵子)和第一极体。在卵泡期中,子宫内膜也发生相应的变化,主要表现为内膜增厚,腺体增多并变长,若按子宫表现将月经周期分期,此期为子宫内膜增生期。

(二)排卵期

当卵泡发育为成熟卵泡后,其中的卵细胞在多种激素作用下,向卵巢表面移动,成熟卵泡壁破裂,出现排卵孔,卵细胞与透明带、放射冠及卵泡液被排出卵泡,即排卵。排出的卵细胞被输卵管伞捕获,送入输卵管中,成熟卵细胞排入输卵管后有 20~32 h 受孕时间。

(三)黄体期

卵细胞排出后残余的卵泡壁内陷,血管破裂,血液进入腔内凝固,形成血体。血液被吸收后,大量新生血管长入,残留的颗粒细胞与卵泡膜细胞黄体化,血体转变为一个血管丰富的内分泌腺细胞团,外观呈黄色,故称为黄体(corpus luteum),黄体寿命为 12~15 天。在 LH 作用下,颗粒细胞与内膜细胞分别转化为粒黄体细胞与膜黄体细胞。LH 通过 cAMP-蛋白激酶系统,促使黄体细胞分泌大量的孕激素与雌激素,血中孕酮与雌二醇浓度因而明显升高。在月经期中,雌激素发生二次升高,第一次升高发生在卵泡期,第二次升高发生在黄体期,但第二次升高的程度稍低于第一次。在黄体期,这种水平的雌激素有增加黄体细胞上 LH 受体的作用,故有利于 LH 促进孕酮的合成,使孕酮维持于高水平。孕酮和雌激素浓度增加,将使下丘脑与腺垂体受到抑制,GnRH 释放减少。FSH 与 LH 在血中浓度相应下降。

在黄体期,子宫内膜在雌激素作用的基础上又接受孕激素的刺激,内膜细胞体积增大,糖原含量增加,腺管由直变弯,分泌含糖原的黏液,故称分泌期。子宫的分泌期,为妊娠做好准备,成熟卵子在输卵管移向子宫的过程中准备迎接精子受精。若不受孕,黄体的寿命为 9~10 天,黄体即退化成为白体,血中孕激素与雌激素浓度明显下降,子宫内膜血管发生痉挛性收缩,随后出现子宫内膜脱落与流血,出现月经。雌激素与孕激素分泌减少,使腺垂体 FSH 与 LH 的分泌又开始增加,重复另一月经周期。如怀孕,胎盘分泌人绒毛膜促性腺激素(HCG),使黄体功能继续维持一定时间,适应妊娠的需要。

三、妊娠与分娩

妊娠是受精卵发育成新个体并脱离母体的过程,包括受精、着床、妊娠的维持、胎儿的生长以及分娩。

(一)受精

受精是指精子与卵子结合的过程,受精的部位在输卵管的壶腹部。精子与卵子相融合时称为受精卵。每一个精子和卵子各含 23 个染色体,受精卵则含有 23 对染色体。因此具有父母双方的遗传特性。

射入阴道的精子进入输卵管与卵子相遇的过程比较复杂。精子运动并不完全依靠自身,宫颈、子宫和输卵管对精子的运动都起到一定的作用。精液射入阴道后穹窿后,很快(约 1 min)就变成胶冻样物质,使精液不易流出体外,并暂时保护精子免受酸性阴道液的破坏。但是,阴道内的精子绝大部分被阴道内的酶杀伤失去活力,存活的精子随后又遇到宫颈黏液的拦截。月经周期的中期,在雌激素的作用下,宫颈黏液清亮、稀薄,其中的黏液蛋白纵行排列成行,有利于精子的穿行。黄体期在孕激素的作用下,宫颈黏液变得黏稠,黏液蛋白卷曲,交织成网,使精子难以通过。宫颈作为精子在女性生殖道内要通过的第一个关口,它在排卵时,为精子的穿行提供了最优越的条件。一部分精子靠本身的运动及射精后引起的子宫收缩,进入子宫腔内。精液中含有很高浓度的前列腺素,可刺激子宫发生收缩,收缩后的松弛造成宫腔内负压,可把精子吸入宫腔。精子进入输卵管后,在其中的运行主要受输卵管蠕动的影响。月经中期在雌激素的作用下,输卵管的蠕动由子宫向卵巢方向移行,推动精子由峡部运动至壶腹部。黄体期分泌的大量孕酮能抑制输卵管的蠕动。一次射精虽能排出数以亿计的精子,但最后能到达受精部位的只有不到 200 个精子,到达的时间在性交后 30~90 min。精子在女性生殖道内的受精能力大约只能保持 48 h。

大多数哺乳动物和人类,精子必须在雌性生殖道内停留一段时间,方能获得使卵子受精的能力,称为精子获能。精子经过在附睾中的发育,已经具备了受精能力,但在附睾与精浆中存在去获能因子。它使精子的受精能力受到了抑制。当精子进入雌性生殖道内后,能解除去获能因子对精子的抑制,从而使其恢复受精能力。获能的主要场所是子宫,其次是输卵管,宫颈也有可使精子获能的作用。

精子与卵子在输卵管壶腹部相遇后尚不能立即结合,精子顶体外膜与精子头部的细胞膜首先融合,继而破裂,形成许多小孔,释放出顶体膜,以溶解卵子外围的放射冠及透明带,这一过程称为顶体反应。顶体酶包含多种蛋白水解酶,如放射冠穿透酶可使放射冠的颗粒细胞松解,脱离卵细胞外围。颗粒细胞脱落后,在透明带周围仍残存一层放射冠基质,可在透明质酸酶的作用下,这些基质被水解,使透明带暴露出来。透明带为糖蛋白,在顶体蛋白酶的作用下,使透明带发生部分水解,促进精子能突破透明带的一个局限区到达并进入卵子内,在一个精子穿越透明带后,精子与卵子接触,激发卵子发生反应,主要是位于卵子周边部的皮质颗粒包膜与卵细胞膜逐渐融合、破裂,并向卵周隙释放其内容物,释放物作用于透明带,使其变质,或某种物质起封锁透明带的作用,使其他精子难以再穿越透明带进入卵子内。精子进入卵子后立即激发卵子完成第二次成熟分裂,并形成第二极体。进入卵子的精子,其尾部迅速退化,细胞核膨大形成雄性原核,随即与雌性原核融合,形成一个具有 46 条染色体的受精卵。

受精卵在输卵管的蠕动和纤毛的作用下,逐渐运行至子宫腔。受精卵在运行途中,一面移动,一面进行细胞分裂,经胚球和桑椹期阶段,发育为胚泡。在受精后第 4~5 天,桑椹胚或早期胚泡进入子宫腔,桑椹胚在子宫腔内继续分裂变成胚泡。胚泡在子宫腔内停留 2~3 天,胚泡外面的透明带变薄,胚泡可以直接从子宫内膜分泌的液体中吸收营养。

知识拓展

黄体的寿命虽然可达 10 至 15 天,但进入输卵管的成熟卵子的寿命却只有 20~32

h, 一般不超过 48 h, 而精子进入女性体内后的寿命也同样不超过 48 h, 与此同时精子在游动到输卵管与卵子汇合的过程中可谓困难重重, 所以成功怀孕并不是一件很容易的事。

（二）着床

胚胎着床是指胚泡植入子宫内膜的过程, 经过定位、黏着和穿透三个阶段。着床成功的关键在于胚泡与子宫内膜的同步发育与相互配合。胚泡的分化与到达子宫的时间必须与子宫内膜发育程度相一致。胚泡过早或过迟到达子宫腔, 将使着床率明显降低, 甚至不能着床。在着床过程中, 胚泡不断地发出信息, 使母体能识别妊娠发生相应的变化。胚泡可产生多种激素和化学物质, 如绒毛膜促性腺激素, 它能刺激卵巢黄体转变为妊娠黄体, 继续分泌妊娠需要的孕激素。受精 24 h 的受精卵可产生早孕因子, 它能抑制母体淋巴细胞的功能, 使胚泡免遭母体免疫系统识别并排斥。检测早孕因子可进行超早期妊娠诊断。

子宫仅在一个极短的关键时期内允许胚泡着床, 此时期为子宫的敏感期或接受期。在此时期内, 子宫内膜受到雌激素与孕激素的协同作用, 可能分泌某些物质, 激活胚泡着床。

（三）妊娠的维持及激素调节

正常妊娠的维持有赖于垂体、卵巢和胎盘分泌的各种激素相互配合, 在受精与着床之前, 在腺垂体促性腺激素的控制下, 卵巢黄体分泌大量的孕激素与雌激素, 导致子宫内膜发生分泌期的变化, 以适应妊娠的需要。如未受孕, 黄体按时退化, 孕激素与雌激素分泌减少, 引起子宫内膜剥脱流血；如果受孕, 在受精后第六天左右, 胚泡滋养层细胞便开始分泌绒毛膜促性腺激素, 以后逐渐增多, 刺激卵巢黄体变为妊娠黄体, 继续分泌孕激素和雌激素。胎盘形成后, 胎盘成为妊娠期一个重要的内分泌器官, 大量分泌蛋白质激素、肽类激素和类固醇激素。

1. 人绒毛膜促性腺激素(human chorionic gonadotropin, HCG)　HCG 是由胎盘绒毛组织的合体滋养层细胞分泌的一种糖蛋白激素, HCG 与 LH 的生物学作用及免疫特性基本相似。

卵子受精后第 6 天左右, 胚泡形成滋养层细胞, 开始分泌 HCG, 但其量甚少。妊娠早期形成绒毛组织后, 由合体滋养层细胞分泌大量的 HCG, 而且分泌量增长很快, 至妊娠 8~10 周, HCG 的分泌达到高峰, 随后下降, 在妊娠 20 周左右降至较低水平, 并一直维持至妊娠末。如无胎盘残留, 于产后 4 天消失。在妊娠过程中, 尿中 HCG 含量的动态变化与血液相似。因为 HCG 在妊娠早期即出现, 所以检测母体血中或尿中的 HCG, 可作为诊断早孕的准确指标。

在早孕期, HCG 刺激卵巢黄体转变成妊娠黄体, 妊娠黄体的寿命只有 10 周左右, 以后便发生退化, 与此同时胎盘分泌孕激素和雌激素, 逐渐接替了妊娠黄体的作用。

2. 其他蛋白质激素和肽类激素　胎盘还可分泌人绒毛膜生长素、绒毛膜促甲状腺激素、促肾上腺皮质激素以及 β-内啡肽等。

人绒毛生长素(HCS)为合体滋养层细胞分泌, 其中 96% 与生长素相同, 因此具有生长素的作用, 可调节母体与胎儿的糖、脂肪与蛋白质代谢, 促进胎儿生长。

3. 类固醇激素　胎盘本身不能独立产生类固醇激素, 需要从母体或胎儿得到前身物质, 再加工制成孕激素与雌激素。

（1）孕激素：由胎盘合体滋养层细胞分泌, 胎盘不能将醋酸盐转变为胆固醇, 而能将自母体进入胎盘的胆固醇变为孕烯醇酮, 然后再转变为孕酮。

在妊娠期间, 母体血中孕酮浓度随着孕期的增长而稳步上升, 在妊娠 10 周以后, 由胎盘代替卵巢持续分泌孕酮, 血中孕酮迅速增加, 至妊娠足月时达高峰, 平时浓度可达 600 nmol/L。

（2）雌激素：由母体和胎儿肾上腺产生的脱氢异雄酮硫酸盐, 进入胎盘最后转变为雌酮和雌二醇, 但生成量极少。胎盘分泌的雌激素主要为雌三醇, 雌三醇的生成是胎儿、胎盘共同参与制造的, 故把两者称为胎儿-胎盘单位。检测母体血中雌三醇的含量多少, 可用来判断胎儿是否存活。

（四）分娩

分娩是指成熟胎儿自母体中娩出,脱离母体作为新的个体出现的这段时期和过程。自然分娩的全过程共分为三期,也称为三个产程。第一产程,即宫口扩张期。第二产程,即胎儿娩出期。第三产程,即胎盘娩出期。

1. 第一产程 从有规律的子宫收缩起,至宫颈口完全扩张至 10 cm,能使胎头娩出为止。这一过程对于初产妇来说需要 4~24 h。

2. 第二产程 从宫颈口完全扩张到胎儿娩出为止。初产妇需 0.5~2 h 的时间。

3. 第三产程 从胎儿娩出后到胎盘娩出为止。初产妇需 10 min 至 1.5 h。

知识拓展

避 孕

避孕为优生优育和限制人口扩张,或出于个人、家庭、社会的某些目的,合理避孕目前在全世界已经达成非常普遍的共识,避孕也成为一种越来越成熟的人为阻止妊娠的手段。避孕常见的方法很多,比如口服影响排卵的药物、外用杀精药物、安全套避孕、子宫置环、输卵管结扎、输精管结扎、推算排卵日避孕等。值得注意的是,某些避孕方法会使人体暂时或终身丧失生殖能力,但仍保留性腺功能和生殖生理现象(如输卵管结扎术后,女性排卵和月经不受影响,但卵子无法进入子宫着床,从而实现避孕,此方法依然有卵子在输卵管受精的可能,而且有受精卵异位着床导致宫外孕的风险),有些避孕方法则会永久损害生殖功能,不仅丧失生殖能力,性腺功能和生殖生理现象也会受影响(如男性避孕药棉酚,会永久损伤男性生殖功能)。较安全的避孕方法一般都是非药物方式,如安全套(又称避孕套)是目前公认对人体危害最小的避孕器具。

第三节 衰 老

从生物学上讲,衰老是生物随着时间的推移,自发的必然过程,它是复杂的自然现象,表现为结构和机能衰退,适应性和抵抗力减退。在生理学上,把衰老看作是从受精卵开始一直进行到老年的个体发育史。衰老,即人体各个系统及各种器官和组织在生长发育成熟后,随年龄增长而逐步出现的各种生理、代谢和功能的改变,年龄增长包括的时限很长,包括从发育开始即发生的变化。从病理学上讲,衰老是应激和劳损,损伤和感染,免疫反应衰退,营养不足,代谢障碍以及疏忽和滥用积累的结果。另外,从社会学上看,衰老是个人对新鲜事物失去兴趣,超脱现实,喜欢怀旧。

重点：
人体衰老的广义概念。

一、人体衰老的表现

衰老有四个特点:普遍性、进行性、消耗性及内源性。衰老是一种正常生理发展过程,与遗传及生物、心理和社会的各种因素有关。人一般到 20~25 岁发育成熟,有的器官(如脑)的发育一般至 30 岁左右成熟,随后逐步出现生物性衰老。最初 20~30 年老化速度很慢且逐渐积累,至一定年龄衰老速度加快。衰老的个体差异较大,同一个体的各个系统各个器官的老化速度也不同步,同一种改变在各器官的表现也不同,如在心、脑及肾内动脉硬化的程度并不完全同步。简单功能(如心搏出量或肾排泄功能)与复杂功能(如神经系统的反应时间及身体的适应能力等)相比受老化影响较轻。这种差异与遗传、职业及身体锻炼情况明显相关。因此历法年龄(以时间表示的自出生后经历的期间)不是反映寿命的可靠指标,生物学年龄更为精确。生物学年龄是根据主要系统及器官(如心血管系统、呼吸系统、神经系统及肾)的功能、代谢,以及老化征(如皮肤的一些表征等)综合测算而得。生物学年龄可低于或高于历法年龄,也可能二者相等。

（一）形体变化

一般在50岁后逐渐明显,这与遗传、性别、环境及生活方式(包括锻炼)等有关。外貌的变化通常表现为皮肤皱褶、粗糙、弹性减弱,出现老年斑,头发变白、变脆、脱落等。一般,20岁开始前额出现皱纹,30～40岁后增多且加深,眼角出现扇形皱纹,随后围绕上下眼睑出现皱纹。老年人皮肤干燥,原因为皮脂腺随年龄增加而分泌减少,再加以皮肤失水、皮下脂肪及弹力组织逐减。一般在40岁左右,皮肤上出现老年斑、白斑等,并随增龄而逐增。皮肤血管随温度高低而收缩及扩张的反应变差。一般20岁后身高渐减,原因为椎体骨质疏松,因承受体重而被压缩;椎间盘组织萎缩;脊柱弯曲度增加;双下肢管状骨亦发生骨质疏松并因承受体重而弯曲等。体重改变规律不完全一致,有的无明显改变,虽然随增龄细胞数减少,一些器官、肌肉组织及骨骼重量减少,均可导致体重轻度减少,但往往由于脂肪组织轻度增加,因此体重改变不明显。还有的老年人因体力活动减少,脂肪组织积聚、体重增加。

（二）身体组织成分的变化

表现为水分减少、细胞数减少、脂肪组织增多、内脏和肌肉萎缩等。正常成人水分占体重的60%,随年龄增加而减少,60岁以后下降尤其明显。细胞数减少,到75岁时细胞数可减少约30%,且细胞内水分也明显减少,细胞外液及血液总量无明显改变。减少的主要为组织细胞,从而导致器官萎缩,尤以骨骼肌、肝、脾等萎缩明显。相反,脂肪组织增加,增加量甚至超过所失去的细胞数量。细胞器也发生变化,线粒体改变明显。细胞内出现脂褐质是衰老的一个重要标志。结缔组织的成分中胶原纤维随老化逐渐变粗而致密,弹力纤维变为易脆并发生钙化,胶原纤维有过多的交联使结缔组织对激素、代谢产物和营养物质的通透性降低。

（三）心血管系统

随着增龄心率减慢,心搏出量减少。主动脉增宽,左心室功能降低,对突然应激的反应时间延长。心脏储备能力降低,利用氧的能力也降低。左心室壁增厚,心瓣膜也变厚且硬。心肌兴奋性、自律性、传导性和收缩性均降低。室上性期前收缩多见。心电图发生异常改变者达一半以上,其中以ST-T明显改变及心率失常者较多。动脉弹性降低,硬度增高,血压增高且多为收缩期高血压,毛细血管基底膜增厚。

（四）呼吸系统

胸廓前后径逐增,肋间隙加宽,胸椎后突,胸骨前突限制了胸廓活动范围。支气管管腔变小,支气管黏膜和管壁各层均有萎缩,并有由原纤维细胞转化而来的杯状细胞增生,可分泌略黏稠的液体。从肺叶支气管以下支气管壁软骨均钙化,以肺下叶者明显。高龄后肺泡数减少,胸廓变形导致呼吸性细支气管呈特有的扩大,称为肺泡管扩张,肺上叶比下叶明显,为老年人肺的特征。常见老年性肺气肿,肺活量逐减,原因是胸廓变形、呼吸功能减退、胸廓顺应性减低、腹壁肌及膈肌的肌力降低等。生理的死腔和残气量增加,原因为肺泡管及肺泡扩张,肺张力降低。老年人常有呼吸节律改变,如短暂的呼吸中止和周期性深吸气。氧消耗量和最大通气量随年龄减少,弥散功能降低。

（五）消化系统

牙龈及牙根逐步萎缩,牙齿易脱落。味蕾萎缩,致味觉障碍。唾液减少,口干,吞咽困难,口腔黏膜溃疡易发生。唾液中含淀粉酶减少,且pH值降低,对食物初步消化不利。老年人食管蠕动、胃内容排空速度和胃肠消化吸收功能等均降低。消化系统分泌功能从初老期即开始下降,游离盐酸及总酸度均下降,至老年期可下降40%～50%。胃酸分泌减少为萎缩性胃炎的主要相关因素。胃黏膜可发生肠上皮化生。各种消化酶的分泌减少。胃肠的吸收功能随之逐降,钙、铁及糖等吸收更差。胰腺分泌的脂酶减少,肠黏膜对脂肪的吸收也减少。肠运动功能也降低,易发生便秘。肝的重量下降,且与体重明显相关,肝细胞也减少,双核细胞增加,胆石症发生率增加。

（六）泌尿系统

从 25～80 岁,肾单位数减少,肾的重量减少,但肾功能仍维持接近正常。肾动脉硬化加重,肾小球滤过率、葡萄糖运转量、肾血流、肾小管功能及肾小管对抗利尿激素的反应性、滞钠能力、对磷酸的重吸收作用等均有不同程度的降低,导致肌酐清除率、尿比重等逐降,并可见血中尿素氮增高等。尿中 β_2 微球蛋白增加,可能与肾小管再吸收功能降低有关。膀胱肌萎缩,出现纤维组织增生,易发生膀胱憩室。膀胱容量减少,膀胱括约肌萎缩,加之部分男性老人前列腺肥大,因此老年人常出现尿频,甚至尿失禁。

（七）内分泌系统

各内分泌器官均随老化而重量减少。但除生长素外,多种激素在血中的浓度并无明显的改变。围绝经期(更年期)妇女的某些功能性变化可能与中枢神经系统神经递质代谢改变有关。绝经期后的妇女,血中卵泡激素和黄体生成素增高。绝经后妇女血液中的雌激素量降低且均来源于肾上腺。老年男子雄激素量改变不大,少数男性的所谓更年期症状可能也与睾酮分泌减少而影响中枢神经系统递质代谢有关。45～50 岁时胸腺仅残留 5%～10% 的细胞,胸腺素分泌也减少,这与老年期免疫功能降低密切相关。性腺随年龄功能逐减。女性尿中雌激素含量在 40 岁后明显降低,男性血中睾酮量亦随增龄逐降。促甲状腺激素、甲状腺激素、三碘甲腺原氨酸(T_3)的合成和分泌均减少。T_4 减少对动脉硬化的形成有促进作用。促甲状旁腺激素(PTH)的变化不定,但绝经后出现的骨质疏松可能与雌激素减少,PTH 效应增加有关。肾上腺皮质激素分泌降低,但血中含量并不低,这可能是因为皮质醇从血中消失速度减慢。胰岛素分泌逐减,使体内葡萄糖利用功能降低。但也有人报道,老年人血中游离及结合胰岛素水平反而升高,但生物活性明显降低,且组织细胞膜上的受体数目减少。

（八）血液

血红蛋白或红细胞减少,尤以男性明显,可能与睾酮分泌不足有关,因睾酮可促进红细胞生成激素的产生。红细胞变脆弱,寿命缩短,对高温及渗透压的抵抗力均降低。红细胞沉降速度加快。

（九）免疫系统

胸腺萎缩,未成熟的淋巴细胞在胸腺中及外周血中数量增加。巨噬细胞功能一般不随老化而改变。老年人外周血中的 T 细胞及 B 细胞数均不减少。淋巴结生发中心的淋巴细胞减少,骨髓中的则增多。抑制性 T 细胞增多。淋巴细胞的腺苷酸环化酶活性增加,而鸟苷酸环化酶活性减少。从衰老个体中提取的淋巴细胞对电离辐射、紫外线和致诱变药物更敏感。因此老年期细胞免疫功能减低。老年人血清中免疫球蛋白总量无变化,但类型分布异常,IgA、IgG 含量增加,IgM 减少。老年人体液免疫的特点是对外来抗原产生抗体的能力降低,而对自身抗原产生抗体的能力亢进,故易患自身免疫性疾病。一些微量元素可通过增强机体免疫力,达到延寿的目的。已证明老年人中有缺锌、铜者。有关硒、锰、镁的资料尚少。

（十）运动系统

肌细胞内水分减少,而肌细胞间液体却增多,肌细胞萎缩,但肌组织间纤维组织生长,肌肉呈假性肥大,肌肉收缩效率减低,易疲乏。肌腱韧带也萎缩,常呈收缩状态且僵硬。中年后,骨的吸收过程高于生成过程,易发生骨质疏松,但有的老年人并不发生这种改变。

（十一）生殖系统

妇女到绝经期,月经停止,卵巢不再排卵,外阴皮肤萎缩,皮下脂肪减少,尿道口缩入,有时需要导尿时不易找到尿道口。阴道黏膜变薄,弹性纤维减少,分泌物呈碱性,乳酸杆菌消失。子宫退化,子宫体也萎缩。男性生殖系统随年老的变化较少,精子生成能力可持续到高龄。随年龄增长男女两性性欲减退,但不完全消失,性交能力仍存在。

(十二)神经系统

脑细胞为高度分化细胞,脑细胞数稳定后不再增加,30岁左右脑细胞胞体及细胞核发育成熟。后随年龄增长数量渐减。细胞数的减少程度以颞上回最明显,其次为中央前回等,以中央后回最轻。各层中又以内、外颗粒层明显。在脑细胞内随年龄出现脂褐质,甚至可占细胞空间的一半,且有病理改变的细胞数进行性增加,严重影响脑细胞功能。以上改变使脑体积减小,脑细胞脱落或损伤。脑血流循环在30~40岁后缓慢减少,脑血流阻力增加。突触囊泡内储存的神经递质,如乙酰胆碱、去甲肾上腺素、多巴胺、5-羟色胺及 γ-氨基丁酸等有不同程度的减少。由于神经递质从囊泡经突触前膜释放发生障碍,或由于突触后膜存在的受体减少等,神经递质不能及时与受体结合,影响了突触与突触间的信息传导。这些变化导致行动迟缓、记忆力下降等。周围神经的传导速度随增龄而降低。腱反射,主要是深部腱反射减弱明显,跟腱反射及腹壁反射多消失。老年人常可见病理反射,较多见者为掌颌反射、莫氏反射、霍夫曼氏征亦阳性。感觉功能也随年龄逐减,触觉、温度觉、两点辨别觉及震动觉从40岁开始,随年龄而增加,一般以深部感觉降低最为明显。重听在50岁后加重,对高频感音障碍尤其明显,60岁后约30%的老年人有不同程度的重听,原因为耳内螺旋器发生变性。老年人视力障碍多数由于晶状体混浊,如老年性白内障等。晶状体弹性下降,造成老视。另外,老年人暗适应能力明显减退,视野范围缩小,角膜周围出现老年环。

二、衰老的机制

影响生命过程的因素有内在因素(如遗传)及外界因素(如生物学、社会及心理等因素)。人体成纤维细胞的体外培养证实,细胞分裂次数有一定限度,细胞分裂次数与机体的寿命有关。人体暴露于外界环境中,各种生物因素(如细菌、病毒等)、物理因素(电离辐射、紫外线照射、噪声、微波等)、化学因素(有毒的化学物质,常见者有汞、铅、砷、3,4-苯并芘、农药、有机溶剂等)均可促使人体老化;社会因素、心理因素亦与人体老化密切相关。性成熟后自然出现的老化过程是生理性老化。在生理性老化的基础上外界因素(包括疾病)导致的老化过程称病理性老化。但两者很难严格区分,往往共同存在、互相影响。随着对老化机制的研究,有人试图用许多方法,主要是药物来延缓衰老。

关于老化的机制,自古就有许多学说。基本上可分为两类。一类是认为老化受遗传因素控制,另一类认为老化是随机损伤的结果。

(一)遗传程序学说

认为老化是遗传程序化的过程。不同生物的寿命各异,同种生物各个个体的寿命却相近。在人类中,父母长寿者子女往往也长寿。双胞胎的寿命也很接近。而各种动物,包括人类,总是女性寿命较长。

(二)随机损伤学说

认为老化是机体受随机损伤的结果。又有以下几种说法。

1. 差错灾难学说 蛋白质合成的过程十分复杂,每一个步骤都可能出现差错。研究发现老年细胞内有异常酶蛋白的积聚。但异常酶蛋白积聚不一定意味着蛋白质合成的差错。

2. 交联学说 机体生活过程中可产生各种交联剂,如甲醛和各种自由基,交联剂可引起细胞内大分子(如DNA)的交联和细胞外的胶原纤维的交联。虽然大分子交联不见得就是老化的原因,但随老化出现许多病理变化都与结缔组织有关。

3. 自由基学说 随年龄增加,体内产生自由基逐增。生理情况下,自由基产生很少。自由基是一类具有高度活性的物质,是有一个以上不成对电子的分子或原子。自由基的生物半衰期短,且不断地由体内的超氧化物歧化酶(SOD)淬灭。虽然自由基活性强,但扩散半径短,所以,自由基的作用只限于产生自由基的微环境中。自由基可在细胞代谢过程中连续不断地产生,并且对细胞具有一定的损伤作用;自由基可直接或间接地发挥强氧化剂作用,从而损伤生物体的大分子和多种细胞成分。首先自由基氧化脂蛋白分子中的脂肪酸,产生过氧化脂质。过氧化脂质对生物膜、小动脉和中枢神经系统等均有损伤作用。脂质过氧化产生的脂质自由基能使生物膜的通透性加强、脆性增加,造成破裂,若溶酶体膜受损即释出大量溶酶体,造成细胞的破坏。此外,过氧化脂质可使血小板在血管壁凝集,使血管通透性增加,加重血管壁损伤,使动脉硬化加重。所以过氧化脂质过多可作为估测动脉硬化形成的重要指标。自由基又引起核酸变性、蛋白质变性。过氧化脂质在代谢时,可形成一种老年色素即脂褐质。因自由基随老化逐增,使过氧化脂质也增加,但体内清除自由基的功能则逐减,以致自由基导致的损伤不断积累,进一步加重老化。

4.脂褐质累积学说 脂褐质常见于老年细胞,故又称老年色素或消耗色素,其出现似与老年有关。这种物质分布于各器官及组织,包括皮肤。当脂褐质在大脑、脑干、脊髓与神经节等部位的细胞内大量堆集,使细胞内亚细胞结构受挤。脂褐质的生物学影响尚有争议,但确知在某些病理情况下,脂褐质大量出现可能影响细胞的正常功能,与老化有关。维生素 E 等能抑制脂褐素的形成。

目前关于衰老机制的探讨还在继续,学说种类非常多,但是尚未有能被全世界学术界公认的学说成立。

综合测试题

A 型选择题

1.关于雄激素作用的叙述,错误是( )。

A.促进男性附性器官发育   B.刺激男性副性征出现

C.促进机体蛋白质合成   D.促进红细胞的合成

E.与性欲无关

2.关于雌激素生理作用的说法正确的是( )。

A.使输卵管平滑肌活动减弱   B.子宫内膜增殖,腺体分泌

C.刺激女性附性器官发育   D.刺激乳腺腺泡增生

E.升高基础体温

3.结扎输卵管后的育龄妇女,将出现( )。

A.仍有排卵并有月经   B.不排卵有月经   C.有排卵无月经

D.不排卵无月经   E.副性征变得不明显

4.排卵发生的时间是( )。

A.月经期末   B.分泌期末   C.增殖期末

D.基础体温最高时   E.月经期前

5.促进女性青春期乳腺发育的主要激素是( )。

A.生长素   B.催乳素   C.孕激素   D.雌激素   E.催产素

6.女性月经周期中不包括下列哪一个过程?( )

A.黄体形成   B.成熟卵泡破裂   C.黄体退化凋亡

D.受精卵着床   E.优势卵泡发育为成熟卵细胞

(张晓宇)

第十六章 遗传信息的传递

学习目标

掌握：复制、转录、翻译、DNA 突变、遗传密码、分子病的概念；DNA 复制的基本规律，RNA 转录的特点；DNA 复制、RNA 转录及蛋白质生物合成的基本反应过程。

熟悉：参与 DNA 复制、RNA 转录及蛋白质生物合成的反应体系及各自发挥的作用。

了解：DNA 突变的类型及修复方式，RNA 转录后的加工修饰，蛋白质生物合成与医学的关系，分子病及某些抗生素的生化机制。

案例引导

某患者，精神衰弱、头晕、气短、心脏有杂音和脉搏增快；血液血红蛋白(Hb)含量仅及正常人(每 100 mL 血 15～16 g)的一半；红细胞不仅数量少而且异常；出现许多长而薄，看起来像镰刀的新月形红细胞。临床诊断：镰刀形红细胞性贫血。

思考问题

1. 镰刀形红细胞性贫血是否由基因突变引起？分析其生化机制。

2. 你还知道类似的疾病有哪些？

蛋白质是生命体的重要物质。在它的合成过程中，要接收来自 DNA 的遗传信息。但 DNA 是细胞核内的物质，而蛋白质却在细胞质中，DNA 是不可随意穿越核膜进入细胞质的，那细胞核内的遗传密码又是如何被带入到细胞质中的呢？1957 年，克里克提出了蛋白质合成的"中心法则"(图 16-1)，即 DNA 上的遗传信息先转录成 mRNA，在 rRNA 和 tRNA 的参与下，将信息再翻译成蛋白质。随着研究的深入，20 世纪 70 年代发现某些 RNA 病毒能以 RNA 为模板反转录成单链的 DNA，然后再以单链的 DNA 为模板生成双链 DNA，称逆转录。中心法则是现代生物学中最重要最基本的规律之一，在探索生命现象的本质及普遍规律方面起了巨大的作用，极大地推动了现代生物化学的发展，在科学发展过程中占有重要地位。

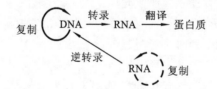

图 16-1　遗传信息传递的中心法则

第一节　DNA 的生物合成

重点和难点：
DNA 的复制方式及过程。

大多数生物体的遗传信息都储存在 DNA 分子的核苷酸序列中。以亲代 DNA 为模板合成子代 DNA 的过程，称为 DNA 复制。

一、DNA 的复制方式

(一)半保留复制

1953 年,Watson 和 Crick 根据 DNA 的双螺旋模型提出了 DNA 复制方式,即 DNA 复制时亲代 DNA 的两条链解开,每条链作为新链的模板,从而形成两个子代 DNA 分子,每一个子代 DNA 分子包含一条亲代链和一条新合成的链,这种复制方式称为半保留复制。

1958 年 Messelson 和 Stahl 利用氮的同位素 ^{15}N 标记大肠杆菌 DNA,首先证明了 DNA 的半保留复制(图 16-2)。他们将大肠杆菌在 $^{15}NH_4Cl$ 作为唯一氮源的培养基中培养数代,使所有 DNA 分子都标记上 ^{15}N。掺入 ^{15}N 的 DNA 的密度比普通的 ^{14}N-DNA 密度大,在密度梯度离心时,两种密度不同的 DNA 分布在不同的区带。在全部由 ^{15}N 标记的培养基中得到的 ^{15}N-DNA 显示为一条重密度带,位于离心管的管底。当转入 ^{14}N 标记的培养基中繁殖第一代,得到了一条中密度带,这是 ^{14}N-DNA 和 ^{15}N-DNA 杂交分子。培养出第二代时,杂合 DNA 与 ^{14}N-DNA 的含量相等,离心管中出现两条区带。随着在 ^{14}N 培养基中培养代数的增加,低密度带增强,而中密度带逐渐减弱。当把 $^{14}N^{15}N$-DNA 加热时,它们分开成 ^{15}N-DNA 单链和 ^{14}N-DNA 单链。该实验结果证实了 DNA 半保留复制模式。

半保留复制的意义是将 DNA 中储存的遗传信息准确无误地传递给子代,体现了遗传的保守性,是物种稳定的分子基础。

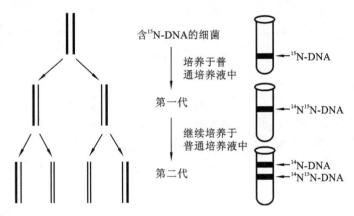

图 16-2 半保留复制的实验

(二)DNA 复制基本特征

包括半不连续复制、固定的起始点、双向复制和高保真性复制。

1. 半不连续复制 DNA 复制时,与复制叉方向一致的合成链,称为领头链;另一条合成链的走向与复制叉移动的方向相反,称为随从链,其合成是不连续的,先形成许多不连续的片断(冈崎片断),最后连成一条完整的 DNA 链(图 16-3)。

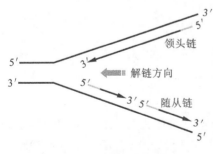

图 16-3 半不连续复制

2. 固定的起始点 DNA 复制总是从序列特异的部位开始,这些具有特异碱基序列(通常富含 A 和 T)的部位称为复制起始点。在原核生物通常只有一个复制起始点,而在真核生物中则有多个。

3. 双向复制　DNA 合成时从复制起点开始,形成两个复制叉,然后相背而行,这种复制方式称为双向复制(图 16-4)。DNA 双向复制是从各复制起始点起始后产生两个复制叉,与相邻复制起始点起始产生的复制叉相遇时完成复制而形成两条双链 DNA 分子的。从一个 DNA 复制起始点起始的 DNA 复制区域称为复制子,它是一个独立复制单位,包括复制起始点和终止点(图 16-5)。真核生物 DNA 复制是多复制子的复制。

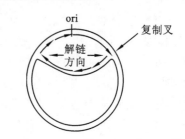

图 16-4　原核生物 DNA 的双向复制

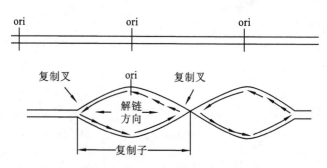

图 16-5　真核生物 DNA 的复制子与多复制子复制

4. 高保真性复制　DNA 复制生成的子代 DNA 与亲代 DNA 的碱基序列一致,如同拉链一样,是一个对着一个的,所以 DNA 复制具有高保真性。

维持 DNA 复制的高保真性至少需要依赖三种机制:①遵守严格的碱基配对规律;②聚合酶在复制延长时对碱基的选择功能;③复制出错时 DNA-pol 的及时校读功能。

二、参与复制的物质、重要酶类及蛋白因子

DNA 复制是一个非常复杂的生物学过程,需要原料 dNTP、模板 DNA、引物 RNA(原核)或 RNA 和 DNA(真核)、多种酶和特异的蛋白因子构成的 DNA 复制体系共同完成。

(一)原料

DNA 合成的原料(底物)包括四种脱氧核苷三磷酸,即 dATP、dTTP、dCTP、dGTP,简称 dNTP。DNA 的基本构成单位为脱氧核苷一磷酸(dNMP),DNA 复制过程为耗能过程,每聚合一分子核苷酸需水解一分子的焦磷酸。

(二)模板

DNA 合成有严格的模板依赖性,需以亲代双链 DNA 解开的 DNA 单链为模板,指导底物 dNTP 严格按照碱基配对的原则逐一在新链中掺入 dNMP。

(三)引物

DNA 聚合酶的 $5'{\rightarrow}3'$ 聚合酶活性不能催化两个游离的 dNTP 直接进行聚合,因此第一个 dNTP 需添加到已有的小分子 RNA(原核)或小分子 RNA 和 DNA(真核)分子的 3'-OH 末端上,然后再继续延长。它为 DNA 聚合酶聚合 dNMP 提供 3'-OH 末端的小分子寡核苷酸,称为引物。

(四)酶和蛋白因子

1. DNA 聚合酶　DNA 聚合酶是催化底物 dNTP 以 dNMP 方式聚合为新生 DNA 的酶,聚合

时需要 DNA 为模板,故称为依赖于 DNA 的 DNA 聚合酶(DDDP 或 DNA-pol)。在原核细胞有 DNA 聚合酶Ⅰ、Ⅱ、Ⅲ三种;在真核生物中有 DNA 聚合酶 α、β、γ、δ、ε 五种,其中 δ 为主要的聚合酶,γ 存在于线粒体中。

DNA 聚合酶的共同性质:①以脱氧核苷三磷酸(dNTP)为前体催化合成 DNA;②需要模板和引物的存在;③不能起始合成新的 DNA 链;④催化 dNTP 加到生长中的 DNA 链的 3′-OH 末端;⑤催化 DNA 合成的方向是 5′→3′。

DNA 聚合酶的功能:①聚合作用:在引物 RNA 3′-OH 末端,以 dNTP 为底物,按模板 DNA 上的指令由 DNA-polⅠ逐个将核苷酸加上去,这是 DNA-polⅠ的聚合作用。②3′→5′核酸外切酶活性——校对作用:从 3′→5′方向识别和切除不配对的 DNA 链末端的核苷酸(图 16-6)。③5′→3′核酸外切酶活性——切除修复作用:可用于切除引物、切除突变的 DNA 片段,对于 DNA 的损伤修复具有重要作用(表 16-1)。

表 16-1　大肠杆菌 *E.coli* 中的三种 DNA 聚合酶

分　类	DNA 聚合酶Ⅰ	DNA 聚合酶Ⅱ	DNA 聚合酶Ⅲ
5′→3′聚合酶活性	+	+	+
3′→5′外切酶活性	+	+	+
5′→3′外切酶活性	+	−	−
生物学功能	切除引物 延长冈崎片段 校读作用 DNA 损伤修复	DNA 损伤修复	催化 DNA 聚合 校读作用

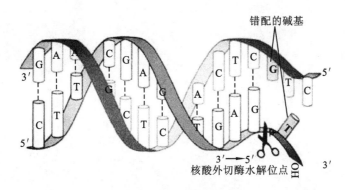

图 16-6　核酸外切酶活性

真核生物的 DNA 聚合酶有五种:DNA 聚合酶 α、β、γ、δ 和 ε。DNA 聚合酶 α 具有引物酶活性,能催化引物 RNA 和 DNA 的合成。DNA 聚合酶 β 与 DNA 损伤的修复有关。DNA 聚合酶 γ 是线粒体中 DNA 复制的酶。DNA 聚合酶 δ 的主要作用是催化子链延长,此外还具有解螺旋酶的活性。DNA 聚合酶 ε 主要参与校读和填补引物空隙。

2.解螺旋酶　解螺旋酶的功能是利用 ATP 供能将 DNA 双螺旋间的氢键解开,使 DNA 局部形成两条单链。*E.coli* 的解螺旋酶是 dnaB 基因编码的六聚体蛋白 DnaB,可以利用 ATP 水解释放的能量沿着 DNA 单链迅速运动,从而将双螺旋 DNA 的两条链分开(图 16-7)。

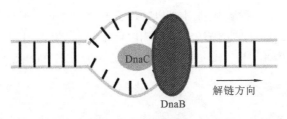

图 16-7　解螺旋酶

3. 单链 DNA 结合蛋白 单链 DNA 结合蛋白(SSB)是 DNA 复制过程中,在 DNA 分叉处与单链 DNA 结合的蛋白质。单链 DNA 结合蛋白主要是防止已解链的双链还原、退火,使复制得以顺利进行。

4. DNA 拓扑异构酶 拓扑是指物体或图像作弹性位移而又保持物体不变的性质。DNA 在解链过程中,DNA 分子会过度拧紧、打结、缠绕、连环等,DNA 拓扑异构酶改变 DNA 这种超螺旋状态。拓扑异构酶分为Ⅰ型和Ⅱ型。拓扑异构酶Ⅰ在不消耗 ATP 的情况下,切断 DNA 双链中的一股链,使 DNA 解链旋转中不打结,适当时候又把切口封闭,使 DNA 变为负超螺旋(图 16-8)。拓扑异构酶Ⅱ能切断 DNA 双链,并使 DNA 分子中其余部分通过缺口,然后利用 ATP 提供的能量封闭双链缺口(图 16-9)。

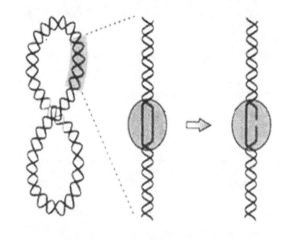

图 16-8 拓扑异构酶Ⅰ的作用

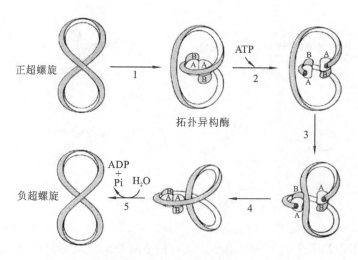

图 16-9 拓扑异构酶Ⅱ的作用

5. 引物酶 引物酶是复制起始时催化生成小分子 RNA 引物(原核)或 RNA 和 DNA 引物(真核)的酶。引物酶在模板的复制起始部位催化与模板碱基互补的游离核苷酸的聚合,形成短片段的 RNA 或 DNA,提供 3′-OH 末端供 dNTP 加入和延伸。在复制的起始过程中,引物酶还需与其他的蛋白因子形成复合物,才能完成引物的合成。

6. DNA 连接酶 DNA 连接酶是利用 ATP 供能,催化两条 DNA 双链上相邻的 5′磷酸基和 3′羟基之间形成磷酸二酯键,从而使两个 DNA 片段连接起来(图 16-10)。DNA 连接酶可接双链 DNA 的平末端、相容性末端及其中的单链切口,是基因工程中常用的工具酶之一。

三、DNA 复制的过程

真核生物与原核生物的 DNA 复制过程都分为起始、延长和终止三个阶段,但是各个阶段都

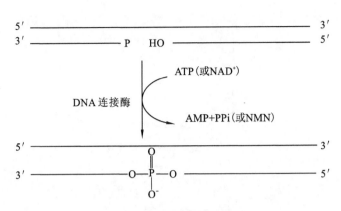

图 16-10 DNA 连接酶的作用方式

有一定的差别。复制的结果是一条双链变成两条一样的双链（如果复制过程正常的话），每条双链都与原来的双链一样。

（一）原核生物 DNA 复制过程

1. 复制起始过程 DNA 在复制时，双链首先解开，形成复制叉，而复制叉的形成则是由多种蛋白质及酶参与的较复杂的过程（表 16-2）。首先 DNA 螺旋酶在复制起点处将双链 DNA 解开，通过转录激活合成的 RNA 分子，并分离两条 DNA 链，然后单链 DNA 结合蛋白质结合在被解开的链上，保证此局部不会恢复成双链。此时，引物酶参与进来，引物酶（DnaG 蛋白）与 DnaB 蛋白、DnaC 蛋白及单链 DNA 模板结合而形成的复合结构称为引发体，在前导链上由引物酶催化合成一段 RNA 引物，然后，引发体在滞后链上沿 $5' \rightarrow 3'$ 方向不停地移动，在一定距离上反复合成 RNA 引物供 DNA 聚合酶Ⅲ合成冈崎片段使用，在复制起始部位两侧形成两个复制叉，复制进入延长阶段。

表 16-2 原核生物复制起始相关酶和蛋白因子的功能

蛋白质（基因）	通 用 名	功 能
DnaA(dnaA)		辨认起始点
DnaB(dnaB)	解螺旋酶	解开 DNA 双链
DnaC(dnaC)		运送和协同 DnaB
DnaG(dnaG)	引物酶	催化 RNA 引物合成
SSB	单链 DNA 结合蛋白	稳定已解开的单链
拓扑异构酶		理顺 DNA 链

2. 复制延长过程 在复制叉附近，形成了以两套 DNA 聚合酶Ⅲ全酶分子、引发体和螺旋构成的类似核糖体大小的复合体，称为 DNA 复制体。复制体在 DNA 前导链模板和滞后链模板上移动时便合成了连续的 DNA 前导链和由许多冈崎片段组成的滞后链。在 DNA 合成延伸过程中主要是 DNA 聚合酶Ⅲ起作用。当冈崎片段形成后，DNA 聚合酶Ⅰ通过其 $5' \rightarrow 3'$ 外切酶活性切除冈崎片段上的 RNA 引物，同时，利用后一个冈崎片段作为引物由 $5' \rightarrow 3'$ 合成 DNA。最后两个冈崎片段由 DNA 连接酶将其接起来，形成完整的 DNA 滞后链（图 16-11、图 16-12）。

3. 复制终止过程 复制终止的主要任务是 DNA 聚合酶Ⅰ切除引物并填补空隙，DNA 连接酶连接缺口生成子代 DNA。当复制延长到具有特定碱基序列的复制终止区时，在 DNA 聚合酶Ⅰ的作用下，切除前导链和滞后链的最后一个 RNA 引物，并以 $5' \rightarrow 3'$ 方向延长 DNA 以填补引物水解留下的空隙。前一个冈崎片段和后一个冈崎片段之间的缺口由 DNA 连接酶连接生成完整的 DNA 子链。

（二）真核生物 DNA 复制过程

真核生物 DNA 复制在细胞周期的 S 期进行，也可分为起始、延长和终止三个阶段，每个阶段

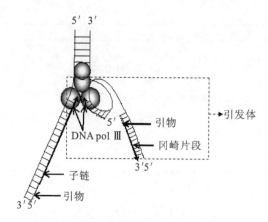

图 16-11　同一复制叉上前导链和滞后链由同一 DNA 聚合酶Ⅲ催化延长

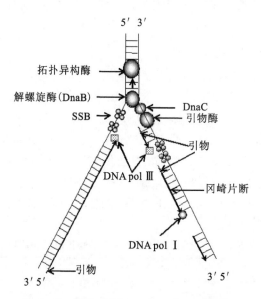

图 16-12　同一复制叉上复制延长过程简图

的基本过程与原核生物 DNA 复制相似,但存在不少差异。

1. 起始阶段的主要差别　真核生物 DNA 复制起始点很多,是多复制子复制,但各个复制子的起始并不同步,以分组激活方式进行;复制起始点的起始序列较短;参与起始的蛋白质较多,除需 DNA 聚合酶 α、δ 外,另有许多蛋白质如增殖细胞核抗原(PCNA)、拓扑酶、复制因子(RF)和细胞周期蛋白依赖性蛋白激酶等的参与;引物主要是 RNA,还有几个寡聚脱氧核苷酸(DNA),是由聚合酶 α 来催化合成的;聚合酶 δ 有解螺旋酶活性。

2. 延长阶段的主要差别　真核生物的聚合酶 δ 催化子链的延长,并有校正功能;滞后链上多次合成的 RNA 引物包括 DNA 片段和合成的冈崎片段(约 200bp)都比较短;因为引物延伸时必须发生 DNA 聚合酶 α/δ 的转换,而且需 PCNA 的协同;单个复制起始点复制的速度较慢,但多复制子复制,复制起始点多,总复制速度并不慢。

3. 终止阶段的主要差别　真核生物是线性 DNA,除相邻的两个复制叉相遇并汇合外,需端粒酶参与端粒中 DNA 模板链 3'-OH 的延伸;引物切除需核糖核酸酶和核酸外切酶;由 DNA 聚合酶 ε 填补引物空隙;复制中不仅有冈崎片段的连接,还有复制子之间的连接,DNA 连接酶催化 DNA 双链中单链缺口的连接时,需消耗 ATP;复制完成后随即与组蛋白组装成染色体从细胞周期的 G_2 期过渡到 M 期。

真核生物染色体 DNA 是线状的,DNA 复制完成后两个末端的 5'-端引物被切除,留下的缺口无法被 DNA 聚合酶催化的反应填补,因为 DNA 聚合酶只能催化以 5'→3' 方向延长 DNA。在正常体细胞中普遍存在着染色体酶复制一次端粒就短一次的现象。端粒酶(telomerase)是在细胞中负责端粒的延长的一种逆转录酶,由 RNA 和蛋白质组成,RNA 组分中含有一段短的模板序列与端粒 DNA 的重复序列互补,而其蛋白质组分具有逆转录酶活性,以 RNA 为模板催化端粒 DNA 的合成,将其加到端粒的 3′-端,以维持端粒长度及其功能。

四、DNA 的损伤与修复

DNA 分子中碱基序列的改变称为 DNA 损伤或 DNA 突变。理化因素和外源 DNA 整合导致的 DNA 突变称为诱发突变。DNA 复制过程中发生错误或一些不明原因导致的 DNA 突变称为自发突变。在多种酶的作用下,生物细胞内的 DNA 分子受到损伤以后恢复结构的现象,称为 DNA 损伤的修复。

(一)引发 DNA 损伤的因素

1. 自发因素 常见的是 DNA 复制错误。DNA 复制的半保留性,保证了遗传的稳定性,但由于复制速度非常快,在复制过程中可能发生 10^{-16} 频率的突变。遗传的稳定性和变异性是对立统一的,没有变异就不会有生物进化。其次还有不明原因的碱基损伤,如碱基发生自身水解脱落、脱氨基等。

2. 诱发因素 主要有物理性、化学性和生物性三种。

(1)物理因素:常见的是紫外线(UV)、电离辐射等。如紫外线照射可使 DNA 分子中同一条链两相邻的碱基之间形成二聚体,最常见的是胸腺嘧啶二聚体(T^T),也可产生 C^C、C^T 二聚体。

(2)化学因素:通常为化学诱变剂或致癌剂,主要有以下几类。①烷化剂:如氮芥类,可使碱基、核糖或磷酸基被烷基化。②脱氨剂:如亚硝酸盐、亚硝胺类,通过脱氨基作用使 C→U,A→I,G→X。③碱基类似物:如 5-FU、6-MP,可取代正常碱基,干扰 DNA 的复制。④吖啶类,如溴乙啶,可嵌入 DNA 的双链中,产生移码突变。⑤DNA 加合剂,如苯并芘,可使 DNA 中的嘌呤碱共价交联。⑥抗生素及其类似物,如放线菌素 D、阿霉素等,可嵌入 DNA 双螺旋的碱基对之间,干扰 DNA 的复制及转录。

(3)生物因素:如逆转录病毒感染过程中产生的双链 cDNA 可整合在宿主细胞染色体 DNA 中导致宿主细胞 DNA 碱基序列改变。

(二)DNA 损伤的后果及类型

1. DNA 损伤的后果 DNA 突变在生物界普遍存在,大部分突变对生物是有积极意义的,只有少数突变对生物有害,其后果分为四种类型。①分化与进化:没有突变,就没有细胞的分化与生物的进化。基因突变在环境有利于机体新特性表达的情况下,被选择地保留下来,成为分化与进化的分子基础。②基因多态性:只有基因型改变而表型没有改变的突变导致个体之间基因型的差别,称为基因多态性。基因多态性是个体识别、亲子鉴定、器官移植配型的分子基础。③致病:突变发生在功能性蛋白质的基因上,使生物体某些功能改变或者丧失,这是导致基因病的分子基础。基因病分为三类:单基因病,如单基因遗传病;多基因病如心血管疾病、肿瘤;获得性基因病如病毒感染。④致死:突变发生在对生命至关重要的基因上,可导致细胞或个体的死亡,这是人类消灭有害病原体的分子基础。

2. DNA 损伤的类型 根据 DNA 分子的改变,可将突变分为点突变、缺失、插入和重排等几种类型。①点突变:又称为错配,指 DNA 分子中一个碱基的变异。②缺失:指 DNA 分子中一个碱基或一段核苷酸链的丢失。③插入:指 DNA 分子中原来没有的一个碱基或一段核苷酸链的增加。若缺失或插入的核苷酸数目不是 3 的倍数,可导致遗传信息的框移突变。④重排:指 DNA 分子内发生核苷酸片段的交换、内迁或序列颠倒,也就是 DNA 分子内部重组。

(三)DNA 损伤的修复

根据损伤后 DNA 修复的机制不同,可将 DNA 损伤的修复分为错配修复、直接修复、切除修复、重组修复和 SOS 修复等。

1.错配修复 错配修复机制有两种:①在复制过程中,DNA 聚合酶利用核酸外切酶和聚合酶两种活性辨认切除错配碱基并加以校正的过程,即 DNA 聚合酶的即时校读功能;②复制后产生的错配,其修复机制同切除修复。

2.直接修复 直接修复是一种不涉及磷酸二酯键的水解与再形成的修复机制。光修复是直接修复的一种。光复活又称光逆转。这是在可见光(波长 3000～6000Å)照射下由光复活酶识别并作用于二聚体,利用光所提供的能量使环丁酰环打开而完成的修复过程。这种修复功能虽然普遍存在,但主要是低等生物的一种修复方式,随着生物的进化,它所起的作用也随之削弱。

3.切除修复 切除修复又称切补修复。最初在大肠杆菌中发现,包括一系列复杂的酶促 DNA 修补复制过程,主要有以下几个阶段:核酸内切酶识别 DNA 损伤部位,并在 5'-端作一切口,再在外切酶的作用下从 5'-端到 3'-端方向切除损伤,然后在 DNA 多聚酶的作用下以损伤处相对应的互补链为模板合成新的 DNA 单链片断以填补切除后留下的空隙,最后再在连接酶的作用下将新合成的单链片断与原有的单链以磷酸二酯链相接而完成修复过程。切除修复分为三种方式:碱基切除修复、核苷酸切除修复和碱基错配修复。

(1)碱基切除修复:首先由 DNA 糖苷酶识别发生改变的碱基,并将其去除,然后核酸内切酶识别并在其 5'-端切断 DNA 分子,最后由 DNA 聚合酶 I 填补正确配对碱基,连接酶连接缺口。

(2)核苷酸切除修复:大肠杆菌 *E.coli* 中的核苷酸切除修复研究得最详细。在大肠杆菌中,UvrA 和 UvrB 蛋白复合物能辨认损伤部位的 DNA 并与之结合,利用 ATP 水解供能使 DNA 构象改变,具有核酸内切酶活性的 UvrC 置换 UvrA 与 DNA 链结合并在损伤处两侧切断 DNA 单链,具有解螺旋酶活性的 UvrD 去除损伤的单链,DNA 聚合酶 I 填补空隙,DNA 连接酶连接缺口(图 16-13)。

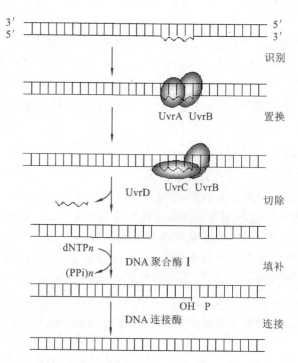

图 16-13 大肠杆菌 *E.coli* 的切除修复方式

(3)碱基错配修复:在大肠杆菌 *E.coli* 中,其模板链的 GATC 序列中的 A 在 N^6 位被甲基化,而新合成的子代链则尚未被甲基化,从而使得修复系统能够将模板链和子代链区分开。发现错配碱基,核酸内切酶将有碱基错配的子代链在 GATC 处切开,再由核酸外切酶从 GATC 序列处开始水解直到错配碱基处,DNA 聚合酶 I 填补空隙和 DNA 连接酶连接缺口。

4.重组修复 又称复制后修复,从 DNA 分子的半保留复制开始,在嘧啶二聚体相对应的位置上因复制不能正常进行而出现空缺,在大肠杆菌中已经证实这一 DNA 损伤诱导产生了重组蛋白,在重组蛋白的作用下母链和子链发生重组,重组后原来母链中的缺口可以通过 DNA 多聚酶的作用,以对侧子链为模板合成单链 DNA 片断来填补,最后也同样地在连接酶的作用下以磷酸二酯键连接新旧链而完成修复过程(图 16-14)。

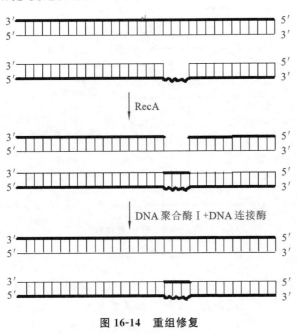

图 16-14 重组修复

粗线表示来自于亲代 DNA;细线表示新合成子代 DNA

5. SOS 修复 SOS 修复是 DNA 受到损伤或脱氧核糖核酸的复制受阻时的一种诱导反应。当 DNA 受到广泛损伤,危及细胞生存时,诱导合成许多参与 DNA 损伤修复的复制酶和蛋白因子。这些复制酶对碱基识别能力差,但可以催化损伤部位碱基的聚合。可见通过 SOS 修复,使复制得以进行,细胞能够生存,但付出的代价是产生广泛的突变。

五、逆转录现象和逆转录酶

逆转录是指以 RNA 为模板,以 4 种 dNTP 为原料,在逆转录酶的催化下,合成与 RNA 互补的 DNA 的过程。

(一)逆转录酶

1970 年,Temin 在劳氏肉瘤病毒、Baltimore 在白血病病毒中各发现了一种能使 RNA 逆转录合成 DNA 的酶,将此酶称为逆转录酶。该酶是一种依赖 RNA 的 DNA 聚合酶(RDDP)。

逆转录酶是多功能酶,其主要功能如下:①RNA 指导的 DNA 合成反应,与其他 DNA 聚合酶一样,沿 $5' \rightarrow 3'$ 方向合成 DNA,并需要以 RNA 病毒本身的一种 tRNA 为引物提供 3'-OH,催化合成 RNA-DNA(cDNA)杂化双链;②能特异性水解 RNA-DNA 杂交体上的 RNA;③具有 DNA 指导的 DNA 聚合酶活性,以逆转录合成的单链 DNA 为模板合成互补 DNA 链。由于逆转录酶没有 $3' \rightarrow 5'$ 外切酶的活性,因此没有校对功能,逆转录作用的错误率相对较高,这可能也是致病病毒较快出现新毒株的原因之一。

RNA 病毒的遗传信息储存在单链 RNA 上,在宿主细胞中须转变为 DNA,才能进行基因表达和基因组复制。逆转录病毒颗粒与宿主细胞膜上特异性受体结合后进入宿主细胞,在细胞中脱去外壳,接着逆转录酶以病毒 RNA 为模板,以 dNTP 为原料,催化 DNA 链的合成,合成的 DNA 链称互补 DNA 链(cDNA),cDNA 链与 RNA 模板链通过碱基配对形成 RNA-DNA 杂化双链。在逆转录酶的作用下,杂化双链中 RNA 被水解,然后再以 cDNA 为模板催化合成另一股与其互补的 DNA 链,形成双链 DNA 分子。新合成的 DNA 分子中带有 RNA 病毒基因组的遗传信息,并可整合到宿主细胞的染色体 DNA 中(图 16-15)。

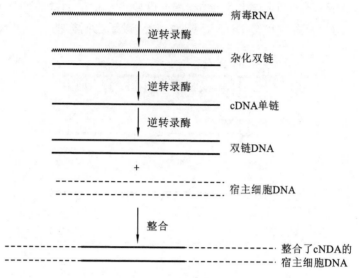

图 16-15　逆转录过程

(二)逆转录的意义

逆转录酶和逆转录现象,是分子生物学研究中的重大发现。中心法则认为,DNA 的功能兼有遗传信息传代和表达。逆转录现象说明,至少在某些生物,RNA 同样兼有遗传信息传代和表达的功能。逆转录扩大和发展了中心法则,使人们对遗传信息的流向有了新的认识。

对于逆转录病毒的研究,拓宽了 20 世纪初人们对病毒致癌的理论,癌基因最初是在以 Rous 肉瘤(RSV)为代表的一些逆转录病毒中发现的,利用病毒癌基因作为核酸探针,可以检测人和哺乳类等脊椎动物基因组存在的与病毒癌基因同源的序列,据此人们提出了原癌基因的理论。

逆转录及逆转录酶已广泛地应用在疾病的诊断、治疗、药物的生产等诸多领域。如 DNA 序列测定是基因突变检测的最直接、最准确的诊断方法;利用逆转录病毒载体,进行基因治疗;通过 DNA 重组技术大量生产某些在正常细胞代谢产量很低的多肽,如激素、抗生素、酶类及抗体等。

第二节　RNA 的生物合成

重点和难点:

转录的概念及 RNA 转录过程。

生物体以 DNA 为模板合成 RNA 的过程称为转录。此过程以一段 DNA 单链(基因)为模板,4 种 NTP 为原料,按碱基配对的原则,在依赖 DNA 的 RNA 聚合酶(DDRP)的催化下合成相应的 RNA,从而将 DNA 携带的遗传信息传递给 RNA。转录生成的初级产物,绝大多数都是不成熟的 RNA(只有原核 mRNA 例外),而是各类 RNA 的前体,这些前体必须经过加工,使之变成具有生物活性的成熟 RNA 后,才能进入胞质发挥功能。此外,生物体也可以通过 RNA 复制机制来合成 RNA,主要在 RNA 病毒中进行。

转录与 DNA 复制相比,有很多相同或相似之处,如基本化学反应、核苷酸链的合成方向、模板、碱基配对的原则、核苷酸之间的连接方式等。但它们之间又有区别(表 16-3)。

表 16-3　复制和转录的区别

项　目	复　制	转　录
模板	两条链均复制	模板链转录(不对称转录)
原料	dNTP	NTP
酶	DNA 聚合酶	RNA 聚合酶
配对	A-T,G-C	A-U,A-T,G-C
产物	子代双链 DNA(半保留复制)	mRNA,tRNA,rRNA

一、转录的模板和酶

(一)不对称转录

1.转录的模板 转录的模板是 DNA 单链。转录与复制相比是有选择性的,在细胞的不同发育时期,按生存条件和需要进行转录。在基因组的 DNA 链上,不是任何区段都可以转录,能转录出 RNA 的 DNA 区段称为结构基因。结构基因与转录起始部位、终止部位的特殊序列共同组成转录单位。在原核生物中,一个转录单位可以含有一个、几个或十几个结构基因。

DNA 为双链分子,在某一具体基因转录进行时,DNA 双链中只有一条链起模板作用,指导 RNA 合成的一条 DNA 链称为模板链,与之相对的另一条链为编码链。新合成的 RNA 链和编码链都能与模板链互补,两者都对应该基因表达的蛋白质中氨基酸序列编码,其区别仅在于 RNA 链上的碱基为 U 代替了 T。在转录过程中双链 DNA 只有一条单链用作模板,并且同一单链上可以交错出现模板链和编码链,转录的这种选择性称不对称转录(图 16-16)。

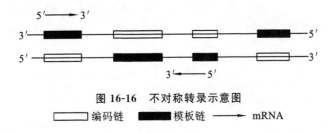

图 16-16　不对称转录示意图

▭ 编码链　　▬ 模板链　　⟶ mRNA

2.转录的特点

(1)转录的不对称性　对于某一特定基因来说,只能以 DNA 双链中的一条链为模板进行转录。

(2)转录方向的单向性　RNA 转录合成时,是以 DNA 分子双链中的一条链为模板进行的,因此只能向一个方向进行聚合,RNA 链的合成方向与解链方向一致,为 $5' \rightarrow 3'$,而模板 DNA 链的方向为 $3' \rightarrow 5'$。

(3)转录不需要引物　RNA 聚合酶和 DNA 的特殊序列——启动子结合,不需要引物就能直接启动 RNA 的合成,且从起始位点开始转录直到终止位点为止,连续合成 RNA 链。

(4)转录过程有特定起始和终止点　无论原核细胞或真核细胞,RNA 转录时只是基因组中的一个基因转录,只利用一段 DNA 分子单链为模板,故存在特定的起始点和特定的终止点。

(二)RNA 转录的体系

1.模板 RNA 合成时只需结构基因双链中的一条链为模板进行转录,转录产物 RNA 的碱基序列取决于模板 DNA 的碱基序列。

2.原料 RNA 生物合成是以 4 种核糖核苷酸(ATP、GTP、UTP 和 CTP)为原料,还需要 Mg^{2+}、Mn^{2+}。四种核苷酸通过 $3',5'$-磷酸二酯键连续聚合成 RNA 长链。

3.RNA 聚合酶 RNA 聚合酶是转录的主要酶,它在 DNA 模板指导下通过催化形成 $3',5'$-磷酸二酯键连接核苷酸合成 RNA,为 DNA 依赖的 RNA 聚合酶(DDRP,RNA-pol)。该酶广泛存在于原核和真核生物中。

(1)原核生物的 RNA 聚合酶:原核生物中只有一种 RNA 聚合酶,可催化不同 RNA 产物生成。大肠杆菌中的 RNA 聚合酶相对分子质量为 480000,由 4 种亚基 α、β、β'、σ 组成五聚体($\alpha_2\beta\beta'\sigma$)蛋白质。$\alpha_2\beta\beta'$ 亚基合称核心酶。σ 亚基加上核心酶称为全酶(图 16-17)。细胞转录开始需要全酶,但转录进行到延长阶段则仅需要核心酶。σ 亚基能识别模板上的信息链和启动子,因而保证转录能从固定的正确位置开始,σ 亚基在转录延长时(首个磷酸二酯键形成后)脱落,所以与转录延长无关,σ 亚基可以反复使用。β 和 β' 亚基参与和 DNA 链的结合。不同种类细菌中,α、β 和 β' 亚基的大小比较恒定,但 σ 亚基的大小变化较大。各亚基的功能见表 16-4。

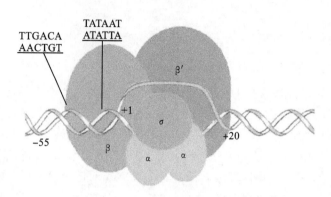

图 16-17 原核生物的 RNA 聚合酶

表 16-4 原核生物 RNA 聚合酶各亚基的功能

亚基	相对分子质量	每分子酶中所含数目	功 能
α	36512	2	决定哪些基因被转录
β	150618	1	与转录全过程有关(催化)
β'	155613	1	结合 DNA 模板(开链)
σ	70263	1	辨认起始点

原核生物 RNA 聚合酶的主要功能如下:①以全酶形式从 DNA 分子中识别转录的起始部位;②促使与酶结合的 DNA 双链分子打开约 17 个碱基对;③催化与模板碱基互补的 NTP 逐一以 $3',5'$-磷酸二酯键相连,从而完成一条 RNA 的转录;④识别转录终止信号;⑤参与转录水平的调控。

RNA 聚合酶缺乏 $3'\rightarrow 5'$ 外切酶的活性,没有校对功能,故 RNA 合成的错误率较 DNA 合成的错误率高得多。但这不涉及细胞中永久性遗传物质,故对细胞的存活不会造成多大危害。利福霉素及利福平能与 β 亚基结合而抑制原核生物 RNA 聚合酶的活性,使 RNA 聚合酶全酶及核心酶的活性丧失,结束细菌的转录作用及 RNA 的合成。故临床上常利用它们作为抗结核药物。

(2)真核生物 RNA 聚合酶:在真核生物中已发现三种 RNA 聚合酶,分别称为 RNA 聚合酶 I、II、III,它们选择性地转录不同的基因,产生不同的产物。这些酶均受 α-鹅膏蕈碱的特异性抑制,但其反应性有所不同(表 16-5)。

RNA 聚合酶 I 分布于核仁中,催化 45S rRNA 前体的合成,经剪接修饰生成除 5S rRNA 外的各种 rRNA。

RNA 聚合酶 II 分布于核仁基质中,催化 hnRNA 的合成,经加工生成 mRNA 并输送给胞质的蛋白质合成体系,功能上起着衔接 DNA 和蛋白质两种大分子的作用。mRNA 在各种 RNA 中寿命最短,最不稳定,需经常合成,故 RNA 聚合酶 II 是真核生物最活跃的 RNA 聚合酶。

RNA 聚合酶 III 也分布于核仁基质中,催化 tRNA 前体、5S rRNA 和 snRNA 的合成。

表 16-5 真核生物的 RNA 聚合酶功能

种 类	I	II	III
转录产物	45S rRNA	hnRNA	5S rRNA,tRNA,snRNA
对 α-鹅膏蕈碱的反应	耐受	极敏感	中度敏感

4.蛋白因子 RNA 转录时除需以上物质外,还需要一些蛋白因子参与。例如,原核生物中有一些 RNA 转录终止阶段需要依赖一种能控制转录终止的蛋白质,即 ρ 因子,使转录过程终止。真核生物聚合酶 II 启动转录时,需要一些称为转录因子的蛋白质,才能形成具有活性的转录起始复合物,从而启动转录。

二、转录的过程

RNA 的转录合成类似于 DNA 的复制:都以 DNA 为模板,以聚合酶催化核苷酸之间生成磷酸二酯键,都从 5′至 3′方向延伸成多聚核苷酸,都遵从碱基配对规律。但由于复制与转录的目的不同,转录又具有特点。原核生物和真核生物基因的转录过程均包括转录起始、延长和终止三个阶段。但真核生物的转录除延长过程与原核生物相似外,起始、终止都与原核生物有较多的不同,还需要多种蛋白因子参与。

(一)原核生物 RNA 转录过程

1. 转录的起始

(1)操纵子:原核生物每一个转录区段可视为一个转录单位,称为操纵子。操纵子包括若干个结构基因及其上游的调控序列。调控序列中的启动子是 RNA 聚合酶结合模板 DNA 的部位,也是控制转录的关键部位。

(2)启动子:指 RNA 聚合酶识别、结合并开始转录的一段 DNA 序列。原核生物启动子序列按功能的不同可分为三个部位,即起始部位、结合部位、识别部位。①起始部位:DNA 分子上开始转录的作用位点,该位点有与转录生成 RNA 链的第一个核苷酸互补的碱基。②结合部位:DNA 分子上与 RNA 聚合酶的核心酶结合的部位,碱基序列具有高度保守性,富含 TATAAT 序列,故称之为 TATA 盒。该序列中富含 AT 碱基,维持双链结合的氢键相对较弱,导致该处双链DNA 易发生解链,有利于 RNA 聚合酶的结合。③识别部位:识别并结合的 DNA 区段。多种启动子共有序列为 5′-TTGACA(图 16-18)。

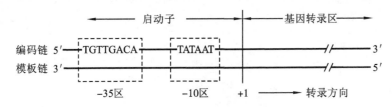

图 16-18 原核生物启动子的保守序列

(3)转录起始反应:RNA 聚合酶的 σ 亚基首先辨认 DNA 模板的启动子,并以全酶形式与启动子紧密结合,随后 RNA 聚合酶发挥其解螺旋酶的功能,使 DNA 局部构象变化而解链,双链打开约 17 个碱基对,形成转录起始复合物,使 DNA 模板链暴露。当 RNA 聚合酶进入起始位点后,就可催化四种核苷三磷酸分别结合到模板链上,按碱基配对原则互相配对(A-U、C-G、T-A、G-C)。不论原核细胞或真核细胞,一般新合成的第一个核苷酸往往是腺嘌呤核苷酸,当第二个核苷酸进入 DNA 模板时,与第一个 3′-OH 端形成 3′,5′-磷酸二酯键,并释出焦磷酸。RNA 链开始延长,σ 亚基脱离复合物,并与新的核心酶结合,循环地参与启动子的辨认作用。

2. 转录的延长 转录起始复合物形成后,σ 亚基脱落。由于 σ 亚基的离去,使复合体中核心酶的构象发生改变,与 DNA 模板的结合变得松散,有利于该酶在 DNA 模板上沿 3′→5′方向以屈伸交替状移行,每移行一步都与一分子核苷三磷酸生成一个新的磷酸二酯键,使合成的 RNA 链按 5′→3′方向不断延伸。在转录延伸过程中,要求 DNA 双螺旋小片段解链,暴露长度约为 17 个碱基对的单链模板由 RNA 聚合酶核心酶、DNA 模板和转录产物 RNA 三者结合成转录空泡,也称为转录复合物。合成的 RNA 暂时与 DNA 模板链形成 DNA-RNA 杂交双链,但此杂交双链不如 DNA 双链相互结合那样牢固稳定,因此,分开的 DNA 双链趋于重新组合成原来的双螺旋形式,并使新生的 RNA 链从 5′末端开始逐步从 DNA 模板上游离出来(图 16-19)。

3. 转录的终止 当核心酶沿 3′→5′方向滑行到 DNA 模板的转录终止部位时,停止滑动,转录产物 RNA 链停止延长并从转录复合物上脱落下来,转录终止。原核生物的转录终止有两种形式,一种是依赖 ρ(Rho)因子的终止,一种是不依赖 ρ 因子的终止。

(1)依赖 ρ 因子转录终止:1969 年,Roberts 在大肠杆菌中发现了能控制转录终止的蛋白质,定名为 Rho 因子。Rho 因子是 rho 基因的产物,广泛存在于原核和真核细胞中,由 6 个亚基组成,相对分子质量 300000。Rho 因子结合在新生的 RNA 链上,借助水解 ATP 获得能量,推动其沿着 RNA 链移动,但移动速度比 RNA 聚合酶慢,当 RNA 聚合酶遇到终止子时便发生暂停,Rho

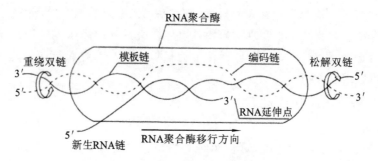

图 16-19　RNA 延伸过程中的转录空泡

因子得以赶上与酶结合。Rho 因子与 RNA 聚合酶相互作用,导致释放 RNA,并使 RNA 聚合酶与该因子一起从 DNA 上释放下来。

(2)不依赖 ρ 因子的转录终止:这种转录终止方式是由于在 DNA 模板上靠近终止处有些特殊的碱基序列,即较密集的 A-T 配对区或 G-C 配对区,这一部位转录出的 RNA 产物 3'-端终止区一级结构有 7~20 bp 的反向重复序列,能形成具有茎和环的发夹结构,发夹结构 3'-端 7~9 bp 后有 4~6 个连续的 U。RNA 转录的终止即发生在此二级结构之内或之后。当新生成的 RNA 链 3'-端出现发夹样局部二级结构时,RNA 聚合酶就会停止作用,这可能是此二级结构改变了 RNA 聚合酶的构象,使酶不再向下游移动,磷酸二酯键停止形成,RNA 合成终止(图 16-20)。

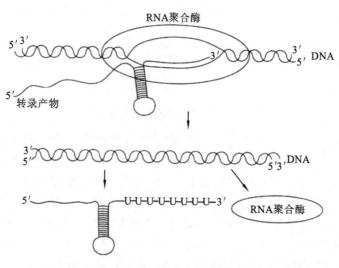

图 16-20　不依赖 ρ 因子的转录终止

(3)转录终止的两种形式的区别:①两种转录终止机制的共同特征,都是通过识别新生的 RNA 链上存在的终止信号而终止转录,而不是识别或作用于模板 DNA。RNA 转录完成后,释放的核心酶可与 σ 亚基结合,形成 RNA 聚合酶全酶,模板 DNA 也可用于另一次转录。②两类终止子有共同的序列特征:在转录终止点前有一段回文序列。回文序列的两个重复部分(每个 7~20 bp)由几个不重复的 bp 节段隔开。回文序列的对称轴一般距转录终止点 16~24 bp。③两类终止子的不同点是:不依赖 ρ 因子的终止子的回文序列中富含 G-C 碱基对,在回文序列的下游方向又常有 6~8 个 A-T 碱基对(在模板链上为 A、在 mRNA 上为 U);而依赖 ρ 因子终止子中回文序列的 G-C 碱基对含量较少。在回文序列下游方向的序列没有固定特征,其 A-T 碱基对含量比前一种终止子低。

(二)真核生物 RNA 转录过程

真核生物的转录过程与原核生物的转录过程的主要区别如下。①真核生物的 RNA 聚合酶主要有三种:Ⅰ、Ⅱ、Ⅲ,分别催化合成 rRNA 前体、hnRNA、tRNA 及小分子 RNA。②RNA 聚合酶不直接结合模板,识别转录起始部位的是一类称为转录因子的蛋白质。③转录起始上游区段比原核生物多样化,需要启动子、增强子等的参与。④转录终止与转录后修饰密切相关。

1. 转录起始　真核基因转录起始上游也有保守性的共有序列,需要 RNA 聚合酶对这些起始序列作辨认和结合,启动转录生成转录起始复合物。对 RNA 聚合酶 Ⅱ 转录相关的共有序列包括在−25～−30 bp 区,附近有 TATA 序列,称为 TATA 盒,主要决定转录起点。在上游−40～−100 bp 左右还有 CAAT 序列,称为 CAAT 盒及 GC 盒等短序列,这些与转录调节相关的 DNA 特异序列统称为顺式作用元件。不同物种、不同细胞或不同的基因,可以有不同的上游 DNA 序列(图 16-21)。

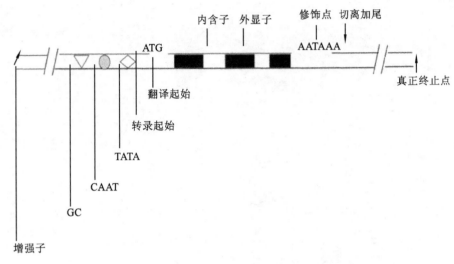

图 16-21　真核生物 RNA 聚合酶 Ⅱ 转录的基因及其转录起始上游序列

真核生物转录起始十分复杂,往往需要多种蛋白因子参与,这些因子称为转录因子(TF)。它们与 RNA 聚合酶一起共同参与转录起始的过程。相应于 RNA 聚合酶 Ⅰ、Ⅱ、Ⅲ 的 TF,分别称为 TF Ⅰ、TF Ⅱ、TF Ⅲ。其中最为重要的是与 RNA 聚合酶 Ⅱ 相关的 TF Ⅱ 类转录因子。TF Ⅱ 又分为几种亚型,分别是 TF Ⅱ A、TF Ⅱ B、TF Ⅱ D 等,其功能各不相同(表 16-6)。

表 16-6　参与 RNA 聚合酶 Ⅱ 转录的 TF Ⅱ

转录因子	亚基组成和(或)相对分子质量	功　能
TF Ⅱ A	12,19,35	稳定 TF Ⅱ D-DNA 复合物
TF Ⅱ B	33	促进 RNA 聚合酶 Ⅱ 结合
TF Ⅱ D	TBP38	结合 TATA 盒
	TAF	辅助 TBP-DNA 结合
TF Ⅱ E	34(β) 57(α)	ATPase
TF Ⅱ F	30,74	解螺旋酶
TF Ⅱ H		蛋白激酶活化,CTD 磷酸化

真核生物 RNA 聚合酶不能直接与 DNA 结合,在转录之前,必须靠 TF 之间的互相结合和促进,然后 RNA 聚合酶 Ⅱ 再加入,形成起始前复合物(PIC),再开始进行转录(图 16-22)。

2. 转录延长　真核生物转录延长的机制与原核生物基本一致,当转录起始复合物形成后,按碱基序列,从 $5' \rightarrow 3'$ 方向 RNA 聚合酶即开始催化核苷酸按碱基配对逐个加入。与原核生物不同的是真核生物有核膜相隔,转录和翻译在不同的细胞内区间进行,没有转录翻译同步的现象。

3. 转录终止　真核生物的转录终止,是和这类转录后修饰密切相关的。真核 mRNA $3'$-端在转录后发生修饰,加上多聚腺苷酸(polyA)的尾巴结构。大多数真核生物基因末端有一段 AATAAA 共同序列,在下游还有一段富含 GT 序列,这些序列称为转录终止的修饰点。转录越过修饰点,在特异的内切核酸酶作用下从修饰点处切除 mRNA,随即加入 $3'$-端 polyA 尾巴及 $5'$-端帽子结构。下游的 RNA 虽然继续转录,但很快被 RNA 酶降解。

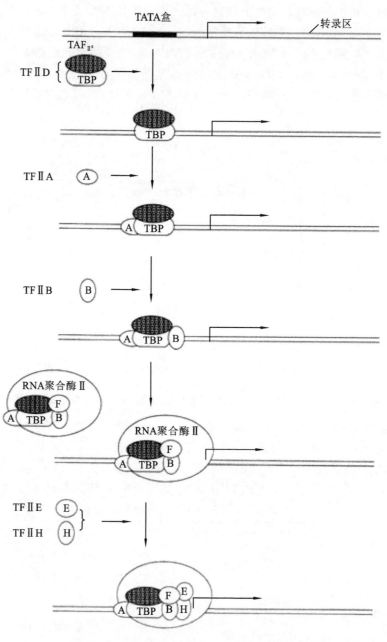

图 16-22 真核生物 RNA 聚合酶 Ⅱ 的转录起始

(三)转录后的加工修饰

真核生物转录生成的 RNA 是初级转录产物,是不具备生物活性及独立功能的前体 RNA,必须经过适当的加工处理才能变为成熟、有活性的 RNA。加工过程主要在细胞核中进行,加工后成熟 RNA 通过核孔运输到胞液中。

1. mRNA 转录后的加工 真核生物 DNA 转录生成的原始转录产物 mRNA 前体是核不均一 RNA(hnRNA),即 mRNA 初级产物中含有不编码任何氨基酸的插入序列,该序列有内含子编码,这种内含子将编码序列外显子隔开,所以前体 mRNA 分子一般比成熟 mRNA 大 4～10 倍,必须经过加工修饰才能作为蛋白质翻译的模板。其加工修饰主要包括 $5'$-端加"帽"和甲基化修饰、$3'$-端加 polyA "尾"和剪去内含子拼接外显子等。

(1)$5'$-端帽子结构的形成:转录产物第一个核苷酸往往是 $5'$-三磷酸鸟苷 pppG。mRNA 成熟过程中先由磷酸酶催化水解,释放出 $5'$-端的 pi 或 ppi,然后在鸟苷酸转移酶作用下连接另一分子 GTP,生成双鸟苷三磷酸(GpppGp-),再在甲基转移酶催化下进行甲基修饰,形成 $5'$-m^7GpppGp- 的帽子结构。帽子结构是前体 mRNA 在细胞核内的稳定因素,也是 mRNA 在细胞质内的稳定因素,没有帽子结构的转录产物很快被核酸酶水解,帽子结构可以促进蛋白质生物合成起始复合物的生成,因此提高了翻译强度。

(2)3′-端多聚腺苷酸的加入:真核生物的成熟的 mRNA 3′-端通常都有 100～200 个腺苷酸残基,构成多聚腺苷酸(polyA)尾巴,加尾过程是在核内进行的,加工过程先由核酸外切酶切去 3′-端一些过剩的核苷酸,然后由多聚腺苷酸酶催化,以 ATP 为底物,在 mRNA 3′-端逐个加入腺苷酸,形成 polyA。polyA 是 mRNA 由细胞核进入细胞质所必需的形式,它极大地提高了 mRNA 在细胞质中的稳定性。

(3)hnRNA 的剪接:剪接核内出现的转录初级产物,相对分子质量往往比在胞浆内出现的成熟 mRNA 大几倍,甚至数十倍,核内的初级 mRNA 称为杂化核 RNA,即 hnRNA。真核生物的结构基因往往是断裂基因。断裂基因即若干个编码序列被若干个非编码序列分隔,连续镶嵌为一体,为一个由连续氨基酸组成的完整蛋白质编码。其中不编码的序列,称为内含子,编码序列即外显子。在转录时,外显子和内含子均转录到同一 hnRNA 中,转录后把 hnRNA 中的内含子除去,把外显子连接起来,这就是 RNA 的剪接作用。这一过程必须依赖细胞核中的小核糖体蛋白(snRNA)协助完成。Klessing 提出了剪接的套索模式,即在剪接过程中,hnRNA 分子中的非编码区(内含子)先弯成套索状,称为套索 RNA,从而使各编码区(外显子)相互接近,由特定的 RNA 酶切断编码区与非编码区之间的磷酸二酯键后,再使编码区相互连接,生成成熟的 mRNA (图 16-23)。

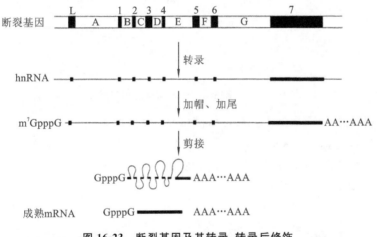

图 16-23 断裂基因及其转录、转录后修饰

2. tRNA 转录后的加工 真核 tRNA 前体由 RNA-pol Ⅲ 催化生成,其加工包括 5′-端及 3′-端处切除多余的核苷酸,去除内含子进行剪接作用,3′-端加 CCA 以及碱基的修饰。

(1)剪切作用:tRNA 的剪接是酶促反应的切除过程。在 RNA 酶的作用下,于 tRNA 前体的 5′-端切除多余的核苷酸。tRNA 前体中包含的内含子,可通过核酸内切酶催化切除内含子,再通过连接酶将外显子部分连接起来。

(2)CCA-OH 的 3′-端形成:在核苷酸转移酶的催化下,以 CTP、ATP 为供体,在 tRNA 前体的 3′末端加上 CCA-OH 结构,使 tRNA 具有携带氨基酸的能力。

(3)稀有碱基的生成:①甲基化反应:在 tRNA 甲基转移酶催化下,使某些嘌呤生成甲基嘌呤,如 A→mA,G→mG。②还原反应:某些尿嘧啶还原为双氢尿嘧啶(DHU)。③脱氢反应:某些腺苷酸脱氢成为次黄嘌呤核苷酸。④碱基转位反应:尿嘧啶核苷酸转化为假尿嘧啶核苷酸。

3. rRNA 的转录后加工 rRNA 的转录和加工与核糖体的形成是同时进行的,即一边转录,一边有蛋白质结合到 rRNA 上形成核蛋白颗粒。原核生物的 rRNA 前体为 30S,在各种核酸内切酶的作用下切除 28% 左右的核苷酸,最终生成成熟的 16S rRNA、23S rRNA 和 5S rRNA,此外还有碱基和核糖的甲基化。

真核生物的 rRNA 前体为 45S,首先剪掉 5′-端序列,形成 41S 的中间体,然后将 41SRNA 裂解成 32S 和 20S 两段,最后,32S 经裂解和修饰后生成 28S rRNA、5.8S rRNA,20S rRNA 经修剪生成 18S rRNA。此外还需要甲基化反应及尿嘧啶转化为假尿嘧啶。rRNA 成熟后,就在核仁上装配,28S rRNA、5.8S rRNA 与由 RNA 聚合酶Ⅲ催化生成的 5S rRNA 以及多种蛋白质分子一起组装成为核糖体大亚基,而 18S rRNA 与相关蛋白质一起,装配成核糖体的小亚基,然后,通过核孔转移到细胞质,作为蛋白质生物合成的场所(图 16-24)。

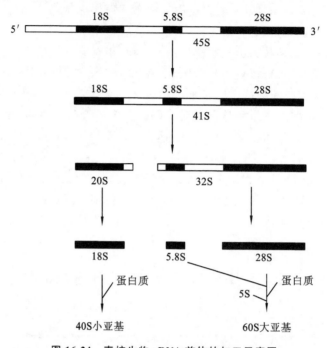

图 16-24 真核生物 rRNA 前体的加工示意图

4. RNA 的编辑加工 有些基因的蛋白质产物的氨基酸序列与基因初生转录物的序列并不完全对应,因为 mRNA 上的一些序列经过编辑过程发生了改变。这是一种从病毒到高等动物普遍存在的加工方式,经 RNA 编辑扩展了原基因编码 mRNA 的能力,使同一基因能产生不同的mRNA 并指导多种多肽链的合成。

第三节 蛋白质的生物合成

在细胞的核蛋白体上,以 mRNA 为模板,以氨基酸为原料,按照遗传密码合成蛋白质的过程称为蛋白质的生物合成。在这一过程中,多肽链上氨基酸的排列顺序是由 mRNA 链上三个为一组的核苷酸序列来决定的,所以蛋白质生物合成又称翻译。

蛋白质生物合成包含起始、延长和终止三个阶段的连续过程。蛋白质前体合成后,还需经过翻译后的修饰,包括折叠形成天然蛋白质的三维构象、对一级结构的修饰和空间结构的修饰等,才成为有生物学功能的天然蛋白质。多种蛋白质在胞液合成后还需定向输送到适当细胞部位发挥作用。

蛋白质生物合成是一个耗能过程,所消耗的能量占细胞内所有生物合成反应总能耗的 90%,很多药物正是通过干扰抑制病菌的翻译过程而发挥其作用的。

一、参与蛋白质生物合成的物质

蛋白质生物合成是一个由多种分子参与的复杂过程。20 种编码氨基酸是蛋白质生物合成的基本原料,mRNA、tRNA 和核糖体分别是蛋白质生物合成的模板、"适配器"和"装配机"。此外,参与氨基酸活化及肽链合成的起始、延长和终止阶段的多种蛋白因子、酶类、功能物质和某些无机离子也是蛋白质生物合成不可缺少的。

（一）mRNA 与遗传密码

mRNA 是蛋白质生物合成的直接模板。在 mRNA 分子上，从 5′ 至 3′ 方向，由起始密码开始到终止密码之间的区段称为一个开放读码框架（ORF），读码框架内每三个相邻的核苷酸组成一组，形成三联体，代表一种氨基酸或其他信息，称为遗传密码或密码子（codon）。mRNA 以三联体遗传密码的方式，决定了蛋白质分子中氨基酸的排列顺序和基本结构。生物体内共有 64 个密码子，其中 61 个分别代表 20 种不同的编码氨基酸（表 16-7）。AUG 既编码多肽链中的甲硫氨酸，又作为多肽链合成的起始信号，称为起始密码子，而 UAA、UAG、UGA 则代表多肽链合成的终止信号，称为终止密码子，不代表任何氨基酸信息。遗传密码具有以下重要特点。

表 16-7 通用/标准遗传密码表

第一个核苷酸 (5′)	第二个核苷酸				第三个核苷酸 (3′)
	U	C	A	G	
U	苯丙氨酸	丝氨酸	酪氨酸	半胱氨酸	U
	苯丙氨酸	丝氨酸	酪氨酸	半胱氨酸	C
	亮氨酸	丝氨酸	终止密码	终止密码	A
	亮氨酸	丝氨酸	终止密码	色氨酸	G
C	亮氨酸	脯氨酸	组氨酸	精氨酸	U
	亮氨酸	脯氨酸	组氨酸	精氨酸	C
	亮氨酸	脯氨酸	谷氨酰胺	精氨酸	A
	亮氨酸	脯氨酸	谷氨酰胺	精氨酸	G
A	异亮氨酸	苏氨酸	天冬酰胺	丝氨酸	U
	异亮氨酸	苏氨酸	天冬酰胺	丝氨酸	C
	异亮氨酸	苏氨酸	赖氨酸	精氨酸	A
	甲硫氨酸	苏氨酸	赖氨酸	精氨酸	G
G	缬氨酸	丙氨酸	天冬氨酸	甘氨酸	U
	缬氨酸	丙氨酸	天冬氨酸	甘氨酸	C
	缬氨酸	丙氨酸	谷氨酸	甘氨酸	A
	缬氨酸	丙氨酸	谷氨酸	甘氨酸	G

1. 连续性 两个相邻的密码子之间没有任何特殊的符号加以间隔，翻译时必须从某一特定的起始点开始，连续地一个密码子挨着一个密码子"阅读"下去，直到终止密码子为止。mRNA 上碱基的缺失或插入都会造成密码子的阅读框架改变，使翻译出的氨基酸序列发生改变，由此而引起的突变称为"框移突变"（图 16-25）。

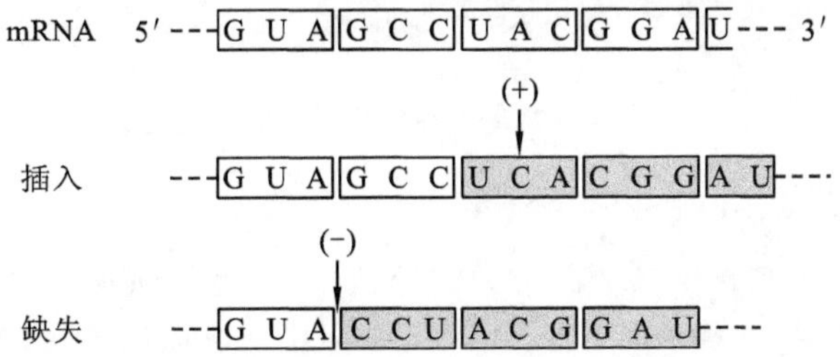

图 16-25 框移突变

2. 简并性 20 种编码氨基酸中，除色氨酸和甲硫氨酸各有一个密码子外，其余氨基酸都有 2~6 个密码子。一种氨基酸具有 2 个或 2 个以上密码子的现象，称为遗传密码的简并性。同一氨基酸的不同密码子互称为简并密码子或同义密码子。遗传密码的简并性主要表现在密码子的头两位碱基相同,仅第三位碱基不同,即密码子的专一性主要由头两位碱基决定,第三位碱基的突变不会造成翻译时氨基酸序列的改变。遗传密码的简并性对于减少有害突变,保证遗传的稳定性具有一定的意义。

3.方向性 mRNA 中密码子的排列有一定的方向性。起始密码子位于 mRNA 链的 5′-端,终止密码子位于 3′-端,翻译时从起始密码子开始,沿 5′→3′ 方向进行,直到终止密码子为止,与此相应多肽链的合成从 N 端向 C 端延伸。

4.通用性 一般来说,从病毒、细菌到人类几乎使用同一套遗传密码表,称为遗传密码的通用性。但在 1979 年发现线粒体的遗传密码与通用密码表有区别,1980 年又发现不同生物的线粒体密码也不尽相同。遗传密码并非绝对通用。

5.摆动性 mRNA 密码子与 tRNA 反密码子在配对辨认时,有时不完全遵守碱基配对原则,尤其是密码子的第三位碱基与反密码子的第一位碱基,不严格互补也能相互辨认,称为密码子的摆动性,此特性能使 1 种 tRNA 识别 mRNA 的多种简并性密码子。

(二)rRNA 与核糖体

rRNA 与多种蛋白质共同构成超分子复合体——核糖体。核糖体又称核蛋白体,是多肽链合成的场所,是蛋白质生物合成的"装配机"。参与蛋白质生物合成的各种成分,最终均需结合于核糖体上,再将氨基酸按特定的顺序聚合成多肽链。

核蛋白体由大小亚基组成,亚基又分别由不同的 rRNA 分子与多种蛋白质分子构成。完整原核生物核蛋白体为 70S,包括 30S 小亚基和 50S 大亚基两部分(图 16-26);小亚基由 16S rRNA 和 21 种蛋白质构成,大亚基由 5S rRNA、23S rRNA 和 36 种蛋白质构成。真核生物中的核糖体为 80S,分为 40S 小亚基和 60S 大亚基两部分;小亚基由 18S rRNA 和 33 种蛋白质构成,大亚基则由 5S rRNA、28S rRNA 和 49 种蛋白质构成,在哺乳动物中大亚基还含有 5.8S rRNA。其中核糖体小亚基:①有容纳 mRNA 的通道,可结合模板 mRNA;②结合起始 tRNA;③结合和水解 ATP。核糖体大亚基有三个 tRNA 的结合位点:第一个称为受位或 A 位,是氨基酰-tRNA 进入核糖体后占据的位置;第二个称为给位或 P 位,是肽酰-tRNA 占据的位置;第三个称为出位或 E 位,是空载 tRNA 占据的位置。以上为原核生物大亚基结构,但真核生物大亚基无 E 位,其他同原核生物。由于核糖体与 tRNA 的结合是非特异的,所以核糖体能结合多种氨基酰-tRNA。

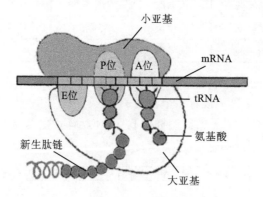

图 16-26 翻译过程中核糖体结构模式

(三)tRNA 与氨基酸活化

1.tRNA 由于 tRNA 结构中具有两个关键部位:一个是氨基酸结合部位(为 tRNA 氨基酸臂的—CCA 腺苷酸 3′-羟基);另一个是 mRNA 结合部位。所以 tRNA 具有双重功能,一方面是在蛋白质合成过程中以氨基酰-tRNA 的形式携带氨基酸,另一方面又可识别 mRNA 分子上的遗传密码,使它所携带的氨基酸在核糖体上准确地对号入座合成多肽链。在蛋白质的生物合成过程中,tRNA 起适配器的作用,也视为氨基酸的搬运工具。

每种氨基酸可由 2~6 种特异的 tRNA 转运,但每一种 tRNA 只能特异地转运某一种氨基酸。tRNA 对密码子的辨认识别是通过 tRNA 反密码子与 mRNA 密码子的反向平行互补配对来实现的,但由于密码子的摆动性,使得一种 tRNA 所携带的一种氨基酸可结合在几种同义密码子上,如酵母丙氨酸 tRNA 的反密码子为 5′-IGC-3′,可识别 mRNA 上的 3 个同义密码子 5′-GCU-3′、5′-GCC-3′、5′-GCA-3′,称为不稳定配对。

转运起始氨基酸的 tRNA 称为起始 tRNA,由于起始密码子 AUG 代表甲硫氨酸,故起始密码子 tRNA 为 tRNA^{Met}。在原核生物中,起始 tRNA 携带的甲硫氨酸被甲酰化,用"fMet-tRNA^{fMet}"表示;真核生物中起始 tRNA 携带的甲硫氨酸未被甲酰化,用"Met-tRNA$_i^{Met}$"表示。

在肽链延伸过程中起作用的 tRNA 称为延伸 tRNA,为区别起见,将原核生物携带甲硫氨酸的延伸 tRNA 表示为 Met-tRNA$_m^{Met}$,真核生物中则表示为 Met-tRNA$_e^{Met}$。书写其他氨基酰-tRNA 时,开头三个字母为氨基酸缩写,代表已结合的氨基酸,右上角的缩写则代表对某一个氨基酸特异的 tRNA,如 Gly-tRNA^{Gly}、Ala-tRNA^{Ala}等。

2. 氨基酸的活化 氨基酸必须通过活化才能参与蛋白质的生物合成。氨基酸的活化过程,即氨基酸与特异 tRNA 结合形成氨基酰-tRNA 的过程。胞液中,活化反应是在氨基酸的羧基上进行,由氨基酰-tRNA 合成酶催化,ATP 供能,每活化一分子氨基酸需要消耗 2 个高能磷酸键。

具体反应步骤如下:首先在氨基酰-tRNA 合成酶(E)的作用下,ATP 分解为 AMP 和 PPi,AMP 与氨基酸、酶结合形成一种活性中间复合体,氨基酸的羧基得以活化;然后,该复合物再与特异的 tRNA 作用,将氨酰基转移到 tRNA 的 3′-端 CCA-OH 上,形成氨基酰-tRNA,即可参与核糖体循环。

$$氨基酸+tRNA \xrightarrow[\text{ATP} \quad \text{AMP+PPi}]{\text{氨基酰-tRNA 合成酶}} 氨基酰-tRNA$$

(四)合成的原料和所需酶类

1. 合成原料 蛋白质合成的基本原料是 20 种编码氨基酸。但在一些生物体内,另外两种氨基酸,即吡咯赖氨酸和硒代半胱氨酸也可作为编码氨基酸参与蛋白质的生物合成,它们分别由终止密码子 UAG 和 UGA 所编码,并由特异的 tRNA 携带。合成过程需 ATP 或 GTP 提供能源,并需 Mg^{2+}和 K$^+$参与。

2. 酶及蛋白因子

(1)氨基酰-tRNA 合成酶:该酶在 ATP 的存在下,能催化氨基酸的活化以及与对应 tRNA 的结合反应。氨基酰-tRNA 合成酶位于胞液,具有绝对特异性,对底物氨基酸和 tRNA 都能高度特异地识别。因此,在胞液中至少有 20 种以上的氨基酰-tRNA 合成酶,这些酶的绝对特异性是保证翻译准确性的关键因素。

(2)转肽酶:核糖体大亚基的组成成分,催化核糖体"P 位"上的肽酰基转移至"A 位"的氨基酰-tRNA 的氨基上,使酰基与氨基缩合形成肽键,它受释放因子的作用后发生变构,表现出酯酶的水解活性,使 P 位上的肽链与 tRNA 分离。

(3)转位酶:其活性存在于延长因子 G 中,催化核糖体向 mRNA 的 3′-端移动一个密码子的距离,使下一个密码子定位于"A 位"。

(4)蛋白因子:蛋白质的生物合成还需要众多蛋白因子的参与,翻译时它们仅临时性地与核糖体发生作用,之后从核糖体复合物中解离出来,包括起始因子(IF)、延长因子(EF)和释放因子(RF)。

IF 是一些与多肽链合成起始有关的蛋白因子。原核生物中存在三种起始因子,分别称为 IF-1、IF-2、IF-3。在真核生物中存在九种起始因子(eIF)。其作用主要是促进核糖体小亚基、起始 tRNA 与模板 mRNA 的结合以及大、小亚基的分离。

延长阶段需要 EF 参与,原核生物存在三种延长因子(EF-Tu,EF-Ts,EF-G),真核生物存在两种(EF-1,EF-2),其作用主要是促使氨基酰-tRNA 进入核糖体的"A 位",并促进转位过程。

RF 的功能是识别 mRNA 上的所有终止密码子,并且诱导转肽酶改变为酯酶活性,使肽链从核糖体上释放。在原核生物有 RF-1、RF-2、RF-3 三种,而真核生物只有一种。

(5)能量物质及离子:蛋白质生物合成的能量物质为 ATP 和 GTP。参与蛋白质生物合成的无机离子有 Mg^{2+} 和 K^+ 等。

二、蛋白质生物合成的过程

蛋白质生物合成过程是从 mRNA 的起始密码子 AUG 开始,按 $5' \to 3'$ 方向逐一读码,直至终止密码子。合成中的肽链从起始甲硫氨酸开始,从 N 端向 C 端延长,直至终止密码子前一位密码子所编码的氨基酸。整个翻译过程可分为起始、延长、终止阶段。

(一)原核生物翻译过程

蛋白质生物合成的早期研究工作都是利用大肠杆菌的无细胞体系进行的,故对大肠杆菌的蛋白质合成过程了解较为清楚。原核生物翻译过程包括起始、延长和终止三个阶段,这三个阶段都是在核糖体上完成的,即为广义的核糖体循环;该循环是指活化的氨基酸由 tRNA 携带至核糖体上,以 mRNA 为模板合成多肽链的过程,为蛋白质生物合成的中心环节。

1.起始阶段 肽链合成的起始阶段是指模板 mRNA 和起始氨基酰-tRNA 分别与核糖体结合而形成翻译起始复合物的过程,该过程还需要 GTP、三种 IF 和 Mg^{2+} 的参与。

(1)核糖体大、小亚基的分离:肽链的合成是一个连续的过程,上一轮合成的终止紧接着下一轮合成的起始。这时完整的核糖体大、小亚基须分离,mRNA 和起始氨基酰-tRNA 与小亚基结合。IF-1、IF-3 与核糖体的小亚基结合,促进大、小亚基分离,同时还能防止大、小亚基重新聚合。

(2)mRNA 在小亚基定位结合:一条 mRNA 链上可有多个起始 AUG,形成多个开放阅读框(ORF),编码出多条多肽链。核糖体小亚基与 mRNA 结合时必须识别一个合适的起始密码子 AUG,以便形成一个特异的 ORF,从而准确地翻译出目的蛋白质。原核生物 mRNA 在核糖体小亚基上的准确定位结合涉及两个机制:①在各种 mRNA $5'$-端起始密码子的上游 $8 \sim 13$ 个核苷酸部位有一段富含嘌呤碱基(如—AGGAGG—)的特殊保守序列,称为 S-D 序列,可被核糖体小亚基 16S rRNA $3'$-端的富含嘧啶碱基的短序列(如—UCCUCC—)辨认互补结合。然后,核糖体小亚基沿 mRNA 模板向 $3'$-端滑动并准确地定位于起始密码子 AUG 的部位。②mRNA 序列上紧接 S-D 序列后的小核苷酸序列,可被核糖体小亚基蛋白识别并结合。

通过上述 RNA-RNA、RNA-蛋白质相互作用,mRNA 序列上的起始 AUG 即可在核糖体小亚基上准确定位而形成复合体。

(3)fMet-tRNA^{fMet} 的结合:翻译起始时 A 位被 IF-1 占据,不被任何氨基酰-tRNA 结合。fMet-tRNA^{fMet}、IF-2 和 GTP 结合形成复合体,识别并结合对应于小亚基 P 位的 mRNA 序列上的起始密码子 AUG,这也促进 mRNA 的准确就位。而起始时 A 位被 IF-1 占据,不与任何氨基酰-tRNA 结合。

(4)核糖体大亚基结合:30S 小亚基、mRNA 和 fMet-tRNA^{fMet} 结合完成后,再与核蛋白体大亚基结合,同时 IF-2 结合的 GTP 水解释能,促使 3 种 IF 释放,形成由完整核蛋白体、mRNA、fMet-tRNA^{fMet} 组成的翻译起始复合物。此时,结合起始密码子 AUG 的 fMet-tRNA^{fMet} 占据 P 位,而 A 位空缺,对应 mRNA 上 AUG 后的下一组三联体密码,准备相应氨基酰-tRNA 的进入(图 16-27)。

2.延长阶段 肽链合成的延长阶段是指在翻译起始复合物的基础上,各种氨基酰-tRNA 按 mRNA 上密码子的顺序在核糖体上一一对号入座,其携带的氨基酸依次以肽键缩合形成新生多肽链的过程。这一阶段是在核糖体上连续循环进行的,故又称核糖体循环。每次循环使新生肽链延长一个氨基酸。每个循环又分为三步,即进位、成肽和转位。延长过程需要延长因子参与。

(1)进位:进位又称注册,是指根据 mRNA 下一组遗传密码指导,使相应氨基酰-tRNA 进入并结合到核糖体 A 位的过程。这一过程需要延长因子 EF-T 参与。在翻译起始复合物形成后,核糖体的 P 位已被 fMet-tRNA^{fMet} 占据,A 位空缺,按照 A 位处对应的 mRNA 第 2 个密码子,相

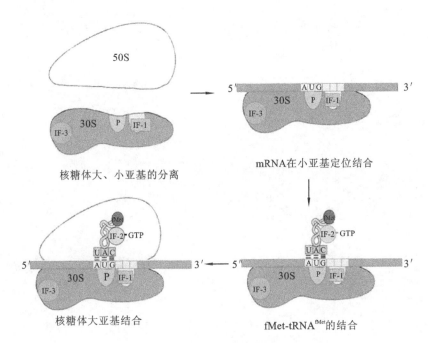

图 16-27 原核生物翻译的起始过程

应的氨基酰-tRNA 与 EF-Tu-GTP 构成复合物,并通过其反密码子识别 mRNA 模板上的密码子,进入 A 位。此时,EF-Tu 有 GTP 酶活性,能水解 GTP 释能,驱动 EF-Tu 和 GDP 从核糖体释出,重新形成 Tu-Ts 二聚体。

(2)成肽:成肽是在大亚基上转肽酶的催化下,P 位上起始氨基酰-tRNA 所携带的甲酰甲硫氨酰基或肽酰-tRNA 的肽酰基转移到 A 位并与 A 位上新进入的氨基酰-tRNA 的氨基缩合形成肽键的过程。该反应需 Mg^{2+}、K^+ 的存在。

(3)转位:转位是在转位酶的催化下,核糖体向 mRNA 的 3′-端移动一个密码子的距离,而 A 位的肽酰-tRNA 移入 P 位的过程。延长因子 EF-G 有转位酶活性,可结合并水解 GTP 提供能量,而卸载的 tRNA 则移入 E 位,A 位空出,mRNA 模板的下一个密码子进入 A 位,为另一个能与之对号入座的氨基酰-tRNA 的进位准备了条件。当下一个氨基酰-tRNA 进入 A 位注册时,位于 E 位上的空载 tRAN 脱落排出。

新生肽链上每增加一个氨基酸残基都需要经过上述三步反应,此过程需两种 EF 参与并消耗 2 分子 GTP。核糖体沿 mRNA 模板从 5′→3′ 方向阅读遗传密码,连续进行进位、成肽、转位的循环过程,每次循环向肽链 C 端添加一个氨基酸,使相应肽链的合成从 N 端向 C 端延伸,直到终止密码子出现在核糖体的 A 位为止(图 16-28)。

3.终止阶段 肽链合成的终止是指当核糖体 A 位出现 mRNA 的终止密码子后,多肽链合成停止,肽链从肽酰-tRNA 中释出,原结合在一起的 mRNA 及核糖体大、小亚基相互分离的过程。此过程需要释放因子的参与。

当多肽链合成至 A 位上出现终止密码子(UAA、UAG、UGA)时,终止密码子不能被任何氨基酰-tRNA 识别进位,只有释放因子(RF)能予以辨认并进入 A 位。RF 的结合可诱导转肽酶的构象发生改变,从而发挥酯酶活性,水解新生肽链与结合在 P 位的 tRNA 之间的酯键,释出合成的新生多肽链;然后由 GTP 提供能量,使 tRAN 及 RF 释出,核糖体与 mRNA 模板分离。最后,在 IF 的作用下,核糖体大、小亚基分离并可重新参与多肽链的合成(图 16-29)。

(二)真核生物翻译过程

真核生物的肽链合成过程与原核生物的肽链合成过程基本相似,只是反应更复杂、涉及的蛋白因子更多。

1.起始阶段 真核生物与原核生物在肽链合成的起始阶段差异较大。真核生物有不同的翻

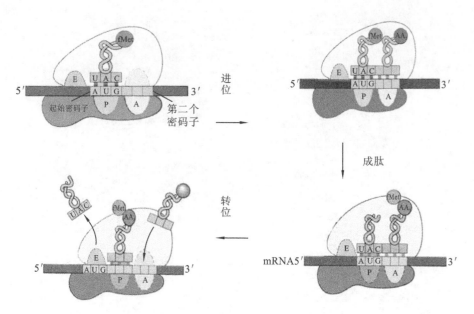

图 16-28 原核生物翻译的延长过程

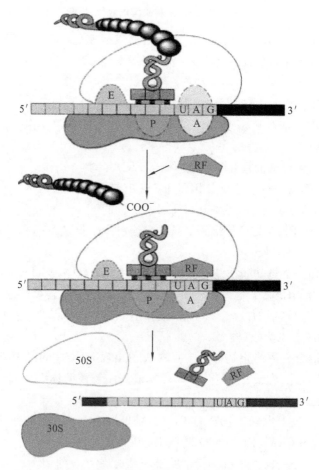

图 16-29 原核生物翻译的终止过程

译起始成分，如：核糖体为 80S（40S 小亚基和 60S 大亚基）；起始因子种类更多更复杂；起始甲硫氨酸不需要被甲酰化。成熟的真核 mRNA 有 5′-帽子和 3′-polyA 尾结构，可使 mRNA 在核糖体上定位结合；mRNA 的 5′-端可能有多个 AUG 密码子，但起始 AUG 位于 Kozak 共有序列中。Kozak 共有序列是起始密码子 AUG 周围的一段短的通用序列即 ACCAUGG，该序列突变可降低核糖体的翻译活性。真核生物肽链合成的起始过程如下。

(1)核糖体大、小亚基的分离:起始因子 eIF-2B、eIF-3 与核糖体小亚基结合,在 eIF-6 参与下,促进 80S 核蛋白体解离成大、小亚基。

(2)起始氨基酰-tRNA 结合:起始 Met-tRNA$_i^{Met}$ 和结合 GTP 的 eIF-2 共同结合于小亚基 P 位的起始位点。

(3)mRNA 在核糖体小亚基的准确就位:起始密码子 AUG 上游无 S-D 序列,mRNA 在小亚基上的定位依赖于帽子结合蛋白复合物(包括 eIF-4E、eIF-4G、eIF-4A)。该复合物通过 eIF-4E 结合 mRNA 5′帽子,poly A 结合蛋白(PAB)结合 3′-polyA 尾,使 mRNA 在小亚基准确就位。

(4)核糖体大亚基结合:已结合 mRNA、Met-tRNA$_i^{Met}$的小亚基迅速与 60S 大亚基结合,形成翻译起始复合物。同时,通过 eIF-5 作用和水解 GTP 供能,促进各种 eIF 从核糖体释放。

2.延长阶段 真核生物肽链合成的延长过程与原核生物基本相似,但有不同的反应体系和延长因子。此外,真核细胞核糖体无 E 位,转位是卸载的 tRNA 直接从 P 位脱落。

3.终止阶段 真核生物翻译终止过程与原核生物相似,但只有一种释放因子 eRF,可识别所有终止密码子,完成原核生物各类 RF 的功能。

无论在原核细胞还是真核细胞内,通常有 10～100 个核糖体附着在同一条 mRNA 模板上,进行蛋白质的合成。这种 mRNA 与多个核糖体结合形成的串珠状聚合物称为多聚核糖体。每条 mRNA 结合的核糖体数目与生物的种类和 mRNA 的长度有关,一般每间隔 80 个核苷酸即附着一个核糖体。利用同一条 mRNA 为模板,各自合成多肽链,从而提高了 mRNA 的利用率和蛋白质生物合成的速度。

(三)翻译后的加工修饰和输送

从核糖体上释放出来的新生多肽链,还不具有生物活性,必须经过复杂的加工和修饰才能转变成具有天然构象的功能蛋白质,这一过程称为翻译后的加工修饰。常见的方式包括多肽链折叠为天然的三维构象及对肽链一级结构的修饰、空间结构的修饰等。在胞液中核糖体合成的各种蛋白质,还需要靶向输送到特定细胞部位发挥其生物学功能。

1.新生肽链的折叠 新生肽链的折叠一般需在折叠酶(包括蛋白质二硫键异构酶和肽-脯氨酸顺反异构酶)和分子伴侣的参与下才能完成。

2.一级结构的修饰

(1)N 端甲酰甲硫氨酸或甲硫氨酸的切除:新合成多肽链的第一个氨基酸残基为甲酰甲硫氨酸或甲硫氨酸,但绝大多数天然蛋白质的 N 端第一位是其他的氨基酸残基,故甲酰甲硫氨酸或甲硫氨酸残基需在肽链合成后,或在肽链的延伸过程中,由脱甲酰基酶或氨基肽酶催化水解去除。

(2)个别氨基酸的共价修饰:包括半胱氨酸间二硫键的形成,胶原蛋白前体中赖氨酸、脯氨酸残基的羟基化,酪蛋白某些丝氨酸、苏氨酸或酪氨酸的磷酸化,组氨酸的甲基化,谷氨酸的羟基化等。

(3)水解修饰:一些多肽链合成后,需要在特异蛋白水解酶的作用下,去除某些肽段或氨基酸残基,生成有活性的多肽。如分泌性蛋白质去除其 N 端信号肽,酶原的激活及某些肽类激素由无活性的前体转变为有活性的形式,都是特异蛋白水解酶切除修饰的结果。在真核生物中还存在将大分子多肽前体经翻译后加工、水解生成数种不同活性的小分子活性肽类的情况。

3.空间结构的修饰

(1)亚基的聚合:具有 2 个或 2 个以上亚基的蛋白质,如血红蛋白,在各条肽链合成后,还需通过非共价键将亚基聚合成寡聚体,形成蛋白质的四级结构。

(2)辅基的连接:各种结合蛋白质如糖蛋白、脂蛋白、色蛋白及各种带辅基的酶,合成后还需进一步与辅基连接,才能成为具有功能活性的天然蛋白质。

(3)疏水脂链的共价连接:某些蛋白质翻译后通过在肽链特定位点将脂链嵌入疏水膜脂双层,定位成为特殊质膜内在蛋白,才成为具有生物活性的蛋白质。

4. 翻译后的靶向输送 蛋白质合成后,定向地被输送到其最终发挥生物活性的场所,这一过程称为靶向输送。所有靶向输送的蛋白质结构中都存在分选信号,主要是 N-端特异氨基酸序列,可引导蛋白质转移到细胞的适当靶部位,这类序列称为信号序列,是决定蛋白质靶向输送特性的最重要元件,这提示指导蛋白质靶向输送的信息存在于它的一级结构中。

多数靶向输送到溶酶体、质膜或分泌到细胞外的蛋白质,其肽链的 N-末端,一般都带有一段保守的氨基酸序列,此类序列称为信号肽。常见的信号肽由 13~36 个氨基酸残基组成,N 端为带正电荷的碱性氨基酸残基,中间为疏水的核心区,而 C 端由极性、侧链较短的氨基酸组成,可被信号肽酶识别并裂解。

分泌型蛋白质的靶向输送,就是靠信号肽与胞浆中的信号肽识别颗粒(SRP)识别并特异结合,然后再通过 SRP 与内质网膜上的 SRP 对接蛋白(DP)识别并结合后,将分泌型蛋白质定位于特定的亚细胞部位(如内质网等)。线粒体蛋白和细胞核蛋白的靶向输送各有其特定的靶向输送过程。

三、蛋白质生物合成与医学的关系

(一)分子病

由于基因突变导致蛋白质一级结构的改变,进而引起生物体某些结构和功能的异常,这种疾病称为分子病。分子病最典型的代表为镰刀型红细胞贫血病,该病患者体内血红蛋白 β-链的基因发生点突变,导致合成的 β-链 N 端第 6 位氨基酸残基由亲水的谷氨酸被疏水的缬氨酸取代,使原来水溶性的血红蛋白分子中形成黏性小区,聚集成丝,容易相互黏着,附着在红细胞膜上,导致红细胞变形成为镰刀形而极易破裂,产生溶血性贫血。

(二)某些抗生素和生物活性物质对蛋白质合成的影响

1. 抗生素 多种抗生素可作用于从 DNA 复制到蛋白质生物合成的遗传信息传递的各个环节,阻抑细菌或肿瘤细胞的蛋白质合成,从而发挥药理作用。如丝裂霉素、博来霉素、放线菌素等可抑制 DNA 的模板活性,利福霉素可抑制细菌的 RNA 聚合酶活性,通过影响转录来阻抑蛋白质的合成。另一些抗生素则主要影响翻译过程,如四环素能与细菌核糖体的小亚基结合使其变构,从而抑制 tRNA 的进位;链霉素则抑制细菌蛋白质合成的起始阶段,并引起密码错读而干扰蛋白质的合成;氯霉素能与细菌核糖体的大亚基结合,抑制转肽酶活性等。

2. 其他干扰蛋白质合成的物质 某些毒素能在肽链延长阶段阻断蛋白质合成而引起毒性,如白喉毒素可特异抑制人、哺乳动物肽链延长因子 2 的活性,强烈抑制真核细胞蛋白质的生物合成。

真核细胞感染病毒后可分泌具有抗病毒作用的蛋白质即为干扰素,它可通过活化一种特异蛋白激酶,使起始因子 eIF-2 磷酸化而失活,抑制翻译起始。它还可间接活化一种核酸内切酶,使病毒 mRNA 发生降解,阻断病毒蛋白质合成。干扰素还具有调节细胞生长分化、激活免疫系统等功能,故广泛应用于临床。

综合测试题

A 型选择题

1. DNA 复制中的引物是(   )。

A. 由 DNA 为模板合成的 DNA 片段　　　　　　　　B. 由 RNA 为模板合成的 DNA 片段

C. 由 DNA 为模板合成的 RNA 片段　　　　　　　　D. 由 RNA 为模板合成的 RNA 片段

E. 引物仍存在于复制完成的 DNA 链中

2. DNA 复制时,辨认复制起点主要靠(   )。

A. DNA 聚合酶　　　　　　　　　　B. 解链酶　　　　　　　　　　C. DNA 拓扑异构酶

D. 引物酶　　　　　　　　　　E. DNA 连接酶

3. 冈崎片段是指（　　）。

A. DNA 模板上的 DNA 片段　　　　　　B. 引物酶催化合成的 RNA 片段

C. 随从链上合成的 DNA 片段　　　　　　D. 前导链上合成的 DNA 片段

E. 由 DNA 连接酶合成的 DNA 片段

4. DNA 连接酶的作用是（　　）。

A. 使 DNA 形成超螺旋结构

B. 使双螺旋 DNA 链缺口的两个末端连接

C. 合成 RNA 引物

D. 将双螺旋解链

E. 去除引物

5. 复制的过程中不需要（　　）。

A. 亲代 DNA　　　　　　B. 4 种三磷酸脱氧核苷　　　　C. RNA 引物

D. RNA 聚合酶　　　　　E. 解链酶

6. 原核生物体内，DNA 指导的 RNA 聚合酶由数个亚基组成，其核心酶的组成是（　　）。

A. $\alpha_2\beta\beta'$　　　B. $\alpha_2\beta\beta'\sigma$　　　C. $\alpha_2\beta'$　　　D. $\alpha_2\beta$　　　E. $\alpha\beta\beta'$

7. 原核生物的 RNA 聚合酶中识别转录起始点的是（　　）。

A. ρ 因子　　　　　　　　　　　B. 核心酶

C. RNA 聚合酶的 σ 因子　　　　　　D. RNA 聚合酶的 α 亚基

E. RNA 聚合酶的 β 亚基

8. DNA 分子中直接指导 RNA 生成的链称为（　　）。

A. 无意义链　　B. 模板链　　C. 编码链　　D. 互补链　　E. 多肽链

9. 对于转录的描述，正确的是（　　）。

A. 以 DNA 为模板合成 RNA 的过程　　　　B. 以 DNA 为模板合成 DNA 的过程

C. 以 RNA 为模板合成 RNA 的过程　　　　D. 以 RNA 为模板合成 DNA 的过程

E. 以 mRNA 为模板合成蛋白质的过程

10. 转录所需要的原料是（　　）。

A. 4 种三磷酸核糖核苷　　　B. 4 种三磷酸脱氧核糖核苷　　　C. 12 种非必需氨基酸

D. 8 种必需氨基酸　　　　　E. 5 种一碳单位

（卢　杰）

参考答案

第一章　绪论

A 型选择题

1. B　2. C　3. A　4. B　5. C

第二章　生物大分子的结构与功能

A 型选择题

1. C　2. D　3. A　4. E　5. A　6. E　7. A　8. B　9. B　10. D　11. A　12. A　13. C　14. B
15. A　16. C　17. C　18. A　19. B　20. C　21. B　22. A　23. A

第三章　细胞的基本功能

一、A 型选择题

1. B　2. A　3. E　4. D　5. D　6. C　7. C　8. E　9. B　10. D　11. B　12. E　13. E　14. D
15. A

二、B 型选择题

1. A　2. D　3. E　4. C　5. A　6. D　7. B　8. C　9. E

第四章　血液

一、A 型选择题

1. C　2. B　3. C　4. C　5. D　6. C　7. A　8. A　9. D　10. D　11. C　12. D　13. D　14. D
15. C　16. A　17. C　18. A　19. B　20. A

二、B 型选择题

1. B　2. A　3. A　4. B　5. D　6. C　7. B　8. A

第五章　血液循环

A 型选择题

1. D　2. B　3. A　4. E　5. D　6. C　7. D　8. C　9. B　10. C　11. D　12. D　13. C　14. D
15. C　16. D　17. D　18. D　19. C　20. C　21. B　22. C　23. A　24. D　25. B　26. C
27. D　28. A　29. C　30. D　31. C　32. A　33. B　34. E　35. D

第六章　呼吸

一、A 型选择题

1. D　2. C　3. E　4. A　5. A　6. C　7. D　8. A　9. A　10. B　11. B　12. A　13. E
14. A　15. B　16. A

二、B 型选择题

1. C　2. A　3. B　4. B　5. D　6. D　7. E　8. B　9. D　10. C　11. B　12. C　13. B　14. A

第七章　消化与吸收

一、A 型选择题

1. E　2. A　3. C　4. C　5. A　6. A　7. C　8. E　9. C　10. A　11. C　12. E　13. D　14. B
15. C

二、B 型选择题

1. A 2. B 3. D 4. E 5. D 6. A 7. B

第八章 物质代谢

A 型选择题

1. B 2. E 3. C 4. B 5. C 6. E 7. E 8. E 9. D 10. A 11. D 12. D 13. B 14. D
15. A 16. C 17. B 18. A 19. D 20. D 21. E 22. A 23. D 24. D 25. D 26. A
27. D 28. C 29. C 30. A 31. C 32. C 33. A 34. E 35. A 36. B 37. B 38. C
39. A 40. D 41. E 42. B 43. D 44. B 45. B 46. C 47. E 48. D 49. A 50. A
51. D 52. A 53. C 54. C 55. A 56. C 57. E 58. C 59. C 60. B

第九章 生物氧化与能量代谢

A 型选择题

1. D 2. C 3. C 4. C 5. D

第十章 肾的排泄功能

A 型选择题

1. A 2. A 3. A 4. B 5. C 6. C 7. E 8. A 9. C 10. D 11. A 12. A 13. A
14. D 15. C 16. E 17. E 18. A 19. C 20. B 21. A 22. B 23. D 24. E 25. D
26. B 27. C 28. A 29. B 30. D

第十一章 水盐代谢与酸碱平衡

A 型选择题

1. E 2. D 3. E 4. C 5. B 6. C 7. C 8. B 9. A 10. D

第十二章 感觉器官

A 型选择题

1. D 2. C 3. B 4. C 5. A 6. E 7. E 8. D 9. C

第十三章 神经系统的功能

一、A 型选择题

1. B 2. C 3. B 4. A 5. D 6. C 7. B 8. D 9. B 10. C 11. D 12. A 13. A 14. A
15. D 16. A 17. B 18. D 19. D 20. A

二、B 型选择题

1. C 2. A 3. B 4. B 5. A 6. B 7. B 8. A 9. C 10. B 11. C 12. D 13. E 14. B
15. A

第十四章 内分泌

A 型选择题

1. D 2. C 3. E 4. D 5. B 6. B 7. C 8. B 9. D 10. C 11. C 12.   E

第十五章 生殖与衰老

A 型选择题

1. E 2. C 3. A 4. C 5. B 6. D

第十六章 遗传信息的传递

A 型选择题

1. C 2. D 3. C 4. B 5. D 6. A 7. C 8. B 9. A 10. A

参考文献

[1]　高明灿.正常人体功能[M].北京:高等教育出版社,2004.
[2]　唐四元.生理学[M].2版.北京:人民卫生出版社,2006.
[3]　丁文龙.正常人体学[M].北京:人民卫生出版社,2006.
[4]　姚泰.生理学[M].5版.北京:人民卫生出版社,2007.
[5]　查锡良.生物化学[M].7版.北京:人民卫生出版社,2008.
[6]　白波.正常人体功能[M].北京:人民卫生出版社,2008.
[7]　刘玲爱.生理学[M].5版.北京:人民卫生出版社,2008.
[8]　潘文干.生物化学[M].6版.北京:人民卫生出版社,2009.
[9]　潘文干.生物化学学习指导与习题集[M].北京:人民卫生出版社,2009.
[10]　白波.生理学[M].6版.北京:人民卫生出版社,2010.
[11]　姚泰.生理学[M].2版.北京:人民卫生出版社,2010.
[12]　刘春波.人体解剖生理学学习指导与习题集[M].2版.北京:人民卫生出版社,2010.
[13]　赵汉芬.正常人体功能[M].上海:复旦大学出版社,2011.
[14]　朱艳平,余庆皋.人体功能学[M].2版.长沙:湖南科学技术出版社,2012.
[15]　王爱梅.正常人体功能[M].上海:第二军医大学出版社,2012.
[16]　张敏.生理学[M].西安:第四军医大学出版社,2013.
[17]　何旭辉.生物化学[M].北京:人民卫生出版社,2013.
[18]　赵汉芬,许劲雄,马平.正常人体功能[M].上海:复旦大学出版社.2013.
[19]　白波,王福青.生理学[M].7版.北京:人民卫生出版社,2014.
[20]　田仁,李弋.生理学[M].2版.西安:第四军医大学出版社,2014.
[21]　马晓健.生理学[M].2版.北京:高等教育出版社,2014.
[22]　郭争鸣.生理学[M].3版.北京:人民卫生出版社,2014.
[23]　查锡良,药立波.生物化学与分子生物学[M].8版.北京:人民卫生出版社,2014.
[24]　朱大年,王庭槐.生理学[M].8版.北京:人民卫生出版社,2014.
[25]　白波.正常人体功能[M].3版.北京:人民卫生出版社,2014.